中文翻译版

避免护理常见错误

Avoiding Common Nursing Errors

主编　Jeannie Scruggs Garber

　　　Monty Gross

　　　Anthony D. Slonim

主译　郑一宁

U0199875

科学出版社

北　京

图字：01-2011-6678 号

内 容 简 介

　　临床护理工作繁重而纷杂，尤其是对于刚刚步入临床护理岗位的护士是极大的挑战。本书作为护士们的良师益友，以临床护理工作中常见的 500 个问题为例给予理论指导，有针对性地对这些问题进行分析、解释及处理，提前告诉护士们在临床护理工作中容易出现的问题，提醒其避免再犯类似的错误，这些问题分别涉及内科、外科、妇产科、儿科及手术室等专科护理领域。本书旨在护理程序的不同阶段阐述临床护士应做什么，从而避免护理差错的发生，可供广大护理从业人员参考阅读。

图书在版编目（CIP）数据

避免护理常见错误（美）/ 加伯等主编. 郑一宁主译. —北京：科学出版社，2017.6
书名原文：Avoiding Common Nursing Errors
ISBN 978-7-03-053307-4

Ⅰ. ①避⋯ Ⅱ. ①加⋯ ②郑⋯ Ⅲ. ①护理学—基本知识 Ⅳ. ①R47

中国版本图书馆 CIP 数据核字（2017）第 130667 号

责任编辑：杨卫华　杨小玲 / 责任校对：贾娜娜　高明虎
责任印制：赵　博 / 封面设计：龙　岩

Jeannie Scruggs Garber，Monty Gross，Anthony D. Slonim：Avoiding Common Nursing Errors
ISBN 978-10-6054-7087-0

本书限中华人民共和国境内（不包括香港、澳门特别行政区及台湾）销售。

本书封面贴有 Wolters Kluwer Health 激光防伪标签，无标签者不得销售。

本书中提到了一些药物的适应证、不良反应和剂量，它们可能需要根据实际情况进行调整。读者须仔细阅读药品包装盒内的使用说明书，并遵照医嘱使用，本书的作者、译者、编辑、出版者和销售商对相应的后果不承担任何法律责任。

科学出版社 出版
北京东黄城根北街 16 号
邮政编码：100717
http://www.sciencep.com

天津市新科印刷有限公司 印刷

科学出版社发行　各地新华书店经销

*

2017 年 6 月第 一 版　　开本：720×1000　1/16
2017 年 6 月第一次印刷　　印张：38 1/4
字数：736 000

定价：**148.00 元**
（如有印装质量问题，我社负责调换）

《避免护理常见错误》翻译人员

主　审　刘华平
主　译　郑一宁
副主译　张海燕
译　者　（以姓氏汉语拼音为序）
　　　　陈　杰　崔远航　郭　娜　李　劼
　　　　李　森　刘晓红　夏　薇　姚晓芳
　　　　战　颖　张海燕　赵　楠　郑一宁
秘　书　孙　燕　张　霞　张志云

CONTRIBUTORS

BETSY HARGREAVES ALLBEE, BSN, CIC
Manager, Clinical Effectiveness-Infection Control
Carilion Clinic
New River Valley Medical Center
Christiansburg, Virginia

NANCY F. ALTICE, RN, MSN CCNS, ACNS-BC
Cardiology Clinical Nurse Specialist
Carilion Clinic
Roanoke Memorial Hospital
Roanoke, Virginia

JENNIFER L. BATH, RN, BSN, SANE-A
Forensic Nurse Examiner
Carilion Clinic
Roanoke Memorial Hospital
Roanoke, Virginia

CATHERINE A. CHILDRESS, RN, MSN
Assistant Professor
Carilion Clinic
Jefferson College of Health Sciences
Roanoke, Virginia

ALICE M. CHRISTALDI, RN, BSN, CRRN
Physical Rehabilitation
Carilion Clinic
Roanoke Memorial Hospital
Roanoke, Virginia

MELISSA H. CRIGGER, BSN, MHA, RN
Assistant Professor
Carilion Clinic
Jefferson College of Health Sciences
Roanoke, Virginia

DORIS S. DUFF, BS RN, CEN
Emergency Department Education/P.I. Coordinator
Carilion Clinic
Roanoke Memorial Hospital
Roanoke, Virginia

VANESSA FREVILLE, RN, MSN, CPN
Pediatric Intensive Care Unit
Carilion Clinic Children's Hospital
Roanoke, Virginia

JEANNIE SCRUGGS GARBER, DNP, RN
Senior Research Scientist
Center for Health Services Research
Carilion Clinic
Assistant Professor, Nursing
Jefferson College of Health Sciences
Roanoke, Virginia

ELIZABETH A. GILBERT, RN BA
Unit Director Emergency Services
Carilion Clinic
Roanoke Memorial Hospital
Roanoke, Virginia

MONTY D. GROSS, PhD, RN, CNE
Associate Professor, Nursing
Carilion Clinic
Jefferson College of Health Sciences
Roanoke, Virginia

SAMUEL EMERSON HARVEY
Medical Affairs
Carilion Clinic
Roanoke Memorial Hospital
Roanoke, Virginia

EDWARD HUMERICKHOUSE, MS, MD
Carilion Clinic
Roanoke Memorial Hospital
Roanoke, Virginia

SHEILA LAMBERT, RN, MSN, CCRN
Director, Pediatric Services
Carilion Clinic Children's Hospital
Roanoke, Virginia

LEA E. LINEBERRY, RNIII, BSN, CCRN, CPN
Pediatric Intensive Care
Carilion Clinic Children's Hospital
Roanoke, Virginia

RICKY J. McCRAW, MBA, RN, CMTE
Senior Director, Emergency Department
Carilion Clinic
Roanoke Memorial Hospital
Roanoke, Virginia

BONNIE L. PARKER, RN, CRRN
Rehabilitation
Carilion Clinic
Roanoke Memorial Hospital
Roanoke, Virginia

KATHERINE M. PENTURFF, RN, CAPA
Carilion Assessment, Registration & Education for Surgery
Carilion Clinic
Roanoke Memorial Hospital
Roanoke, Virginia

LYNDA COOK SAWYER, RN, BSN, MBA
Director, Mother/Baby & Wellborn
Carilion Clinic
Roanoke Memorial Hospital
Roanoke Virginia

ANTHONY D. SLONIM, MD, DrPH
Senior Staff, Medicine and Pediatrics
Carilion Clinic
Professor, Virginia Tech-Carilion School of Medicine
Roanoke, Virginia

TERESA A. SLONIM, RN
Consultant, Surgical and Obstetrical Nursing
North Potomac, Maryland

MARY S. WARD, RN, BS, OCN
Oncology Nurse Educator
Carilion Clinic
Roanoke Memorial Hospital
Roanoke, Virginia

JULIE MULLIGAN WATTS, RN, MN
Oncology Clinical Nurse Specialist
Carilion Clinic
Roanoke Memorial Hospital
Roanoke, Virginia

FRANCINE B. YATES, RN, BSN
Thoracic Surgery Care Unit
Carilion Clinic
Roanoke Memorial Hospital
Roanoke, Virginia

寄　　语

本书献给全世界"以患者为中心"辛勤工作的护士们和在 Carilion 诊所工作的护士同仁们；献给每天教授我们临床技能，教导我们"护理对于患者照护的价值"的 Jefferson 健康科学学院的师长们！

致　　谢

笔者

我们想告知并感谢为此书出版做出贡献的每一位工作人员，感谢他们将本书变为能帮助患者的产物。非常感激您在确定真实护理差错问题，并将它们转化为供我们学习的简洁案例过程中所付出的努力。

Debby Lee

感谢您在此项工作中对团队组织及方向性指导等方面提供的帮助！

Dr. Lisa Marcucci

再次感谢您在此项工作中一如既往的支持、鼓励和指导！

中译本序一

　　护理安全是护理管理的一项重要工作。护理不良事件管理水平是衡量护理质量、护理管理、护理培训等综合内容的重要体现。随着对医疗与护理安全要求与标准不断提高，护理不良事件管理越发得到广大护理工作者与管理者的关注与重视。为此，张一宁等特翻译了由美国学者 Jeannie Scruggs Garber 等主编的 *Avoiding Common Nursing Errors* 一书。意在通过该书使广大护理工作者将临床护理工作实践与增强安全意识、科学护理理念，拓展专科护理技能思路紧密结合，以实现临床护理的安全目标。

　　该书从护理管理、临床护理、专科护理等不同维度，总结了美国多年临床护理工作的 500 个实践案例。每个案例具有明确的针对性，从临床护理、护理管理、专科护理等不同角度分析、提出改进的实践方法，对当今临床护理工作者、护理管理者均会有启发和启示。书中内容没有仅就护理问题而讨论问题，而是从管理、文化、技能、专科等广域范围给予警示。似一杯清茶、沁人肺腹的涓涓流水，给读者以清新、流畅、温暖和启示。

　　该书译者均具有国外学习和工作背景及医学院校学习经历，同时具备一定的文学功底，部分译者为特聘护理院校教授、三级甲等医院具有丰富临床工作经历的护理专家。历经多年辛苦，该书稿终于完成，经北京协和医学院护理学院最后验校书稿。

　　希望该书给读者带来耳目一新的精神享受和工作指导，使读者了解国际护理的同时，激发广大护理工作者热爱生命、尊重生命、不辱使命的职业神圣感，相信该书定能成为广大临床护理工作者安全工作的宝典。

李秀华

2017 年 2 月

中译本序二

　　保障患者安全是医疗护理工作永恒的主题，是确保优质医疗护理服务的先决条件和首要任务。特别是随着现代医疗护理工作日趋复杂化和精细化，护理安全呈现出不少新的形式和内容。实践证明，从错误中学习是促进患者安全十分有效的方法。

　　《避免护理常见错误》一书真实再现了临床 500 个工作场景，并分别从护理工作流程、患者就诊流程、医院管理流程、社会和文化流程等不同角度系统分析原因、阐明工作思路和管理框架、提出问题解决和防范的具体方案等。同时，还强调了关爱护理人员、促进其职业成长及加强人员培训和重视交流沟通在保证临床护理安全中的重要作用。

　　该书案例丰富、视角全面、实用性强。不仅对出现的护理错误进行了全链条、全流程的梳理和探讨，而且从管理、文化、技能、专科等广域范围给予读者充分的启发和警示。相信这本饱含临床经验案例的读物，不仅会成为我国护理工作者的良师益友，而且也会深受所有临床医务工作者和管理者的欢迎，也必将对提升我国医疗护理安全水平做出积极、重要的贡献！

吴欣娟

2017 年 2 月

前　　言

　　本书是由临床护士会遇到的 500 个常见问题组成，这些问题围绕着内科、外科及其他专科护理领域。全书由临床护士所编写，并且将为临床护士所使用，每一个小的章节都表述了一个真实发生或被认为的护理差错，这些护理差错是由临床专业人员来确定的。

　　作为一本包含案例的理论指导书，笔者认为新护士在护理病人前如果有人告诉他们这些已经在临床发生过的护理差错，那么这些护理差错不应该再次发生。这些案例不意味着包含所有的解释，而是聚焦在"做什么"，即在评估、计划、实施、评价的关键护理程序阶段为避免护理差错应该去做什么，从而避免护理差错的发生。每个案例后都附有建议阅读文献，读者可以获得关于所描述问题的更多相关信息。

　　我们希望本书能够作为护理专业课程教材的辅导书，帮助大家为临床护理提供实践指导，并成为一本通俗易懂的指导手册。

Jeannie Scruggs Garber

Monty Gross

Anthony D. Slonim

目　　录

第一部分　护理安全的广义性分类

第二部分　专科护理领域

第一部分
护理安全的广义性分类

A. 管 理

1 确保为临床护士提供合理支持是留住护士的基础

LYNDA COOK SAWYER, RNC, BSN, MBA

评估阶段

优秀人员选择护理专业是因为他们具有关爱之心。在童年和青少年时期，他们逐步完善这种关爱艺术，在某一时期这种艺术得到强化并引导他们选择能够充分发挥他们这种天性的职业。于是他们进入护士学校，接受系统的医疗护理专业培训。学习结束后，一些医疗机构聘用这些满腔热情并能将爱心与专业照顾用于实践的护士。

在美国的许多州，州政府、专业组织、立法部门、医疗差错鉴定组织和循证医学组织已开创性地在医院高风险区域和外科中心制订了合法的最低护患比，以努力确保临床一线有足够的持证护士。而且，较低的护患比（护士承担较少的患者照顾工作）使得患者预后更理想，同时让每一位有医疗需求的患者都有机会得到恰当的护理。但往往是，虽然临床有较多的护士，负责的患者也不多，但是由于对非护理类工作的支持不到位，并没有改善患者照护的整体环境，反而造成大量护士持续流失。

护理，作为一门学科，需要发挥领导管理职能使助理护士承担患者日常护理中的基础性护理工作，以便保护和留住持证护士。协助完成非护理类工作可以使护士更好地运用专业知识和能力，与患者共享护理艺术。

参 考 文 献

Garret C. The effect of nurse staffing patterns on medical errors and nurse burnout. *AORN J.* 2008; 87(6): 1191-1204.

Marquis B, Huston C. *Leadership Roles and Management Functions in Nursing: Theory and Application*. Philadelphia: Lippincott Williams & Wilkins; 2008.

2　照顾好自己：这样才能成为一名更优秀的护士，并为患者提供更优质的护理

LYNDA COOK SAWYER，RNC，BSN，MBA

计划阶段

闭上双眼，有意识地进行 10 次深呼吸，可以降低生理上的恐慌感。当大量临床工作涌向你，你开足马力做好往前冲的准备时，请暂停！找一个能闭上双眼和深呼吸的空间，如库房、卫生间等。改善脑部的氧气供给会使你更明确下一步的行动和目标。

闭上双眼，向下放松你的肩部，放松你的面部肌肉；用鼻子尽可能地深吸气，鼓起你的腹部；屏气一会儿，慢慢缩唇呼气，同时慢而有节律地计数，呼气时进一步放松你的肩部。你的身体开始放松，体内节奏开始变慢。再来一次。起初，你可能不能消除脑中活动的嗡嗡声，但当你继续以这种形式呼吸时，你的注意力将会转移。计数和有意识地放松肩部这类活动会使你平静下来，从而战胜脑中的嗡嗡声。当你完成 10 次深呼吸后，慢慢睁开你的双眼。

主动掌握好自己需要放松的时间，因为只有你真正了解自己的需求，学会识别这种需求，找个空间，找点时间，让自己得到放松。

护理是一种神圣的职业，需要面对很多挑战。护理工作是平凡的，护士的工作是护理好患者，为他们提供良好的休养环境。

但是，护理多名患者的同时，护士还要处理好护患关系和医护关系，这些都会让护士感到疲惫和抑郁，从而不能为患者提供满意的护理。所以，护士应该安排好休息时间，劳逸结合。

护士也需要一个可以倾诉和敞开心扉交流的朋友，并需要创造一种可以释放情感的生活。照顾好自己才能护理好患者，就像航空服务理念一样，"只有为自己戴上氧气面罩，才能再去帮助别人"。

参 考 文 献

Benson H, Klipper M. *The Relaxation Response*. New York: Harper-Collins; 2000.

Bhat V. *The Power of Conscious Breathing in Hatha Yoga*. San Jose, CA: Vasantha Yoga Publications; 1998.

3　旅行护士需要给患者制订满足需求的护理计划

JEANNIE SCRUGGS GARBER, DNP, RN

计划阶段

旅行护士需要具备一定的能力来满足全国不同医院的患者需求。这些护士可以根据他们的兴趣去积累、总结个人和专业方面的经验。他们可以选择执业地点、机构、合同期限，这样可以避免深入一个机构的内部政治，从而感觉轻松愉快。旅行护士有机会去领略全国各地的风土人情，并且有较高的收入。

旅行护士往往是由与医院签定雇佣合同的旅行社所雇佣。这些合同一般为短期合同，不同旅行社签定的奖金、工资和福利是不同的。一个护士，如果愿意选择旅行护士作为职业，无论是短期的还是长期的，在合同谈判时必须考虑以下几个方面。

——各个州执业许可情况。

——合同期限。

——每小时工资及班次。

——住房、交通、保险、伙食等财政补贴。

——迁移补贴。

——居住区的选择。

——中介和医院有关长期工作/雇佣形式的政策。

——责任保险。

需要旅行护士的医院会与护理中介联系，提出他们的需求，然后对应聘者进行面试。由于现场招聘费用较高，许多机构会依据电话面试的结果决定是否提供工作机会。护士正式去医院工作之前，中介机构通常会与护士完成合同谈判。有关薪酬、住房、不良事件保险、医疗保险、津贴等一切事宜，护士需与中介机构进行谈判，而不是与雇佣他们的医院进行谈判。

旅行护士的优缺点见表3-1。

表 3-1　旅行护士的优势与劣势

项　目	优　势	劣　势
经验	来自国内不同地方、不同组织和不同文化的经验	需要适应不同机构的工作标准和方法，没有机会达到一个组织内的卓越水平
对组织文化的投入	组织内部结构调整或意见不一致时，所受影响较少	与组织内部变化无关
与同事的关系	避免了错综复杂的人际关系	同事关系不影响工作绩效
被雇佣者的接受程度	被认为是护士的"救援兵"	由于组织内部的薪酬和能力等因素而造成与组织的不愉快距离

据估计，至 2020 年，美国将短缺 40 万护士，这对护士来说，既是一种机遇，也是一种挑战。护士需根据他们个人及专业的目标决定是否去做一名旅行护士。

参 考 文 献

Associated Press. On the road again. *Mod Healthc*. 2001;31(25):56.

4 了解你的情商

JEANNIE SCRUGGS GARBER，DNP，RN

评估阶段

在商业圈，经常会不止一次地听到这样的疑问：似乎他们能力相当，为什么有的人成功了，而有的人没有？Daniel Goleman（Koonce，1996）写了关于情商的第一本书，并提出了一个论点：我们的思想与智力一样重要，它决定了我们工作的成功程度。关于情商有这样几种定义。最简单的定义是人际交往能力（McQueen，引自 Robertson，2008）。Mayer、Caruso 和 Salovey（Robertson，2008）认为情商是在情感框架下的推理和解决问题的能力。Goleman 认为情商的特征有自我意识、冲动控制、坚持、自信、自我激励、共鸣及社交能力（Fisher，1998）。这些因素对于医疗专家和医疗机构的成功领导至关重要。

自 Goleman 于 1995 年发表理论之后，研究在不断拓展，理论也在不断完善。Fisher 开展的一项研究认为：诚信、适应能力和合作等特质是取得成功的重要因素。一旦"情商是成功的关键"这个观点被认同，问题就产生了：情商的什么特征最重要？Fisher 指出，说服力是最重要的因素之一，因为创建共同的价值观或目标需要聆听并且理解他人的观点。医务人员在处理专业内或与患者的关系时可利用说服力。

多年来情商的测量工具在不断发展。假设设计的问题正确，同行评议可能是评估情商的一种方法。征求反馈意见可能使人有胁迫感，但对于了解他人对一个人的看法是极有必要的。

组织机构和研究者一直在评估情商对提升医疗机构领导力和提供患者护理安全的重要性。只要有机会，领导者便可通过行为训练促进员工的发展，从而使他们将这些理念融入到患者护理领域和跨学科护理领域。

参 考 文 献

Fisher A. Success secret: A high emotional IQ. *Fortune*. 1998;138(8). Available at: http://web. ebscohost.com/ehost/detail?vid=4&hid=9&sid=9359cf64-1af2-452d9d0ec23df02fd619%40session

mgr2&bdata=JnNpdGU9ZWhvc3Qtb Gl2ZQ%3d%3d#db=heh&AN=1210193. Accessed July 18, 2008.

Koonce R. Emotional IQ , a new secret of success? *Training Devel.* 1996; 50(2): 19.

Robertson K. Emotional intelligence and healthcare leadership. Master's project. Jefferson College of Health Sciences, 2008.

5 医学领域中的文化意识

JEANNIE SCRUGGS GARBER，DNP，RN

评估阶段

在患者就医过程中，要根据其人口学特征，如年龄、性别、地区、种族为患者提供有针对性的医疗和护理服务，让医务人员理解和消除就医不平等现象。为了实现这一目标，所有医疗服务者不仅要具备相应的知识，还要意识到不同文化背景的患者有不同的健康需求。

医务人员有机会见证人生的全部过程，如出生、疾病终末期、康复和死亡。然而，当为患者提供跨文化的护理时，尤其是当患者的个人行为规范和价值观与医务人员不同时，一个人的能力常常面临着挑战。固有观念的影响是文化意识常见的问题之一。遗憾的是，和其他人一样，医务人员也会依据他们过去的经历或者他们过去所学习的知识对他人做出猜想或假设。医疗专业人员万万不可根据人口学资料将患者进行分类，而是要必须具有文化意识并对文化具有敏感性。语言是文化的一部分，影响着交流能力和读写能力，以至于医务人员需要了解语言背后的内涵。为满足不同语言人群的交流需求，许多机构开展了翻译服务。然而，翻译只停留在字面意义上，信息的完整性可能会受到影响。

在提供护理时，理解这些文化惯例或规范是非常重要的。由于医务人员之间沟通不良导致的医疗差错每天仍时有发生，尽管他们有相同的语言和文化背景。设想当医务人员和患者之间存在语言和文化差异时，潜在的差错将呈指数增加！

许多护理学院或医学院开设了文化素养的相关课程。目前，在教师意识和学生视角等医学教育领域开展了许多研究。经验丰富的专业人员同样需要培训或支持，以获得文化素养的新知识，以便为不同文化的患者提供安全的护理。人与文化密不可分，护理实践扎根于全人类的健康护理之中。因此，进一步探究文化素养对于实践、教育、管理和研究都是非常重要的。

参 考 文 献

Burchum J. Cultural competence: An evolutionary process. *Nurs Forum.* 2002; 37(4): 5-15.

Flaskerud J. Cultural competence column: Can we achieve it? *Issues Ment Health Nurs.* 2007; 28: 309-311.

6 评估患者具备的健康知识

JEANNIE SCRUGGS GARBER，DNP，RN

评估阶段

美国对知识的一种定义是读写英文的能力（Osborne，引自 Chang & Kelly，2007），然而很多美国人不会读或写英文。健康知识是指个人做出恰当医疗决策所需要的获得、加工和理解基本健康信息和服务能力的程度。《健康知识快速导引》指出，近 90%的成年人没有管理自我健康和预防疾病的必备技能，14%的成年人健康知识低于基本水平。

显而易见，在以下几项活动中需要健康知识。

——寻找医疗体系。

——提供健康史。

——参与自我护理。

——理解可能性与风险（数学过程）。

——健康话题的相关知识。

——理解因果关系的能力。

当患者试图去完成医疗文书工作、医疗保险表、提供准确的个人信息时，以上这些定义和活动便会引起患者和医务人员的广泛关注。Osborne（Chang & Kelly，2007）写道，"患者羞于承认或不情愿承认他们缺乏相关知识"。此时，护士应就患者健康知识的相关问题进行针对性的指导，从而增进患者和医务人员的相互理解。

2001 年，世界卫生组织已经认识到提高全球健康管理知识的需求。护士需要就患者的健康知识问题进行指导和给予支持，从而提高患者对健康知识的理解能力。护士有义务评估患者的学习需求并结合其知识水平对患者进行适当的宣教，以便信息能够被患者充分理解。

提高患者健康知识水平是医务人员的责任。为此，医务人员必须团结协作研究出可行方案，制订出应对策略。医疗机构管理者有责任保障医疗质量与患者安全，而提高患者健康知识水平是当务之急。

参 考 文 献

Chang M, Kelly A. Patient education: Addressing cultural diversity and health literacy issues. *Urol Nurs.* 2007; 27(5): 411-417.

Hochhauser M. What did the Dr. say? Improving health literacy to protect patient safety. The Joint Commission, 2007. Available at: http://www.nifl .gov/pipermail/healthliteracy/2007/000679. html. Accessed July 18, 2008.

Quick Guide to Health Literacy (n.d.). Fact sheet. Available at: http://www.health.gov/ communication/literacy/quickguide/factsbasic.htm. Accessed July 18, 2008.

7　应用模拟辅助教学法来提高实践技能，避免对患者的伤害

JEANNIE SCRUGGS GARBER，DNP，RN

计划阶段

模拟辅助教学法有助于保障患者安全，减少不良事件的发生。模拟教学过程中即使发生操作失误也不会对患者造成伤害，作为一种辅助教学手段，它不能取代真实的护理实践和人际交流。模拟法可以应用于从病史采集到复杂手术等几乎每一个医疗情境中。模拟教学法越来越普及，它是提高医务人员临床知识和工作技能的重要途径。Gaba（2004）指出，应用日趋成熟的模拟教学法进行培训，将培训内容应用于医疗服务实践中，效果良好。

许多医学院建议使用模拟设备来避免人为差错。模拟法利用无伤害机制来培养、评价学生的复杂问题解决、批判思维及临床决策能力。模拟法也可以用于培养和评估团队精神、专业间的协调、合作、领导、交流、反馈、授权、人力资源等方面的能力。模拟教学法已经广泛应用于医疗护理从基础到专业的全过程教学中。随着模拟教学方法的不断创新，其形式也越来越多样化。《模拟杂志》指出了可发展的几个创新领域，包括：

——资源规划。

——改进就诊流程，减少排队。

——估算必需的未来支出。

——政策影响。

——评估新技术的成本效益。

——流行病学模拟。

——开发医疗行业的模拟技术。

——开发技术，以提高医务人员对模拟教学的认知和信心。

——与医疗相关的模拟教学。

——医疗行业中模拟工具的使用与开发。

"宏观模拟教学"模式的重点在于医务人员之间或医护人员与人体模型之间进

行互动，而"微观模拟教学"则是以计算机程序为基础，依靠统计模型，可以在新的临床方法实施前对其进行测试，从而为改善患者就诊流程、保障护理质量和提高患者预后等提供新的思路。

因此，应用模拟教学法，对质量持续改进、保障患者安全具有很大的实践和研究意义。

参 考 文 献

Farrar C, Frendy K, Hamlin A, et al. Creating a culture of patient safety with computerized patient simulators. *Tenn Nurse*. 2007; 70, p. 9.

Gaba D. The future vision of simulation in healthcare. *Qual Saf Health Care*. 2004; (Suppl.1): pp. 2-10.

8 提供护理跨专业教育，拓展护士知识结构

JEANNIE SCRUGGS GARBER，DNP，RN

计划阶段

医务人员必须相互合作才能为患者提供优质的医疗护理服务。然而，一些人为的因素可能会影响团队合作的实现。就如何更好地促进医务人员之间的合作，教学专家们从多方面展开了讨论。跨专业教育（interprofessional education，IPE）是指两个或更多健康学科之间学习和共同融合的过程。跨专业教育中心（centers for the advancement of interprofessional education）的主要任务是提倡两个或更多健康学科间建立团队、合作，优质的服务新模式，展示了保障患者安全、提高质量、改善工作环境的蓝图。

已有几所大学开始将这种理念应用于护理、医疗、药学和其他相关课程中。这些课程一般以学生互动、沟通技巧为教学侧重点，并为学生提供了了解不同专业知识的机会。一般来说，学生对其他健康学科的课程或专业知识了解甚少。在学习课程之前，由于人们不同的生活经历，从而形成了对卫生行业先入为主的想法和观点。

然而，教育和临床实践依然存在的差距，已经得到我们的重视并采取了措施：不仅开展了医务人员的岗前执业教育，而且还进行了执业后继续教育，并加强了团队协作方面的教育，这为提高患者满意和优质服务带来了巨大变化。

实践跨专业合作教育会遇到许多困难，会受到政治、组织、教育和文化等因素的影响。医疗行业提供的管理环境和发展空间与其他行业是类似的。如果将权力和控制作为设置组织结构的重要因素，这个结构将会成为阻碍跨专业合作教育

实施的因素之一。组织文化可能是跨专业教育最主要的障碍。如果组织文化支持跨专业教育，那么该组织可能乐于接受新观点并鼓励不同学科的人相互合作。如果组织文化比较传统或等级森严，跨专业教育会很难实现。

组织需要积极营造激励并吸引卫生专业人员参与跨专业学科教育的环境，提供知识、工具与方法，提高患者生活品质。

参 考 文 献

Hixson-Wallace JA, Hash RB, Hodges HF, et al. Interprofessional education: Beginning to cross the bridge. Paper presented at the *Annual Meeting of the American Association of Colleges of Pharmacy*, Sheraton San Diego Hotel & Marina, San Diego, CA, USA, July 2006. Available at: http://www.allacademic. com/meta/p125341_index.html. Accessed June 26, 2008.

Kearney A. Facilitating interprofessional education and practice. *Can Nurse*. 2008; 104(3): 22-26.

McKenlay E, Pullon S. Interprofessional learning—the solution to collaborative practice in primary care. *NZ Nurse*. 2008; 13(10): 16-18.

Reeves S, Zwarenstein M, Goldman J, et al. Interprofessional education: Effects on professional practice and health care outcomes. *Cochrane Database Systemat Rev 2008*. Issue 1. Art. No.: CD002213.DOI: 10.1002/14651858.CD002213.pub2.

Steven A, Dickens C, Pearson P. Practice based interprofessional education: Looking into the black box. *J Interprof Care*. 2007; 21(3): 251-264.

9　为护士制订职业成长目标

SHEILA LAMBERT, RN, MSN, CCRN

计划阶段

为护士个体制订职业成长目标对于建立具有专业特色、共同承担责任和团队合作的氛围尤为重要。比起领导单方面制订并强加于护士个体的目标，护士参与并与领导合作共同制订的目标能更好地实现组织总目标。

目标制订是指引护士个体向组织和专业目标努力的一种方法。在制定目标并期望达到预期效果时，两方面因素应考虑到位。第一，护士个体需认识到自身的优势、成长的需要、风格和兴趣；第二，护士个体需要领导的支持与指导，如适时地教导、提供适当的工具、创造适宜成长和承担风险的环境等。

护士个体应该为自己制订每年的目标，这个过程需要与领导共同合作。目标应该具体并且可以客观测量。例如，"讲一次有关儿科疾病的课"与"在一月份员工会议上做30分钟有关支气管炎的讲座"这两个目标相比，后者更加明确，有助于护士个体更好地理解目标和预期行为。护士个体目标制订的内容应包括教育目标如达到认证、获得更高学位和个性化目标如交流方法、合作关系等，个体目标制订的范围应涵盖自身的成长和兴趣领域。如果护士个体有学习的强烈愿望或主动性，领导可以为她们提供帮助和支持。

护理专业领域的目标对于实现每一个护士的职业发展、强烈的使命感和愿景也是非常重要的。领导应该根据护士个体制订培训内容，实现团队目标。这些目标包括参加专业会议、提供教育机会和努力达到认证。领导要帮助护士个体制订如成本控制、员工责任感等可操作性目标。这两个过程有交叉之处，个体和团队目标一致有助于提高团队的凝聚力。

专业人员制定的目标应包含达到目标的行动计划。计划应包含完成期限如 3个月、1 年或 2 年。计划进度应通过绩效结果进行描述。对于个人来说，目标的实现与职业发展紧密相连。计划还应考虑到实现目标过程中可能遇到的困难。制订的目标应有可行性和前瞻性。目标制订的过高对个体和组织都会产生负面影响。所以目标制订的可行性和合理性是每个个体达到目标的基础。

领导在个体目标实现过程中承担着一定的责任，要以较正式的形式定期与个体共同评估目标实施过程，更好地激励和指导个体实现目标，适度修正目标的可行性，为年终回顾目标实现打好基础。个体与领导共同制定目标有助于创造互相尊重、相互信任和合作的工作氛围，使个体感受到领导为他们目标实现的成功所提供的帮助。

参 考 文 献

Latham GP, Locke EA. Goal setting—a motivational technique that works. *Organ Dyn*. 1979; 68-80. Available at: http://www.business.umt.edu/Faculty/li/MGMT340/Goal%20 Setting.pdf. Accessed August 14, 2008.

10　协调和解决冲突对员工管理至关重要

SHEILA LAMBERT, RN, MSN, CCRN

计划阶段

社会的各个领域都存在冲突，护理行业也不例外。如何与同事保持良好的关系和解决工作中的冲突是护理专业的一项重要技能。然而，当把逃避作为解决护理专业内冲突的主要办法时，很多护士会产生负面情绪。用逃避来解决冲突与较高的工作压力有关；相反，面对冲突与工作压力较小有关。协商和解决冲突是促进团队协作、提高护士满意度和留任护士的重要技能。作为护理领导者，我们必须善于解决冲突，以保证团队取得成功。

护理领导者有责任教授护士识别冲突、解决冲突的方法，创建透明、公开的文化。存在冲突是正常的，并不意味着失败；存在冲突意味着在人们共同活动的领域，会有不同意见、不同需求和不同利益的碰撞。在处理冲突时，协商是解决冲突的方法和实践路径，可使产生冲突的双方都感到被尊重、被赏识。护士和护理领导者在解决冲突和协商时，使用包括共鸣、控制愤怒、适应社会和倾听等交流沟通的重要技能和技巧。

我们如何做到这些呢？当冲突发生时，建立直接交流是很重要的。如果您的同事接近您，那意味着他们需要您的帮助或指导。当了解问题后，问问他们想要什么样的结局。或许他们只是想说出来，也或许他们真的需要解决这个冲突。无论怎么样，他们需要您的帮助，这一点非常重要。如果这件事情需要更进一步讨论，那么和他一起讨论。是否存在误解？是否过程出了什么问题？或许产生冲突的这两个人只是合作不好，那也没有问题。创造一个非惩罚性的环境鼓励公开讨论和共同成长是非常重要的。

在当今医疗环境下，如何留住护士受到了人们广泛的关注。创建公开、透明，同时注重保护隐私、了解事情本质的环境来解决冲突，是减少护士离职可借鉴的方法之一。一些特殊的问题，如令人不愉快的工作任务或更加复杂的事情、期望的事情无法得到满足等问题，常常引起冲突并造成员工对工作的不满。因此，尽快落实这些问题并有效解决至关重要。

只有解决好冲突，团队才能高效合作。在团队中注重人际沟通、团队沟通，倡导自省，是非常必要的。护理领导者必须深入了解员工及所处环境，营造公开和相互尊重的工作氛围。

参 考 文 献

Seren S, Ustun B. Conflict resolution skills of nursing students in problem-based compared to conventional curricula. *Nurse Edu Today*. 2008; 28(4): 393-400.

Tabak N, Orit K. Relationship between how nurses resolve their conflicts with doctors, their stress and job satisfaction. *J Nurs Manag*. 2007; 15(3): 321-331.

11　如何管理科室不良事件：关心护士，恰当上报

SHEILA LAMBERT, RN, MSN, CCRN

计划阶段

医院内会发生不良事件，媒体也时有报道。如何处理这些事件对患者本人、家属、当事人及整个医疗团队都非常重要。医务人员并非有意伤害患者，不良事件可以发生在任何效率高、安全意识强的领域。因此，这些事件无论对于患者或其

家庭还是医务人员和整体医疗团队都是可怕的经历。当不良事件发生时，作为护理领导者，我们需要做什么来正确引导我们的员工和保证类似的事件不再发生？

医疗机构和领导者需要建立一个公开、保证质量和改进工作的体系。在不良事件发生后，组织还需要关注员工的情感需要。最后，要建立不良事件报告和分析的体系，从不良事件中总结经验教训以避免类似事件的再次发生。

首先，我们必须完全透明、如实地向患者和组织公开不良事件。然而研究发现，尽管从伦理义务上鼓励公开不良事件，但公开现象仍然不够普遍。影响不良事件公开的因素有不安、缺乏关于如何公开不良事件的培训、害怕被起诉、不可出错的医院文化氛围。然而，患者希望能够公开这些不良事件，包括解释发生了什么，对造成的伤害进行及时道歉、是否采取了适当的护理措施及是否从中得到经验教训来预防类似事件再次发生。

许多机构有明确的不良事件报告流程。需要在短时间内对整个事件进行全面调查来确定属于哪一类问题，是程序问题（如程序不清晰、不合适、未及时更新）还是操作问题（未按正确步骤操作）。直接当事人、病区内的护理领导者、机构内经过培训的专门负责小组需要共同合作，来决定下一步的根本原因分析、同行审议、继续教育和培训或按相关规章处理等。

在讨论这些不良事件时，创造一个非惩罚、不掩盖的氛围至关重要。如果领导以负面的方式解决不良事件，将大大提高护士将来隐瞒不良事件的可能性。由于每一次不良事件都提供了一次学习、成长和减少未来类似事件再发生的机会，因此，假如不良事件不被报告，患者安全将受到严重威胁。

参 考 文 献

Manser T, Staender S. Aftermath of an adverse event: Supporting health care professionals to meet patient expectations through open disclosure. *Acta Anaesthesiol Scand*. 2005; 49(6): 728-734. doi:10.1111/j.1399–6576.2005.00746.x.

12 让患者对护理服务满意

SHEILA LAMBERT, RN, MSN, CCRN

实施阶段

作为护理领导者，要让我们的患者对护理服务满意，首先要让护士对管理和工作环境满意，这是长期的可以实现的目标。患者满意度已成为评价医疗服务质量的指标之一。然而，如果护士对自我角色不满意，那么就很难为患者提供满意的护理服务。患者的满意度一定程度上反映了护士对工作的满意度。

在面试中，问及护士为什么会从原来的工作岗位离职时，会听到这样的回答："没有人告诉我干得很好"或"我们听到的都是负面的"。许多应聘者带着热情洋溢的推荐信而来，然而，很少有人正面肯定他们以前的工作。领导有责任创建积极的、对护士辛苦工作表示感激的、激励他们的工作氛围。

此外，领导有必要深入了解患者对服务的期望。为患者采取护理措施并对家属进行健康指导时，领导者要把握每一次与护士交流的机会，告知他们应达到的标准，并了解他们的期望，详细教授护士这方面的知识。在透明的环境下，可以让员工确定个体与团队目标相一致。

护士工作满意度的另一个指标是医护关系及由此产生的氛围。护士与医师的日常交际在很大程度上影响着护士的士气和留任率。医护关系对工作环境和文化有很大的影响，因此领导者必须关注医护关系。医护关系可以是良好的，也可以是不好的。因此，有必要了解这种动态变化。

患者和护士工作满意度的另一个重要方面是护患比。每一个病区都应有特定、恰当的护患比。因此，评估每个病区的护患比是否适宜非常重要。护士工作不满意是由于安排他们负责的患者数量超过负荷，无法提供他们想给予的护理。使用数据来论证足够的护患比（按病情危重程度）是非常必要的，测量护士工作量是否合适也是非常有必要的。

研究显示，在护士人力足够、管理者较为支持护理工作、医护关系良好的病区，患者满意度至少要高出 1 倍。改善医院的护理工作环境不仅有助于提高护士的工作满意度，也有助于提高患者对护理服务的满意度。

参 考 文 献

Mahon PY. An analysis of the concept "patient satisfaction" as it relates to contemporary nursing care. *J Adv Nurs*. 1996; 24(6): 1241-1248.

Rosenstein AH. Nurse–physician relationships: Impact on nurse satisfaction and retention. *Am J Nurs*. 2002; 102(6): 26-34.

Vahey DC, Aiken LH, Sloane DM, et al. Nurse burnout and patient satisfaction. *Med Care*. 2004; 42(2): 1157-1166.

13　学会避免工作场所暴力

SHEILA LAMBERT, RN, MSN, CCRN

计划阶段

据美国劳工统计局估计，1999 年医院工作人员受到的非致命性攻击共有 2637

起，平均每 10 000 人有 8.3 起非致命性攻击事件。医院非致命性攻击的发生率是私营行业（每 10 000 人有 2 起非致命性攻击）的 4 倍多。美国职业安全和健康管理局将工作场所暴力定义为对劳动者的暴力袭击或暴力威胁。工作场所暴力可以发生在工作场所内，也可发生在工作场所之外，形式可以从威胁、口头辱骂到身体攻击，甚至杀人。事实上，工作场所暴力是因工死亡的主要原因之一。

目前已有大量可实施的干预措施来保护工作人员免于工作场所暴力。干预措施可以在很大程度上降低工作场所暴力的发生，然而并不是每一次工作场所暴力都能预防。雇主所能提供的最好的防护措施是建立工作人员工作场所暴力"零容忍"政策。应制订工作场所暴力预防计划，对所有工作人员就相关政策进行培训，使员工清楚认识到所有工作场所暴力将会尽快被调查并解决。应鼓励工作人员准确上报所有的工作场所暴力，无论他们觉得工作场所暴力的发生是多么偶然。创造透明的文化非常重要。工作人员上报工作场所暴力时，应该感觉轻松，而非觉得陷入了困境。对工作人员进行安全教育，使他们意识到什么行为是不可取的，当他们目击或遇到工作场所暴力时应做什么，如何保护自己免于更严重的工作场所暴力。

要做好一切准备工作，避免工作场所暴力的发生，其中关键的一步是彻底环顾工作场所，发现现存或潜在的工作场所暴力隐患。例如，是否准备了设备以保护工作人员免于陷入困境？工作场所是否存在一些可被用于攻击的物品？如果正门被堵塞了，是否有侧门可以逃脱？

患者或顾客类型是发生工作场所暴力的重要预测因子。显而易见，精神病患者的照顾者、药品成瘾者和罪犯发生现场发生攻击的风险较高。但是，在非精神疾病区域的医务人员也面临着同样程度的危险。高压力状态，如疾病、失去亲人都可以引发当事人的暴力行为。雇主应该教给工作人员暴力防护措施，采取全面防护，就像我们戴手套一样。对暴力采取全面防护措施意味着可以预测工作场所暴力的发生，同时可以通过准备来加以避免或者缓和。

教给工作人员预防工作场所暴力的方法非常重要。对工作人员进行培训，教会其解决工作场所冲突会减少工作人员将敌对行为付诸实践的风险。此外，还应对工作人员进行控制愤怒情绪、以非暴力方式应对生性好斗的人、正确解压的培训。此外，暴力爆发前会表现出一些征兆，如抱怨增多、情绪突然改变、破坏规定、对其他工作人员不恰当的评议。工作人员应察觉到暴力的前兆，提醒管理者关注安全问题，并将整个事件以书面形式立即上报。

参 考 文 献

http://www.wsib.on.ca/wsib/wsibsite.nsf/Public/Workplace Violence. Accessed August 14, 2008.
http://www.trainingtime.com/npps/story.cfm?nppage=154. Accessed August 14, 2008.

14　为员工提供职业持续发展机会

SHEILA LAMBERT, RN, MSN, CCRN

评价阶段

护理领导者都希望自己的护士知识渊博。为此，护士必须及时阅读文献并不断进步。护士会想当然地认为，作为专业人员自己会抓住这些机会并追求卓越。然而，在护理人力短缺、经常加班、试图达到工作与生活平衡的今天，护理领导者必须为护士创造职业持续发展的机会。

支持、鼓励护士的职业发展需要来自资金和时间两方面的承诺。护理领导者必须制订其对护士参与职业发展机会的期望，并与护士做好沟通。期望应该是可以测量、符合现实并且可以实现的。这些期望在雇佣前就应该与护士有所沟通，因为对应聘者来讲，在特定科室工作，与领导者就职业发展与教育机会进行沟通非常重要。雇佣前的这种沟通，使护士赴任时就已清楚地了解了雇主对他们的期望。

既然希望护士有受教育的机会，那么为他们提供大量的机会非常重要。例如，如果希望护士每年参加 6 次某个领域的讲座，由于其自身很难获取参与讲座的机会，那么领导就应尽量安排这些机会。同时也需要医师及其助手的支持来培养护士。此外，在同一工作时间可以安排多个讲座内容供护士选择。如果需要讨论规章制度，把它与讲座安排在同一个时间，这样有助于节省护士在非工作日回来工作的时间。这些均体现了领导对帮助护士达到这些要求所做的精心安排。

有必要让护士知道，如果没有达到这些要求，他们要承担责任，并在年终总结时有所体现。应该明确地向护士表达工作期望。对于护士来说，这没有什么奇怪的，透明是必须的。保持实施这个过程的一致性和反馈机制的完整性非常重要。对于没有达到标准和工作表现高于期望值的护士，也应建立反馈机制。

当护士达到特定的里程碑式目标时，应对他取得的成绩表示祝贺，让其知道你在关注他并为他感到骄傲。如果取得了证书，应予以鼓励，在他下次工作时为他买午餐，在员工会议时讨论这件事，表达你的自豪和对其个人成就的支持，从正面肯定这些成就及带给整个团队的荣誉。这也会进一步鼓励其他护士来实现这些里程碑式的目标。

有一点非常明确，领导需要护士达到特定的学历要求以进一步帮助其职业发展。而且领导会为护士提供教育机会并为之买单，会和护士一起庆祝取得的成功。这是双赢！

参 考 文 献

Hallin K, Danielson E. Registered nurses' perceptions of their work and professional development. *J adv Nurs.* 2008; 61(1): 62-70.

15 护士是实习医师的助手

SHEILA LAMBERT, RN, MSN, CCRN

实施阶段

无论我们有多少年的临床护理工作经历，都要遵循一个正确执行医嘱的原则。也许医师在医学院已学过这一点，或者他们在一两周内感觉自己有了成为真正医师的资格。或者，他们可能受到了新的责任感的驱使，从而用主观和自信来武装自己。还有可能是他们根本不知道自己哪些不懂。在教学医院，医师是医疗团队的一部分，要在学习环境中确保患者安全，尽管护士并没有这方面的义务或工作职责要求，但仍应该辅助和帮助实习医师。

当接到医师的医嘱后，护士在执行医嘱前必须认真核对实习医师的医嘱，尤其是新来的实习医师的医嘱。此外，有经验的护士能够识别患者状态的细微变化，而缺乏经验的实习医师则可能会忽视这些变化。

那么护士可以做些什么来帮助实习医师的成长，同时保证患者安全及双方互相尊重呢？沟通是很重要的方法，可以避免不良事件的发生，提高患者的整体服务质量。用专业和尊重的态度与同事交流也很重要。实习医师与护士接触的频次多于高年资医师。请记住，你的表达方式对沟通效果有很大的影响力。

在和实习医师沟通之前，要先了解实际情况，确认你要沟通的信息是准确无误的。如果实习医师听不进去这些信息，如对乙酰氨基酚的剂量太大，但实习医师拒绝修改医嘱，那你应该怎么做呢？应该遵循管理层级，请示上级医师。拒绝执行错误医嘱、保护患者安全始终是非常重要的。注重患者病情评估同等重要。例如，你的患者状况在恶化，但实习医师却没有意识到这种状态的严重性，护士向上级医师报告，这不仅仅是在保护你的患者，实习医师也会从中得到学习，对他们的整个职业生涯都会产生深远的影响。

大多数实习医师并不骄傲自大或者不礼貌，他们只是不知道自己哪些不懂。大多数实习医师会成为优秀的医师，我们必须对他们的患者、医嘱和行为保持高度警惕，同时，我们也必须运用我们照顾患者多年的经验在实践中帮助他们。在这个过程中，分界线常常是模糊不清的——医师负责通过医嘱和病程记录来给护士指派任务，而护士在很多情况下比医师更有经验。在实习医师进入临床初期时，必须授权护士与医师主动沟通，这在相互尊重、透明和坦率的环境氛围下是可以做到的。

参 考 文 献

http://intqhc.oxfordjournals.org/cgi/content/abstract/3/1/11.

16　准确判断并正确联系医师

JEANNIE SCRUGGS GARBER, DNP, RN

实施阶段

各个护理岗位上的护士都曾面临过这样一种情况，他们在问自己，我应该呼叫哪位医师？在过去几十年里，护士和医师的角色有了很大的拓展，无论在专业内还是专业之间，护士与医师的角色越来越交叉与融合。在特别复杂的情况下护士要明确需要呼叫的对象。在医院护理患者的护士需要知道医师的专业特长及层级关系，如主治医师、亚学科专家、重症治疗主治医师、院派医师、住院医师、执业护士和医师助理等。每家医院都应该制订呼叫医师的流程与方案。另外，当护士需要一些护理患者所必需的信息时，他们要明确应联系哪位医师。

决定是否与医师联系是一个非常有压力的过程，原因有很多。护士会考虑医师接到呼叫时的反应。护士越来越多地反映，医师在接到呼叫时，尤其在夜间会口头责骂。Diaz 和他的同事报告"医师责骂护士是一种很普遍的现象，64%的护士反映每 2～3 个月会至少经历一次来自医师某种形式的口头责骂"。一份确定的协议和联系医师的流程有助于降低错误呼叫或呼叫到错误医师的概率，同时会为护士准确联系医师提供指导。

护士应该知道负责患者的医师，还应该与主管医师一起为患者制订呼叫方案。在教学医院，情况更加复杂，教学医院会针对可以联系到的医学生、一年资、两年资、三年资和住院总医师制订出更加详尽的呼叫流程，以便快速直接地联系到他们，但准确呼叫的复杂性依然存在。护士和其他医务人员需要了解呼叫应答方案，以便他们共同合作来提供最安全的服务。合作能够保证人们在合适的时间给对的人打正确的电话。护士可以根据与患者及与其他医务人员的交流来指导自己做出呼叫对象的正确决定。护士也应该了解相关政策、流程或组织内部其他可利用的资源。护士必须具备评判性思维和解决问题的能力来呼叫正确的医师，这样有助于促进患者安全，降低患者伤害发生的风险，并促进有效的沟通。

参 考 文 献

Diaz AL, McMillin JD. A definition and description of nurse abuse. *West J Nur Res.* 1991; 13(1): 97-109.

Porto G, Lauve R. Disruptive clinician behavior: A persistent threat to patient safety. *Patient Saf Qual Healthc*. 2006; July/August. Available at: http://www.psqh.com/julaug06/disruptive.html. Accessed June 19, 2008.

17　遵守制度与流程

ANTHONY D. SLONIM, MD, DRPH

实施阶段

在当今医疗环境下，制度与流程是临床必不可少的管理工具。许多临床医师容易对这些文件的数量和内容感到反感。多年来，制度与流程被用于确保国家卫生部门或联合委员会的管理标准能被很好地遵从。然而在实践中，制度与流程经常是流于口头形式，并没有落实到医疗服务改进过程中。护士需要理解有关患者照护的相关政策、制度和流程，理由如下：首先，这些文件体现了组织对医疗服务的指导和方法；其次，流程为规范实施步骤提供了参考依据，尤其是对于那些不常见或不清晰的工作项目；最后，制度与流程是组织用来标准化护理工作、提高患者安全的方法。

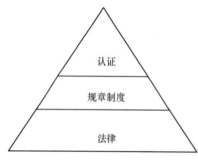

图17-1　制约医务人员和医疗组织
的责任制

医务人员和医疗组织受到法律、规章制度、认证等多层次责任的制约（图17-1）。

第一层要素是法律，其提供了实践必须遵守的基本要素及准则。在专业领域，这些责任约束是根据学科特点制定的，往往体现在政府主导下的护理实践活动或医疗实践活动中。同样，州和当地卫生部门制定的法律有助于医疗机构在提供医疗服务时，能够与法律法规的要求保持一致。第二层要素是规章制度。许多规章制度对护士需要遵守的重要原则做了详细说明，这些原则也体现在护士的护理实践活动中。护士必须遵守这些规则，从而为患者提供恰当的护理服务。同样，医疗机构也有相应的规章制度，符合美国医疗机构评审联合委员会的标准作业要求。联合委员会对医疗机构需要遵守的重要规章提供指导，以帮助其达到和保持认证的要求。最上一层是认证，认证是证明能力达到了一定水平的另一种机制。对专业人员来说，认证通常来自某一特定学科领域的专业组织。护士可以获得重症护理、急诊护理、肿瘤和管理等多个学科的认证。认证通常意味着人员对核心知识和核心技能的熟练掌握和精通。医师要经认证委员会进行资格认证，这也要与知识体系相关联。医学及亚专业学科医师认证考试由美国医学专家委员会管理。医疗机构也有认证考核，这很重要并有利于机构的发展。通常，这些认证证明了医疗机构在某一特定领域或为某一特定患者人群服务所具备的专业特色。

医疗机构自行制订了很多策略来帮助工作人员为患者提供医疗服务，并确保其符合法律、规章和认证的要求。制度与流程是最基本的管理方法。制度应该易于理解，明确地表达组织的指导原则，如"这家医院是无烟机构"；流程通常包括一些描述性要素以使制度付诸实践，如当患者想吸烟时，医务人员应该怎么做，如何为患者提供戒烟咨询及可供探视者吸烟的区域。如果他们不能遵守这些制度，还应该指导护士如何去应对，包括如何加强患者指导系统。医疗机构通过建立一套标准的、合理的照护流程和方法，有助于保证床旁照护的统一性和规范性。

参 考 文 献

http://www.nursingboard.state.nv.us/nurse%20practice%20act/. Accessed August 18, 2008.

www.Jointcommission.org. Accessed August 18, 2008.

www.abms.org. Accessed August 18, 2008.

18　养成保护患者隐私的护理职业习惯

JULIE MULLIGAN WATTS, RN, MN

计划阶段

1996 年，美国众议院和参议院颁布了《医疗保险转移与责任法案》（Health Insurance Portability and Accountability Act，HIPAA）。这部法律的目的是改进医疗保险在团体及个人市场承保范围内的可转移性和持续性，反对浪费、欺骗和滥用医疗保险及医疗服务，促进医疗储蓄账户的使用，增加长期护理服务的使用和覆盖范围，简化医疗保险的管理等。简单地说，这部法律意在消除医保障碍，如解除对投保前已存在的疾病限制，为失去其他医疗保险的人提供健康福利。这部法律有助于保证患者在新的工作场所也可以使用医疗保险，而不用在新的工作场所向新的承保人重新投保。这部法律也保证了未经当事人许可，健康信息不会透露给其他个人、行业、雇主或医务人员。

2002 年，美国卫生与公共服务部门颁布了《HIPAA 隐私保护条例》。作为 HIPAA 的补充，《HIPAA 隐私保护条例》提出了使用和公开个人健康信息（被称作"受保护的健康信息"）的标准。《HIPAA 隐私保护条例》的目标是简化 HIPAA，确保在恰当使用患者信息以提供优质医疗服务时，患者信息仍会得到严格地保密。

为了使员工遵守法律，使机构不违反 HIPAA 和《HIPAA 隐私保护条例》，在美国全国范围内的医疗机构和各种行业进行了大量的教育培训，告知其当医院或诊所的员工不遵守法律时，将会受到民事或刑事处罚。同样，当 HIPAA 覆盖的单位员工在组织内破坏隐私保护规定时，也会受到组织的惩处。在过去几年里，已有医院解雇不遵守 HIPAA 员工的报道。事实上，当发生名人患者如 George Clooney 和 Britney Spears 隐私被泄漏事件时，这个问题就已经引起了全美国媒体的关注。

对医院的员工来说，有必要始终严格遵守保护患者隐私制度。即使与上司、管理者或信任的同事谈论患者隐私，也是无视制度、缺乏自律的表现。当员工经常不按照 HIPAA 所要求的行为来实践时，他们就会弱化保护患者隐私的意识。

在日常护理活动中，护士如果不注重保护患者隐私，就会造成患者个人隐私信息被泄露。例如，护士可能将工作明细单掉在停车场；在打电话时可能提及患者的名字，从而被其他患者和探视者无意中听到；护士在饭桌上可能不考虑隐私，对家庭成员提及患者的名字；在医院，护士可能感觉一直在保护患者隐私，然而打开的记录纸可能被探视者尽收眼底；病情内容或术后报告可能在公共场所如等候室或走廊被泄露；尽管在临床会议中已试图保护患者隐私，如省去患者名字，但是在临床会议发言或肿瘤布告栏里，在被投射到屏幕上的扫描件或幻灯片中仍可清晰地出现患者的姓名。

当会议上讨论的患者是医院的一名员工并且在场的许多员工都曾护理过的，就会出现尴尬的局面。护士可能认为很多人都清楚这位员工或患者的病情，从而对其他并未参与照护的员工谈论病情，违反了隐私保护规定。对某一行为进行反复练习并将其应用在所有的工作情境中，是促使行为成为习惯的关键，因此，请在临床工作中对隐私保护行为进行反复练习，直至其成为一种职业习惯。

参 考 文 献

Anderson F. Finding HIPAA in your soup. *Am J Nurs*. 2007; 107(2): 66-72.

Frank-Stromborg M. They're real and they're here: The new federally regulated privacy rules under HIPAA. *Medsurg Nurs*. 2003; 12(6): 380-385, 414.

U.S. 104th Congress. Public Law 104–191, Health Insurance Portability and Accountability Act of 1996. Available at: www. aspe.hhs.gov/admnsimp/p1104191.htm. Accessed May 5, 2008.

19 缩减患者个体的医疗成本并不能解决医疗财政危机

ANTHONY D. SLONIM，MD，DRPH

计划阶段

在过去的几十年中，美国的医疗卫生支出持续大幅度增加。护士和其他医务人员理所当然地不仅关注医疗相关的费用，还关注医疗所带来的价值。尽管支出了大量的医疗费用，但美国医疗服务的结局并不比其他发达国家更好。因此，如何改进护理服务路径值得探讨。

许多护士，在尽他们的努力来解决医疗财政危机时也表示出了对医疗费用的担忧。"这太浪费了""无论怎样，他们都快要死了""我不能相信我们正在花掉所有的钱，但是为了什么"常常成为查房时的讨论内容。这些话不是在误导，也不是吝啬，这只是护士对临终阶段仍支出大量费用的看法。然而，控制床边个别患者的成本既不能达到社会对医疗服务的要求，也不能为患者提供满意的护理。

作为临床一线服务的提供者，护士确实需要参与到医疗资源成本使用的研讨中来，他们忙于提供服务，而这些服务需要昂贵的资源。当照顾患者的护士需要关注浪费的物品和设备时，不提倡他们根据患者或患者的人口学资料如生命终末阶段进行成本控制。仅仅节约一个床位对于全球医疗资源浪费的问题没有多大改善，而且容易对行业产生不公正评价。

重要的是，护士在帮助解决这个重大问题上扮演着重要的角色，如鼓励标准化、关注成本效益、对医疗高消费的患者群体进行成本-效益分析等。当针对特定人群进行合理的需求分析时，从中可以获得重要的经验教训，从而在群体水平而非依靠剥夺个别患者或家庭的利益下减少浪费。

护士在确保医疗服务的高效性、节约性及效果最佳方面起一定的作用。然而，这些分析需要依靠标准、精确的方法。

参 考 文 献

Wu AW. Principles of outcome assessment. In: Goldman L, Ausiello D, eds. *Cecil Textbook of Medicine*. 22nd Ed. Philadelphia: Saunders; 2004, pp. 33-38.

20　确保公平对待患者

ANTHONY D. SLONIM, MD, DRPH

实施阶段

医疗平等是医疗质量的一个方面，这已讨论了很多年。医疗平等意味着患者不因人口学资料不同而得到不一样的服务。根据患者人口学特点的不同提供不同的服务是公开歧视，这在医疗服务中也无立足之地。然而，大量证据显示仍存在着根据年龄、种族、性别、保险状况和人种而提供不平等医疗服务的现象。由于使用的医疗服务和医务人员不同，这些差别会导致不同的结局，从而对患者个体及其家庭带来影响。护士，作为患者的代言人，在提供护理服务中也存在对患者不平等对待的现象，因此需要统一认识、与同事合作，以减少这些不平等现象。

在医疗服务中差异是存在的，这是因为一些工作流程、药品和治疗对一些患者是有效的，但对另外一些患者不一定有效。此外，一些患者或家属行使了他们自主决定和选择治疗或参与研究计划和实验性治疗的权利。这些并不代表医疗服务的不平等。但是，根据患者人口学特征的不同，将效果相同的服务区别应用于不同的患者时，医疗服务的不平等就出现了。

众所周知，护理工作往往由政策和规定进行着指导和制约，但是护士在实施护理服务时是多样性的，不同的护士实施同样的工作可能会存在些许差别，如工作程序、给药或其他治疗，但这些都是符合服务规范的。同样，医疗服务的处方、药品和治疗也存在着差异，但也在服务标准可接受的范围之内。护士代表他们的患者，理解为什么这个患者接受这种治疗，而另一个患者接受另外一种不同的、效果稍差的治疗，而这些实践是有循证依据的。这其中可能有医学方面的原因，也可能没有。

同样，医疗护理服务、用药和治疗指示是易变的，但是其变化范围始终在可接受的护理标准之内。护士代表着患者的利益，在理解为什么这个患者接受这种治疗，而另一位患者接受不同的治疗方面扮演重要角色。可能治疗效果较差，但一旦被实施就被认为在基于医学准则的证据方面是可靠的，可能有医学原因，也可能没有。

护士要了解专科领域的常规流程、检查及治疗方案的使用，成为患者的代言人，使这些常规流程、检查和治疗被公平使用，这是当代护士必备的角色之一。

参 考 文 献

Duffy SA, Jackson FC, Schim SM, et al. Racial/ethnic preferences, sex preferences, and perceived discrimination related to endof-life care. *J Am Geriatr Soc*. 2006; 54(1): 150-157.

Guthrie BJ. Mental health inequities: Conceptual and methodological implications. *Arch Psychiatr Nurs*. 2007; 21(4): 234-235.

Larson E. Racial and ethnic disparities in immunizations: Recommendations for clinicians. *Fam Med*. 2003; 35(9): 655-660.

Miller PS. Racial disparities in access to care within the cardiac revascularization population. *J Natl Black Nurses Assoc*. 2007; 18(2): 63-74.

Smeltzer SC. Improving the health and wellness of persons with disabilities: A call to action too important for nursing to ignore. *Nurs Outlook*. 2007; 55(4): 189-195.

Young L, Little M. Women and heart transplantation: An issue of gender equity? *Health Care Women Int*. 2004; 25(5): 436-453.

B. 用　　药

21　在给华法林前，了解患者的凝血酶原时间/国际标准化比值

ALICE M. CHRISTALDI，RN，BSN，CRRN

评估阶段

目前患者的用药很少有需要像口服抗凝药华法林（香豆素）那样注重细节。服用华法林需要频繁做实验室检查，治疗窗较窄，饮食要求很严格，有潜在致命的不良反应。其不良反应包括出血、瘀点、血肿、柏油样大便或血尿。如果患者出现呼吸短促、突发虚弱、心跳过速和低血压，那么需要评估患者是否有急性出血。

华法林是维生素 K 拮抗剂，能够阻止依赖维生素 K 的凝血因子被激活，包括凝血因子Ⅱ、Ⅶ、Ⅸ、Ⅹ，也可以抑制抗凝蛋白 C 和抗凝蛋白 S 的活性。这种药品在肝脏内储存，从尿液中排出。

抗凝效果在 24 小时内产生，达到高峰至少需要 72 小时。这就是当使用华法林抗凝治疗开始时需要静脉使用肝素的原理。48～72 小时后，当患者的国际标准化比值（INR）达到治疗范围时，就可以逐渐减少肝素用量，直到停止。

华法林治疗的适应证有很多，主要有心房颤动、心脏瓣膜病、静脉血栓的预防和治疗及大手术。为了评价抗凝治疗的效果，需要进行实验室检查，而凝血酶原时间（PT）和 INR 是需要监测的。由于 PT 差别很大，INR 被认为是抗凝治疗的金标准。INR 的疗效目标范围通常为 2～3，有人工瓣膜的为 2.5～3.5。

在患者 INR 目标范围稳定时间达 48～72 小时前，应每天进行实验室检查，之后每周 2～3 次，持续几周；最后每个月一次。实验室检查的次数受很多因素的影响，包括一些药品如西咪替丁、红霉素、氟康唑、咪康唑和普萘洛尔的影响。这些药品已证实会提高 INR 的值，增加出血的风险。大量进食油梨、服用巴比妥类药品、管饲含维生素 K 高的食物（如西蓝花、菜花、洋白菜、菠菜和动物肝脏）、萘夫西林和硫糖铝可以降低 INR，促进血栓的形成。中草药如大蒜、绿茶、银杏、人参和金丝桃会影响其吸收，因此也要保持警惕。

在医院，需要根据患者每天实验室检查结果确定剂量的药品都需要格外关注。当因检查或手术停药时必须密切观察患者。然而，由于记录工作的疏忽，这些用

药常常不能按时恢复。对于处方医师来说，明确说明恢复用药的日期非常重要。用药记录（MAR）应该包括用药名称、方法、频率、时间和剂量。如果因 INR 较高而停止用药，用药记录上需标明"今天没用使用华法林"，并注明日期。

当患者外出如做手术等，所有的医嘱应在术后重写。不接受"重新应用所有的药品"这类概括性医嘱。如果华法林在术前已停止使用，那么很容易被忽略，以致术后未恢复使用。

如果患者 INR 持续升高，应根据这个数值进行处理，必要时复查 INR，华法林的剂量会减少或停止 1～2 天。如果 INR 高于 5，应口服维生素 K。如果患者发展为急性出血，静脉应用维生素 K 和新鲜冷冻血浆。记住，在使用药品前，要核对检验值，以避免用药过量。

参 考 文 献

Hirsh J, Guyatt G, Albert GW, et al. The seventh ACCP conference on antithrombotic and thrombolytic therapy: Evidence based guidelines. *Chest*. 2004; 126: 172S-173S.

Porter RS (ed.). Pulmonary embolism. *The Merck Manual Online Medical Libraries*. 18th Ed. Available at: http://www.merck. com/mmpe/sec05/ch050/ch050a.html?qt=warfarin&alt=sh#S05_CH50_T004. Accessed March 29, 2008.

22　明确给药途径——口服药不经静脉途径

ALICE M. CHRISTALDI, RN, BSN, CRRN

计划阶段

不要将口服药注射器与胃肠外给药注射器混同使用。为了避免误将口服药通过静脉途径给予，从药房取回的口服药的注射器与静脉管路接口应是不匹配的，两者不能相连接。

熟悉所在病区的常用药品和用药方法是很有必要的。即使随着计算机辅助用药系统的出现，用药知识仍是保证患者安全的关键。计算机不知道为什么会有用药医嘱，护士需要运用其评判性思维来确保正确的药品用于正确的患者。经过培训的护士能观察到患者对药品的反应。记住正确给药的 5 个原则：正确的患者、正确的时间、正确的给药途径、正确的剂量和正确的药品。

了解医嘱上的用药方法。如果患者禁止经口进食，所有的药品经由管饲给药，这一点应在医嘱上有所注明。如果药品不能研碎，和药房核对看是否有解决的方法或通知医师改成另一种适宜的处方。确保药品使用记录反映适当的给药方法。如果护士不知道患者禁止经口进食但却经口给药，就会发生给药途径错误。及时更新药品使用记录，清晰地写出正确的用药方法。

不要借其他患者的药来给你的患者使用，否则违反药房的双重核对体系。由于药房需要与医师再次核对医嘱，可能另外一个护士已经给药但未及时记录，因此药房可能无法提供药品。必须保证药房核对系统正常运行，避免发生给药错误。

给药管理系统内已设有保护措施，不要违反它们。要使用已有的安全给药技术，但同时要意识到，安全的给药技术加上护士的实践知识，才能更好地预防给药差错。

参 考 文 献

Cohen H, Robinson ES, Mandrack M. Getting to the root of medication errors: Survey results. *Nursing*. 2003; 33(9): 36-46.

David U. Medication safety…your call to make a difference. *Alta RN*. 2007; 63(8): 10-11.

23　正确使用低分子肝素钠注射剂

MELISSA H. CRIGGER，BSN，MHA，RN

实施阶段

请记住，应用低分子肝素钠时需要采取正确的给药方法并合理监测实验室检查值。低分子肝素钠常用于治疗深静脉血栓（DVT）、肺栓塞、心肌梗死、不稳定型心绞痛及 DVT 的预防。最常见的不良反应有出血、贫血和血小板减少，过敏反应有发热、荨麻疹、皮疹和寒战。低分子肝素钠的用法为皮下注射。

使用低分子肝素钠时，护士要注意观察患者的过敏反应。由于在同一个部位连续注射会导致组织损伤，因此护士需要记住上次的注射部位，从而更换注射部位。在使用低分子肝素钠前，护士需要核对患者的腕带，并注意保护隐私和用酒精对注射局部进行消毒。已经抽取低分子肝素钠的注射器内有气泡，注射前无须排出气泡。记住，为加强吸收，应从右侧/左侧腹壁前外侧或后外侧注射到皮下深部组织，不要回抽注射器，不要按压注射部位。

对接受抗凝治疗的患者进行评估至关重要。评估内容包括检查注射部位温度、柔软度及有无损伤、充血和肿胀。此外，还应评估出血征象，包括牙龈出血、大便潜血阳性、柏油样大便、血细胞比容降低及其他部位的出血。如果出现其中的任何一种征象都要立即告诉医师。

当护理使用低分子肝素钠的患者时，护士必须查看实验室检查结果，包括监测全血细胞计数。低分子肝素钠可能引起血小板减少，因此也应监测血小板和血细胞比容。无论哪一项下降，都应该告知医师。护士还应该观察大便以便及时发现出血征象。患者在使用低分子肝素钠期间，应定期进行大便潜血试验。与普通肝素不同，低分子肝素钠的疗效不是通过 PT/PPT 值来衡量的。相反，监测疗效需要测定凝血因子 X 的水平。

护士应对使用低分子肝素钠的患者进行健康教育，包括指导患者报告异常出血，以及头晕、皮疹、瘙痒、发热和肿胀等并发症，使患者知晓出现任何一种症状时及时报告医师的重要性；同时应告知患者可能会出现持续性出血，咨询医师前不得自行服用非甾体类抗炎药。对于在家自行注射的患者，护士必须对其进行教育，使其掌握正确的使用方法。

参 考 文 献

Deglin JH, Vallerand AH. *Davis's Drug Guide for Nurses*. 10th Ed. Philadelphia: FA Davis Company; 2007, pp. 589-593.

Timby BK. Parenteral medications. In: *Fundamental Nursing Skills and Concepts*. 9th Ed. Philadelphia: Lippincott Williams & Wilkins; 2008, pp. 812-813.

24　胰岛素给药安全：关注患者的血糖

MONTY D. GROSS，PHD，RN，CNE

评估阶段

美国医学研究所 1999 年的报告显示，每年因医疗差错导致的死亡病例高达 4.4 万～9.8 万例。准确的数据尚不知晓。在美国的医院，医疗差错多为用药错误。用药错误可以发生在任何一个环节，但常见于开医嘱和给药阶段，尤其是当护士依靠团队中其他医务人员的协助时。

很多差错可以通过工作人员良好的沟通或采取不同的流程来避免。例如，血糖水平监测和注射胰岛素是常规工作流程，该流程很复杂。一方面，护士助理（PCA）需要经常为患者测血糖并报告血糖值，随后告诉护士患者的姓名、房间号，而非使用一个含代词的短语，如"她的血糖是 221"。而更好的表述是，"48B 房间史密斯夫人的血糖是 221"。另一方面，护士应该询问患者具体的身份信息，而不是想当然地认为 PCA 所指的患者就是他刚刚走出来的那个房间的患者。护士还应该核对患者床边的记录文件来确保血糖值已经记录了，这一步可以保证真实的血糖值对应正确的患者。PCA 通常会在便签本或纸条上快速记下血糖值，然后转抄至记录中。

当护士走进病室为患者注射胰岛素时，也能预防错误的发生。护士可以通过询问患者来证实她/他的血糖值是否为刚读出来的数值，或该读数是否为其监测结果。但是，当患者无法交流时，这一步将无法进行。

在当今繁忙的医院环境下，护士已经承担了多重任务，并把责任分派给其他医务人员，有效清晰地沟通对于保障患者安全是非常重要的，尤其是当护士在指导他人或处理其他医务人员传递过来的信息时。

参 考 文 献

Institute of Medicine. Report brief: Preventing medication errors, June 2006. Available at: http://www.iom.edu/CMS/3809/22526/35939/35943.aspx. Accessed June 29, 2008.

Institute of Medicine. *To Err Is Human: Building a Safer Health Care System*. Washington, DC: National Academy Press; 1999.

Meadows M. Strategies to reduce medication errors: How the FDA is working to improve medication safety and what you can do to help. *FDA Cons Mag*. 2003;37(3). Available at: http://www.fda.gov/FDAC/features/2003/303_meds. html. Accessed June 29, 2008.

25　青霉素类过敏的患者有安全使用其他类抗生素的可能

ANTHONY D. SLONIM, MD, DRPH

计划阶段

抗生素使感染性疾病患者的治疗发生了革命性的变化，使患者有了治愈的希望。记住药品有不同的分类很重要。这些类别有相似的特点，如作用机制、代谢和毒理作用。护士应该记住各类的特点及特殊剂型的特异反应，以确保患者可以得到需要的药品，而不发生药品过敏或毒性反应。

青霉素类属于 β-内酰胺类抗生素。β-内酰胺类抗生素之所以如此命名是因为它们的化学结构中含有 β-内酰胺环，这是其发挥作用的机制。β-内酰胺类药品分为 4 个亚类，分别是青霉素类、头孢菌素类、单酰胺菌素类和碳青霉烯类。总的来说，这些药品有相似的化学结构、作用机制、代谢和排泄方式，一些重大的毒理作用也比较相似。

青霉素类药品具有广谱抗菌能力，有口服剂型和胃肠外用剂型。依据所选的剂型不同，这些药品的抗菌范围涵盖了许多细菌种类，革兰阳性菌和革兰阴性菌，如果选用恰当还能覆盖需氧菌和厌氧菌。青霉素类最常见的不良反应是过敏反应，过敏反应严重程度不一，可以是皮疹和荨麻疹，也可以是致死的过敏反应（极少发生）。重要的是，即使发生了过敏反应，患者也常常不清楚他们经历了什么过敏反应，但会报告他们在过去曾被告知对青霉素类过敏。由于这些药品在治疗某一特异性感染的益处要高于轻微不良反应带来的风险，而这些轻微不良反应是可以得到处理的，因此向患者了解清楚发生了哪种类型的过敏反应是非常重要的。当了解了某种药品的重大不良反应时，应选择另外一种可替代的剂型，如果没有可替代的剂型，待患者适当脱敏后才能使用该药品。

对于护士来说，记住发生在某种药品和其他类别药品之间的交叉反应非常重要。例如，头孢菌素类与青霉素类都属于 β-内酰胺类药品，8%～15%会产生交叉反应，这很重要，但同样要看过敏反应的情况。如果是致死性过敏反应，最好选择非 β-内酰胺类替代药品来治疗患者的感染性疾病。然而，如果不良反应是轻度皮疹或并不确定，尽管对青霉素类药品过敏，但由于不良反应带来的风险较低，仍可以使用头孢类药品。β-内酰胺类的其他类别药品，单环内酰胺类和碳青霉烯类不会与头孢菌素类或青霉素类产生交叉反应，因此即使对青霉素过敏也可以安全使用。

参 考 文 献

Cunha BA. Antimicrobial selection in the penicillin-allergic patient. *Drugs Today (Barc)*. 2001; 37(6): 377-383.

26　严格警惕发音相近的药品名称

MONTY D. GROSS，PHD，RN，CNE

实施阶段

用药错误被认为是常见的致死原因之一，造成了不少于 7000 例的死亡人数和相当数量的永久残疾（Meadows，2003）。用药错误的来源之一是使用发音相似但是不同的药品。尤其当护士快要结束一个漫长而忙碌的班次时，使用具有相似药名的药品时要格外警惕。在这个阶段，护士要执行多重任务，应答患者呼叫、准备交班、接听医师和诊断实验室的电话，向患者家属交代病情及其他随时可能发生的事情，尽管如此，仍然需要给药。当两种药品有相似的名称、相似的使用方法时，会特别容易混淆。例如，多巴酚丁胺和多巴胺这两种药品都储存在冠心病监护病房，同时输注，包装都是 250ml，浓度相同，在同一个部位通过输液泵输注。当输液开始报警、需要换另一袋 250ml 的药品时，要确保把正确的药品连接到正确的静脉管路。

尽管用药错误常被看作系统问题（Crane & Crane，2006），但你仍需要记住，给药时要格外警惕，特别是当药品名称相似时。一眼看去，多巴酚丁胺和多巴胺是一样的。当你的脑中装满了需要完成的各种任务，非常忙碌时，很难将注意力集中到某一个任务上来。在核对用药的 5 个正确原则时，需要将全部注意力集中到用药上。

第一，确保药品正确。将药品标签与用药记录（MAR）比较几次。第二，确保患者正确。核对房间号、床号、患者腕带，让患者自己说出自己的名字。第三，在正确的时间给药。一般来说，给药的时间范围是 MAR 显示的时间前后 30 分钟。第四，通过正确方法给药。第五，按正确剂量给药。认真计算给药剂量。高危药品如胰岛素、氯化钾、肝素或医疗机构评审联合委员会及医院政策列出的高危药品，要进行双重核对。最后，记得记录你所做的事。这表示确实已经给过药了，减少了另外一名护士再次给药的机会。

用药错误在医院中太常见了。在给药时集中注意力，不要同时执行不同的任务，记得给药时的"5 个正确"。

参 考 文 献

Crane J, Crane FG. Preventing medication errors in hospitals through a systems approach and technological innovation: A prescription for 2010. *Hosp Top*. 2006; 84(4): 3-8.

Meadows M. Strategies to reduce medical errors. *FDA Cons*. 2003; 37(3): 20-27.

Smith S, Duell D, Martin B. *Clinical Nursing Skills: Basic to Advanced Skills*. Upper Saddle River, NJ: Pearson; 2008.

27　警惕发音或包装相似的药品

KATHERINE M. PENTURFF，RN，CAPA

计划阶段

家里有小孩的父母可能从来不会在冰箱中将一个棕色毒药瓶子放在一瓶可乐旁边。然而，在全国范围内的药品储存柜、药房、医院和医师办公室里，发音相似或外表相似的药品经常并排储存在一起。因此，如果发生给药差错就可能会产生致命性的伤害。当使用外表相似或药名发音相似（LASA）的药品时，开药、发药或管药的医务人员都可能发生差错。一旦潦草书写外表看起来相似的药品如 avandia（罗格列酮）和 coumadin（华法林），或 LASA 的药品如 flomax（坦洛新）和 volmax（喘特宁）时，就容易相互混淆，继而发生 LASA 的用药错误。

为了避免新药的发音相似，制药工业启用了医师从业者与电脑分析一体化的检验方案。为了将外表相似或发音相似的药品混淆率降至最低，在药品上市前一年，美国食品和药品管理局（FDA）审查了 400 余种商品名，其中大约 1/3 的药品未能批准上市。这些外表相似或发音相似（LASA）的药品有：darvon/diovan（达尔丰/代文），amaryl/reminyl（格列美脲/加兰他敏），dilacor/pilocar（缓释剂/毛果芸香碱盐酸盐），amrinone/amiodarone（氨力农/胺碘酮）及 fentanyl/sufentanil（芬太尼/舒芬太尼）。外表相似类的用药错误也可以发生于 LASA 的药品使用相似的药瓶颜色、标签颜色和标签设计（图 27-1）。

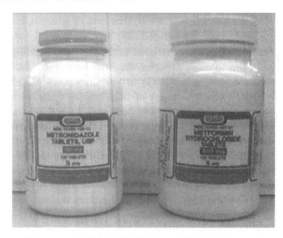

图 27-1　包装相似的药品：甲硝唑与二甲双胍

目前正在进行大量的尝试来降低由于外表相似或发音相似引起的药品差错。为避免 LASA 的药品混淆，美国医疗机构评审联合委员会（JCAHO）规定了常规安全策略，如下。

——熟悉美国医疗机构评审联合委员会和其他机构 LASA 的药品清单。

——在用药前，确定每种药品的使用目的。

——注意"高个儿字体"，如黑体字、带颜色和大写字母的使用，以引起对相似药品名差别的关注，如（vin**BLAS**tin 和 vin**CRIS**tine）。

——尽可能列出药品的通用名和商品名。

——将相似的药品储存在不同的地方。

预防用药错误的最后环节之一是患者。应该告知患者他们所服用的每一种药品的目的、外观，当患者发现药品与平时所服用的药品外观不同或拼写不同时，应鼓励患者提出疑问。

参 考 文 献

Drug mix-ups threaten patient safety. Available at: www.medscape. com/viewarticle/573465_2. Accessed March 31, 2009.

Metules T, Bauer J. JCAHO's patient safety goals, Part 2: Preventing med errors. Available at: http:// rn.modern medicine.com/rnweb/article/articleDetail.jsp?id=394868. Accessed August 24, 2008.

Rados C. Drug name confusion: Preventing medication errors. *FDA Cons Mag.* Jul–Aug 2005;39(4). Available at: www.fda. gov/fdac/featu res/2005/405_confusion.html. Accessed March 31, 2009.

28　经胃肠内营养管给药法

BONNIE L. PARKER，RN，CRRN

实施阶段

在急诊照护机构，经常可以看到胃肠内营养管。胃肠内营养管的种类很多，可以是鼻胃管，也可以经皮穿刺置管。规格也很多，有小口径管如 Dobhoff 管和红色橡胶空肠造瘘管；也有口径大一些的，如胃造瘘管或大口径的胃管。胃肠内营养管用于不能进食或口服给药的患者，可放置几天、几周或几年。

无论通过何种管道给药，第一步是尽可能地把药品从药片转化成液体形式。以药片形式存在的药品必须尽可能地研碎，然后放入温水中溶解。结块或有沉淀的药品很可能堵塞管道，尤其是微小口径的管道。药品数量越大，给药越频繁，堵塞管道的风险越大。每次使用管道后，用水彻底冲洗管道很重要。在研碎药品时，研药容器每次使用后都必须清洗，护士必须洗手以避免污染其他药品。在溶解状态下，药品之间通常是不能兼容的，应该分开研碎、溶解、给药和冲洗。肠溶剂和缓释剂不能研碎，也不能通过胃肠内营养管给药，这一点应特别注意，否则会导致患者短时间内接受太大剂量的药品。

关于是否应该空腹给药及给药前后多长时间不能经管喂食的问题应咨询药房。一些管饲处方可能会对某些药品的疗效产生影响。

经胃肠内营养管给药时，患者应采取直立位，服药后至少保持这种体位 30分钟。如果胃肠内营养管中已经充满，请停止管饲，并连接 60ml 注射器；检查胃肠内营养管的放置位置和残余量。抽出注射器的活塞，将注射器的头端插入胃肠内营养管中。用 30ml 水冲洗营养管，将溶解后的药品倒入注射器中，使药液缓慢流入饲管中。

如果同时给一种以上的药品，不同药品之间用少量温水冲管。当注入所有的药品后，至少用 30ml 温水冲管。在胃肠内营养管中注入冷的液体会引起腹部绞痛，应避免。记得记录患者总的出入液量。

如果胃肠内营养管冲洗缓慢或冲洗困难，尝试注入一些温水或碳酸饮料，并在胃肠内营养管中保留 20 分钟，然后再冲洗。这个步骤可能需要重复几次。如果管道仍然不能用，可能需要医师开医嘱使用胰酶进行处理。使用时应将胰酶研碎，用 5ml 温水溶解，然后注入。如果管道仍然不通，则需要更换。

参 考 文 献

McConnell E. Administering medication through a gastrostomy tube. *Nursing*. 2002; 32(120): 22.

Prosser B. Common issues in PEG tubes—what every fellow should know. *Gastrointest Endosc*. 2006; 64(6): 970-972.

29 注射器中出现沉淀物是不能给药的警示信号

BONNIE L. PARKER，RN，CRRN

实施阶段

安全用药需要护士运用自身的技能、知识和注意力。很多医疗差错与药品有关，因此，对于护士来说，不仅要确保将正确的药品发给正确的患者，还要意识到无意中会将存在配伍禁忌的药品同时发给患者。很多药品之间存在配伍禁忌，同时使用可能会影响疗效和引起不良反应。

如果通过静脉给药，这个问题将更加严重。静脉用药疗效立竿见影，但不良反应也发生得更快、更突然。当通过同一条输液管路给药时，必须高度注意药品之间是否有配伍禁忌。每个用药环境中都应该有一张静脉用药配伍禁忌表、一本药品大全或电脑上有相应的参考以检查药品的配伍禁忌。任何悬而未决的药品配伍问题应向药剂师咨询。当通过静脉管路接口给药时，护士应该观察是否有配伍禁忌的征象，如沉淀物、气泡、浑浊或颜色改变。有时候，颜色改变是用药的正常和预期结果。如果发现异常的颜色改变，应联系药剂师。

残留在输液器上含有电解质的液体与其他药品是不配伍的。如需经正在使用的静脉管路给药，则需暂时停止输入这些液体，并在用药前后冲洗管道后再重新开始输液。许多医院提供药品配伍禁忌的说明或药品清单，如肝素、苯妥英、呋塞米、地西泮。考虑到全静脉营养液（TPN）的电解质浓度、黏度和较高的感染风险，同样也不建议将任何药品与 TPN 混用。

一些药品如止吐药、镇痛剂使用得很频繁，以至于被认为是常规用药。这些药品，如盐酸异丙嗪或吗啡对于注射器或静脉管道来说，出现配伍禁忌的风险较高。例如，酮咯酸，作为常用的术后镇痛剂，无意中可能会与盐酸异丙嗪在注射器中混合，结果形成黏稠、白色的物质，以至于不能够再经注射器使用。这些药品应该分开给药，并且在给药中间对静脉管路进行冲洗。

参 考 文 献

Rosenthal K. Preventing IV drug incompatibilities. In: *IV Therapy Made Incredibly Easy*. 3rd Ed.

Philadelphia: Lippincott Williams & Wilkins; 2006.

Rosenthal K. Avoiding common perils of drug administration. *Nursing.* 2007; 37(4): 20.

30　治疗指数狭窄的药品会受到饮食、健康状况或其他药品的影响，需要严密监测

KATHERINE M. PENTURFF，RN，CAPA

评估阶段

当患者入院时，尤其急诊入院时，可能来不及了解其服药史。如果患者在住院期间需继续服用常备药，可能会推迟到核对完患者的药品单、取回患者的药品后才能给药。住院患者饮食摄入量也频繁发生改变。为使药品维持在有效的血药浓度范围内，需要改变饮食，而饮食的改变会打乱原有的平衡。当华法林、地高辛和苯妥英等药品不能维持在有效的血药浓度范围内时，不仅不会给患者带来预期的疗效，反而会引起危险甚至致死的不良反应。

华法林（香豆素）适用于预防或治疗静脉血栓和心房颤动或心脏瓣膜置换术引起的血栓栓塞性并发症，以降低死亡的风险及复发性心肌梗死或心肌梗死后的卒中。应根据患者的 PT/INR 水平，为每个患者提供个体化的药量。有效血药浓度因适应证不同而有所差异。华法林的治疗指数较狭窄，如果患者开始服用、停止服用或改变任何药品或突然改变饮食，尤其是服用或停止服用富含维生素 K 的食物时，血压可能会显著改变。甚至体重下降也会影响维持有效血药浓度的用药量。用药不足可以导致血栓形成，过量则会引起出血。

地高辛是强心苷类药品的一种，用于治疗轻、中度心力衰竭和控制慢性心房颤动患者的心室反应速率。由于患者对药品敏感性、相关疾病状况和其他药品应用情况不同，地高辛的建议剂量需要通过滴定法确定。地高辛剂量以临床实际情况为依据，因此，监测血清地高辛的浓度有助于确定地高辛治疗是否充分。体内高水平的地高辛浓度或药品耐量降低都会引起地高辛中毒。即使地高辛血浓度在正常范围内，药品耐量降低的患者也会发生地高辛中毒。毒性症状有视力改变、恶心、呕吐、意识混乱、食欲下降、脉律不齐或迟缓。

苯妥英是一种抗惊厥药，用于控制全身性强直痉挛发作和复杂的局部性癫痫发作，以及神经外科术中、术后癫痫发作的预防和治疗。苯妥英的用药剂量非常个体化，可以每天使用一次、两次或三次。适宜的剂量常有赖于有效的血药浓度。苯妥英的代谢受到很多其他药品的影响，如苯巴比妥、胺碘酮、西咪替丁、奥美拉唑、帕罗西汀和氟西汀。与制酸药一起服用或通过肠外输送会减少苯妥英的吸

收。苯妥英的毒性症状包括口齿不清、嗜睡、快速眼动、意识混乱、低血压和产生幻觉，但是很少致命。

参 考 文 献

Digitalis toxicity. Available at: www.drugs.com/enc/digitalis-toxicity. html. Accessed August 24, 2008.

Lanoxin, RxList—the Internet Drug Index (Professionals), Copyright © 2008 by RxList Inc. Available at: www.rxlist. com/cgi/generic/dig_ids.htm. Accessed August 24, 2008.

Medline Plus. Coumadin. Trusted health information for you. 2007. Available at: www.rxlist.com/cgi/generic/warfarin_ids. htm. Accessed August 24, 2008.

Monson K, Schoenstadt A. Dilantin toxicity. 2007. MedTV. Available at: http://epilepsy.emedtv.com/dilantin/dilantin-toxicity-p2. html. Accessed August 24, 2008.

31 患者自控镇痛泵的设置需要双人核对

MARY S. WARD，RN，BS，OCN

实施阶段

患者自控镇痛（patient-controlled analgesia，PCA）泵能够持续注入麻醉性镇痛药，通过 PCA 患者可以自行控制暴发性疼痛。由于在术后疼痛及疼痛控制领域应用普遍，PCA 在医院几乎所有的住院病区都能见到。Syed 等强调了有关 PCA 使用的 17 种潜在的人为错误，包括从药房发药到不恰当的管路连接。但最常见的是护士在设置镇痛泵参数方面的错误。借鉴由于 PCA 设置错误或其他有关问题引起的致死案例，或给患者提供过量阿片类药品引起的濒死性案例，美国安全用药研究所（ISMP）制订了多种推荐措施。

第一条也是最重要的一条推荐措施，护士在为镇痛泵设置参数前必须经过镇痛泵相关培训。目前在很多医疗机构使用的 PCA 泵是复杂的计算机设备，为护士提供了多种设置选择。如果使用 PCA 泵的护士没有经过培训，将会使患者置于危险的境地。差错包括选择了错误的药品、错误的药品浓度、错误的持续输入速度、错误的 PCA 追加量、错误的计算、忘记锁定或错误的锁定间隔。在设置过程中，很多泵提供了多重选择，如果选择错误，哪怕是一个小数点错误，都会引起严重的剂量不足或过量。剂量不足不能缓解患者疼痛，而如果另外一个护士用设置错误的泵来追加剂量，将会引起更多的错误。

为避免这些潜在的致命性错误，ISMP 制订了一些推荐措施。制订相应的方案和标准化医嘱能显著降低护士的疑惑，避免读错医嘱。对于不同的药品，尽量避免更换泵的种类；对于某一种药品，仅储存一种浓度，使用警示标志等，这些都会降低潜在的失误。在启动 PCA 输入前，要进行双重核对，这条措施是所有机构和所有护士都可以执行的。核对时要核对药品的名称、浓度、持续给药速度，PCA 的追加和锁定间隔。应根据医师的原始医嘱进行核对，由核对的护士签名。护士在进行核对时，还应检查 PCA 装置中的储液盒，以确定泵中的注射器与设定的浓度相对应。每当一个新的护士护理患者时，都应该重新核对这些设定并进行记录。当 PCA 的设置有任何一项改变时，都应该进行双重核对。

阿片类药品的毒性可能致死，因此要严格预防。使用 PCA 泵的患者应予以严密监测，护士应该具有使用和维护设备的能力，以确保患者的安全。

参 考 文 献

Institute for Safe Medication Practices. Misprogram a PCA pump? It's easy! *ISMP Newslett.* July 29, 2004. Available at: http://www.ismp.org/Newsletters/acutecare/articles/20040729_2.asp. Accessed April 3, 2008.

Institute for Safe Medication Practices. More on avoiding opiate toxicity with PCA by proxy. *ISMP Newslett.* May 29, 2002. Available at: http://www.ismp.org/Newsletters/acutecare/articles/20020529. asp. Accessed April 3, 2008.

Syed S, Paul JE, Hueftlein M, et al. Morphine overdose from error propagation on an acute pain service. *Can J Anesth.* 2006; 53(6): 586-590.

Vicente K, Kada-Bekhaled K, Hillel G, et al. Programming errors contribute to death from patient-controlled analgesia: Case report and estimate of probability. *Can J Anesth.* 2003; 50(44): 328-332.

32　氢吗啡酮的静脉浓度是吗啡的 7 倍

MARY S. WARD，RN，BS，OCN

计划阶段

护理急慢性疼痛患者的护士面临着很多挑战。目前，疼痛评估已被广泛认为是第五生命体征。根据很多医院的标准，减轻疼痛是患者的权利。长期以来，吗啡被认为是衡量麻醉药浓度的标准。氢吗啡酮（hydromorphone）是吗啡的衍生物，这两种药品都用于控制急慢性疼痛。吗啡和氢吗啡酮常用于患者自控镇痛泵、间歇性静脉推注或口服给药。然而，药品的浓度有很大的差别。

ISMP 报告了许多关于吗啡和氢吗啡酮使用混乱的给药差错。有一些共同因素导致这种危险的发生。最明显的危险因素是药品名称相似。文件中记录着一些由于药品名称混淆引起的给药差错。ISMP 已提出正式建议要求更改药品名称。所有医疗机构至少应该确保氢吗啡酮用大写字母进行标记（hydromorPHONE）。为了减少混乱，名字最好是"Dilaudid"。静脉注射氢吗啡酮的药效是吗啡的 7~8 倍，口服氢吗啡酮的药效大概是吗啡的 4 倍。如果错误地给了 10mg 的静脉用氢吗啡酮而非 10mg 静脉用吗啡，就相当于给了 70～80mg 的静脉用吗啡。特别是对于阿片类药物成瘾的患者来说，这个剂量足以致死。

护士错把氢吗啡酮当做吗啡的另一个原因是基于相同的危险警示级别将这两种药储存在相同的配发药区域。即使有恰当的方法如条形码，许多医院系统仍然无视限制条件，允许护士在紧急情况下根据医嘱直接给药。强烈建议医院不要在相同地方储存两种药品，如果需要另一种药品，应从药房单独领取。

最后，没有进行过镇痛药等效剂量相关培训的护士也存在发生药品差错的较高风险。当患者需要的阿片类镇痛剂从吗啡变为氢吗啡酮时，护士有责任了解可以使患者达到充分镇痛但对患者没有过量风险的最小剂量，而不至于将患者置于呼吸抑制、心搏停止或致命的境地。护士可以查阅等效镇痛表（表 32-1），评价患者得到的吗啡剂量与氢吗啡酮的剂量是否大致等效。如果护士不确定，应联系药房进行咨询。只要氢吗啡酮的静脉推注剂量高于 4mg，就应该与另一名护士进行核对。

表 32-1　阿片类药物等效剂量换算表

口服（mg）	药品	注射液（mg）
30	吗啡	10
20	羟考酮	N/A
7.5	氢吗啡酮	1.5
N/A	芬太尼	0.1（100μg）
200	可待因	130
20	氢可酮	N/A

注：N/A，not applicable，指情况不符。

参 考 文 献

Armstrong SC, Cozza KL. Pharmacokinetic drug interactions of morphine, codeine, and their derivatives: Theory and clinical reality, Part 1. *Psychosomatics*. 2003; 44(2): 167-171.

ISMP Medication Safety Alert. An omnipresent risk of Morphine–Hydromorphone mix-ups. July 1, 2004. Available at: http://www.ismp.org/Newsletters/acutecare/articles/20040701.asp. Accessed April 3, 2008.

33　使用单克隆抗体时需了解超敏反应的征象

MARY S. WARD，RN，BS，OCN

评估阶段

单克隆抗体（monoclonal antibodies）是一种用于治疗癌症和自身免疫性疾病

的分子。单克隆抗体有多种作用机制：诱导细胞直接死亡或细胞凋亡，跟踪靶细胞、刺激机体自身的免疫系统抵御进攻细胞、诱导补体介导的细胞溶解。每一种单克隆抗体都具有 CD 抗原特异性。单克隆抗体为医师对抗很多疾病如癌症、风湿性关节炎、克罗恩病及其他自身免疫性和神经疾病带来了新的武器。现有药品的新应用和这一类型的新药品都在不断发展，这是一类具有多种可能性的药品。这些药品有其自身的复杂性。与治疗癌症的很多药品不同，单克隆抗体没有抗肿瘤药常见的不良反应，如粒细胞减少、脱发、恶心、呕吐和腹泻。然而，单克隆抗体给从业者带来一个挑战：它们都会引起严重的输液并发症。更具体地来说，根据美国癌症研究所的术语标准，这些药品都会引起急性输液反应。护士知道，任何一种药品，尤其是经由胃肠外途径的给药，都可能引起患者反应。这些反应中的绝大部分指的是当患者几次暴露于这种药品后而发生的由 IgE 抗体介导的超敏反应或过敏反应。轻度过敏或超敏反应表现为皮疹、瘙痒、药品热和面部发红。更严重的过敏或超敏反应为支气管痉挛、水肿、低血压、过敏症，甚至死亡。相反，急性输液反应是由细胞介素尤其是肿瘤坏死因子 α 和白介素的释放所引起的。急性输液反应看起来与过敏或超敏反应很相似，但常常发生在输注药品的初始阶段，通常发生在开始输注后的 30～120 分钟内；可以表现为与过敏或超敏反应类似的症状，如瘙痒、皮疹，也可能表现为寒战、战栗、头痛、腹痛或腹部绞痛、恶心、呕吐、腹泻、眩晕、低血压或高血压、心动过速和大量出汗。

　　无论患者发生哪种超敏反应，护士都应该首先停止输注药液，保留静脉通路等待治疗用药，如组胺拮抗剂、苯海拉明、西咪替丁、对乙酰氨基酚、类固醇，必要时使用支气管扩张剂。当症状逐渐消失时，根据药品的种类和症状的严重程度酌情以半速继续输注。

　　然而，输液相关反应最好的处理方法是预防。知道所用的药品可能会引起输液反应，护士应该在输注前准备好预防性用药，如对乙酰氨基酚、苯海拉明和类固醇。如患者有对食物或药品过敏史，发生输液反应的风险会增高。在输注过程中，应密切观察患者；由于可能存在细胞毒性反应延迟，因此在输注后也应严密监测患者生命体征。由于存在个体差异，输液反应的表现也有很大的差异，对于给药护士来说，对输液反应的任何征象都要保持警惕，以便迅速干预，减少输液反应的不良后果。

参 考 文 献

Gobel BH. Chemotherapy-induced hypersensitivity reactions. *Oncol Nurs Forum.* 2005; 32(5): 1027-1035.

Lenz H-J. Management and preparedness for infusion and hypersensitivity reactions. *The Oncologist.* 2007; 12: 601-609.

Winkler U, Jensen M, Manzke O, et al. Cytokine-release syndrome in patients with B-cell chronic lymphocytic leukemia and high lymphocyte counts after treatment with an anti-CD20 monoclonal antibody. *Blood*. 1999; 94(7): 2217-2224.

34 当计算利妥昔单抗滴定浓度时，也要计算剂量浓度

MARY S. WARD，RN，BS，OCN

实施阶段

利妥昔单抗（rituxamab，rituxan）是一种嵌合单克隆抗体，曾经主要用于癌症的治疗，目前已被 FDA 批准用于风湿性关节炎的治疗。利妥昔单抗用于癌症治疗时，常单独给药，常规剂量是 375mg/m^2；用于控制非霍奇金 B 淋巴细胞瘤时，常与化疗药联用。利妥昔单抗以过度表达 CD20 抗原的细胞为靶细胞。嵌合抗体含有从老鼠或仓鼠抗体中抽取的鼠类成分。当使用利妥昔单抗时，尤其是初次使用时，很大比例的人可能发生急性输液相关反应。30%～70%使用利妥昔单抗的患者经历过某些输液相关症状，如头痛、低血压、发热、寒战、战栗、腹痛或腹部绞痛、恶心、腹泻、皮疹、过敏症。预防性应用对乙酰氨基酚和苯妥拉明可以显著降低这些症状的发生。

护士在使用利妥昔单抗时面临的严峻挑战之一是剂量的计算。利妥昔单抗用药指南要求初始剂量应从 50mg/ml 开始，持续 30 分钟。如果患者耐受良好，输注速度可以每 30 分钟增加 50mg/ml，直至达到最大剂量 400mg/ml。每次调整速度时都应监测患者的输液反应和生命体征的变化。如果患者初始输注时可以轻松耐受，第二次及以后可以 100mg/ml 的速度开始输注，之后每 30 分钟增加 100mg/ml，直到达到 400mg/ml。

调整剂量和监测患者是护士面临的挑战之一，而不同的配药指南使得这种挑战变得更加复杂。指南指出利妥昔单抗浓度可以为 1～4mg/ml。因此，护士需要首先计算混合袋中的药品浓度。例如，如果患者体表面积为 2m^2，药量是 750mg，如果混合在 250ml 的袋中，则药品浓度为 3mg/ml。如果患者是初次输注，输注速度应该为 16.6ml/h。同样的药量如果混合在 500ml 体积中，药品浓度即为 1.5mg/ml，输注速度应增加到 33.3ml/h。

如果患者不是第一次输注，只要能轻松耐受第一次输注，相同药袋相同的药品初始输注速度可以加快一倍。在第一个例子中，100mg/ml 的速度即为 33.3ml/h，而在第二个例子中，100mg/ml 的速度就是 66.6ml/h。

应该强调，护士不应该忽略计算药品浓度的步骤。假设一种浓度或一个标准化的起始速度会导致药品输注过快，就可能引起利妥昔单抗中毒。例如，如果护士决定以 25ml/h 或 50ml/h 的速度开始输注利妥昔单抗，每次增加 25ml/h 或

50ml/h，不需要调节几次剂量就会达到 3mg/ml 或 4mg/ml，达到或超过生产商的指南。只有当药房结合预设的滴定法将不同的指南标准化，并在药房和护士之间达成共识，速度标准化才可能被接受。

如果患者表现出急性输液反应的征象，护士应该停止输注，并协助用药，如对乙酰氨基酚、苯海拉明、类固醇和支气管扩张剂。当反应症状减退后，可以半速重新开始输注。

应注意到利妥昔单抗有黑框警告信息。其中，肺毒性需要特别注意，药品输注过快会将患者置于发生这些毒性的危险境地。认真计算及在输注过程中严密监测对于降低这些风险非常必要。

参 考 文 献

Lenz H-J. Management and preparedness for infusion and hypersensitivity reactions. *The Oncologist*. 2007; 12: 601-609.

Rituximab. DynaMed. Available at: www.dynaweb.ebscohost. com/Detail.aspx?id=233544&sid=61556d. Accessed April 24, 2008.

35　双人核对药物剂量和速度是降低高危药品差错易行、高效的措施

MARY S. WARD，RN，BS，OCN

计划阶段

位于美国安全用药研究所（ISMP）高警讯药品列表顶部的是安全系数狭窄和易造成患者伤害的高风险药品，包括以下几类：肾上腺素激动剂/拮抗剂、抗心律失常药品、抗凝剂、化疗药、血管活性药、麻醉镇痛剂、神经肌肉阻断剂和全静脉营养（TPN）。ICU 患者发生这些用药错误的风险较大。据显示，对于一个 ICU 患者来说，10 次输注中就有 1 次是药品准备错误或给药差错。绝大多数的差错是给药差错。但并不是只有 ICU 的患者才会使用 TPN、化疗药、抗凝剂和静脉用麻醉剂。这些用药错误的可能性存在于所有患者使用这些药品的过程中。差错可以是静脉管路连接错误，也可以是剂量错误、时间错误、遗漏剂量、药品配伍禁忌和输注速度错误。

随着研究和新科技的发展，用药错误的可能性在不断下降。以计算机为基础的医嘱处方录入（CPOE）、药品条形码、药品核对流程、智能泵技术都有助于降低用药错误和药品不良事件的发生。注射泵内置药品使用监控程序，其中有监视

药品剂量的软硬限制，当护士给药时，如果给药剂量超过安全警戒，注射泵就会报警以提示操作者。软限制发出警报，只要屏幕上的信息被接收，可以忽略不管。硬限制不能忽略，必须重新设定。

一些药品的浓度和剂量参数在药品使用监控程序的硬限制范围之内，但仍可能对患者造成伤害。例如，滴注未分离的肝素治疗深静脉血栓的患者，可能需要连续几天输注。这可能需要复杂的方案，每 6 小时测一次 PTT，根据体重调节剂量，根据 PTT 结果计算和调整肝素用量。即使是微小的计算错误或泵的调节错误，如果持续几天，也会对患者造成较大的伤害。

化疗药也是 ISMP 高警讯药品列表上的药品之一。由于需要个体化地计算剂量和进行泵的设置，化疗护士必须深刻认识到这些药品的高风险特点。一些药品需要调整剂量，这也是 ISMP 列表上其他药品所具有的特点。肿瘤护理学会提出的一些用来降低化疗药品差错风险的建议也可以用于其他情况，以降低其他高警讯药品错误的风险。

推荐措施之一是让第二个护士独立核对药品的剂量。在使用肝素这个案例中，让第二个护士核对根据体重计算的剂量，可以确保第一个护士正确的计算剂量，尤其是当体重值的单位是磅而非千克时。核对时体重单位为磅，转化时需要除以 2.2lb/kg，而非乘以 2.2lb/kg，这就是一个重要的区别。第二要核对药品的初始滴注剂量和速度。只要设置了泵的参数，就要对泵的设置参数进行核对。这个步骤非常关键，不能忽略。智能泵技术仅仅就像设置泵的参数的人一样，人设置参数错误引起的错误输注速度和错误剂量占了药品差错的绝大部分。

需要强调的是，第二个护士应该独立于第一个护士进行核对。不应该在第一个护士核对的基础上核对，这样会引起对信息提前判断的固有偏差。只要输注剂量或速度有所变化，第二个护士就应该进行核对。当挂一袋新的液体时，不必进行双重核对，除非泵的设置有变化。所有的核对都应该记录在患者医疗记录上。

药品差错是可以预防的。高达 19% 的住院患者发生过药品差错。护士工作很忙，大多数药品差错发生在一天中最忙碌的时段，此时护士比较疲惫或人力不足。由于药品的剂量和速度发生差错的可能性最高，因此花点时间对药品的剂量和速度进行快速的双重核对，能降低药品差错的发生率或减少事件的发生。

参 考 文 献

Fanikos J, Flumara K, Baroletti S, et al. Impact of smart infusion technology on administration of anticoagulants (Unfractionated Heparin, Argatroban, Lepirudin, and Bivalirudin). *Am J Cardiol*. 2007; 99(7): 1002-1005.

Institute of Safe Medication Practices. *ISMP's List of High-Alert Medications*. 2008. Available at: www.ismp.org. Accessed May 10, 2008.

Kane-Gill S, Webber RJ. Principles and practices of medication safety in the ICU. *Crit Care Clin*.

2006; 22(2): 273-290.

Keohane CA, Bates DW. Medication safety. *Obstet Gynecol Clin*. 2008; 35(1): 37-52.

36　在给药前，使用两种身份识别方式核对患者信息

JULIE MULLIGAN WATTS，RN，MN

计划阶段

随着医疗费用的增长和媒体对管理不善、浪费和差错的报道，公众对医疗服务质量的要求越来越高。医疗差错非常普遍，同时耗费了高昂的社会成本。美国医学研究所（IOM）发表了一系列关于美国医疗体系现状的文章，表示了对医疗差错的关注。在一项深远计划中，美国医学研究所提出了降低医疗差错的措施。这个计划影响着照顾者、医疗机构、政府机构和监管组织。

为了降低由患者身份识别不当所带来的差错，医疗机构评审联合委员会（JCAHO）已经要求医疗机构遵守全国性患者安全目标（NPSGs），其中一条就是当进行操作或给药时，要使用两种识别患者的方法。JCAHO要求不管在给药或血液制品、抽血或进行其他治疗或操作时，至少要使用两种患者标识（不包括患者房间号）。这条建议的目的是确保正确的患者得到正确的药品或操作。

识别患者最常用且符合规定的方法有询问患者的姓名、询问可识别信息和检查患者身份腕带。患者的标识符包括患者姓名、生日、身份证号码、照片和条形码。在操作开始前和在给药前，应该使用两种身份标志方式。在一个医疗机构内，患者标志可能会因其所处治疗场所的不同而有所差异。例如，住院病房可能使用条形码腕带，而血库可能使用不同的、血库专用的腕带。

大约14%的化疗差错与患者身份识别有关。由于门诊患者有时候不戴腕带，这对门诊和急诊病房可能是一个挑战。在长时间的治疗期间，患者及其家属可能出入繁忙的等候室。由于等候时间较长，患者可能变得焦躁不安，因此在拥挤的门诊等候化疗期间，当呼叫治疗时，患者可能应答其他患者的名字。而且由于有的患者想快点得到治疗，有的患者认为所有的治疗都一样，所以他们对不正确的姓名也会做出应答。护士需要记住 JCAHO 的建议，在给药前使用两种方式识别患者的身份，尤其是在拥挤的、混乱的临床环境中。可以使用患者的姓名、社会保险号、出生日期或图表中的其他任何信息作为识别信息。遵循这些安全原则将确保正确的患者得到正确的治疗。

参 考 文 献

Catalano K, Fickenscher K. Complying with the 2008 national patient safety goals. *AORN J.* 2008;

87(3): 547-555.

Kohn L, Corrigan J, Donaldson M, eds. *To Err is Human: Building a Safer Health System.* Washington, DC: National Academies Press; 1999.

Schulmeister L. Chemotherapy medication errors: Descriptions, severity, and contributing factors. *Oncol Nurs Forum* 1999; 26: 1033-1042.

The Joint Commission on the Accreditation of Healthcare Organizations. *Meeting the Joint Commission's 2008 National Patient Safety Goals.* Oakbrook Terrace, IL: Joint Commission Resources Inc; 2007.

37 糖尿病患者发生低血糖时的处理

FRANCINE B. YATES, RRT, RN, BSN

实施阶段

在美国，糖尿病逐渐成为一种常见病。随着慢性糖尿病患者人数越来越多，对于所有在住院病区工作的护士来说，掌握糖尿病患者的护理是非常必要的。糖尿病患者可能遇到的常见并发症是低血糖。

低血糖的定义为血糖水平低于 50mg/dl（2.8mmol/L），当注射过量胰岛素或服用过量降糖药品或进行高强度锻炼后，没有正确平衡药品或能量输出与饮食摄入时，就会发生低血糖。低血糖可以发生在任何时间，症状可以突然出现而没有任何征象。低血糖的征象和症状包括出汗、心动过速、紧张不安、饥饿和偶尔心悸。其他征象和症状有头痛、注意力无法集中、意识混乱、发音含糊、反应迟钝、唇舌发麻、情绪改变和行为古怪。

低血糖患者必须立刻得到处理。善于观察的护士会快速识别低血糖的征象和症状并做出恰当的处理。有时候患者不能说话，即使能说话，也可能没有什么意义。低血糖的处理方法是给患者补充糖的原料。如果他们能听从指示，可以服用水果汁、汽水、硬糖、两茶匙糖或蜂蜜。如果患者不能吞咽，并且有外周静脉通路，一安瓿 50% 的葡萄糖通常足够提升患者的血糖。

然而，即使是果汁或汽水，永远记住用药的"5 个正确"。也就是说，如果果汁或汽水是低血糖医嘱的一部分，护士应该确保不能通过静脉途径给药，否则将损伤静脉和周围组织，对患者造成严重危害。此外，要记住如果是给硬糖或应急物品，必须提高警惕以避免患者卡喉。

所有护士，无论是刚毕业的还是经验丰富的，都应该通过不断提高自己的能力来护理和教育糖尿病患者。参与糖尿病患者护理的护士可以考虑在糖尿病病房接受培训或获得糖尿病管理的继续教育学分，以增加他们应对复杂患者的知识储备。

参 考 文 献

Greene H, Ruiter HP, Atkins N, et al. Diabetes expertise: A subspecialty on a general medical unit. *Medsurg Nurs*. 2002; 11(6): 281-288.

Smeltzer SC, Bare BG. Assessment and management of patients with diabetes mellitus. In: *Brunner & Suddarth's Textbook of Medical-Surgical Nursing*. 9th Ed. Baltimore: Lippincott Williams & Wilkins; 1999, pp. 973-1025.

38　所有静脉输入电解质的替代治疗均需要通过输液泵给药

FRANCINE B. YATES，RRT，RN，BSN

实施阶段

　　入院阶段，患者往往存在钠、钾、钙、镁、磷、氯等电解质紊乱的现象。因为机体内的每种电解质都具有其独特的功能。因此，为了保护患者的健康和安全，纠正机体电解质紊乱显得尤为重要。电解质水平无论太高或太低，都会对已损伤器官和组织产生严重影响。

　　为了纠正电解质失衡，找出其失衡的真正原因非常重要。例如，烧伤、慢性病、肾衰竭、心力衰竭、营养不良、流质食物输入不当和药品等均可以引起机体电解质紊乱。若是轻度电解质紊乱，仅依靠食物和营养物质的输入就可以纠正。若是严重电解质紊乱，就需要通过口服或静脉输入补充物。当患者出现非常严重的电解质紊乱或明显的电解质紊乱的症状和体征时，需要通过电解质替代治疗进行补充。患者在进行电解质替代治疗时，应该予以严密的监测。

　　患者进行电解质替代治疗过程中，需要利用输液泵缓慢输入，不能过快。如果输入太快，会加重电解质紊乱，引起血清电解质水平快速提高，超过正常水平，对患者的生命造成威胁。因此，患者进行电解质替代治疗时，需要密切监测患者的电解质失衡情况，如心律失常、神经功能障碍、搐搦症、心电图变化或其他征象。

　　电解质水平过高与过低对人体都是非常危险的，针对电解质水平过低，往往需要更长的时间或输入其他类型的电解质来治疗。例如，血清钾浓度非常高，需要静脉输入钙离子，以拮抗钾离子对心脏的损害。

　　护士在护理接受电解质替代治疗的患者时需要注意以下几个方面。第一，静脉输入的所有电解质应该由输液泵缓慢输入，不能过快。第二，在电解质替代治疗过程中，应该密切监测患者的反应，包括血清电解质水平。要认真阅读和分析所有结果，从而有助于指导下一步输入电解质的剂量。如果医师的医嘱要求患者口服补充电解质，则需要定期监测患者的血清电解质水平，确认其是否需要继续补充这些电解质。第三，对接受电解质替代治疗的患者，需监测患者的生命体征、呼吸状况、心电图变化、心律失常和神经功能状况。电解质紊乱有害身体健康，但是不正确的电解质替代治疗会带来更大的伤害。

参 考 文 献

Smeltzer SC, Bare BG. Fluid and electrolytes: Balances and disturbances. In: *Brunner & Suddarth's Textbook of MedicalSurgical Nursing*. 9th Ed. Baltimore: Lippincott Williams & Wilkins; 1999, pp. 211-229, 973-1025.

39 给药前要反复核对

FRANCINE B. YATES，RRT，RN，BSN

计划阶段

护士在临床护理过程中需要执行不同的任务，其中最常见、最重要的一项就是给患者发药。患者愿意接受护士温和友善的沟通方式，当护士热情温和地说话时，他也会感到很轻松；患者也会因护士的聪明幽默及胸卡上精心挑选的风趣短语而报以微笑。患者对护士给药抱着完全信任的态度。我们应该都听说过，患者没有任何质疑地从护士手中接过药品并服下，结果因为护士给药错误而发生了严重的不良后果。一定不要让这样的事情在你的患者身上发生。

发药前一定要反复核对，当你把药品包装扔到垃圾袋前再检查一次。大型医疗机构往往拥有自动摆药机，可以事先帮助预防给药错误。护士输入患者姓名，医嘱就会出现，护士选择要执行的医嘱，相应的药盒就打开。但是仍有一些医院是把药品放在患者自己的药盒里。

无论你所在医疗机构如何存放药品，你都应该指导自己按照以下步骤进行工作。

步骤 1：护士从药盒取出药品时，需要认真核对包装上的名称。是人都会犯错误，如无意中将药品放在错误的抽屉里，或误从旁边的抽屉取药，或将药品放回时放错地方等。

步骤 2：发药时，携带带包装的药品到患者床边，按照医嘱或药品执行单核对药名和剂量。在护士站或治疗室，护士要学会不打开药品包装，不将药品直接放在药杯里，正确的做法是将带有包装的药品带到患者床旁。

步骤 3：根据患者腕带上的信息使用两种标志核对患者之后，根据药品执行单，按照包装上的药品名称大声向患者交代药品的名称和用途，而不能凭借自己的记忆，只看一下药品的包装，要大声读给或说给患者听。例如，"琼斯女士，这是普萘洛尔，是一种降压的药品"。这种核对方式从两种途径预防给药错误的发生：①护士有机会获知自己手上的药品是否就是准备发给患者的药品；②对于有意识而明白的患者来说，这种方式可以看作是一种向患者提供有用信息的机会，可以使护士得知患者是否需要服用降压药（如果患者无意识或语无伦次，重复药品名称也可以再次提醒护士）。如果患者知道询问护士，或首次发药时护士把药品的名称和用途告诉患者，很多给药错误可以避免。此外，若患者对你发的药品提出异议，不要跟患者争论，向患者道歉并告诉患者，你会重新核对药品。这样做虽然稍有不便，但却可以降低给药错误的风险。

步骤 4：养成在丢弃药品包装时再读一次包装的好习惯。再次确认你让患者服下的药正是你应该发给患者的药品。

如果通过以上步骤你发现发的药品名称或剂量是错误的，你就有可能在情况变得更糟前获得新的医嘱。

参 考 文 献

Roach S, Ford S. *Introductory Clinical Pharmacology*. Philadelphia, PA: Lippincott Williams & Wilkins; 2006.

Taylor C, Lillis C, LeMone P, et al. *Fundamentals of Nursing: The Art and Science of Nursing Care*. Philadelphia, PA: ippincott Williams & Wilkins; 2006.

40　用药时给所有的药品贴上标签

JEANNIE SCRUGGS GARBER，DNP，RN

计划阶段

护士负责监控药品发放系统的完整性，了解药品的治疗价值，评价患者对治疗的反应。给药品贴标签是保持给药系统完整性的一部分。

任何一个认证机构的安全用药要求都包括给药品贴标签，这个要求对患者安全的意义不言而喻。医疗机构评审联合委员会（JCAHO）的国家患者安全标准MM.4.30 明确指出了合适的药品标志方法。

JCAHO 标准 MM.4.30（前一版 TX.3.5.1）

"正确对药品进行标志。为了减少错误发生，应根据医疗机构规定、现行法律法规要求和实践指南，必须按标准的方法对药品进行标志。这个要求适用于已经准备好但不需马上执行的药品（不适用于在急诊和手术室已准备好马上要执行的药品）。标志至少要包括药品名称、浓度和量（如果从容器看不清楚的话），失效日期（如果药品准备好后 24 小时之内未被使用，失效时间即为药品准备好后 24 小时内），静脉输注药品准备日期。如果没有药品添加到静脉输注溶液里，则不需要标志。

当为多个患者准备药品或者是当准备药品的人和给药人不同时（如药房静脉用药，由护理人员来执行输注），标志应该包含患者的姓名和床号。必要时加注使用说明（如冷藏、肌内注射）。"

该患者安全目标适用于所有需要给药的医疗机构，没有标签的药品必须丢弃。

药品管理风险很大，因为给药差错会威胁到患者的生命。按照这些标准给药品贴标签有助于减少不良后果并且提高给药的安全性。

参 考 文 献

Buckner S. Medication administration. In: Potter P, Perry A, eds. *Fundamentals of Nursing*. Canada: Mosby-Elsevier; 2009, pp. 686-770.

Healthcare Publishing News. New JCAHO labeling requirements in effect: What CSMM staffers need to know. 2006. Available at: http://findarticles.com/p/articles/mi_m0BPC/is_/ai_n16070938. Accessed July 31, 2008.

The Joint Commission. Joint commission requirements: Labeling medication for anesthesia. Available at: http://www.joint commission.org/AccreditationPrograms/Office-BasedSurgery/Standards/FAQs/Medication+Management/Preparing+Dispensing/Label_Med_Anesthesia.htm. Accessed July 31, 2008.

41 技术进步改变给药流程

JEANNIE SCRUGGS GARBER，DNP，RN

计划阶段

在医院，给药是一个复杂的过程。过去的十年里，技术上取得的重大进步对安全给药产生了重大影响。1999 年的《药品研究报告》指出，在美国，医院每年平均有 4.4 万～9.8 万人死于医疗差错，其中用药错误约为 7000 例。尽管这些数字很令人惊讶，但给药流程的多样性和复杂性是现实存在的。尽管技术改善了流程，但在评估给药安全时也必须考虑人为因素。

计算机医嘱系统对患者给药安全产生了重要影响。实施这些新技术的目的是改善患者结局，改变临床服务模式。技术优化了流程并提高了患者的安全性，同时也带来了新的挑战。

护士是给药护理的核心，因此，他们必须在临床实践中运用知识和责任心来防止错误发生。护士在给药实践中必须保证"5 个正确"（正确的患者、正确的药品、正确的时间、正确的剂量和正确的给药途径）。每一步都必须认真执行以确保错误降到最低。

护士必须确保给药正确。他们必须利用任何可利用的电子设备对药品和医嘱进行核对。如果对医嘱或是药品存在疑问，护士有责任双重核对原始医嘱。护士也必须在给药之前检查计算机医嘱系统。在现在的实时医嘱系统中，医嘱可以即时录入，治疗单打印出来可能就过期了。这是非常有可能的，当治疗单刚打印出来，医嘱已经做了药品添加、停止或者调整。医嘱是在病区内通过电子传输还是远程录入则取决于医疗机构的医嘱系统技术。

医务人员，特别是护士，肩负着安全给药的重任。最终的目标就是遵照医嘱为患者安全给药，达到预期治疗效果，将医疗风险降至最低，促进患者康复。

参 考 文 献

Colpaert K, Claus B, Somers A, et al. Impact of computerized physician order entry on medication prescription errors in the intensive care unit: A controlled cross-sectional trial. *MedScape Today*. 2006. Available at: http://www.medscape. com/viewarticle/523538. Accessed July 31, 2008.

Kremsdorf R. Medication safety tools: Evaluation of vendor offerings for computerized physician order entry and medication administration. *The Informatics Rev*. 2003. Available at: http://www. informatics-review.com/thoughts/tools.html. Accessed August 1, 2008.

42　实验用药方案的制订

ANTHONY D. SLONIM, MD, DRPH

计划阶段

参与临床实验研究的医院通过专门的给药程序发放实验用药。确保安全、有效的治疗对这些患者是非常重要的。然而仍有相当数量的研究受试者在用药过程中受到伤害。因此，在这些机构工作的护士应该尽其所能来确保患者的安全。

大量潜在的实验用药问题来自药剂师或护士。这些问题包括：包装不同（标签的问题，关于剂量、浓度和失效期的信息不足）；药品名称问题，药品名称通常是一个数字而不是一个名字。还有研究本身涉及的问题，如由于种种原因，研究所需药品不容易识别并且看起来与安慰剂相似。这把药剂师和护士置于一个非常尴尬的境地，因为他们通常对他们所发放的药品特别熟悉。最后还有几点非常重要，需要药剂师和护士掌握。把药品储存在一个比较安全的地方，并且标明其为研究用药。识别患者的不良反应，并上报质量与安全控制办公室（质控办）、药房和医院审查委员会也是非常重要的。确保护理单元已经取得了药品使用的资质，包括了解受试对象的入选和排除标准，与受试对象签署知情同意书，留取主要研究者或委派人员 7 天 24 小时联系方式，保证患者出现问题时能与其及时取得联系。

临床试验对于医学知识和治疗的进步意义重大。参与这些试验的患者为此提供了很大的帮助并且值得称赞。我们的工作就是留存所有给药相关信息，遵守给药流程，保证患者安全。同时，我们应该鼓励科学家和药商代表们对一些重要的防范措施进行不断的改进。

参 考 文 献

ISMP Medication Safety Alert. Product-related issues make error potential enormous with investigational drugs. November 1, 2007. Available at: http://www.ismp.org/Newsletters/acutecare/articles/20071101.asp. Accessed August 25, 2008

43 掌握对抗肝素和华法林抗凝作用的方法

ANTHONY D. SLONIM，MD，DRPH

实施阶段

给正确的患者正确剂量的药品是非常重要的，否则就会导致一系列严重的后果。当观察患者用药不良反应时，护士应该清楚解毒药品的使用，以便能够帮助其减少不良反应。

抗凝剂可以解决很多临床问题，最常用的两种是华法林和肝素。这两种药品的作用机制不一样，其临床应用由实验室监管。如果华法林严重过量，患者的 PT 或 INR 就会上升，患者会有出血的症状。使用维生素 K 可以减少其不良反应。维生素 K 可以经口服、皮下和静脉内给药。尽管会发生不良反应，如由于静脉内用药引起的过敏，但概率很低。更重要的是，我们应当考虑当抗凝作用被对抗后可能发生的情况。患者可能会处于高凝状态并开始形成血栓，这比出血更麻烦。冷冻血浆（FTP）也经常用来协助减轻华法林的过量反应。尽管这不是一种特异的解毒剂，但是其中的凝血因子可以改善由于华法林引起的出血。

另一种抗凝剂是肝素。肝素通常用来治疗凝血障碍，预防患者由于需要制动而形成的深静脉血栓。针对肝素有一种特效的拮抗剂称为鱼精蛋白，它可以与肝素结合形成一种没有抗凝活性的复合物，从而降低肝素的凝血活性。通过静脉缓慢给药，每 1mg 肝素有 100U 被机体吸收。当鱼精蛋白使用过量时，会产生抗凝活性，因此应该严格按照推荐剂量给药。精蛋白也可以用来拮抗低分子肝素的作用，但是其剂量的调整不是很精确，1mg 精蛋白大约可以拮抗 1mg 低分子肝素的效应。

一旦患者在接受抗凝剂治疗时发生不良反应，那么护士对拮抗剂知识的准确掌握就显得意义非凡。

参 考 文 献

Hambleton J. Drugs used in disorders of coagulation. In: Katzung BG, ed. *Basic and Clinical Pharmacology*. 9th Ed. New York: McGraw Hill Company; 2004, pp. 543-560.

44　正确使用药品以达到预期目标

ANTHONY D. SLONIM，MD，DRPH

实施阶段

药物治疗是护士帮助治疗疾病和增进舒适的重要手段。但是，在给药过程中，护士的言语往往较为草率，不够严谨，从而会带来因为术语使用有误而让患者用错药的不良后果。因此，护士必须明确患者正在使用的药品，并与患者家属及其他照顾者共同讨论药品的不良反应。

镇静剂、镇痛剂和神经肌肉传递阻滞剂的使用是 ICU 面临的巨大挑战之一。镇静剂在医疗护理操作或重症监护期间用来催眠和镇静，但其通常没有镇痛作用。镇痛剂用来减轻疼痛，但镇痛剂有镇静剂的特性。神经肌肉传递阻滞剂是另一种在 ICU 使用的药品。这类药品能阻断患者的骨骼肌反应，从而阻止患者运动，既没有镇静剂的特性也没有镇痛剂的特性。当使用神经肌肉传递阻滞剂时，适当使用镇静剂和镇痛剂也很重要。

对许多护理人员来说，"镇静剂"这个术语被广泛用于指代以上三类药品。但不幸的是，这种不准确的描述给不知晓这几种药品之间区别的新护士及患者家属带来了困扰。药品应该起到它本来应该发挥的作用，如患者需要镇痛，应该使用镇痛剂，而不是镇静剂或神经肌肉传导阻滞剂。假如患者因为人机对抗需要改善通气，以上几种药品都合适，可以先给予镇静剂然后过渡到给予神经肌肉传导阻滞剂。

应该按照预期目的用药，同时，避免使用随意性语言与患者家属或其他照顾者沟通，从而避免因此而产生的误解和用药错误。

参 考 文 献

Sedation, analgesia, and neuromuscular blockade of the critically ill adult: Revised clinical practice guidelines for 2002. Available at: http://www.medscape.com/viewarticle/424699. Accessed August 25, 2008.

Society of Critical Care Medicine and American Society of Health-System Pharmacists. Clinical practice guidelines for the sustained use of sedatives and analgesics in the critically ill adult. *Am J Health-Syst Pharm*. 2002; 59: 150-178.

45 关注接受多种药物治疗的老年患者

ANTHONY D. SLONIM，MD，DRPH

实施阶段

年龄的增长减慢了许多生理过程，这使老年患者的用药有许多需要注意的地方。护士需要明白在照护老年人时，其特定的生理功能所造成的影响，而且要警惕他们所用药品的不良反应。

老年人的器官即使有着正常的功能，他们的体内也会发生药品代谢动力学的改变，从而使得药品作用的方式发生改变，不良反应会变得明显。年龄不仅影响到药品的吸收和分布，药品的代谢和排泄也会因年龄增长而发生变化。药品的分布与其和血浆蛋白的结合密切相关。老年人白蛋白浓度降低和脂肪储存的减少会影响其药品的负荷剂量和维持剂量。同时，药品代谢也会受到年龄增长的影响。老年人的肝功能在药品代谢时会出现问题。类似的，肾脏是药品排泄的主要器官，肾脏排泄的功能也受到年龄的影响，先不管体内肌酐的增高，肾功能减退使得老年人排泄药品的能力下降。

当考虑到老年人药品代谢动力学的改变之后，护士需要考虑一些重要的用药问题。首先，老年人需要适应药品的负荷剂量、用量和用药的间隔；其次，由于药品代谢和排泄减慢，需要考虑药品的组合、药品的代谢物和多种药品间协同作用所造成的毒副作用。最后，作为患者的代言人，一旦患者离院，护士需要为患者制订一个有效、可行、不会引起并发症的居家护理计划。另外，老年人通常有营养不良和饮食不规律的问题，这也需要注意，因为这会对药物和疗效产生影响。

老年人需要一本用药说明，将他们需要的几种药品的使用方法详尽、清楚地写下来，以确保患者能够遵循用药计划，确保用药效果。另外，患者要能买得起这些药品，因为患者会因为买不起而放弃用药计划。药品也需要与患者的膳食合理结合。最后，患者需要注意因药品代谢或排泄不充分所造成的不良反应。

参 考 文 献

Katzung BG. Special aspects of geriatric pharmacology. In: Katzung BG, ed. *Basic and Clinical Pharmacology*. 9th Ed. New York: McGraw Hill Company; 2004, pp. 1007-1014.

46　确保评估入院患者的非处方用药

ANTHONY D. SLONIM, MD, DRPH

评估阶段

　　患者经常会使用自己买的非处方药品来缓解常见症状。许多药品现在都能在柜台上买到，患者不用看医师就能解决一些常见问题。这些药品包括感冒药，治疗肌肉酸痛、痤疮和伤口的局部药品，阿司匹林、对乙酰氨基酚和萘普生等镇痛药，以及许多针对消化不良、腹泻、便秘等胃肠症状的药品。重要的是，患者或许并未意识到药品的效果、相互作用及可能导致的问题。因此，护士需要了解患者正在使用的药品，包括非处方用药，以便整个医疗团队都能掌握患者的用药情况。

　　最近出现了一个关于非处方药品的重大问题，就是两岁以下患儿感冒药的使用。这些药品不仅不会以标准方式改善患儿症状，其不良反应还可能导致患儿损伤甚至死亡。父母应当保持警惕，遵从医务人员的建议，选择缓解患儿症状的处方。

　　大量可用于缓解疼痛和痤疮症状的局部药品是非处方类药品产业的标志。许多患者认为只要药品不是经口服下，就不会被吸收进入全身循环。处方滴眼液也是如此，许多老年人经常使用，却没有将其列入用药清单。这些药品可与心脏用药相互作用，对患者造成伤害。

　　另一类需要谨慎使用的药品是阿司匹林。阿司匹林因为其抗血小板作用及能阻止不良心血管事件而被频繁使用。阿司匹林的益处毋庸置疑。但当患者住院时，由于其抗血小板作用依然存在，从而导致患者接受侵入性或手术治疗时，血小板聚集不够，导致出血往往要比预期多。

　　最后，胃肠药品的使用，尤其是针对胃肠道动力的相关药品，如果患者患有难辨梭状芽孢杆菌结肠炎或抗生素相关性腹泻，使用这些药品可能会产生不良反应。患者在控制腹泻症状的同时，也要保证潜在疾病的治疗，一些改善便秘的药品可能会影响疾病治疗处方药的吸收。

　　非处方药品对于控制人们常见的症状是非常有用的。护士应该牢记，这些药品可能与处方药品相互作用或产生与处方药一样多的不良反应。预防此类事件发生的一个方法就是在患者入院和出院时，确保非处方药品也列在患者的用药清单上。

参 考 文 献

FDA Center for Drug Evaluation and Research. Public health advisory: Nonprescription cough and
cold medicine use in children. Available at: http://www.fda.gov/cder/drug/advisory/cough_cold_2008.
htm. Accessed August 25, 2008.

FDA Consumer Health Information. Use caution with overthe-counter creams, ointments. Available at:
http://www.fda. gov/consumer/updates/otc_creams040108.html. Accessed August 25, 2008.

47　侵入性操作后或手术后重新评估药品清单

ANTHONY D. SLONIM，MD，DRPH

评估与评价阶段

　　侵入性操作或手术后患者的护理需要护士具备专业的技能。这一阶段的护理
重点是妥善安置患者、评估疼痛、检查伤口或敷料、确保生命体征平稳，下一步
护理则包括评估护理计划。护理计划不仅要考虑所接受的侵入性操作或手术的相
关护理，还要考虑患者存在的其他医疗问题和用药相关护理。

　　该项评估的主要内容包括术前用药和术后医嘱的分析。目前已经有一套方法
用来决定术前用药哪些需要继续、改变或停止，并且护士在此过程中起着重要作
用。护士绝不应该接受"继续所有术前医嘱"作为术后护理计划。这使护士置身
事外，并且会造成不应有的医疗负担。

　　术后常被忽略的药品包括抗菌药及其停用日期。如果患者是因为感染性疾病
住院接受手术，如肺炎，医师需要制订一个考虑到各种情况的周密的抗菌药品计
划，确保肺炎的治疗在常规手术后仍能得到恰当的延续治疗。深静脉血栓、应激
性溃疡的预防性药品及使用麻醉药患者的大便软化剂，在术后用药医嘱上经常被
忘掉，这就需要密切注意。最后，镇痛剂也经常被遗忘，镇痛剂需要在患者疼痛
难以控制之前的短期内使用。同样，术前用药清单上或许没有止吐药品和其他症
状控制药品，因此术后应当加入。

　　另一个护理疏忽是当该药品有多种适应证时，不能识别患者服用某一药品
的具体原因。例如，许多患者出于多种原因而服用抗凝药品，因此，术后用药
的连续性部分取决于用药的初始原因，同时也要考虑到手术因素。术前服用华
法林作为预防用药的机械心脏瓣膜患者，在围术期或许需要过渡到肝素。需要
记住的是，术后症状减轻后，患者需要过渡回华法林或另一种长效抗凝药。用
药的连续性对患者十分重要，不及时恢复患者的术前用药将导致由于用药不连
续而发生问题。

术前与术后药物的不协调也会导致护理差错。术前使用 β 受体阻滞剂，医嘱术后继续使用，但患者处于休克，依靠多巴胺维持，就是一个很好的例子。患者术前使用 β 受体阻滞剂有许多原因，但如果手术过程或患者病情发生了变化，就需要重新评估医嘱。

参 考 文 献

Joint Commission International Center for Patient Safety. Where should reconciliation occur? Medication Reconciliation. Available at: http://www.wsha.org/files/64/medication rec-all.ppt#266, 20. Accessed August 25, 2008.

48　为了达到恰当的治疗水平，有时需要使用药品负荷量

ANTHONY D. SLONIM，MD，DRPH

实施阶段

药品负荷量是为了快速达到充分的血药浓度和期望疗效而需要使用的药量。负荷量最常用于那些半衰期长的药品，护士需要了解这些药品的代谢机制。更重要的是需要认识到有时为了达到最佳的治疗效果，药品需要使用负荷量。

在一些药品类型中使用负荷量是很重要的，因为需要通过用药来快速控制临床症状。本文列举了一些临床使用负荷量的例子，虽不全面，但较具代表性，更多的问题可以咨询药剂师。

第一类药品常见于医院重症监护室和急诊科。心律失常经常发生在急诊、CCU 和重症监护室。不管发生在哪里，为了达到合理的血药浓度和控制心律失常，需要使用几种抗心律失常药品的负荷量。地高辛是一种正性肌力药和抗心律失常药，已经在临床应用了很久，可在几小时内快速达到负荷量来纠正心动过速。在许多情况下，利多卡因作为一种抗心律失常药也能用于纠正室性心律失常。艾司洛尔用来控制血压或治疗心率过快。

米力农是一种正性肌力药。某些情况下可以不大剂量使用，但是当急需正性肌力支持时，必须大剂量使用。

抗抽搐药是另一种可被用来快速控制患者癫痫状态的药品。大剂量使用苯妥英钠和苯巴比妥可快速达到血药浓度，从而控制癫痫急性发作。

最后，抗菌药如庆大霉素，可快速达到恰当的血药浓度并发挥作用。这些药品在血清浓度降低后可通过细胞内机制继续发挥作用。因此，确保合适的用药量十分重要。

护士需要明确药品治疗的重要原则，以确保患者得到恰当的护理。

参 考 文 献

Holford NHG. Pharmacokinetics and pharmacodynamics: Rational dosing and the time course of drug action. In: Katzung BG, ed. *Basic and Clinical Pharmacology*. 9th Ed. New York: McGraw Hill Company; 2004.

49 使用腺苷药物需要在近心静脉端口快速推入且做好 患者心搏骤停的急救准备

ANTHONY D. SLONIM, MD, DRPH

计划与实施阶段

腺苷是一种用于治疗室上性心动过速（SVT）的核苷类似物，起效快，作用时间短，对于治疗 SVT 患者急性发作特别有益。但是，如果患者要得到适当的护理，护士需要注意以下几个重要方面。

首先，接受腺苷治疗的 SVT 患者在心率减慢时会有短暂的心搏骤停，这通常是自限性的，如果药品成功终止心律失常，患者通常会恢复 SVT 或窦性心律。但是有一小部分患者，其心搏骤停时间可能会延长，这令医护人员非常紧张。有一部分患者或许还需要心肺复苏。因此，护士应确保床旁随时备有急救设备，这是非常重要的。

其次，腺苷会导致患者燥热和头晕。在用药之前需告知患者这些情况会发生。这些症状不仅会很强烈，还会令患者感到恐惧。幸运的是，这些情况通常很短暂且不会复发。护士需要提醒患者这些可能发生的情况。

最后，因为其短效性，腺苷需要在最近的静脉端口快速推注。通常需要两个注射器来完成，一个装药品，另一个装冲洗液。为了确保使用顺序准确，护士需要在注射器上做好标志。

腺苷是治疗 SVT 的重要用药，护士需要牢记该药使用过程中的重要注意事项。

参 考 文 献

Jacobson C. Narrow QRS complex tachycardias. *AACN Adv Crit Care*. 2007;18(3): 264-274.

McIntosh-Yellin NL, Drew BJ, Scheinman MM. Safety and efficacy of central intravenous bolus administration of adenosine for termination of supraventricular tachycardia. *J Am Coll Cardiol*. 1993; 22(3): 741-745.

50　麻醉剂和苯二氮䓬类拮抗剂的正确应用

ANTHONY D. SLONIM，MD，DRPH

实施阶段

麻醉类药品和苯二氮䓬类药品是对患者非常有用的两类药。麻醉类药品帮助治疗中至重度疼痛，而苯二氮䓬类药协助镇静、抗焦虑和一过性镇静所引起的失忆。这些药品在有效性和并发症方面存在协同作用，尤其是对呼吸抑制，通常表现为通气不足和高碳酸血症。在为患者使用这些药品的同时要监测呼吸频率；但主要问题是大多数患者借助脉搏氧饱和度仪监测，而直到通气不足后期才会监测到氧饱和度的下降。

当确认患者呼吸道通畅、呼吸和循环均正常，但仍发生药品相关性通气不足时，护士可以做的有以下几点：一是根据需要控制的症状，减少其中一种药品的剂量；二是延长两种药品之间的用药间歇；三是使用拮抗剂。纳洛酮是用于拮抗麻醉剂诱导的呼吸抑制的药物，它也是一种麻醉剂，通过竞争性抑制麻醉剂与受体结合而发挥作用。由于纳洛酮的半衰期很短，所以如果麻醉剂的作用时间比纳洛酮长，那么就需要重复给药。纳洛酮小剂量吸入并逐渐增加到需要的作用量也是非常重要的。对于长期沉迷于麻醉类药品的患者，使用纳洛酮可能会引发撤药反应，所以在为这些患者用药时需要小心。

对于苯二氮䓬类药品诱导产生的呼吸抑制，使用氟马西尼可能有助于抵消这种并发症。氟马西尼也可以连续使用，以确保在抵消不良反应的同时不会降低药品的治疗效果。

护士在麻醉类药品和苯二氮䓬类药品的使用中承担着重要的角色，需要知道使用哪些方法可拮抗这些药品引起的呼吸抑制。

参 考 文 献

Schumacher MA, Basbaum AI, Way WL. Opioid analgesics and antagonists. In: Katzung BG, ed. *Basic and Clinical Pharmacology*. 9th Ed. New York: McGraw Hill; 2004, pp. 497-516.

Trevor AJ, Way WL. Sedative hypnotic drugs. In: Katzung BG, ed. *Basic and Clinical Pharmacology*. 9th Ed. New York: McGraw Hill; 2004, pp. 351-366.

51 关注联合服用选择性血清素再摄取抑制剂和镇痛剂、偏头痛药的患者

MELISSA H. CRIGGER, BSN, MHA, RN

评估阶段

请记住，服用选择性血清素再摄取抑制剂（SSRIs）治疗抑郁症的患者，必须谨慎使用偏头痛药品和镇痛剂。SSRIs 是抑郁症治疗的一线用药。它可以阻断 5-羟色胺的再摄取，从而增加血清素的水平。SSRIs 包括氟西汀、舍曲林、帕罗西汀、西酞普兰、艾司西酞普兰。像使用其他类型的抗抑郁药一样，在护理服用 SSRIs 的患者时，护士应该了解其与其他药品潜在的相互作用，存在相互作用的药品包括止痛药和偏头痛制剂。

偏头痛制剂，如曲坦（如舒马曲坦和佐米曲普坦），经常被用作选择性 5-羟色胺受体激动剂，它可以引起大的颅内动脉血管收缩。当患者同时服用曲坦和 SSRIs 时，会发生潜在的药品相互作用，引起包括虚弱、反射亢进、共济失调等症状。所以，护士在护理服用曲坦和 SSRIs 药品的患者时，应当反复告知患者可能发生的药品相互作用，应告知患者出现哪些症状时要通知医师。如果患者住进了急性照护机构，护士应该知道药品相互作用的潜在症状，一旦患者出现无力、反射亢进或共济失调等症状，要立即通知医师。

对于服用 SSRIs 的患者，如阿片类（如吗啡）的镇痛剂也值得关注。吗啡可以与中枢神经系统的阿片受体结合，从而抑制中枢神经系统。所以对同时服用阿片类镇痛剂和 SSRIs 的患者，需要注意它们可以增加中枢神经系统抑制。护士必须确保患者了解这种可能发生的药品反应，以及包括镇静、意识不清和呼吸抑制在内的中枢神经系统抑制的症状和体征。如上所述，在急性照护机构护理患者的护士应熟知这些症状，并在这些症状发生时立即报告医师。护士必须测量患者的生命体征，尤其是呼吸次数。评估还要包括人、地点、时间和环境 4 个方面的情况，以及患者的清醒程度。因为药物可能增加中枢神经系统抑制，所以护士还应教育患者要告诉其照顾者自己所发生的与服药有关的变化。

接受阿片类镇痛剂与 SSRIs 的患者在活动方面也应当注意。患者可能会需要活动方面的协助，告诉患者在想活动时应与护士联系。此外，还要告诉患者出院后，在服用这两种药品时应戒酒，因为酒精也是一种中枢神经系统抑制剂，会进一步增强两种药品的作用。

参 考 文 献

Deglin JH, Vallerand AH. *Davis's Drug Guide for Nurses*. 10th Ed. Philadelphia, PA: F. A. Davis

Company; 2007.

Varcarolis EM, Carson V, Shoemaker N. Mood disorders: Depression. In: *Foundations of Psychiatric Mental Health Nursing*. 5th Ed. St. Louis, MO: Saunders-Elsevier; 2006, pp. 343-345.

52 在使用辅助技术手段发药时，仍需严格查对

ANTHONY D. SLONIM，MD，DRPH

实施阶段

随着各种技术在给药流程不同环节中的应用，给药变得越来越复杂。协助给药的技术包括：计算机医嘱录入、药房中计算机处理医嘱、计算机配药柜分发药品、用药核查系统和泵技术等。常见的与给药相关的药品发放错误就是挑选错误。

医疗专业人员从列表或药柜中选择了不正确的药品时会发生挑选错误。由于药品的拼写类似、名字听起来相似，或不同浓度的药品放在列表的相邻位置或药柜的相邻抽屉中，使得这一问题显得尤为突出。

在开处方时，往往是输入一个英文字母开始选择列表。然后计算机将显示以该字母开头的药品的列表，这使得下医嘱更容易。然而，这个处方是从显示的列表中选出来的，而不是对某一特定药品进行确认。当医务人员疲劳、匆忙或注意力不集中时，会选错药并给予确认。不幸的是，一旦在医嘱录入过程发生错误，接下来的环节就很难有改正的机会。

在药房，药剂师会看到该医嘱，然后开始处理。此时需要从药房的众多药柜中挑选出正确的药品，为了确保相似的药品或不同浓度的同类药品能被准确地分开，如将每毫升 1000U 和每毫升 10 000U 的肝素小瓶放在完全不同的架子上，以免错拿。

护士也面临类似的问题，当他们以字母开头从挑选列表中挑选药品配药时，可能会选错药。而抽屉是自动打开的，也会使这个问题变得更为复杂。如果抽屉里已被放置了不正确的药品，或护士未核查选择的药品是否正确，就会发生给药错误。

新技术为护士给药提供了帮助，同时也带来了新的挑战。

参 考 文 献

Beso A, Franklin BD, Barber N. The frequency and potential causes of dispensing errors in a hospital pharmacy. *Pharm World Sci*. 2005; 27(3): 182-190.

53 了解交感神经激动剂的作用路径

ANTHONY D. SLONIM, MD, DRPH

计划阶段

交感神经系统对整个身体的器官功能发挥尤为重要。例如，在兴奋时，它可以将脂肪分解来提供能量，以确保正常的心率。它是"战斗或逃跑"反应的核心组成部分。重要的是，有一些药品可用于调节交感神经系统，但由于激活的受体不同，使得产生的作用也不同，所以护士需要了解这些药品的作用路径。这件事情讨论起来很简单，但是必须理解这些药品在重症监护病房的临床实践中是如何维持心率和血压的。

有几类药品制剂可以激活交感神经受体。这两种重要的受体是 α 受体和 β 受体。α 受体分为两个亚型：α_1 和 α_2。α_1 受体负责增加周围血管阻力，升高血压和促进血管收缩；α_2 受体抑制去甲肾上腺素的释放。同样地，β 受体也分可以被归类为 β_1 和 β_2。β_1 受体负责增加心率、心肌收缩力及肾素释放，以确保血容量的稳定；β_2 受体的作用是促进血管舒张、支气管扩张、子宫平滑肌舒张，增加胰高血糖素释放及肌糖原和肝糖原的分解（图 53-1）。

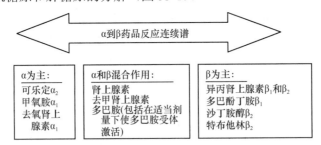

图 53-1 理解肾上腺素受体及其激动剂有利于护士针对适应证做出正确选择

参 考 文 献

Howland RD, Mycek MJ. Adrenergic agonists. In: *Lippincott's Illustrated Reviews: Pharmacology*. 3rd Ed. Philadelphia: Lippincott Williams & Wilkins; 2006.

54 掌握配伍禁忌，正确给药

ANTHONY D. SLONIM, MD, DRPH

计划阶段

当两种药品或化合物混合在一起使用时，有配伍禁忌的药品会因激活化学效应而引发潜在危害。在药房和大量的推荐阅读材料中都有很清晰的药品配伍清单。然而，当护士需要在紧急情况下用药或静脉通路不足时，这样的问题就会出现，尤其是在 ICU 中。

苯妥英（二苯乙内酰脲）是一种对混合用药有明确要求的药品。它不能混合在右旋糖酐溶液中使用，否则会出现沉淀。这个问题在很大程度上已经得到改善。然而，护士需要认识到这不仅仅是药物混合的问题，也要意识到混合用药可以导致严重后果。全静脉营养（TPN）含有高浓度的葡萄糖，苯妥英与 TPN 经同一管路给药时可以形成沉淀，就像混合在右旋糖酐里产生沉淀一样。

另一个常见的例子是电解质溶液。碳酸氢根离子与钙盐一起使用可以形成沉淀。对于给药的护士来说，特别是在紧急情况下，如患者病危、周边环境混乱时，需要明确用哪条静脉通路来给药，从而避免由于疏忽导致不相容的电解质溶液被混合在一起。

奈西立肽是一种比较新的药品，与许多药品包括肝素、胰岛素、布美他尼、依那普利、肼屈嗪、呋塞米等合用都会发生凝结。当使用以上药品时应该注意冲洗管路。此外，很多 ICU 病房使用的肝素化导管，其内可能含有一定的肝素，会与奈西立肽相互作用，从而减少药物的有效剂量。

尽管药品的配制通常在药房进行，但在一些地方，护士会负责配药和给药。这种情况下，护士应该参考药品配伍表来确保所使用的药品能配伍兼容。

参 考 文 献

Natrecor. RxList: The Internet drug index. Available at: http://www. rxlist.com/cgi/generic/natrecor_ids. htm. Accessed September 1, 2008.

55　入院评估内容应包含非处方应用的贴剂药物

ANTHONY D. SLONIM，MD，DRPH

评估阶段

现在许多药品都是经皮肤吸收，包括芬太尼、硝酸甘油、可乐定、莨菪碱、尼古丁和多种激素。以上大部分的药品都是在患者住院时使用，但是有些患者经常是在家里使用了这些药品后到医院来的，护士们可能并没有注意到这一点。护士们在初步评估时需要及时找到旧的透明贴剂并撕下，以确保当患者使用新的药品时不会用药过量。

当以这种方式给药时，还有一些重要信息需要患者和护士掌握。这类药品应贴在清洁、干燥、无毛发的皮肤上，而不是破损或发炎的皮肤上，因为这些破损皮肤可能会加快药品的吸收。当撕下旧的贴剂时，应该避免把贴剂弄到手上，如果不小心沾到了，立刻彻底清洗双手。告诉患者这些药品及其疗效。患者经常不相信这类药品可以这么使用。药品的吸收也会因为贴剂的摩擦或使用加热毯而加快，这些情况都应该避免。

如果患者发生了药品的不良反应，那么要找到贴剂并且撕下来。这对于一些患者来说，如低血压并且有多种硝酸甘油贴剂的患者或由于芬太尼贴剂引起的麻醉过度而变得无精打采的患者尤为重要。

只要使用得当，经皮吸收的药品能够为患者带来更多的益处。护士需要熟练使用这些药品，并且指导患者使用方法和注意事项。

参 考 文 献

McConnell EA. Using transdermal medication patches. *BNet Business Network*. 1997. Available at: http://findarticles. com/p/articles/mi_qa3689/is_199707/ai_n8767414/print?tag=artBody; col1. Accessed September 1, 2008.

Roth JV. Warming blankets should not be placed over transdermal medications. *Anesth Analg*. 2002; 94: 1043. Available at: http://www.anesthesia-analgesia.org/cgi/content/full/94/4/1043. Accessed September 1, 2008.

56　家庭使用输液泵的管理

ANTHONY D. SLONIM, MD, DRPH

计划阶段

以前只在医院使用的技术日益频繁地出现在家庭环境中，其中最重要的装置便是输液泵。对于病房护士来说，确认不同的泵里面有不同药品非常重要。这些药品可以是胰岛素、肺血管扩张剂、化疗药品、患者自控镇痛药品。护士不仅需要了解药品的作用及是否能在住院期间停用，而且需要认识到这些泵的操作程序不尽相同，为了确保患者安全，在使用时可能需要进一步咨询医院相关部门。

当患者去医院输液时，确认输液泵运转正常很重要。许多医院要求生物医学部门检查输液泵以确保其运转正常，且不会出现失控状况。护士首先需要评估输液泵装有什么药品、使用多少剂量及如何进行监测。随后，护士需要确保输液泵与患者连接正确，有意识的患者或其家属经常可以就输液泵是否连接正确给予反馈。最后，护士需要从医师那里了解，患者住院期间的输液泵相关治疗哪些需要继续，而哪些需要停止，这一点非常重要。护士需要遵循医嘱使用家庭装置给药，医嘱应明确，使护士能够评估使用的药品及其剂量的准确性。泵和药品的使用往往要由不同专业的专科医师来指导。例如，肺血管扩张剂的居家使用可以由心脏科医师监督，胰岛素注射则由内分泌医师指导。总之，护士需要明确住院医师希望输液泵及药品起到什么样的作用，必要时还需要咨询亚专科医师。

在家庭环境中使用输液装置能使患者感觉更舒适。但是，当护士接待使用家用输液泵的患者住院时，则需要掌握输液泵的使用方法，并且要获取足够信息以确保正确、安全地给药。

参 考 文 献

Joint Commission Resources. *Front Line of Defense: The Role of Nurses in Preventing Sentinel Events*. Chicago, IL: Joint Commission Resources; 2001, pp. 34-36.

57　分析用药过程

ANTHONY D. SLONIM, MD, DRPH

计划阶段

住院患者给药方式的多样化使得给药变得越来越复杂。然而在大多数情况下，我们并未意识到这种变化对给药系统其他部分的影响。例如，发生麻醉问题时，可进行二次核对，避免错误的再次发生。然而，没有人关心做出决定的整个过程，因为不知道这样做是增加了护士的工作负担还是可以成功避免差错的发生。

故障模式影响分析（FMEA）是一个很有用的工具，可以用于单个护理单元前瞻性地检测高危流程，如给药流程能否简化进而提高其效力。FMEA 既可以由最熟悉给药流程的给药人员来操作，也可以由质控部门或医药安全监察小组的工作人员来协助完成。

在 FEMA 中，从医嘱开出到药物应用于患者这一过程都是经过统筹设计的，因此，能够使得给药人员降低给药风险或获得更多安全检查的机会。统筹系统的价值就在于能够观察到增加的安全检查及其对给药过程的影响。更为重要的是，可以预防错误的发生。FMEA 包括护理人员为保证用药安全而完成的工作，如核对夜间处方的有效性、执行 5 个准确来保证用药安全、用药时两名护士同时查对等。如果科室提供用药差错的数据，FMEA 能提供额外的信息来确定主要的风险所在及干预的优先顺序。

FMEA 是一个护理单元用来分析和监测给药过程以确保用药安全的工具。

参 考 文 献

Adachi W, Lodolce AE. Use of failure mode and effects analysis in improving the safety of i.v. drug administration. *Am J Health Syst Pharm*. 2005; 62(9): 917-920.

Failure mode and effects analysis. A hands-on guide for healthcare facilities. *Health Dev*. 2004; 33(7): 233-243.

Nickerson T, Jenkins M, Greenall J. Using ISMP Canada's framework for failure mode and effects analysis: A tale of two FMEAs. *Healthc Qual*. 2008; 11(3 Spec No.): 40-46.

Riehle MA, Bergeron D, Hyrkäs K. Improving process while changing practice: FMEA and medication administration. *Nurs Manage*. 2008; 39(2): 28-33; quiz 34.

Wetterneck TB, Skibinski KA, Roberts TL, et al. Using failure mode and effects analysis to plan implementation of smart i.v. pump technology. *Am J Health Syst Pharm*. 2006; 63(16): 1528-1538.

58 使用协议（流程）来管理高风险不常用的药物

ANTHONY D. SLONIM，MD，DRPH

计划阶段

多变性是安全健康照护的敌人，尤其是面对不常使用及高危形式下使用的药物时。为了解决给药过程中的多变性，应该制订一些准则以用来指导在不同条件下用同一方法给药，特别是需要紧急注射这种药物时。最好的一个例子就是将溶栓药物用于急性心肌梗死和缺血性脑卒中。

溶栓药物的使用已经颠覆了传统的急性脑梗死和心肌梗死的护理。问题是这种药物只会在这两种情况下才会紧急使用。由于给药间隔、药物追加量和总剂量都很相似，因此给药人员依靠记忆给兼有这两种诊断的患者用药，这会存在很大的风险。所以应在针对适应证的标准化用药指导下给药，该指导为给药人员提供实用参考，尤其是没有药师指导的情况下，从而提高了照护质量。

标准化用药指导并不需要十分花哨，实际上，简单而且方便使用更为重要。把一个简单的流程图制成卡片的形式，放在药箱里，为给药安全提供了保障。既然给药基于严格的诊断标准，这些标准也应该包括保证正确的患者选择。

高风险、小概率事件会造成重大的患者安全问题。标准化方案、指导手册或者规则都是确保为患者使用正确剂量和疗程的溶栓药的简单有效的方式。

参 考 文 献

Cannon CP. Thrombolysis medication errors: Benefits of bolus thrombolytic agents. *Am J Cardiol*. 2000; 85(8A): 17C-22C.

Richards CF, Cannon CP. Reducing medication errors: Potential benefits of bolus thrombolytic agents. *Acad Emerg Med*. 2000; 7(11): 1285-1289.

Shapiro J, Bessette M, Levine SR, et al. HandiStroke: A handheld tool for the emergent evaluation of acute stroke patients. *Acad Emerg Med*. 2003; 10(12): 1325-1328.

59 确保患儿的用药安全

ANTHONY D. SLONIM，MD，DRPH

实施阶段

儿科患者是给药差错的高危人群，原因如下：药物剂量依据儿童体重来计算；儿童无法向给药者表述自己的感受；不能识别液体或药片颜色的错误；用药过量导致儿童身体健康难以恢复。因此，确保住院儿童给药安全非常重要。

大约有 2.5%的儿童用药差错给患儿带来伤害。因此，美国联合委员会制订了许多重要的针对住院儿童用药安全检查的措施，尤其是当儿童住在成人医院时。主要的推荐措施包括规范用药过程、药房监管整个用药过程和使用恰当技术来确保安全。

协助确保药物安全的具体措施包括给药前准确测量患儿的体重；为防止用药过量，计算药物剂量时要同时考虑总剂量和每千克体重的剂量；给口服药时应使用口服药给药器，并且单剂优于合剂。儿科患者给药需要特殊的专业知识，因此从给药人员这一角度来说，需要给予持续培训以提高他们的给药技能。因此，儿童用药的准备需要药房多部门的通力合作，以确保用药安全。

儿童患者给药差错发生的原因很多，但是给予重视就能避免差错的发生。

参 考 文 献

The Joint Commission. Preventing pediatric medication errors. 2008;39. Available at: http://www. jointcommission.org/SentinelEvents/SentinelEventAlert/sea_39.htm. Accessed September 1, 2008.

60 知道如何帮助吸烟成瘾者戒烟

ANTHONY D. SLONIM，MD，DRPH

实施阶段

尼古丁是烟草当中的主要成分，并且有强烈的成瘾性。尼古丁通过暴露于口腔、胃肠黏膜及肺而被吸收。尼古丁能使人放松和兴奋，短短几天内，人体就会耐受并且需要增加剂量才能达到相同的效应。更重要的是成瘾性通过其戒断症状表现出来，这也是护士可以帮助他们的地方。

吸烟是多种疾病的危险因素，如冠心病、高血压、脑血管病、慢性肺疾病，以及口腔黏膜、胃肠黏膜、肺、乳腺、生殖系统的癌症，可见其严重影响着人们的健康。在门诊，护士可以以一个咨询者的角色来帮助那些健康已经受到影响的吸烟患者。对于吸烟患者，护理干预最大的作用不仅仅是鼓励其戒烟，同时还需要帮助他们完成戒烟。

急诊入院的患者是不允许吸烟的，因为吸烟会对应急状态下的医疗措施产生不良影响。然而，对尼古丁的依赖性会导致戒断症状如兴奋、焦虑、烦躁和难以集中精力，同时，患者的食欲增大。护士能够帮助患者鉴别这些症状，并且获得合适的药物来治疗戒断症状，可以通过经皮给药或咀嚼口香糖来戒断尼古丁的生理依赖且不会出现相关症状。另外，安非他酮是一种减少尼古丁成瘾的抗抑郁药。

护士在帮助患者戒烟方面发挥着独特作用。重要的是，除了药物支持，行为矫正技术如放松和引导想象也同样是有帮助的。

参 考 文 献

Grilli CM. Plant the seeds of success for smoking cessation. *Nursing*. 2008; 38(Med Surg Insider): 8-10.

Howland RD, Mycek MJ. Central nervous system stimulants. In: *Pharmacology*. 3rd Ed. Philadelphia, PA: Lippincott Williams & Wilkins; 2006.

Ingersoll KS, Cohen J. Combination treatment for nicotine dependence: State of the science. *Subst Use Misuse*. 2005; 40(13-14): 1923-1943, 2043-2048.

Rose JE. Nicotine addiction and treatment. *Ann Rev Med*. 1996; 47: 493-507.

61 了解肝素对抗血小板所致不良反应的两种机制

ANTHONY D. SLONIM，MD，DRPH

实施阶段

肝素是一种普通的治疗血栓的抗凝药。它通过作用于抗凝血酶Ⅲ和使机体内部的凝血因子失活来发挥作用。肝素主要的不良反应之一是血小板减少症，有两种机制可导致该并发症。第一种是非免疫性血小板减少，这种减少通常在停用肝素后很快恢复，不会造成严重的危害；第二种是免疫球蛋白介导的血小板反应，会使血小板黏附、聚集，进而导致血栓形成，这种类型比较少见且发生在肝素治疗的 1～2 周内。

血小板减少的原因之一是肝素的使用，发生机制通常为以上提到的两种之一。

如果患者不需要持续抗凝，通常可以停用肝素并观察血小板计数。极少情况下例外，如机体需要维持高凝状态或需要输入肝素使用引起的血小板减少症的抗体。当然这种情况极为少见。

治疗方法就是停止使用肝素，包括不使用肝素化的中心静脉导管及不使用含有肝素的液体冲管。需要抗凝治疗但使用肝素会有不良反应的患者，可直接使用凝血酶抑制剂。来匹卢定和达那肝素钠等药物可用来治疗肝素导致的血小板减少症。

参 考 文 献

Boggio LN, Oza VM. Argatroban use in heparin-induced thrombocytopenia. *Expert Opin Pharmacother*. 2008; 9(11): 1963-1967.

Howland RD, Mycek MJ. Drugs affecting the blood. In: *Pharmacology*. 3rd Ed. Philadelphia: Lippincott Williams & Wilkins; 2006.

Warkentin TE, Greinacher A, Koster A, et al. Treatment and prevention of heparin-induced thrombocytopenia: American College of Chest Physicians Evidence-Based Clinical Practice Guidelines. 8th Ed. *Chest*. 2008; 133(6 Suppl): 340S-380S.

62　注意治标不治本

ANTHONY D. SLONIM, MD, DRPH

实施阶段

护士经常面对患者对症状抱怨，而且既要关注患者的潜在问题，又要提供治疗的选择来提高照护质量。然而作为患者利益的代表，当患者症状没有得到充分或合理控制时，护士需要做出判断。以下例子会提供一些具体的指导。

呕吐是患者经历的最不舒服的症状之一，它可能与原发病或某种药物的不良反应有关。不幸的是止吐药的常见不良反应是镇静，因此处于癫痫持续状态后期或脑震荡的患者出现呕吐时，需要严密监测他们的精神状态及神经系统功能来判断病情是否恶化，而药物引起的催眠作用会影响对病情的观察。

类似的情况也经常发生在重症监护室，严重脑损伤导致神经功能受损的患者需要进行机械通气时，往往需要镇静剂来辅助通气，但这不利于观察患者神经系统的变化，导致医务人员不能发现重要的危险信号。

另一个症状是腹泻，没人能够忍受这一症状。只有确定腹泻不是细菌性胃肠炎或由难辨梭状芽孢杆菌肠炎引起时才能采取止泻措施，因为这两种疾病有其自身的并发症。同样，抑酸剂对于消化不良的患者是有益的，但如果是因为心绞痛而引起腹痛，用相同的药就未必正确。

最后，如果了解发热的原因和类型，可使用乙酰氨基酚来减轻症状。不幸的是，如果不了解发热的原因而只是对症处理，就只能缓解症状。如患者可能患有败血症，则需要诊断性检查和应用抗生素来治疗。

药物治疗为处理各种令人不适的症状提供了有力手段，但每种治疗有益也有弊，因此在护士为患者控制症状之前需要权衡利弊。

参 考 文 献

Howland RD, Mycek MJ. Anti-inflammatory drugs and autocoids. In: *Pharmacology*. 3rd Ed. Philadelphia: Lippincott Williams & Wilkins; 2006.

Howland RD, Mycek MJ. Gastrointestinal and antiemetic drugs. In: *Pharmacology*. 3rd Ed. Philadelphia: Lippincott Williams & Wilkins; 2006.

63 阿司匹林：知道正确的使用时间

ANTHONY D. SLONIM，MD，DRPH

实施阶段

阿司匹林是一种经济有效的药物，它通过作用于环氧化酶发挥功效，此酶是前列腺素的前体，是机体内的主要炎症物质之一。阿司匹林经脱乙酰酶转化为水杨酸，从而发挥其重要作用。

阿司匹林有 3 种主要功效，包括抗炎、解热及镇痛。它的抗炎作用是通过作用于前列腺素起效的，对于前列腺素介导的炎性疾病效果明显，包括风湿性关节炎。它可以通过前列腺素的作用来扩张末梢血管，出汗而发挥解热作用。同抗炎机制一样，阿司匹林可减轻剧烈的疼痛，特别是炎症引起的疼痛。

阿司匹林有很多功效，也会引起许多不良反应。大部分的不良反应与前列腺素的抑制作用有关。服用阿司匹林后，患者可能会出现胃肠及上腹部的疼痛。阿司匹林可作用于肾脏而导致间质性肾炎，以致水、钠潴留。它还可以减少血小板的聚集，这对急性冠状动脉综合征是有益的，但是如果一直服用阿司匹林，进行一些侵入性的操作可能会引发出血。儿童不能服用阿司匹林。以肝炎和脑水肿为特征的致死性的雷氏综合征可因使用阿司匹林而引起。

阿司匹林可以减轻疼痛、减轻炎症和解热，对一些血栓性疾病，如急性冠状动脉综合征也是有益的。基于其作用机制、疗效、优缺点，阿司匹林对所有前列腺素介导的疾病都有一定的作用。

参 考 文 献

Howland RD, Mycek MJ. Anti-inflammatory drugs and autocoids. In: *Pharmacology*. 3rd Ed. Philadelphia: Lippincott Williams & Wilkins; 2006.

64 为骨质疏松妇女提供专业指导

ANTHONY D. SLONIM, MD, DRPH

实施阶段

妇女在绝经后，常常会有大量骨质的流失，易发生骨折。有许多策略可以帮助减少这种流失，如富含钙和维生素 D 的均衡饮食、运动和健康的生活方式。如果这些还不足以改善其骨骼健康的话，就需要一些药物了。

二磷酸盐类是治疗骨质疏松的一类药物，它通过抑制骨吸收起作用。因此，随着药物的使用，患者骨质丢失的速度减慢，骨质疏松发生率就会降低。除帕米磷酸钠外，这些药都可以口服，并且患者的耐受性好、不良反应小。选择性的雌激素受体调节剂，如雷洛昔芬同样可减少骨质丢失和改善骨质密度，这种药不像其他激素药会增加患癌症的风险。最后，钙片也可以减少骨质丢失，临床大多数妇女对其耐受性好。

骨质疏松对于绝经后妇女来说非常重要，因为它不仅会使骨质变脆，还会威胁到妇女的独立性及生活质量。服用药物和健康的生活方式可以降低骨折的风险，而且现在有很多有效的、可以耐受并且副作用少的药物。

参 考 文 献

Howland RD, Mycek MJ. Erectile dysfunction, osteoporosis and obesity. In: *Pharmacology*. 3rd Ed. Philadelphia: Lippincott Williams & Wilkins; 2006.

65 了解常见药物的滥用及其危害

ANTHONY D. SLONIM, MD, DRPH

评估阶段

药物滥用包括使用非法药物或无用药指征而使用的合法药物，人们滥用药物的原因如同滥用药物的种类一样多。护士需指导患者评估药物的作用，因为这些药物会导致生理依赖，然后会有戒断症状，威胁患者的身体和心理健康。几种常被滥用的药物有镇静催眠类药物、阿片类药物、兴奋剂、迷幻剂及大麻等。

镇静类药物包括苯二氮䓬类和巴比妥类药物，这些药是用来减轻焦虑的，因为它们会使人感到放松，这无形当中会加重滥用现象。这些患者可能会表现为昏昏欲睡、精神不振或者是呼吸费力。在呼吸道、呼吸循环和血液循环正常时，患者通常可以很舒适地睡着。氟马西尼可作为解毒剂拮抗巴比妥的呼吸抑制作用。停用这些药物时可能会引发癫痫或兴奋综合征，因此对成瘾患者必须逐渐减量。这些药物和酒精有协同作用，所以不能同时服用。

阿片类药物在临床上是用来镇痛的，如包括海洛因在内的许多药物都会使人产生欣快感。这些药物可以口服、吸食，患者会表现为嗜睡、不易唤醒、呼吸抑制等。纳洛酮可作为拮抗剂来对抗该类药物的不良反应。但是纳洛酮的半衰期比较短，因此需要重复使用，然而对于临床成瘾的患者来说，它会产生急性的戒断综合征。阿片类药物的戒断症状包括顽固的流泪、哈欠、哭泣及颤动。这些症状会导致肌肉痉挛、腹痛、焦虑等，从而引起不舒适。

兴奋剂是一类让患者感到精神欣快和自信的药物，如安非他明和可卡因，这些药物的滥用会导致癫痫、心律失常、急进性高血压和脑卒中。患者处于过度兴奋的状态，需要在安全、安静的环境下才能冷静下来。这些药的戒断症状表现为抑郁及与抑郁相关的一系列症状。

迷幻剂包括苯环己哌啶、麦角酰二乙胺和大麻。这些药物会使人处于鲜活的、梦幻般的欣快状态。过量服用时，需将患者安置于安静环境，并使用苯二氮䓬类药物可能有效。

使用药物作为消遣的患者往往会关心药物的作用或其他方面。护士应该熟悉这些常见的症状，更重要的是评估长期用药和身体依赖以预防戒断症状的发生。

参 考 文 献

Trevor AJ, Katzung BG, Masters SB. Drugs of abuse. In: *Katzung and Trevor's Pharmacology Examination and Board Review*. 7th Ed. New York: Lange; 2005.

66　掌握 CT 扫描时静脉造影剂的使用

ANTHONY D. SLONIM，MD，DRPH

计划阶段

CT 为全身各部位疾病的诊断和治疗带来了革命性的变化，由于其能够根据需要成像的组织对机体解剖结构清晰成像和精确定位,CT 检查时可以使用造影剂增强效果。护士需要在检查前后监测患者,并熟悉不同类型的造影剂。

造影剂分为离子型及非离子型。离子型造影剂是安全的,但有较高的不良反应;非离子型造影剂用于对离子染色有较高并发症的患者。离子型造影剂的主要并发症是造影剂肾病,诊断标准是 48 小时血清肌酐清除率增加 1mg/dl。危险因素包括年龄、糖尿病、肾功能不全和脱水。当血清肌酐清除率高于 1.5mg/dl 时考虑不使用造影剂。若必须使用造影剂,需充分补充水分,并使用乙酰半胱氨酸和茶碱来预防造影剂肾病。

除了造影剂肾病,造影剂还有其他不良反应,如注射时发热感和金属味。过敏反应比较少,发生率不到 1%。有过敏史、哮喘史、海鲜类过敏史的患者可能会对造影剂过敏。如果该类患者必须用造影剂,可以用非离子型造影剂并采取必要的预防措施,包括检查前 12 小时和 2 小时内重复使用类固醇。术前 2 小时也可以使用 H_2 受体拮抗剂和抗组胺药进行预防。

护士在患者行 CT 扫描前后发挥着重要的作用,他们需要了解操作的并发症及预防并发症的方法。

参 考 文 献

Dillon WP. Neuroimaging in neurologic disorders. In: Kasper DL, Braunwald E, et al., eds. *Harrison's Principles of Internal Medicine*. 16th Ed. New York: McGaw Hill; 2005, pp. 2350–2355.

Kelly AM, Dwamena B, Cronin P, et al. Meta-analysis: Effectiveness of drugs for preventing contrast-induced nephropathy. *Ann Intern Med*. 2008;148(4):284–94. Erratum in: *Ann Intern Med*. 2008;149(3):219.

67　不要让过度警示麻痹我们

ANTHONY D. SLONIM, MD, DRPH

实施阶段

给药过程中引入的很多技术大大提高了患者的用药安全,但是并没有达到理想状态。因为技术替代护士来照顾患者使得给药安全不能达到最理想的状态。

在给药过程中有许多环节可以设置提醒或警示。在完善的医嘱系统中,开出医嘱者可接到药物过量的警示,药剂师能接到药物过量、药物之间相互影响、需进行过敏试验的警示。护士在给药前也会接到警示。许多这样的警报和警告是多余的,这样的警示在一个完整的系统里是有益处的。有些人非常关注这些警示信息，但是有些医务人员常常会抱怨它们出现得太频繁，因此这些警示没有起到应有的作用。

护士会收到很多来自各方面的警示。例如，当护士取药时，配药柜上会出现警示；在有条形码技术支持的给药环节，也有警示，且常常是不同的系统；对于静脉用药，系统会设置一系列的警示来提醒护士。很快护士会因为一些不是很重要的警示而漠视很重要的警示，而这种"自满"往往会导致给药差错。

安全给药实践研究中心采取了一系列措施来降低电子系统中的过度警示。第一，降低警示系统的敏感性，提高高风险性警示的效能；第二，系统应该优先列出一些需要及时处理的重要警示；第三，鉴别被忽略的警示，然后更新；第四，警示应被印上标签。

技术在提高给药安全上发挥了重要作用，为了保护患者利益，护士需要掌握这些系统的使用方法和改进措施。

参 考 文 献

ISMP Medication Safety Alert. 2007;12(3):1–3. Available at: http://www.ismp.org/newsletters/ acutecare/ archives/NL_ 20070208. pdf. Accessed September 1, 2008.

68　知道如何获取药物信息

ANTHONY D. SLONIM，MD，DRPH

评估阶段

护士工作繁忙，他们要照顾患者，还要学习和使用减轻患者痛苦的新仪器和新技术。如今重病的患者日益增多，而且没有人帮助他们处理这些问题。尽管面临如此多的挑战，护士依然没有理由对所用的药品不熟悉，或者是对不良反应不清楚，这是在读书期间学校老师就教过的。这就是为什么要求护士制作那些药物卡片（如果不能在书店买到）。作为专业人员，护士有义务了解患者所服药物的化学成分。现在你已经知道你应该掌握的知识了，那如何得到你需要的信息呢？

事实上，有许多好的参考书可以让护士了解药物的说明、禁忌、相互作用和不良反应。第一，大部分护士站都有药物手册，你手头上就有这些信息。第二，药物信息数字化的最大好处就是合理的用药范围和禁忌都在计算机系统里面。但要记住，虽然这些信息都有，但错误仍然是存在的，因此对于不了解的药物或者是不熟悉的药物不能完全依赖于计算机。第三，药房通常有权威的药物指南，如果你所在科室比较特殊，如重症监护室或透析室，也应该有这本指南。第四，可以向同事或者是药剂师请教。专业的药剂师在医疗团队中发挥着越来越重要的作用，他们在其专业领域具有丰富的药学知识。第五，一部分在线指南也是有用的，而且是免费的，可以上网查询这些信息以帮助你的工作。

作为护士，永远都不要认为你没有合适的途径来了解药物，不管这些药物是有说明的还是需要你去查找的。了解哪些资源可以为你所用，为患者服务。

参 考 文 献

Nursing Drug Handbook 2009. 29th Ed. Lippincott Williams & Wilkins, Philadelphia, PA; 2009.

69　谨慎使用样品药

ANTHONY D. SLONIM，MD，DRPH

实施阶段

在临床和医生办公室，样品药很常见，药品销售商把样品药带入临床，用于实验治疗、短期治疗或帮助贫困患者。问题是这些药物被用于患者后需要了解很多细节，因为护士角色从常规的给药转变为了药物处理和分发，这通常是专业药师的专业技能。

你可能会说"这有什么大不了？不就是在纸箱上贴个标签，然后发放给患者服用吗？"事实上，对于液体药物来说，遵循配药程序进行配制是很重要的。药物需要在药房里面进行适当的保存和质量检查，对于样品药来说，储存方法也是如此。"谁来记录文字和大量的数字？""当有问题时谁进行回应？""谁有每种药的患者使用清单？"等这些都是问题。

管理样品药储柜所承担的责任要大于给药。护士应该记住自己的职责范围，在大多数情况下不能处理和分发药物。

参 考 文 献

Buppert C. Who can legally dispense drug samples? Available at: http://www. medscape. com/viewarticle/519748. Accessed September 1, 2008.

Paparella S. Sample medications can be dangerous. *J Em Nurs*. 2006;32(2):172–174.

70 了解出院前不对患者进行用药安全教育的风险

ANTHONY D. SLONIM，MD，DRPH

实施阶段

史密斯夫人的出院医嘱已经开好了，你负责的 842 病房的患者要求去浴室，放射科让患者琼先生去做头颅 CT。你想知道如何顺利帮助史密斯夫人出院，完成她的药物治疗，同时完成你的其他任务。

日常工作当中，护士时刻都在面临这些挑战。美国安全用药实践协会进行了一项调查，"了解患者用药安全指导缺乏的原因"。毫无疑问，时间限制是未能进行药物指导的常见原因。令人奇怪的是，很多护士没有意识到提前准备有利于为患者提供健康教育。不管是不知道从哪里获取这些信息，还是不知道如何利用信息，很少有护士知道该如何帮助患者避免用药差错。

鉴于上述调查，联合委员会在出院要求里增加了用药指导，这是件好事情。当你思考在患者住院期间尽最大努力帮助患者康复时，如果由于医务人员的工作不到位，没有教给患者如何预防疾病复发而导致再住院，会产生不良后果，这时就会意识到出院时用药指导的重要性。当然，了解这些标准也不能确保类似的事情不再发生。

护士需要和医院共同努力，为患者提供充足的用药安全教育，使患者出院后能有效预防用药抄错或混淆用药方法。要记住，用药安全关系到每个人的利益。

参 考 文 献

ISMP Medication Safety Alert. 2003. Helping to remove the barriers to patient education. Available at: http://www.ismp. org/Newsletters/acutecare/articles/20031002.asp. Accessed September 1, 2008.

C. 护理工作流程

71 出院前重新评估和测量生命体征

MONTY D. GROSS，PHD，RN，CNE

评估阶段

在患者出院前，有必要对患者进行评估并测量其生命体征。每班开始时都应该详细评估患者。然而，在评估和患者出院时会发现很多问题。例如，缝线松了、伤口暴露了、发热或血压升高。所以，在患者离院前进行快速评估非常有必要。

在患者出院回家或转到其他医疗机构如康复机构或护理之家前，需要评估、记录患者的生命体征。出院时测量患者的生命体征可以确保其可正常出院。如果生命体征出现异常，应通知医生，推迟或取消出院，采取措施以确保患者安全。

有些医院规定，患者出院30～60分钟前应测量并记录生命体征。基于患者病情的评估比生命体征更重要，如伤口评估、发热或感染患者的体温测量。问题是测量生命体征需要花费时间，会耽误出院时间，对于判断患者情况也可能不敏感。一旦检查出异常，护士应该向医生汇报。

花费时间评估生命体征可提供重要的信息。简单检查可帮助发现问题并进行处理，如忘记拔出外周静脉导管，没有复测升高的血压或体温，或者未重复检查伤口。出院前的最后一次检查值得花些时间，记住至少在出院前1小时评估患者并测量其生命体征。

参 考 文 献

Patient hemorrhages, dies just outside of the hospital: Jury blames discharge nurse. *Legal Eagle Eye Newslett Nurs Prof.* 2008;16(5).

Zimmerman P. Cutting edge discussion of management, policy, and program issues in emergency care. *J Emerg Nurs.* 2006;32(4):333–338.

72 护理交接班：提供无缝式护理

MONTY D. GROSS, PHD, RN, CNE

实施阶段

患者住院期间，护理工作的交接班次数多得惊人。交接班，就是指护理工作者之间进行的工作传递，这是一个非常容易出错的环节，如信息遗漏、沟通不清晰，从而给患者带来伤害或照顾疏忽。当患者转科或者为其提供照护的护士更换，为患者提供照护的责任会因此发生改变，由此产生了交接班。

美国联合委员会（the Joint Commission）在健康 2009 国家会议上明确患者安全的目标：促进健康照顾者之间的沟通交流。这个组织执行一种标准的交接班沟通模式，包括询问和应答。交接班的首要目标：为患者的护理、治疗、服务、当前的情况及近期和预期的变化提供精准的信息。交接班时交流的信息应该准确无误，以患者安全为出发点。

为了进行有效的交接班，目前有多种多样的标准。the Institute for Healthcare Improvement 提供了 SBAR 交接班报告工具。该工具在交接班时使用，以实现"无缝式"护理交接。SBAR，即情况（situation）、背景（background）、评估（assessment）和建议（recommendation）。

另一个标准是弗吉尼亚大学使用的 IDEAL。IDEAL 是指识别患者身份（identify the patient）、诊断（diagnosis）、当前情况（current condition）、近期情况或变化（recent events or changes in condition）、预期变化或治疗（anticipated changes in condition or treatment），下一步的护理或者应急计划中的注意事项（what to watch for in the next level of care or contingency plans），以及留出询问和澄清问题的时间（leave time to ask questions or clarify questions）。

这两种交接班工具都为某些重要信息提供了一个"快照"，使护理工作接近于"无缝"，它提供必要的信息或是每一个护理细节。过多的信息可能掩盖一些重要信息，因此有必要使用一种交接班工具来改善工作人员之间的沟通交流。

参 考 文 献

Dracup K, Morris P. Passing the torch: The challenge of handoffs. *Am J Crit Care*. 2008;17(2):95–97.

Institute for Healthcare Improvement. SBAR Handoff Tool. Available at: http://www. ihi.org/IHI/ Topics/PatientSafety/ SafetyGeneral/Tools/SBARHandoffReportTool.htm. Accessed June 29, 2008.

National Patient Safety Goals. Joint Commission on the Accreditation of HealthcareOrganizations. 2006 Comprehensive Accreditation Manual for Hospitals: The Official Handbook (CAMH). Joint Commission Resources, Inc. 2005. Available at: http://www.jointcommission.org/PatientSafety/

National PatientSafetyGoals. Accessed June 29, 2008.

University of Virginia. Handoff of care: Frequently asked questions Available at: http://www. healthsystem.virginia. edu/internet/e-learning/handoff_faq.pdf. Accessed June 29,2008.

73 实现以患者为中心的护理

JEANNIE SCRUGGS GARBER，DNP，RN

实施阶段

工作在医院里的护士一定听过其他护士说过的这样一句话，"他们不是我的患者"。当电话铃声响的时候，你可能听到过护士回答说，"太忙了，没时间去病房"。可能的原因是，这位护士有一定的威望来决定是否要其他护士来帮助照顾自己的患者，或者是这位护士不熟悉患者的情况。不管什么原因，目前的情况是护士没有把患者的利益放在第一位。当健康照顾者不把患者利益放在第一位时，患者照护的安全就会受到威胁。

当患者需求未被放在第一位时（如当患者按铃时），护理可能会延迟，可能会造成护理差错，或者导致患者处于安全风险中。当决策不以患者的需求为中心时，实习护士所描述的事情对我们是有帮助的，无论我们有无经验。

"我的朋友朱莉就曾遇到过这样的护士，她的一位患者癫痫发作了，她在走廊里大声尖叫'快来帮忙！'，其他护士看着她，然后说，'这不是我的患者'。什么？！是的，人们往往都是这样的。但我不认为他们最初就是这样的，经过了一定的时间他们才会形成这种对待患者的态度。也许这些护士晚上不能回家，不会为了一个患者而哭泣，但我会因为失去照顾别人的能力而哭泣。"

我们应该在我们的岗位上做得更好，而不是像那个实习护士描述的那样。在患者害怕或者不知所措时，护士应该帮助他们。

护士与患者之间的互动有时候会被传到网上，这使得护理人员能从患者角度来看待事情。曾经有一件在急诊室发生的事情，一个患者需要便盆，有个护士听到了，却在和另外一个护士争论她是谁的患者，如何分工更为不公平，后来，那个护士走进了休息室，却没有去帮助患者。

德温说，"患者和家属都非常讨厌护士说，'对不起，这不是我的患者'"。这些事情就像护理过程中的催化剂，以此来帮助提高患者对护士的工作满意度。加利福尼亚南部的一所医院采用一种交流标准："不允许说'我不知道'或'不是我的患者'，应该回答说，'对不起，我不知道，但我可以找别人来回答您的问题'。"护士对患者生活的很多方面都有重要影响，与患者的谈话或应答方式或许是提供安全护理的最重要技能。下面是一位诗人的一首诗，抓住了这个观点的本质，"他们是我的患者"。

今天，我将睁开我的眼睛……

今天，我将只看到真相……

今天，我将为我的行为负责……

今天，我将不会自责……

今天，我将看到不一样的我

我的患者就是你的患者

你的，我的……

你的患者可能会是我的母亲、父亲、兄弟姐妹……

今天，我将会知道每一个我帮助过的人都有家庭、往事、旅程，我祈祷这些不会随着我而结束……

但如果是这样的话

今天我会感到安慰，因为我做了所有的事情，让我的患者得到照顾

我会用同样的方式关心我自己

今天我知道我会是个好护士

仅仅是因为……

今天，我将会照顾每一个需要我照顾的患者

走过许多路我会发现护理的魅力

那一刻发生在凌晨，周围没有一个人

秘密只与便盆分享

仅仅因为我是个护士……

今天，我相信护理事业

再一次！

参 考 文 献

Confessions of a student nurse. 2008. Available at: http://lilk8tob. spaces. live. com/ Blog/ cns!D17A28AACD396F0B!1691. entry. Accessed June 20, 2008.

Delvin K. NHS nurses told to smile more, gossip less. Telegraph. co.uk. 2008. Available at: http://www.telegraph.co.uk/news/ uknews/1578419/NHS-nurses-told-to-smile-more-andgossip-less. html. Accessed June 20, 2008.

djtphn1 (n.d.). A nurses prayer. A Nurses Prayer: Today I Will. Available at: http://hubpages. com/hub/A-Nurses-Prayer-Today-I-Will. Accessed June 19, 2008.

Kushell E, Bowers N, Gillespie T. The rise and fall of one unit's patient satisfaction scores. *J Healthc Qual*. 2007. Available at: http://www.nahq.org/journal/ce/article.html?article_id=287. Accessed June 20, 2008.

Nurse wretched. Sunny side up: Dispatches from paradise. 2006. Available at: http://dgm. typepad. com/sunny_side/2006/04/nurse_wretched.html. Accessed June 20, 2008.

74　临终关怀需要多学科团队合作和个案管理

MELISSA H. CRIGGER, BSN, MHA, RN

实施阶段

沟通交流在大多数的健康服务活动中都非常重要，当为终末期患者执行出院计划时，沟通变得尤为重要。同时，在建立良好护患关系的过程中沟通也是非常必要的。在急诊，沟通可以是语言性的（如说或写），也可以是非语言性的，并且受到如下很多因素的影响。

——认知。

——价值观。

——情感。

——社会文化背景。

——知识。

——角色和关系。

——环境。

——空间和地域。

照顾终末期患者时，出院计划的沟通十分重要。患者的预后、治疗、临终意愿都应该由医生提出。然而，医生可能缺少与跨学科照护团队合作的经验，或者缺少临终关怀及其意义的相关知识。很多医学院校缺乏临终护理的课程。按照Roscoe 和 Schonwetter 所说，"医生必须指导患者进行临终护理的选择，对治疗方法的选择进行讨论，最好早在严重的诊断已经确认或者很短的预后已经确认之前"。但是，医生们似乎没有做好这项必要工作的准备。

讨论计划很关键。那些制订出院计划的个案负责人，在制订出院计划之前，应确保医生和患者之间进行关于临终关怀的交流。患者应该知道在个案管理会议之前向个案管理者咨询有关临终护理的事宜。个案负责人应该在讨论实际计划之前，评估患者目前的知识情况，与主治医生商讨讨论的内容，商讨是否需要额外补充一些知识，如临终护理的保险覆盖问题。个案管理者应该提供对临终护理的详尽描述，并对患者的任何误解做出澄清。

另外，出院计划的制订必须有患者家属的参与。因为对于准备进行家庭临终护理的患者，其家庭成员必须接受照护知识的学习。患者家庭成员有一个认识误区，就是认为临终护理提供一周 7 天、每天 24 小时的全天候护理，而事实上也需要家庭成员帮助提供基础护理。按照 Harrison 和他同事的研究，若临终护理包含个案管理的出院计划的制订，家庭成员和照顾提供者之间的合作就会加强，平均住院日和不必要的住院服务需求就会减少。

出院计划制订后，个案负责人必须清楚，患者目前处于悲伤期，会表现出不同的情绪。患者会对预后感到焦虑和抑郁。对于那些十分焦虑的患者，个案负责人必须与之清晰明确地进行沟通。个案负责人保证在一个低噪声、关着门的隐私环境中讨论出院计划。对于那些抑郁的患者，个案负责人必须以一种清晰明确的方式提供信息。个案负责人应该坦诚并且对患者表示同情。良好的沟通技巧对于促进与患者的关系有很大的帮助。

参 考 文 献

Elkin MK, et al. *Nursing Interventions & Clinical Skills*. 4th Ed. St. Louis, MO: Mosby Elsevier; 2007, pp. 20–37.

Harrison JP, Ford D, Wilson K. The impact of hospice programs on U.S. hospitals. *Nurs Econ*. 2005;23(2):55, 78–84, 90.

Roscoe LA, Schonwetter RS. Improving access to hospice and palliative care for patients near the end of life: Present status and future direction. *J Pall Care*. 2008;22(1):46–52.

75 养老机构的患者需要健康教育和自我管理技能

NANCY F. ALTICE，RN，MSN CCNS，CNS-BC

实施阶段

出院指导大多是针对患者回家后如何进行自我护理，若患者出院后去长期照护机构，如专业的照护机构，人们就会对出院指导的必要性提出异议。通常，在这些机构会用到一些专业的交流方式，也会有患者在长期照护机构不能自我管理的猜测。最近许多医院面临这样一个问题，就是通过公众能够评价的数据来证明他们所提供的护理质量。联合委员会的质量检查核心计划中包括了特殊患者的健康教育需求，特别是心力衰竭患者。这种为心力衰竭患者提供专业健康教育的要求只有在患者出院时才会完成。这显然是个问题，需要个体化的方法。简单的原则是，做对患者最有益的事。

许多长期照护机构的患者都具有记忆力和认知功能方面的问题，教他们复杂的信息显然收益很小，然而家庭教育仍然很重要。家庭需要对他们的亲人进行监管并给予他们尽可能多的照顾。如果患者需要特殊的饮食，家人应该很清楚，这样就不会提供对患者有害或让他们感到不舒服的食物。家人应该清楚患者现在服用药物的主要不良反应，这样才能将观察结果合理地报告给养老院工作人员。

许多转到长期照护机构的患者在照护方面保留有自主权，但他们身体太虚弱不能回归家庭，并且需要至少 24 小时的观察期。这些患者需要接受个人情况、体征、症状、活动、饮食、治疗等方面的健康教育。尽管他们在饮食方面没有完全的自主权，但却不会吃那些会让他们身体更糟的食物。许多长期照护机构对特殊饮食的提供范围有限，因此，与医院相比，患者在饮食选择上可能更笼统些。但是如果有饮食指导的话，他们会有更明智的选择。尽管大多数的照护机构有专业人士管理，但接受过教育的患者会更好地监督自己的治疗。

对大多数患者来说，专业的照护机构是患者回家前平稳过渡的地方，对慢性病患者提供自我管理教育能帮助患者成功或有望避免意外再住院事件的发生。

参 考 文 献

Joint Commission (2007). Performance measurement initiatives. Available at: http://www. jointcommission.org/Performance Measurement/ PerformanceMeasurement/default.htm. Accessed April 10, 2007.

Willette EW, Surrells D, Davis LL, et al. Nurses knowledge of heart failure self management. *Prog Cardiovasc Nurs*. 2007; 22(4):190–195.

76 患者支付得起药费吗

NANCY F. ALTICE，RN，MSN CCNS，CNS-BC

计划阶段

服药依从性差是很重要的问题，它不仅导致个体发病率和死亡率增加，还会增加额外的医疗费用。患者的服药依从性差有很多原因，一个主要的原因是药价昂贵。

通常患者并不知道他们所要买的药药价是多少，直到他们到药房准备买药。如果价钱很贵，他们会毫不犹豫地留下处方，离开药房。对于特殊人群，特殊药物若要必须服用的话，医生应该在开处方时告诉患者药价和服药的重要性，而不能凭空想象认为有医疗保险的患者能支付起这笔费用。许多的治疗方案需要患者同时买几种药物，尽管保险的种类是多样的，但需求也是多样的。帮助患者做出合理选择是为患者提供周到护理服务的重要方面。坚持认为所有选择都有益很难，但也有很多资源的支持，如项目负责人、社会劳动者、药剂师等。

尽管经济对于患者和照顾者来说是个敏感的话题，但在患者去药房和做出不明智的决定而中断治疗前，进行必要的告知是很重要的。

参 考 文 献

Dutcher R. When the patient won't take the medicine. *Pharmacy Times*. 2007. Available at: http://www.pharmacytimes.com/issues/articles/2007–02_4420.asp.

Jackevicius CA, Li P, Tu JV. Prevalence, predictors, and outcomes of primary nonadherence after acute myocardial infarction. *Circulation*. 2008;117(8):1028–1036.

77 爱抱怨、爱控制家庭或许源自担心和恐惧

NANCY F. ALTICE，RN，MSN CCNS，CNS-BC

评估阶段

当面临爱的人生病及其生活质量发生改变时，患者家属需要支持。通常，严重的疾病，尤其是疾病治疗所引起的并发症会增加家庭成员的压力。每个人处理压力的方式是不同的。有些家庭应对压力的行为是消极的，他们会对爱的人所接受的护理进行负面的评价，或许他们会相互扮演起工作人员的角色而不让真正的工作人员参与护理。有的家庭会写各种关于护理细节的言论，有的家庭会在需要做决定的关键时刻选择逃避。这些行为都会增加工作人员的压力，影响患者的护理质量。有时工作人员会因为有过与家属的不愉快接触，而要求不再去护理该患者。

开诚布公地交流是处理家庭矛盾的关键。大部分家庭都希望能至少每天和医生交流一次。有时，多名医生照看一位患者，这往往造成信息的重复与矛盾。如果条件允许，可以指派一位协助者，如主管护士、临床护理专家、业务主管、患者咨询者等作为家属和医生之间沟通的桥梁，这将十分有益。协助者能够评估家庭的理解程度、清除疑惑或者至少能帮助家属了解一些信息，如当诊断尚不明确时，最终的结果或许与预期不一致等。

安排医生、家属等健康照顾者参加的家庭会议，一起探讨解决家属和医疗团队所关心的问题及其他人所不知的患者的一些往事、愿望等。家属在患者的生命中并不是旁观者，不能被排除于患者护理、治疗、预后等信息之外。

家属记录一些东西并不是想用法律手段威胁工作人员，而是为了将自己不明白的记录下来以方便与他人更清晰地交流，或者通过网络查找相关的信息。有些家属是想让患者知道在自己被镇静或者无意识时发生了什么。给家属的记录提供有价值的信息，能够缓解紧张氛围，减轻患者压力。

记住要主动为家属提供他们想要了解的全部信息，确保家属对患者的病情变化，无论是好是坏，都能清楚。家属常常不敢离开医院去休息，因为害怕一旦患者需要时他们不在身边。我们要知道，家属负面的言论或行为或许只是他们恐惧

的表现。

参 考 文 献

AACN Protocols for Practice: Creating Healing Environments. 2nd Ed. 2007. Available at: http://www.aacn.org.

Davidson JE, Powers K, Hedayat KM, et al. Clinical practice guidelines for support of the family in the patient-centered intensive care unit: American College of Critical Care Medicine Task Force 2004–2005. *Crit Care Med.* 2007;35(2):605–622.

Baker MK, Miers A, Sulla S, et al. Families: From difficult to exceptional-one team's journey. *J Nurs Care Qual.* 2007;22(3): 272–278.

78　客观评价患者提供的信息

ANTHONY D. SLONIM, MD, DRPH

评价阶段

在护理过程中，患者会因为不能控制自己的状态而感到泄气或不舒服。有一些潜在的原因，如患者认为与健康照顾提供者分享信息很尴尬，会使医疗团体遗漏一些能改善患者状况或阻止病情恶化的重要信息。对于医生来说，倾听患者诉说很重要。有时，需要通过进一步的评估、小组讨论、实验室检查、影像学检查来确定患者病情，许多重要的情况如老年人跌倒、妊娠、虐待儿童、酗酒和吸烟等都应该强调这一点，以防止伤害的发生。

随着年龄的增长，老年患者逐渐变老，以前可独立完成的体力活动现在完成起来变得更加困难。住院、睡眠等问题也会使老年患者的身心状况变得更糟。因此，需要不断地评估老年患者的状况。老年患者在起床、如厕和散步时可能需要协助，而这些他们在一两天之前还可以独立完成。此外，陌生或复杂的环境会给老年患者带来更多的障碍，影响其独立性。即使患者能够完全听得懂指示，健康照顾者也不能完全保证他们能够按照指示去做。把呼叫铃放到位，告诉患者需要帮助时按铃，然后等待工作人员的帮助，这些指导也许还不够，尽管患者明白这些流程。直接观察和反复评估患者的状况对防止住院期间的坠床和其他损伤很重要。患者跌倒或受伤时，往往会否认疼痛或不适，因此真正的病情可能会被掩盖。所以，有必要根据临床表现进行验证和后续的检查。

妊娠对妇女来说是一件重要的事情，但也可能会出乎意料。末次月经时间、性交是否采取避孕措施等是生育期妇女的常见问题，也是初步评估的常规项目。更重要的是，尽管患者动机良好，但她们有可能不能准确回答这些问题，尤其是当她们面临健康问题的困扰和压力时。在这些情况下，通过客观手段确认是否妊娠对于确保妇女和胎儿没有被医疗干预或诊断性检查伤害是很重要的。

虐待儿童是一个严重的社会问题，父母有义务保护好自己的孩子。当怀疑儿童的创伤是由虐待导致时，临床医生要以客观的态度聆听和关注患儿的家长，这一点很重要，同时要适当关注儿童的安全。家长担心受伤的孩子，这在情理之中，但他们可能都不知道发生了什么，了解这一点也很重要。儿童可以在其他地方接受照顾，包括日间护理机构和临时保姆，所以家长可能不是儿童受伤的原因，只是因为正常地关心孩子才把孩子带去医疗机构检查。当父母没有尽到义务而虐待孩子时，会有重要的线索，包括父母讲出来的故事不一致、描述的伤害也不匹配，或损伤与孩子的年龄不相符，所有这些都应该是重要信号，当健康照顾者怀疑不能通过进一步的评估来减轻伤害时，应采取报告措施保护儿童。

酒精和烟草的使用严重影响着人的健康，因为习惯，患者经常低估自己酒精和烟草的使用量，这也不奇怪。当怀疑疾病与酗酒有关时，实验室检查可以用来检测血液中酒精的含量来验证症状是否与酒精相关。

虽然医生需要相信患者，但也需要通过反复评估，或者正规实验来验证患者的描述是否可信，这关系到患者的利益。

参 考 文 献

Corsinovi L, Bo M, Ricauda Aimonino N, et al. Predictors of falls and hospitalization outcomes in elderly patients admitted to an acute geriatric unit. *Arch Gerontol Geriatr*. Jul 30, 2008 [Epub ahead of print] PMID: 18674824 [PubMed—as supplied by publisher].

Carroll NV, Delafuente JC, Cox FM, et al. Fall-related hospitalization and facility costs among residents of institutions providing long-term care. *Gerontologist*. 2008;48(2):213–222.

Gushurst CA. Child abuse: Behavioral aspects and other associated problems. *Pediatr Clin North Am*. 2003;50(4):919–938.

Mathews B, Walsh K, Fraser JA. Mandatory reporting by nurses of child abuse and neglect. *J Law Med*. 2006;13(4):505–517.

Porteous J. Oh, by the way, the patient is pregnant! *Can Oper Room Nurs J*. 2008;26(2):35, 37–39, 41–22.

79　知道何时穿上你的隔离衣

BONNIE L. PARKER，RN，CRRN

实施阶段

在医疗机构中，隔离措施可减少微生物的传播，防止感染患者、员工、访客和家庭。只有当护理操作严格遵循隔离措施时，隔离才真正有效。接触预防是最常用的预防措施，主要用来减少通过亲密接触或直接接触病原体而传播的疾病。这些疾病病原体包括耐甲氧西林金黄色葡萄球菌（葡萄球菌）、耐万古霉素肠球菌（万古霉素耐药菌）、带状疱疹和水痘。

个人防护设备（PPE）的设计是为了防止黏膜、呼吸道、皮肤和衣服接触到传染性微生物。在进入隔离室前使用 PPE，离开时脱去。在患者处于接触隔离期间，工作人员进入病房、可能密切接触患者或接触污染物时，应穿隔离衣、戴手套。护士为患者发药或做检查时，不接触患者或病房内的东西是不可能的，许多患者会等待护士进入病房从而寻求帮助。本来是快速的给药过程，可能会增加递送便盆、协助床上翻身或其他计划外的工作。几名隔离患者住在一个病室，每次进出房间都要穿、脱一次防护服是低效的，但现在节省的一分钟可能只是暂时阻止了疾病的传播，而下一秒却要付出更大的代价。许多病原体在坚硬干燥表面的存活时间很长，如葡萄球菌可以存活 7 天。所以当护士碰触扶手或柜子时，工作服会被污染，护士会将病原菌传给另一位患者，传到护士站、他的同事、他的车，以及他的家人。

正确运用个人防护装备从洗手开始。隔离衣应完全覆盖身体，包括颈部、膝盖和手臂、手腕。穿好隔离衣后，如果患者的疾病可以通过飞沫或空气传播，应戴口罩，遮盖整个脸部和下巴。如果有污染的液体迸溅，如血液、黏液或尿液，应戴护目镜。最后戴上手套，覆盖袖口。当手套撕破或被严重污染时，应立即更换。

脱隔离衣时把手套内面反出，确保手不会触及手套外面。摘口罩时只能触摸耳朵后面的细绳，脱隔离衣时只能解开领子上的绳子，伸出胳膊，隔离衣翻出内面。离开房间前应洗手。遵循感染控制指南和预防隔离措施可以减少传染性微生物的传播，不仅保护了患者，还保护了工作人员和区域中的其他人。

参 考 文 献

Siegel JD, Rhinehart E, Jackson M, et al. *Guideline for Isolation Precautions: Preventing Transmission of Infectious Agents in Healthcare Settings*. 2007, pp. 49–129. Available at: http://www.cdc.gov/ncidod/dhqp/pdf/guidelines/Isolation2007.pdf. Accessed August 19, 2008.

80　知道如何进行导尿管的护理

BONNIE L. PARKER, RN, CRRN

实施阶段

导尿管是记载的最古老的医疗设备之一，早在 1 世纪就被用于治疗尿潴留，在住院患者中应用普遍，比例高达 12.6%。导尿管被广泛应用于保护皮肤、缓解因频繁使用便盆而引起的疼痛，治疗尿潴留，重症监护室精确监测患者的尿量以评估其体液状态和肾功能。但导尿管也是引起尿路感染的首要原因。截至 2008年 10 月 1 日，医疗保险将不再为医院获得性尿路感染买单。所以，当不再需要和可以避免时，尽早停止导尿管的使用。尿管使用后的感染率与尿管插入的时间直接相关。即使由于治疗需要必须使用尿管时，一定要提供最好的可预防并发症的护理措施。细菌可以通过以下 3 种方式进入尿道：导管插入时、经由尿管进入尿道、在尿管和尿道之间生长。多达 30%的带尿管患者会有菌尿，其中 6%可发展为尿路感染，多达 4%的患者可以发展成具有潜在死亡风险的菌血症。

尿管插入过程中，必须严格遵循无菌操作技术。大部分提前准备好的导尿包中的无菌手套会过大或过小，可能不适合佩戴，所以在操作开始前可能需要单独准备一副无菌手套。在为女患者插尿管时，如果找不到尿道口而将尿管误插入阴道，那么在再次插尿管时需要更换新的无菌导尿管。

尿管被插入后，为保持会阴和尿管的清洁，必须至少每 8 小时使用温水和肥皂进行常规清洁一次，如果患者大便失禁则需要增加清洁次数。尿袋应挂在床边，并保证始终低于膀胱水平。除了尿路感染外，因患者意识不清或医务人员转运患者而引起的尿管意外脱出也需要重视。当气囊处于充气状态时，拔出尿管会引起尿道损伤和强烈的疼痛感。在尿管插入并为气囊充气后，应当使用胶带或导管固定夹将其固定于患者腿部，并使其始终低于膀胱水平。妥善固定可避免尿管被床挡或轮椅绊住时意外拔出。

如果要通过导尿管留取尿标本，首先需要夹住尿管 20～30 分钟，之后用酒精消毒尿管的端口并待干，然后用无菌注射器插到端口内抽取 20ml 尿液，最后将注射器内的尿液注入无菌容器中，贴上标签，放置于生物危险品袋中并送到实验室。取完标本后一定要记得松开尿管，如果忘记松开而导致膀胱膨胀，尿液回流入肾，会引起患者不适。

参 考 文 献

Ellis H. The Foley catheter. *J Perioper Pract*. 2006;16(4).

Fallis W. Indwelling Foley catheters is the current design a source of erroneous measurement of urine output? *CritCare Nurse*. 2005;25(2):44–51.

Godfrey H, Fraczyk L. Preventing and managing catheterassociated urinary tract infections. *Br J Commun Nurs*.2005;10(5):205–206, 208–212.

Seymour C. Audit of catheter-associated UTI using silver alloycoated Foley catheters. *Br J Nurs*. 2006;15(11).

81 及时的疼痛管理

BONNIE L. PARKER，RN，CRRN

评估、计划与评价阶段

许多患者在医疗治疗中面对的一个首要问题是疼痛。近来，患者已经对医务人员不能合理控制疼痛提出了诉讼。疼痛被定义为一种不愉悦的情绪或不舒适的状态，并且从轻到重进行了分级。疼痛是主观的，可以说，患者说的疼就是疼痛。人们对于疼痛的反应是很不同的，有些人不接受疼痛的存在而隐瞒疼痛，有些人却会被看起来很微弱的损伤所困扰。同一种疼痛对有的患者是微不足道的，而对有的患者就是非常重大的事情。护士必须接受患者对疼痛的感受，并且给予有效的治疗。所有的患者都有缓解疼痛的权利。一些护士可能根据自己对患者疼痛的判断给药，也就是说，如果患者表现出放松和舒适，护士可能不会在患者表现出不舒服后立刻给药，这种情况应当避免，每一位患者都有得到充分迅速缓解疼痛的权利，并且患者的疼痛水平也不应当只通过外在表现来评估。

疼痛现在被认作是第 5 项生命体征，医务人员应当至少每班评估一次患者，了解其是否有疼痛及疼痛的程度。评估不充分是疼痛不能得到充分缓解的一个主要因素。疼痛评估的方法中，比较成功的一种是数字评分法，这种方法是让患者根据他们的疼痛程度从 0 到 10 打分，0 代表无疼痛，而 10 代表最严重的疼痛。另一种疼痛评估方法是面部表情评分法，这种方法适用于不会讲英语和无法说话的患者。它使用从微笑到哭泣 6 种不同的面部表情来为疼痛评分。对于反应迟钝或无法回答问题的患者，可以通过如监测生命体征、观察面部表情、强迫性保护动作、按摩、烦躁不安及呻吟等身体征象进行评估。

急性疼痛发作很突然，通常与损伤或炎症有关，并且通常持续时间短。一般的治疗方案是同时给予镇痛和病因治疗。慢性疼痛可能是持续的，也可能是间歇性的，可以与某种疾病或损伤相关或不相关，并且会持续 6 个月以上。经历过慢性疼痛的人可能在疼痛发作时并不会表现出任何不适。慢性疼痛的治疗可以应用多种方法，包括麻醉剂和非麻醉止痛药、物理治疗、冷热敷或经皮神经电刺激疗法。更换体位或支撑患肢可能也会起到缓解疼痛的作用。患者期望护士成为他们有力的支持者，并且能主动寻求减轻他们痛苦的治疗方案。

参 考 文 献

Cadden K. Pain management. *Nurs Manage*. 2007;38(8):31–35.

D'Arcy Y. Pain management standards, the law, and you. *Nursing*. 2005;35(4):17.

D'Arcy Y. Pain management by the numbers: Using rating scales effectively. *Nursing*.

2007;37(11):14–15.

Fishman S. Fifth vital sign. American Pain Foundation. Available at: http://www.painfoundation.org. Accessed April 6, 2008.

McCaffery M, Pasero C, Ferrell B. Pain control: Nurses'decisions about opioid dose. *Am J Nurs*. 2007;107(120):35–39.

82 鼻饲前确认 Dobhoff 管的位置正确

BONNIE L. PARKER RN，CRRN

评估与评价阶段

Dobhoff 管是一种小孔、加重的鼻胃管，用于需依靠肠内途径获得营养和药物的患者。插入的手法与标准的鼻胃管相似，但是在使用之前必须做腹部 X 线检查以确保胃管位置的准确。Dobhoff 被广泛应用于口腔摄入不足患者的短期营养支持。Dobhoff 对鼻窦或喉部的软组织几乎不产生刺激。第一次放管后，在喂任何食物和药物前、咳嗽或呕吐发作后、抽吸后、鼻腔外露长度与插入时不一致，或患者突然出现呼吸困难时，一定要重新检查插管位置。

使用 Dobhoff 管最大的缺点是不能像使用大口径管一样，用检查胃残留物的方法检查放管位置。因为每次使用之前做一次胸部 X 线检查是不可行的，所以使得放管位置的验证和喂食过程的评估变得更加困难。一旦通过 X 线验证了置管位置，鼻孔处的 Dobhoff 管插入点位置应当做好标记，这个标记可以帮助护士识别管路是否被拔出来或已经进一步滑入胃肠道，因为 Dobhoff 管有一个重力端，可以通过蠕动的方式深入胃肠道。

由于 Dobhoff 管的口径较小，所以更易发生移位，而通常患者并无任何阳性体征。所以，对患者的细致评估是非常重要的。呕吐可使管路移位，即使管路可能貌似依然被牢牢固定在恰当的位置上。如果一个带管路的患者经历了剧烈的呕吐，一定要检查和确保管子依然被牢牢固定，插入的标志依然在鼻孔的正确位置。评估患者是否有气短、呼吸困难的症状和体征，和（或）其他显著的身体变化。如果这些症状或体征中的任何一种存在,就需要做腹部 X 线检查确认胃管的位置。联系并告知医生，患者发生了呕吐、患者现在的体征及主诉。为避免并发症，在重新确认胃管的位置之前停止使用胃管是非常必要的。

参 考 文 献

Best C. Nasogastric tube insertion in adults who require enteral feeding. *Nurs Stand*. 2007;21(40):39–43.

Kawati R, Rubertsson S. Malpositioning of fine bore feeding tube: A serious complication. *Acta Anaesthesiol Scand.* 2005;49:58–61.

83　正确护理外周静脉穿刺部位

BONNIE L. PARKER，RN，CRRN

评价阶段

几乎每一位住院患者都使用静脉留置针，多使用外周静脉进行穿刺和置管，置管部位多选择手或胳膊，极少数也置于腿或脚上。这些管路主要用于液体替代治疗、给药和输血，并且管路根据医院的规章要求定时更换。

外周静脉置管的并发症之一是导管移位引起的液体渗漏。发生渗液的征象包括输液泵报警、皮肤局部发凉、皮肤肿硬，或者患者主诉该部位疼痛或烧灼感。如果患者出现这些症状或体征，应立即停止静脉输液，抬高肢体，然后热敷促进液体的重吸收，记录并在一个新的部位重新置管。为避免渗液，用封闭敷料将导管固定于皮肤上，然后用胶布将管路粘牢以防止因患者移动而引起导管的牵拉。穿刺部位应至少每 2 小时评估 1 次。

外周静脉置管的另一个并发症是静脉炎，它的发生原因有很多，如穿刺过程中的损伤，因被移动或牵拉而引起损伤，长期治疗或药物引起的刺激，插入大口径的静脉导管或者感染。静脉炎的预防和治疗策略包括适当地保护穿刺部位和将管路固定于皮肤上。为预防感染，静脉穿刺及每次使用管路时都必须严格遵循无菌技术，必须用酒精彻底消毒接口处。

组织损伤性液体的外渗也是静脉导管治疗的并发症之一，这一并发症发生于具有破坏性的药液漏入周围组织时，后果可能会非常严重，甚至导致截肢。危害性较大的药物主要有万古霉素、亚胺培南、萘夫西林、化疗药、异丙嗪和苯妥英。任何一种上述药物的输注都必须遵循医院规章的要求，并且需经常检查输液部位。如果发生了药液外渗，必须立即停止输液，并启动外渗治疗方案。这些指南可能是药物特异性的，或者必须遵循的处理程序可能是个别机构的特殊规定。但是，所有预防静脉置管并发症的措施都一定包含无菌技术、良好的持续评估和患者的教育。

参 考 文 献

Hudson K. IV therapy. *Dyn Nurs Edu.* October 21, 2004. Updated December 2006;5–7. Available at: http://dynamicnursing education.com/class.php?class_id+29&pid=15.

Cook L. Choosing the right intravenous catheter. *Home Healthc Nurse.* 2007;25(8):526.

84 注意力不集中会造成给药差错

BONNIE L. PARKER，RN，CRRN

计划阶段

"医院场所请保持安静！"在邻近医院的街道经常会看到这样的提示语，但是对于从事这一职业的护士而言，他们发现医院一点都不安静：人们在高声谈论和相互喊叫；药车和担架在大厅经过时发出"吱吱嘎嘎"和"梆梆"的声音；电话和呼叫铃乱响；头顶还有刺耳的公告声。护士工作极为忙碌，既要评估患者、填写护理记录、给药，又要做治疗，这些噪声和纷乱会对护士产生怎样的影响呢？

给药是护士必须完成的最细致的工作之一，但也最有可能发生错误。噪声和混乱引起的注意力分散可以导致错误的发生。巨大的工作量和频繁的倒班会增加压力感，而急于完成给药时会分散护士的注意力。Pape（2006）的研究显示，在一次值班过程中，护士1小时会被打扰6次，其中很多是在给药过程中。给药需要护士集中注意力，集中精力对于手边工作的护士来说是非常重要的。

随着人口老龄化的发展和住院患者对护理需求的增多，护士工作会被频繁干扰，这就要求护士提高警惕。护士在准备好药物即将送给患者时被打断或者被叫走是经常发生的事。当护士回来后，他可能会由于分心而误将手中已经备好的药交给另一个患者。在护士学校，每一个护生都被教育要双人核对所有药物的标签，核对患者腕带，核对和再核对，不是只核对一次而是多次。如果一个护士的注意力在给药的中间过程被打断，他一定要回去重新核对以确保药名、剂量和患者的准确。据统计，多达47%的用药差错是由分心引起的。

降低环境中的噪声是减少注意力分散的方法之一。例如，关小或完全关闭背景音乐，将电话和呼叫器的铃声设置成舒缓的音乐，将寻呼机和移动电话设置成震动，除非必要否则关闭计算机的音箱。减少环境杂乱的程度也可以减少护士注意力的分散。所以，不要在药车、治疗室和护士站放置不必要的杂物。

由于分心而发生的大部分给药差错是在已经打开药物并放置在杯中即将递给患者时。所以除非患者情况紧急，否则在整个给药过程中护士要始终与患者一起，保证把正确的药物给正确的患者，并确保其服用，这是非常关键的。

参 考 文 献

Jackson M, Wesley R. A systematic approach to preventing medication errors. The U.S. Pharmacist Continuing Education Program. Available at: http://www.uspharmacist. com. Accessed May 3, 2008.

Pape T. Workaround error. *Nursing*. February 2006. Available at: http://www.webmm.ahrq.gov.

Smetzer J. Medication management. *Nurs Manage*. 2001; 32(12):44–48.

85 知道如何识别患者身份

KATHERINE M. PENTURFF, RN, CAPA

实施阶段

在整个医疗保健领域，患者身份识别错误会导致用药、患者转运、检查和手术的错误及出院抱错婴儿等情况的发生。因为患者身份识别错误是医疗系统内许多错误产生的原因，所以在 2003 年，联合委员会将提高患者身份识别的准确性列为国家患者安全目标，并且一直作为认证的要求。

患者身份识别方法应用最广泛的一种是使用患者腕带。患者腕带通常包含患者的姓名和其他识别信息，腕带佩戴患者于手腕，移去时必须毁形，以防止其他患者再次使用。虽然这种患者身份识别方法简单、准确并且成本低，但是不能仅使用这一种方法进行患者身份识别。加利福尼亚的西洛杉矶退伍军人事务医疗中心对 712 家医院腕带识别错误进行了比较，在抽血者对患者腕带的 200 多万次核对中发现了至少 67 000 次错误，找不到腕带是错误发生的主要原因。联合委员会现在推荐使用两种识别方法来识别患者，如姓名、出生日期、社保号码或个人电话，但不能使用患者的房间号。在识别入院患者身份时，应当要求其陈述而不是确认自己的信息。护士应当问："你可以告诉我你的全名吗？"而不是"你是玛丽·史密斯吗？"许多患者可能听力不好，或者不愿意承认他们听力不好，所以不管是否听懂或理解别人所说的话，他们总是选择微笑着点头表示同意。此外，不会说英语的患者，可能会说出不止一个名字或出生日期。所以不会说英语的患者的身份识别可能需要通过一个专业翻译来完成。如果没有专业翻译，必要时应当用电话接通语言银行或语言热线。护士应当积极告知患者其身份准确识别的重要性，但要注意充分尊重患者隐私权。护士还应当对患者强调，在他们治疗过程中一定要始终使用具有法律效力的名字。有些患者喜欢用绰号或者以前使用过的名字，尤其是最近才改名的患者。如果未及时通知保险公司，可能会因为医疗保险卡上的名字和账单上的名字不一致，保险公司将不会为其医疗费用买单。

如果患者无法自我识别，那么应当有一个与患者入院识别信息一致，且在住院期间始终佩戴的有识别码的腕带。电子扫描的使用大大减少了患者误认的发生，但是只有当患者佩戴腕带时，其准确性才有保障。

参 考 文 献

The Joint Commission International Center for Patient Safety. Patient safety solution 2: Patient identification. Available at: www.jcipatientsafety.org/25087/.

Schraag J. Patient identification. *EndoNurse*. Available at: www.endonurse. com/articles/ patient_safety/596_641feat4.html. Accessed April 1, 2006.

86　正确识别乳胶过敏患者

KATHERINE M. PENTURFF，RN，CAPA

评估阶段

　　尽管患者能够快速地提醒医生自己对何种药物过敏，但是却经常忽视报告医生自己对乳胶过敏。无论因哪种疾病入院的患者，包括手术的患者，医生都应当询问患者是否对乳胶过敏。真正乳胶过敏的人在整个人群中所占的比例为1%～5%，在过敏性体质的人群中比例更大。长期职业性暴露于乳胶的人群，如医务人员、橡胶工业工人和邮政特快专递服务人员等，其乳胶过敏的发生率逐年上升。脊柱裂或先天性泌尿生殖系统畸形的患者，其乳胶过敏的发生率最高，约为68%。

　　暴露于乳胶可引发下列3种综合征：刺激性皮炎、迟发型（Ⅳ型）变态反应、或速发型（Ⅰ型）变态反应。刺激性皮炎是由于乳胶手套的摩擦引起的皮肤破损，它不是过敏反应，但大部分皮肤丘疹都是它引起的，并且经常被误认为是Ⅳ型变态反应。Ⅳ型变态反应会引发特异性接触性皮炎，敏感者体表接触乳胶后24～48小时内出现典型的症状。皮炎可使患者过敏加重或更易感染。Ⅰ型变态反应是最严重和最少见的一种综合征，它由对胶蛋白具有特异性反应的E型免疫球蛋白介导，见于皮肤、黏膜或内脏/腹膜接触乳胶后；也可以因为吸入乳胶载体颗粒或者在血管内管路的置入过程中，血液暴露于可溶解的乳胶蛋白中而引起。一般在暴露后几分钟内发生，可引发局部的或全身性的荨麻疹、鼻炎、结膜炎、支气管炎、喉炎、低血压和爆发性过敏反应。Ⅰ型变态反应已被证实可发生于术中和检查时，如果不立即抢救可能会导致患者死亡。

　　过敏体质的患者和他们的家人应当接受健康教育，使其能在家中、工作场所和医院/牙科病房识别和避免接触乳胶。对香蕉、鳄梨和板栗等食物过敏的患者可能对乳胶也存在较高的敏感性，所以可以给这些食物标上"小红旗"以示提醒。对就诊的已知或怀疑乳胶过敏的患者，包括所有脊柱裂的患者，一定要为他创造一个无乳胶的环境，以防严重并发症的发生。具有Ⅰ型变态反应的患者应当时刻带着皮下注射的肾上腺素试剂盒，并佩戴有过敏标志的医疗警示腕带。

美国食品药品监督管理局已批准第一批由新型天然橡胶乳胶和银胶菊乳胶制成的新设备上市。与传统乳胶一样，它具备一些良好特性，如弹性和强度。新型银胶菊乳胶的数据显示，即使对传统乳胶高度敏感的人第一次接触银胶菊胶蛋白，也不会发生过敏反应。

参 考 文 献

Behrman AJ, Howarth M. Latex allergy. Available at: www.emedicine.com/emerg/topic814.htm. Last Updated: November 28, 2007.

U.S. Food and Drug Administration. FDA clears glove made from new type of latex. Available at: www.fda.gov/bbs/topics/NEWS/2008/NEW01822.html. Accessed August 19, 2008.

87 及时联系主治医生

ANTHONY D. SLONIM，MD，DRPH

实施阶段

通常只有儿童专科医院才能提供复杂的儿科护理。这些医院提供专业的临床护理服务，为患儿寻求支持，为患儿健康的恢复开展前沿科研，并且培养出新一代儿科医务人员。尽管医学教育是很多儿科医院的核心功能之一，但是护理人员一定要记住，主治医生负责病例，他们应当详细了解患者的信息，尤其当护理人员与实习医生合作产生困难的时候，这一点尤其重要。

各个层次的医学实习生包括医学生、儿科住院医生及跟随儿科医生工作、学习的亚专科医生。尽管住院医生和实习人员受雇于医院，但是他们正处于向资深临床医生学习的阶段。他们提供的服务是真实的，但由于他们正在学习，所以可能会意识不到自己对有些事情还不了解，他们会困惑，不知道如何寻求帮助。

在为儿童提供高质量服务的过程中，有经验的儿科护士是非常重要的参与者，他应当能够辨别什么时候实习医生提供的治疗不是最佳的，并适当地向患儿的主治医生汇报。在这个时候，代言人的角色对于护士是非常重要的。由于家属关注患儿的治疗或者对于实习医生给予的复杂信息感到困惑，因此他们会经常向护士诉说自己的担忧，作为一名护士，有义务通知主治医生。

医学记录包含许多重要的内容。当患儿需求得不到满足时，护士首先要做的就是通知实习医生，并且记录。如果护士依然不满意实习医生的处理，他们应当向主治医生汇报，直到问题得到解决。这不仅仅是一种职业责任，更是有关患儿生命的重要事情。

参 考 文 献

Kennedy TJ, Lingard L, Baker GR, et al. Clinical oversight: conceptualizing the relationship between supervision and safety. *J Gen Intern Med*. 2007;22(8):1080–1085.

Singh H, Thomas EJ, Petersen LA, et al. Medical errors involving trainees: A study of closed malpractice claims from 5 insurers. *Arch Intern Med*. 2007;167(19):2030–2036.

88 口头医嘱不同于常规医嘱——执行前必须复述并确认

KATHERINE M. PENTURFF，RN，CAPA

计划阶段

医务人员长时间工作在特定专科领域，可能会对日常工作形成习惯性的预知。通常见于麻醉后在监护病房或麻醉恢复室，需要对特定的可预见并发症如呼吸抑制、低血压采取措施及疼痛管理。在这些科室，通常都由开立医嘱的医生从众多固定方案中选择一种作为处理这些并发症的常规方案。许多医生出于预见性习惯，倾向于对同一类并发症用同一种药。当询问医生如何处理患者术后恶心的症状时，护士能够轻易估测医生所给的答案，这似乎值得得意，但是这种熟悉感却能导致口头医嘱的用药差错。

用药差错上报和国家预防协调委员会将给药差错定义为医务人员、患者或消费者用药时发生的可预防的、不正确用药或造成患者损害的事件。这些事件可以发生于专业操作、医疗产品、流程和系统中。错误可能涉及处方、医嘱传递、产品标签、包装、命名、合成、配药、发药、管理、教育、监控和使用等方面。在医院，执行口头医嘱很常见，但是对它的系统研究却几乎没有。尽管已经认识到口头医嘱沟通不良和理解不当的潜在危害，但是很少有研究对其复杂性进行分析。口头医嘱可以在很多方面出错，如被理解错、翻译错或写错，所以应当尽可能少用。2003 年，医疗机构评审委员会开始对每个机构执行口头医嘱的过程进行检查，作为提高医疗照顾者之间有效沟通的策略之一。用药差错上报和国家预防协调委员会已经建立了一个使口头医嘱更加清晰的草案，包含以下内容。

——患者的名字。

——必要时，患者的年龄和体重。

——药名。

——剂型（片剂、胶囊、吸入剂）。

——准确的强度或浓度。

——药物剂量、使用频率和给药途径。

——数量和持续时间。

——作用和指征（除非开处方者认为不宜透露）。

——具体使用说明。

——开处方者姓名，电话号码（如果方便）。

——传达医嘱者姓名（如果与开处方者不同）。

医疗机构的管理者应当营造一种良好的氛围，即当医务人员对口头医嘱有任何疑问或与开处方者意见不一致时，要允许并积极鼓励医务人员向开处方者提出质疑。

参 考 文 献

Center for the Advancement of Patient Safety (CAPS). U.S. Pharmacopeia. Available at: http://www.usp.org/pdf/EN/patientSafety/capsLink2002–10–01.pdf. Accessed August 19, 2008.

National Coordinating Council for Medication Error Reporting and Prevention. Recommendations to reduce medication errors associated with verbal medication orders and prescriptions. Available at: http://www.nccmerp.org/council/council2001–02–20.html. Accessed August 19, 2008.

89 护士的言行举止会受到患者及其家属的关注

LYNDA COOK SAWYER，RNC，BSN，MBA

计划与实施阶段

因为健康照护的需求，人们入院接受治疗。一些人罹患慢性疾病，所以他们可能不是初次住院，一些人是因急性疾病或创伤入院，还有一些人是因为高兴的事如生孩子而入院。不论什么原因，他们都会意识到他们是在医院而不是在自己家里。

家带给大多数人以熟悉感。家里可能一尘不染，也可能杂乱无章，当我们饥饿、口渴时，家里有冰箱、橱柜、玻璃容器、镀银餐具和水盆等触手可及，随时都能满足我们的需求。浴室里也有我们用的肥皂和洗剂，甚至我们喜爱的手纸。我们的床有舒服的床垫，有双人的或大号的；床单有自己的味道；床上的枕头形状和气味都是那么的亲切，仿佛头和脖子都认识它们。我们熟悉的电话铃声，可以随意切换的电视频道、屋里家具、开关门、楼梯"吱吱"作响的声音及爱人的脚步声都深入我们内心，已经根植于我们的日常生活，这就是家。

然而，医院的房间一点也不像家，无论入院多少次，也不会找到家的感觉。

可能吃饭的时间、地点、吃的食物都不是我们喜欢的。浴室是陌生的，连手纸也不是理想的，即使从家里带来了化妆品，也不能像在家那样舒服地使用。所有的灯光都让人感到别扭。

医院的床虽然功能强大，但躺上去几小时就会变成"砖块"。床单粗糙、颜色白得吓人。毯子太薄、极不舒服，似乎不像是在床上。枕头就像充满乙烯的砖头，套在粗糙、颜色过白的枕套内，枕着显然极不舒服。电话铃声太大，向外面打电话也不方便。虽然电视能收到很多频道，但就是没有自己最喜欢看的那个。药车、报警、头上广播、其他房间电话、厕所冲水、陌生人谈话和陌生房门开启及"梆"地再次关上的所有声音，对他们的内心平静和康复丝毫帮助也没有。不能开窗，经常够不着或找不到灯绳。温度控制器被神秘地隐藏起来，即使能够找到，进行温度调节也不产生任何作用。所有的一切都在告诉他们：这不是在家里。

这就是患者和他的家属每时每刻都在经受的痛苦折磨。迪斯尼将医生走进房间形容成走上舞台。当房间的所有装饰对于入住者都是陌生的时候，你就成为了可变的实体。清醒的（很多都是半清醒状态）、被床或椅子约束着的患者对人的存在都会非常敏锐。当你走进房间做事情的时候，探访的家属和朋友都会变安静，成为非常警惕的观察者。

你的行为和说话、做事的方式都被患者和家属记在心里。实际上你的声音和回应呼应铃声时的语言都将与你的表现有关。你应当表现出沉稳、和善、关爱和富有同情心。要学会微笑，首先向患者介绍自己，然后对来访者进行介绍。如果合适的话可以握手，触摸患者。当与特殊患者初步建立关系时应当坐下。当你走进房间，告知患者和探视者你要做什么、需要多长时间，以及当你离开时，告诉他们如果有需要如何找到你。

学会观察：患者安全么？是否疼痛？如果条件允许，他喝新鲜的冰水么？患者在床上的体位是否符合人体力学原理？单薄的床单和毯子摆放得是否整洁？呼叫器、灯光开关和电话是否在手边？床头桌、桌边、台面和床边的垃圾是否需要倒掉？垃圾桶满了么？衣物篮满了么？有没有毛巾掉在地上或者水槽里？是否有用过的餐盘？有没有赏心悦目的花或植物？需要浇水么？处理好所有这些事，可能会有人告诉你这些不是你的工作范畴，但是他们错了。

你要知道每次你走进患者的房间（走上舞台），所有的眼睛和耳朵都关注着你，你做或不做是患者和家属认为你是否关心他们的决定因素。如果你被认为不关心他们，你不可能成为一个好护士。拿出时间来关心他们，倾听、观察、少说、多做，而不仅仅是完成你分内的工作。

参 考 文 献

Kinni T. *Be Our Guest: Perfecting the Art of Customer Service.* Los Angeles, CA: Disney Editions;

2003.

Lee F. *If Disney Ran Your Hospital: 9 ½Things You Would Do Differently.* Bozeman, MT: Second River Healthcare; 2004.

90　临终患者同样需要最优质的护理服务

MARY S. WARD，RN，BS，OCN

实施阶段

照顾临终患者需要照顾者、护士和医生具备独特的素养。大量文献记载，很多医生，甚至肿瘤专家，在谈论到患者的死亡和姑息治疗时都会感到无所适从，从而沉默寡言。患者的死亡问题给医疗团队带来了许多伦理、道德、精神和身体的挑战。护士经常是第一个与患者和照顾者讨论死亡的人，所以应当与医生一起为他们提供适当的支持。患者对死亡过程有很多内在的恐惧，害怕不必要的疼痛、痛苦及缺乏控制感。一项超过 9000 个临终患者的 SUPPORT 试验显示，这些恐惧多数都是合理的。有意识的临终患者超过 50%在最后的 3 天内至少有一半的时间都在经历中到重度的疼痛，46%的停止抢救医嘱（DNR）会在最后 2 天下达，但实际上只有 47%的医生了解患者是否处于放弃抢救状态。

所有患者都渴望有机会为生命的最后时光留下些什么。但在最后一分钟才下达停止抢救医嘱，意味着患者直到临近死亡都没有处理这些事情。对于这类患者，死亡的过程更加漫长，所以护士和医生有责任让患者充分了解自身的状态，以便他可以计划一些事情来掌控自己的生活。患者应当能够自己决定是想要更多有控制感的、有质量的生活，还是愿意忍受许多不良反应，接受延长生命的治疗。但是，治疗的选择经常并不如此一目了然，也不在患者整体预后框架中。

让患者充分了解自身身体状况的一个最重要的作用就是可以允许他和他所爱的人去完成他生命中未完成的事情。他可能有一些愿望想要在生前实现，如可能会有一些人需要道别或拜访，可能他需要完成一份遗嘱。

为了完成这些事情，护士应当第一时间评估患者对自身预后和医生语言的理解程度。护士还应当评估患者的情绪状态，存在哪些支持系统及他是否准备谈论"死亡"这一自然规律。讨论应当以患者愿望为中心，询问患者的愿望是什么，然后使所有治疗尽可能围绕实现这些愿望来安排。护士必须主动聆听患者心声，捕捉他的情绪变化，还应当及时与医生交流所收集到的信息，以便医生在与患者和家属进一步谈话之前有所准备。

必须强调的是，照顾者绝不允许向患者传递一丝放弃的信息。在临终护理中，患者经常会从家里转入医院，然后到某护理院或某临终关怀机构进行姑息治疗。

在每次转院过程中，极重要的一点是所有照顾者都要让患者了解到：照顾一直在传递，并且是连续的。

生命的最后时光对患者和家属都非常有意义。如果医疗照顾者避免讨论而坐等患者自主死亡，那么他们就剥夺了所有患者完成个人心愿的珍贵时光。敢于跨出第一步，在恰当的时候开始谈论这些事情是护士应尽的责任之一。

参 考 文 献

Balaban RB. A physician's guide to talking about end-of-life care. *J Geriatric Intern Med.* 2000;15:195–200.

Ngo-Metzger Q , August KJ, Srinivasan M. End-of-life care: Guidelines for patient-centered communication. *Am Fam Phys.* 2008;77(2). Available at: www.aafp.org/afp. Accessed April 8, 2008.

Quill TE. Initiating end-of-life discussions with seriously ill patients: Addressing the "Elephant in the Room." *J Am Med Assoc.* 2000;284(19):2502–2507.

91   正确拔除尿管，避免损伤患者

MARY S. WARD, RN, BS, OCN

实施阶段

留置导尿管是由经过培训的工作人员实施的一个常规护理操作，有很多的适应证。这些适应证包括尿潴留、术前和术中膀胱减压、尿道和周围组织的手术修复、膀胱内注药、准确记录出入量和无菌尿液的采集。医务人员都接受过在无菌条件下导尿的培训，所有的辅助人员也都应当接受适当的留置导尿及其护理方面的培训，以防对患者造成损伤。

尽管尿管在医疗机构中广泛使用，但并非没有风险。最常发生的就是尿管相关性尿道感染。然而，也有案例显示，插管位置不当和留置或拔管过程中的机械损伤也可引起并发症。尿管插入膀胱内太深，或实际上已经插到输尿管，这可能导致输尿管的创伤和疼痛。其他并发症还有尿道损伤、膀胱穿孔和直肠膀胱瘘形成。

很多患者的损伤可能来自尿管插入或尿管发生故障时，有时操作者走捷径可能就会引起患者损伤。大部分的尿管是由橡胶或塑料管制成，通常会有一个侧孔，护士通过这个侧孔注入10ml灭菌水，然后尿管的尖端会形成一个膨大至几厘米的气囊。这个气囊的作用是保证尿管留在膀胱里并固定尖端，从而允许尿液引出。拔尿管的正确方法是用一个空的10ml注射器抽出气囊里的水，缓慢地拔出尿管。

然而，每个有丰富临床经验的护士口袋里总是有很多东西，其中就有剪刀。如果有时无法随手拿到注射器，护士会试图用剪刀剪破尿管的尾端将气囊中的水放出，但这可能会引起患者巨大的损伤。一旦气囊中的水被放出，尿管的尾端就会很容易被快速地拽向膀胱。这种事情一旦发生，务必请泌尿科医生会诊，将残留在膀胱内的尿管拔出，这种操作会给患者带来损伤和感染的风险。

参 考 文 献

Kim MK, Park K. Unusual complication of urethral catheterization: A case report. *J Kor Med Sci.* 2008;23: 161–162.

Lewis SM, Heitkemper MM, Dirksen S. *Medical-Surgical Nursing.* St. Louis: Mosby; 2007, pp. 1288–1289.

92 促进医护沟通，改善患者预后

MARY S. WARD，RN，BS，OCN

计划阶段

护士是患者的维护者，现在几乎每门课程都包含一些沟通技巧方面的内容。但这些沟通技巧对一个需要在凌晨 3 点叫醒值班医生，或者在重症监护病房与一个苛刻的医生面对面的护士来说，一点作用也不起。护士在与其他医务人员，尤其是医生相处的过程中，总是倾向于退缩或将自己放在一个很低的位置。然而，最近的发展趋势和证据证明，这种心态对所有人都是不利的，包括护士、医生、其他医务人员，最重要的是患者。护士，尤其是在住院部或者长期护理机构工作的护士，与患者长期相处，并且与医疗团队的其他工作人员如营养师、个案管理者、社工等接触也较多。另外，护士与患者家属的交流也较其他医务人员更亲近，这使得他们能很好地全面评估患者和家属的需求。但是，护士通常不愿意与患者的医生或其他关键决策者分享他们所观察到的、看到的、评估的结论或建议。

这种沟通的缺乏与很多因素有关，更多的是源于文化和医疗系统的结构组成。谁应当负责为患者做决策可能会是一个问题。有时，护士会困惑该找哪个医生处理患者某些特殊的问题，尤其是在患者有一个多层次的医疗顾问团的时候。常见的是医生因为某个问题被叫来，但是他会说找另一个医生，因为这个领域他不擅长。当护士收到这样的答复时，他通常不愿意打第二个电话来解决这个问题。其他导致这种不情愿的因素还包括医护之间隐含的文化层次、性别差异和文化背景。另外，医生和护士接受的沟通方面的教育也不一样。医生接受的教育是应当说话

简洁、切中要害；而护士则是在交流时一定要描述细节。

牢记以患者为中心这一要素。如果沟通不畅，患者接受的护理质量将会降低。医务人员之间的交流不畅会导致患者安全质量的下降、患者服务的延迟及资源的浪费，而且还会引起与患者治疗相关的重要信息的流失。所有参与治疗的医生都应当将患者的治疗放在第一位。

谨记这个主要目标，护士需要开放地、诚恳地与医生交流。当与医生沟通时，认真组织沟通内容、善用沟通策略的护士更有可能像他们所期望的那样，成功地为患者代言。无论是机构和个人，还是护士和医生，从以患者为中心的团队合作的立场出发来进行沟通，相比以往惯用的"筒仓"式沟通，沟通会更易成功。但是为了进一步改善患者结局，护士需要乐于更全面、更专业地评估患者，为医疗团队提供更多的信息和建议。

加强沟通对护士和医生也有好处。运用团队合作精神进行患者照顾的护士将会发现自身满意度提高、个人健康状况改善、更加长寿、个人工作能力提高，并且总是能够提前预知患者的需求而不是被动地反映。

参 考 文 献

Friedman DM, Berger DL. Improving team structure and communication: A key to hospital efficiency. *Arch Surg*. 2004;139:1194–1198. Available at: http://archsurg.ama-assn. org/. Accessed April 15, 2008.

Haig K, Sutton S, Whittington J. A shared mental model for improving communication between clinicians. *Joint Comm J Qual Patient Saf*. 2006;32(3):167–175.

Sachs BP. A 38 year old woman with fetal loss. *J Am Med Assoc*. 2005;294(7):833–840. Available at: www.jama.com. Accessed April 25, 2008.

Shortell SM, Singer SJ. Improving patient safety by taking systems seriously. *J Am Med Assoc*. 2008;299(4):445–447.

93　正确使用专用仪器，预防患者受伤

JULIE MULLIGAN WATTS, RN, MN

实施阶段

从2000年起，患者安全得到了国家媒体、政策机构、相关产业和消费者的广泛关注。医疗机构评审联合委员会将患者安全视为首要问题，制订了许多患者安全目标和法规。这些法规与预防感染、降低用药差错、加强沟通和降低手术错误有关。

在肿瘤患者的护理工作中，提到差错，经常会联想到肿瘤治疗差错、肿瘤治疗不良反应、发泡剂外渗、输血反应等。在肿瘤科也会发生普通科发生的错误，如输液泵、静脉药物、约束具、高风险药物和仪器的使用错误。大部分肿瘤患者因疾病需要置入血管通路，血管通路对化疗尤其是需长期化疗的患者非常重要。护士经常参与通路装置的选择、维持、使用和管理。肿瘤护士也要负责教会患者和家属该装置的家庭护理。肿瘤患者身上使用的静脉通路装置包括外周静脉穿刺、经外周静脉的中心静脉导管（PICC）、隧道式中心静脉导管（如希克曼）和置入式血管接入设备（输液港）、从 19 世纪 80 年代开始，短期使用的外周静脉穿刺已经减少，原因是出现了其他更易置入、保持和被患者接受的装置。

现在，对于接受短期治疗（通常是 4～7 天）的肿瘤患者，才会选择外周静脉输液。头皮静脉针容易插入，并发症少，并且价格低。但对于年龄太小、老年人和静脉硬化或变脆的患者，外周静脉穿刺可能比较困难。同时，电解质、血制品和化疗药的输入会刺激外周静脉，有些患者的外周静脉通路无法建立，因为根本无法找到一个可接受的稳定的部位进针。这时候，尽管缺乏文献支持，但是护士可能会通过温暖患者手臂或放低穿刺端或两种方法并用来增加血流。

如果护士采用加温技术来辅助穿刺，那么选用合适的仪器温暖手臂非常重要。使用热水或其他非专用的工具，如微波炉中加热过的毛巾或衣服可能会烫伤或损伤患者。任何一种工具，如果使用不当都会对患者造成损伤。只有时刻保持安全意识才能降低因使用医疗设备而引发的风险。一定不要将医疗设备用于其他未被设定的用途。同时，也不要将非医疗设备用于患者。由受过培训的医务人员使用加热毯或加热垫温暖患者的手臂，是协助找到一条可以穿刺血管的最佳选择。

参 考 文 献

Camp-Sorrell D, ed. *Access Device Guidelines: Recommendations for Nursing Practice and Education*. 2nd Ed. Pittsburgh, PA: Oncology Nursing Society; 2004.

Infusion Nursing Society 2006. Infusion nursing: Standards of practice. *J Infusion Nurs*. 2007;29:1S.

Lenhardt R, Seybold T, Kinberger O, et al. Local warming and insertion of peripheral venous cannulas: Single blinded prospective randomized controlled trial and single blinded randomized crossover trial. *Br Med J*. 2002;325(7371):1038.

Sosin J. Legally speaking: Careful with that equipment! *RN*. 2002;65(2):59–62.

94 新就职护士带教

FRANCINE B. YATES，RRT，RN，BSN

实施阶段

随着时代的发展，护理教育从学徒制转向学校教育，随之而来的是护士毕业后工作能力差，毕业护士缺乏立即承担护理的能力。不论是哪种层次的教育，大多数应届毕业护士，都不能承担患者护理工作或不能完全胜任药物分发工作，并且缺乏组织技巧。护士学校只是为护士开始职业生涯奠定了基础。少量的临床实践只是护士毕业后所需实践能力的初步尝试。护生只允许观察而不允许实践，但是只是去观察几乎学不到知识。

整个医疗系统急需智慧的带教老师。不幸的是，带教老师的工作面临着许多挑战，所以选择的标准可能很低。带教老师的选择可能仅根据谁能被邀请到和谁有时间完成任务。优秀的带教老师应该是一个经验丰富的护士，他应当具有多种临床技能、专业知识、良好的领导和沟通能力，因此应当建立严格的选择标准，筛选合格的护理带教老师。

好的带教老师会使新护士受益匪浅，老师会结合学生的学习风格进行教学，得到科室日常工作的锻炼。一个好的老师会将理论与临床实践相结合，并且在实施护理操作时能解释操作的知识和原理，便于新护士理解，这将最终使他的患者受益。

一个高效率的带教老师可以帮助新护士快速拥有临床护理能力，同时可帮助新护士将角色转变的影响降到最低，减少新护士的压力、失望和挫折情绪。新护士需要培养自信，即他拥有日常事务处理及满足患者日常需要的自信。

在优秀老师的带教下，新护士的职业生涯将迅速开展。选择的带教老师必须具备培训新护士临床能力的学历层次和专业基础，人际交流技巧也是必不可少的。冷漠或者对医院持消极态度的带教老师不利于留住新护士。

带教老师必须是经过培训的、有教学能力的老师。随着护理人力资源短缺的逐年加剧，新护士的保留非常重要。如果新护士不满意入职培训的时间，或对自身准备不足的带教老师不满，他们可能会在其他医疗领域寻找一份压力小、约束较少的职位。

新护士培训面临很多压力和挑战，新护士必须具有为患者提供护理的能力。带教老师培训可能有助于培养他们必要的技能，以有效地培养新护士的技能和知识，这对于新护士在护理领域中走向成功是必要的。这不仅会留下新护士，也会留住经验丰富的带教老师。

参 考 文 献

Daigle J. *Preceptors in Nursing Education—Facilitating Student Learning.* Kansas State Nurses Association; April 2001. Available at: http://findarticles.com/p/articles/mi_qa3940/is_200104/ai_n8938452/printHow.

Floyd JP. How nurse preceptors influence new graduates. *Crit Care Nurse.* 2003;23(1S):26, 52, 95.

Myrick F. Preceptorship—Is it the answer to the problem in clinical teaching? *J Nurs Edu.* 1988;27(3):136–138.

95　关注患者病情变化比关注仪器报警更重要

FRANCINE B. YATES, RRT, RN, BSN

评估阶段

在护理工作中，尤其是在重症监护病房，科学技术在患者护理中发挥了很大的作用。病情越重，患者就需要越多的仪器来监测生命体征，如监测血压和心率；呼吸机用于辅助患者呼吸；球囊泵用于提高心排血量。医疗技术越多，医务人员需要的培训也就越多。

医疗技术和设备的使用需要护士投入更多的注意力、时间去操作它们，并为需要这些设备辅助的患者提供照顾。护理人员必须学会操作、维护和检修仪器的技术，以便安全高效地使用医疗设备和技术。新技术的发展可以保护患者安全，减少护士工作量，同时更准确地监测患者的病情。这些技术是为提高患者安全而设计的，利于护士快速、准确地做出合理决策以应对患者病情的变化，当然也有例外。

对各种技术和多种报警仪器的依赖会转移护士对患者的注意力、当报警声音响起时，它会吸引护士的注意力，使护士的注意力从患者身上转移到仪器上。将注意力集中在技术和设备上能降低护理水平。

设备和技术使用越多，护士对它们就越依赖。一切似乎是可控的，可衡量的，又是可预见的。然而必须记住的是人体变化大多是不可预见的。对机器和设备的依赖可以产生一种对设备的错误的安全感，并导致评估技能的降低。设备提供的数据必须通过观察得到验证，而不是仅看表面数据。有一个很好的例子，监护仪开始报警显示患者室性心动过速，护士跑进房间，但却发现患者坐在床上只是想知道报警是什么样的，这是经常发生的事情。

具备相关知识、理解不同设备和技术的使用操作程序，这才是安全、称职的护理实践。有时在使用某仪器时，护士会发现仪器出现故障。患者的护理质量和结局取决于护士的评判性思维和丰富的评估技能。护士在仪器使用、应对报警和预防故障方面的经验和教育，将在更大程度上提高护士在仪器使用和临床护理工作中的能力。

参 考 文 献

Haghenbeck K. Critical care nurses' experiences when technology malfunctions. *J NY State Nurses Assoc.* 2005;Spring/Summer:13–19.

Kiekkas P, Karga M, Poulopoulou M, et al. Use of technological equipment in critical care units: Nurses' perceptions in Greece. *J Clin Nurs.* 2006;15(2):178–187.

96 无菌技术和观念有助于防止静脉输液并发症的发生

FRANCINE B. YATES，RRT，RN，BSN

计划阶段

无论是在监护病房还是在外科病房，大部分住院患者都需要建立静脉通道。护士的外周静脉穿刺技能的教育和培训应当是护士教育和能力认证的关键部分，护士还应当掌握静脉治疗的适应证和并发症的相关知识。

为减少并发症，穿刺过程应遵循无菌技术。护士必须时刻牢记：彻底和正确的洗手是预防感染的第一道屏障，任何静脉导管置入流程的第一步都是正确洗手。

护士也应自觉使用清洁或无菌用品。注射部位应该用适当的消毒液进行彻底消毒，如酒精、氯己定或碘络酮溶液。置入的静脉导管必须是无菌的，因此，为防止导管污染，需在即将进针时才移走针帽。在安全正确地完成置管后，注射部位应该敷以无菌黏性敷料，如透气胶膜等。有些机构可能提供穿刺包，该穿刺包里除了导管之外，还包含了所有要用的静脉穿刺用品。如果使用胶布固定管路，必须确保它是干净的，而不是接触过床边、床头桌，甚至是地板。为保持严格无菌，如果胶布不小心掉到地板上，护士不应该再将它用于穿刺部位，而必须使用新胶布。使用不清洁的胶布或敷料，会大大增加局部和全身感染的风险。全身性感染，虽然只是偶发，但后果很严重，常常危及生命。

现在，护士不仅要必须掌握如何安全置管，而且还要监测穿刺部位的并发症，如感染、渗透、外渗、静脉炎和凝血。必须常规冲洗静脉导管并密切观察，如果不定期冲洗，导管可能会堵塞。穿刺时未遵循无菌技术、未按规定更换敷料、导管使用时间过长均可导致感染。护士必须熟悉和遵循医疗机构的静脉导管置入和管理的具体规章和流程。掌握外周静脉正确的穿刺和维护技术是最大限度减少感染及其他并发症风险的第一步。

参 考 文 献

Schmid MW. Risks and complications of peripherally and centrally inserted intravenous catheters. *Crit Care Nurs Clin N Am*. 2000;12(2):165–174.

Weigand DJ, Carlson KK. Peripheral intravenous catheter insertion. *AACN Procedure Manual for Critical Care*. 5th Ed. Philadelphia, PA: Saunders; 2005, pp. 667–689.

97　保证住院患者医疗文件记录的完整性

LEA E. LINEBERRY, RNIII, BSN, CCRN, CPN

评价阶段

文件记录不完整可以被定义为文件记录未完成或文件记录不连贯。文件是证据的书面形式。在护理工作中，护理记录是所写护理内容均已被执行的法律证明。不能正确完成护理评估文件书写的护士是不合格的，这是护士不负责任的表现，并可以作为其疏忽和渎职的证据。随着渎职诉讼案件的增多，文件的细致完备是非常必要的。日常工作中，护士最不喜欢书写工作，他们宁愿花时间与患者待在一起并提供床边照顾。然而，必须强调的是，文件记录中的护理内容就是执行过的护理操作的证据。即使病历中缺少的是患者住院期间发生的简单任务或事件，对于任何案件的法庭审理也都是不利的，这将使护士暴露于被怀疑和受伤害的境地。

护士必须花时间完整地记录文件。在患者入院时，护士必须详细记录其病史，护士普遍会犯的错误就是未记录患者的重要病史。如果住院数据库不完整或某部分信息丢失，医疗机构和雇员就可能被起诉。医疗机构已经发展了用于审核护理文件质量的管理项目，并开始纠正这一类型的错误。笔迹不清也可以被认定为文件记录不完整。医疗记录既可以为主管医生在临床沟通和治疗计划制订方面提供参考，也可以作为治疗计划是否充分适当的证据。护士的时间经常很紧张，这可能源于人力短缺、手头的事情杂多，或者只是想按时下班，所以可能倾向于用错误的语法记录或拼写匆忙，必须格外小心以避免这些错误。

文件记录不完整会被认为记录没有完成，并且会传递护士没有恰当地完成评估的信息。不合格的医疗记录在审讯时可以作为起诉护士渎职的证据。正规的笔迹和完整的记录可能不会使护士免于被起诉，但是可以为他的执业资格和职业生涯提供保护。

参 考 文 献

Glondys B. Practice brief: Ensuring legibility of patient records. *J AHIMA*. 2003;74(5):64A–64D. Available at: FORE Library: HIM Body of Knowledge. Accessed June 30, 2008.

Leacock-Ballish P, Spader C. Preventing documentation errors. *Nurs Spectrum*. 2005. Available at: http://www.nurse.com. Accessed June 2, 2008.

98 确保正确进行护理记录

LEA E. LINEBERRY, RNIII, BSN, CCRN, CPN

实施阶段

实践相关问题如记录错误，在现今的护理领域中较以前更常见。渎职诉讼案件不仅涉及医疗机构，也牵涉到护士个人。护士不能纠正记录中的错误是很麻烦的，在法律上是对自身不利的证据。恰当的文件记录可以为护士提供强有力的证据，并且在根据需要提供证词时可以呈现护士工作的具体模式。

避免记录错误的一个方法是熟悉处理病历错误的规章和流程。在纠正记录时要用"写入失误"这个术语代替错误。错误记录纠正的最简单和最具操作性的方法是从最初写错的地方开始将整个写错的地方画一条直线。所有医务人员都应当相互监督医院文件书写错误相关规定和指南的遵守情况，以防发生法律纠纷。

一些文件书写错误经常是因为简单的数学问题。出入量应当始终双人核对，以防发生加法或减法的错误。出入量计算不准确可能意味着延误治疗，为纠正错误的低出量而继续补液也可能导致体液过多。使用计算器可能会减少部分错误，然而文件上数值的错误也会导致计算错误。其他的数字错误也有，如将数值填入错误栏目或区域。如果平均动脉压的数值被写到中心静脉压栏目下面，医生会误把错误值当成正确的，而给予患者错误的治疗。

为了防止出现文件书写错误，必须遵守一定的操作指南，包括不用修正液覆盖或其他方式隐藏错误，这些方法在法庭上可能会被认为是护士在掩盖某些事情。通常只使用一条线从开始写错的地方画起，并在线上写上日期、时间和名字首字母以对错误进行说明。对已经记录在病历上的单词或条目进行修改被认为是篡改，并且可能使护士面临起诉。但是如果按照医院的规章或流程正确处理，记录错误是可以被纠正的。

参 考 文 献

Lynch VA. *Forensic Nursing*. St. Louis, MO: Elsevier; 2003.

Smith L. Handling documentation errors. bNet: Business Network. 2003. Available at: http://findarticles.com/p/articles/mi_qa3689/is_200310/ai_n9317905. Accessed July 2, 2008.

99 避免抄袭护理记录

LEA E. LINEBERRY, RNIII, BSN, CCRN, CPN

实施阶段

每个班次都要书写详细的交班记录，这往往让护士感到乏味、单调。所以，他们经常走一些捷径，其中最快的方式之一就是照抄前一班护士的评估记录，也就是"护理文件抄袭"。抄袭的意思是"将他人的文字或想法作为自己的来使用"。在高等教育领域，这是学术不端行为。而在护理领域，这是评估不诚实的一种表现。

多年以来，病历书写方法发展了多种形式，其中包括描述性记录、焦点记录、以问题为中心的记录、流程记录等。评估患者病情变化的所有护理文件都是患者医疗记录的组成部分，护理记录已经成为反映患者护理内容及护理技术的法律文件。在处理护士渎职问题时，护理记录是分析的核心内容。如果采取捷径，抄袭上一班的护理评估记录，那么会使病历错误重复出现。好的文件可以成为护士渎职诉讼的保护伞，可以保护护士的执业资格。

记录护理过程是护士的责任，必须诚实准确地完成。当工作繁忙时，护士经常简单地照抄上一班护士的记录，尤其是流程记录。在简单地快速照抄时，护士总是理所当然地认为前一个人的记录是正确的。例如，记录上写着瞳孔对光反射灵敏，而事实是患者戴着义眼。另一个例子可能是患者由于之前的一次脑卒中而偏瘫，但记录上却写着四肢活动正常。

诚实地评估是所有护士在文件记录时必须遵守的准则。因为学术端正是所有大学机构的规定，所以抄袭可能带来严重的后果。护理记录的抄袭——评估不诚实也是如此。被辞退或丧失执业资格不应该成为护士职业生涯的一部分，但是如果由于某些形式的病历错误而导致渎职诉讼，这也是有可能发生的。

参 考 文 献

Iyer PW, Aiken T, eds. *Nursing Malpractice*. 2nd Ed. Lawyers & Judges Online Publishing Inc; 2001.
Laird C, ed. *Webster's New World Dictionary*. Hoboken, NJ: John Wiley & Sons Inc; 2002.

100 相信你的直觉——你最了解患者

ALICE M. CHRISTALDI，RN，BSN，CRRN

实施阶段

患者的疾病情况远比医疗诊断的描述要复杂得多。现在的护理工作进行了很多技术革新，如电子病历、仅取一滴血即可床边读取试验结果的便携式血糖仪、增加给药安全性和准确性的无线条码扫描。但当患者需要帮助的时候，没有什么可以比一个支持患者、善于沟通、积极主动并且顺应自己直觉的护士更重要。这些直觉的培养可能需要花很多年，经常是在一次次尝试和错误中学习到的。扎实的培训最重要，不仅需要学习书本知识，还需要花大量时间从实践中学习。

护士是患者的代言人，这需要发挥护士和医生之间的合作精神。信任和尊重是长时间培养起来的，所产生的团队精神会使者受益。语言表达和书写清晰非常关键。同时，应避免记录个人观点，尽可能做到客观，及时处理而非等待更好的时机。当看到某些需要处理的事情时，不要留到下一个班次处理。还有一个重要的方面是知道何时叫醒医生，何时可以只留一张纸条在病历上等待医生早上处理。语言简洁，直入主题。任何一个在凌晨 1：00 叫醒过医生的护士都知道这一点。

护理标准和你所在机构的规章和流程应该牢记于心。不要偏离这些规定，而是应主动地遵守。在我们快节奏的护理工作中，有时我们会忘了倾听，但是善于倾听是至关重要的，只要我们拿出时间去照顾他们，许多患者会给我们具体的非语言线索。我们的工作不仅仅是发药、完成治疗，而是把患者作为一个整体去关心。花一些时间与患者培养良好的关系，付出真心，你将成为他们更好的支持者。

参 考 文 献

Austin S. Ladies and gentleman, I present the nursing documentation. *Nursing*. 2006;36(1):56–64.

Hennerman EA. Unreported errors in the intensive care unit: A case study of the way we work. *Crit Care Nurse*. 2007;27(5):27–34; quiz 35.

Mace S. Trust your instincts. Available at: http://include.nurse.com/apps/pbcs.dll/article?AID=20066122101. Accessed May 11, 2008.

101　适度使用约束具

ALICE M. CHRISTALDI，RN，BSN，CRRN

评价阶段

约束具的使用在医院已经明显减少，在养老院已经完全消失。医疗机构评审委员会规定，医疗照顾者应当最大限度地减少约束具的使用。

在医院，约束具有很多种，包括腕带、背心、腰部带锁的安全带和手套等。床挡也被认为是一种约束方式。如果患者无法自己移除约束具，就被认为是约束。通过药物来控制患者的行为也可以归类为约束。

使用约束具的最主要原因之一是预防跌倒，其他原因如对治疗性管路的保护，包括气管插管、静脉导管、中心静脉导管、留置尿管等。50%在家中接受照顾的老年人（＞80 岁）曾发生过跌倒。其中，有 20%～30%的跌倒造成老年人活动和自理能力下降，3%～5%造成老年人骨折。

如果一个患者需要通过约束来确保安全，那么应至少每隔 2 小时巡视一次，监测患者液体和营养的供给情况，每 2 小时供给一次，大小便护理也是一样。皮肤的护理需细致，应经常为患者翻身以预防皮肤破溃。

经常对约束的必要性进行评估，尽可能少用约束具。只使用认可的约束装置，而不是用叠起的床单或者枕套包裹在腰部。不要把约束带连接到轮椅或床的活动部分。至少 2 小时检查一次患者的末梢循环，保证被约束部位皮肤的完整性。如果约束装置被损坏，不要试图修补，而要换一个新的。使用安全别针是不可取的，因为这会造成损伤。

现在已经有一些装置可以在患者试图从床上或椅子上起来时向医务人员发出警报；也可以设定床头报警器，在患者将腿伸下床时响铃报警；可以购买一种录有某种声音的装置，告知患者不要自行起床；将一个压力感应垫放在患者椅子上，当患者试图站起来的时候垫子会发出声音。这些装置可提示医疗人员，患者试图移动，可以给予患者帮助。

如果患者在大厅走来走去，上前确认一下他是否饿了、渴了或者想上厕所。这些基本需要经常会促使患者来回踱步。重复告知患者，确保患者能够轻易找到杯子、手杖或助听器。检查目前的医疗状况是否可能会使患者激动或更加彷徨。感染，尤其是尿道感染，血糖控制不当或者可能的神经功能紊乱都会使患者更加混乱。仔细评估疼痛也非常重要，患者可能无法表达他的不适，无法提供语言上的线索，所以在实施止痛措施后，一定要重新评估患者，评估其疼痛是否得到缓解，或者是否有必要继续实施干预。

尽量减少患者身边的刺激物。医院是一个充满噪声的地方，24 小时灯光通明，电话铃不停地响，电视机的声音也非常刺耳，即使是在晚上也没有安静的时候。如果条件允许，为这些患者重新安排护理，使他们得到切实的休息。允许设定无打扰睡眠时间段。

保证文件记录恰当。如果你使用了流程图，一定要保证它遵循医院的规定，并且与现在的标准一致。真实地时间记录，不要在刚上班或临近下班时完成流程记录，评估记录要完整准确。

鼓励家属参与也是一个很重要的方面。他们会为患者的某些行为问题提供有价值的线索。在最困难的时候，他们也希望能够陪伴在患者身边。每一次使用约束具时都要告知患者家属，因为通常他们会认为使用约束具是惩罚患者，所以非常有必要对家属做好解释工作。

在医院，跌倒预防小组的活动逐渐活跃起来。他们提出了一些不需要身体约束但可以保障患者安全的方法。这需要一个多学科的团队发挥作用，需要护士、医生、治疗师（包括职业的和业余的）和药剂师的共同参与。患者的安全非常重要。有时约束是唯一的方法，但使用时一定要恰当，并经常进行评估。

参 考 文 献

Caruso LB, Stillman RA. Geriatric medicine. In: *Harrison's Internal Medicine*. Fauci AS et al., eds. Available at: www.accesssmedicine. com/content.aspx?aID=2860353&searchStr=decubitus+ulce r. Accessed March 28, 2008.

Sweeney-Calciano J, Solimene AJ, Forrester DA. Finding a way to avoid restraints. *Nursing*. 2003;33(5):32HN1–4.

102 避免摩擦发红的骨隆突处

ALICE M. CHRISTALDI, RN, BSN, CRRN

实施阶段

压疮的追踪与评估越来越受到重视。收入急诊的患者需要进行全面的皮肤评估，并且详实地记录发现的异常情况。医疗保险制度已经改革，现在如果有院内压疮发生，那么需要医院自己买单。

10%～18%的急诊病区的住院患者会发生压疮。其中 80%发生在骨性隆起处，如足跟、骶骨、外踝、坐骨和大转子处。如果骨隆突处遭受巨大的压力，即使经历的时间很短，也可能形成压疮。长时间的潮湿会降低皮肤的弹性。患者的皮肤在亚麻床单上被拖动而产生的摩擦力和骨隆突处的皮肤在坚硬的表面划过时产生的剪切力的共同作用，可以造成皮肤的损伤。使用如 Braden 量表等压疮评估工具可以帮助识别存在压疮风险的患者。对于高风险患者，一定要注意保持其皮肤的完整性。

压疮的危险因素有营养不良、糖尿病、低血压发作引起的灌注不良。高危人群有患有多种疾病的老年人。压疮史也是患者再次发生压疮的危险因素，大小便失禁也是导致压疮发生的另一个主要危险因素。

如何为患者尤其是老年患者提供护理，这需要我们认真思考。每天洗澡对患者来说可能并不是最有益的，过多地使用肥皂可引起皮肤干燥，也可能因改变皮肤的 pH 而降低皮肤的保湿能力。擦拭身体时水温应当适中，不要太热。洗完澡后应当在身体仍然湿润的时候涂上乳膏。与所有护士学过的知识相反，骨隆突处是不能擦拭的，尤其是发红的地方，因为这样会使组织损伤加重。

护士要 2 小时为患者翻身一次，用流程图记录护理措施并与同事交班。当为患者翻身或帮助他们下床时注意避免摩擦力和剪切力。将床垫铺于患者身体下可能会有帮助。如果条件允许，也可以使用足跟保护装置。在脚下垫枕头使足跟抬离床面，这样可以帮助缓解部分压力。可能的话，床头抬高不超过 30°，以预防患者身体下滑产生剪切力而造成皮肤损伤。对于不能活动的患者，要使用充气床垫或特殊功能床。现在大多数医院使用可选择式充气的气垫床，这种气垫可以使压力较好地重新分布，减少局部压力，这非常重要。

良好的营养状况对于压疮治疗的重要性也不容忽视。患者需要增加蛋白质和能量的摄入，具体可以向营养师咨询，也可以尝试使用营养补充剂，它可以适当地增加皮肤的水合作用。如果患者大小便失禁，在排泄后应当尽快为患者清理干净，防潮垫的使用可能会非常有效，因为大小便无论在皮肤上滞留多久，都可以加速皮肤损伤的发生。

参 考 文 献

Baranoski S. Pressure ulcers: A renewed awareness. *Nursing*. 2006;36(8):37–41.

Caruso LB, Stillman RA. Geriatric medicine. In: *Harrison's Internal Medicine*. Fauci AS et al., eds. Available at: http://www.accessmedicine.com/content.aspx?aID=2860353&searchStr=decubitus+ulcer#2860353. Accessed May 3, 2008.

Hess CT. Fundamental strategies for skin care. *Ostomy Wound Manage*. 1997;43(8):32–41.

103 用心记录，避免混淆

ALICE M. CHRISTALDI, RN, BSN, CRRN

评价阶段

目前，许多医院在批准的文件列表中越来越少使用缩写和符号，因为它们会被误读，导致用药差错和患者损伤。随着计算机的出现和药物系统无纸化的发展，缩写和符号使用越来越少。2003 年，医疗机构评审联合委员会的患者安全目标规定，所有的医疗机构都应当罗列出禁止使用的缩写和符号，医生在书写处方时必须遵守该规定。

在美国，用药差错位列死亡原因的第 8 位，每年的花费为 170 亿～290 亿美元，导致患者住院时间至少延长 5 天。大部分的用药差错发生于医生开医嘱的过程中。

很多计算机系统可以帮助预防由开医嘱引起的用药差错，也有可以设置药物剂量、用法和频次的默认值的软件，这些软件能够设置警示潜在的药物配伍反应或者禁忌。护士再也不用因辨别不清医生潦草的医嘱而给他们打电话。

尽管已经使用了这一系统，药剂师仍需要在药物传输系统中给予积极的配合。对所有的用药医嘱进行再次核对。即使最基础的系统也有可能漏查，所以一定要注意防范。

一些高危药物使用不当可导致严重的损伤甚至死亡，所以需要密切监控药物的剂量、用法和时间，并核对患者。这些药物包括香豆素、肝素和氯化钾。这些药物不能放在一起保存，在准备和给药时也需要双人核对，尤其是在紧急状态下不能执行某些安全措施时更应注意核对。

作为患者的支持者，要知道他们为什么需要接受某一种特定的药物，如果存在疑虑，一定要对医嘱提出质疑。要清楚本科室的常规用药及其用药剂量和用药途径。如果医嘱没有表述清楚，在你搞清楚之前不要执行医嘱。

很多时候，血压用药是和参数一起出现的："收缩压＜90mmHg 时持续使用"或者"收缩压＞190mmHg 时注射 1mg"。我们也会看到心率＜50 次/分持续使用某一药物的医嘱，是时候停止使用这类医嘱了。关键信息的简化将会引起错误用药或根本没有用药，并且当你认为你已经明白了这个符号的意思，医生又将改变他开医嘱的方式，然后你为心率＞50 次/分的患者停止使用这种药物。这太混乱了。

发明眼药水使用方法缩写的人，一定为广大医务人员制造了一段时间的混乱。应当立即消除"OU，OS，OD"的使用。很多年了，我都会边走过大厅边念诵"O Darn Right eye""OU beautiful eyeS"，而"OS"我总是记不住，所以我只有通过排除其他两个来记住它。我们的患者是时候得到更优质的护理了。

这些过时的符号和缩写应该被淘汰，因为对这些符号和缩写的误解已经产生了很多错误。患者安全必须是我们的首要关注点，我们应当应用现代技术提高实践技能并尽可能确保我们获得的技术是最安全的。应当双人核对那些有符号和缩写的医嘱，确保在给患者用药之前，护士已经完全理解医嘱的内容。

参 考 文 献

Banning M. Medication errors: Professional issues and concerns. *Nurs Older People*. 2006;18(3):27–32.

Leape LL, Bates D, Cullen DJ, et al. Systems analysis of adverse drug events. *J Am Med Assoc*. 1995;274(1):35–43.

Mayo AM, Duncan D. Nurse perceptions of medication errors: What we need to know for patient safety. *J Nurs Care Qual*. 2004;19(3):209–217.

104　确保出院前拔除患者所有的静脉导管

BONNIE L. PARKER，RN，CRRN

评价阶段

所有护士都接受过这样的培训：入院时就应该制订患者的出院计划。所有医疗机构，无论是门诊还是住院部，都有统一的出院标准：生命体征平稳，疼痛控制良好，没有出血征象，能够进食水，依据医生的医嘱，完成出院指导和患者的健康教育，护送患者到门口并记录出院。好了，完成这些，你的工作就完成了！是这样的么？

许多并发症发生于患者出院后。已经有多达 19%的患者出院后会发生一种与医院护理工作相关的并发症，其中 6%的损伤是可以预防的。护士工作在节奏快、压力高的环境中，有时忙碌中可能会遗漏一些小事情，但就是这些小事为患者出院后的生活带来了困扰。

联合委员会已经将沟通，特别是医务人员之间的交接班报告，作为一个重要的患者安全目标。在一次普通的住院中，一个患者可以在多达 5 个科室接受治疗。当他们从一个科室转到另一个科室时，一些重要信息可能会被遗漏。护理服务中非常重要的一个步骤是交班报告，即一个班次的护士向下一个班次的护士交代每位患者的情况：他们的姓名、病情、目前状态和需要。许多医院对这些不同形式的交班报告做出了规定。其中的一个新规定就是 SBAR 交流模式。SBAR 代表：S—情景（situation），B—背景（background），A—评估（assessment）和 R—建议（recommendation）。

SBAR 可以作为模板，当患者出现问题需要护士向医生报告时或护士之间交班时都可以使用它。许多应用电子病历的医院也对报告中需自动罗列出的相关信息做了规定。对于医务人员来说，使用所在医疗机构规定的交流规范，完整地描述患者病情及其需要非常重要。

因为护士总是需要快节奏地完成工作，所以有些事情可能会被忽视。细心地指导患者，安排随访服务，并保证患者被安全地转送到正在等待的车辆上，忙碌的护士可能会忽视藏在患者袖子里的静脉留置针，患者进入另一科室后静脉留置针从未被使用过，也一直未被发现，直到患者出院几天或一周后打电话来询问，而这仅仅是在交班报告中忽视的许多小事中的一件。

护士有必要对每个患者进行评估，即使是那些准备出院的患者。询问他们是否还留有外周静脉通路，检查双手和双臂，检查是否有 PICC 或中心静脉导管，如果存在，询问其出院后保留的必要性，并与开出院医嘱的医生确认是否需要保留导管。当然，如果需要出院后保留，出院计划中也应当包含静脉导管的护理内容。

参 考 文 献

Barclay L. Adverse events common after hospital discharge. *Ann Int Med.* 2003;138:161–167.

Kingdom B, Newman K. Determining patient discharge criteria in an outpatient surgery setting. *AORN J.* 2006;83(4): 898–904.

Pittman MA, Morgolin FS. Community health: Crossing the quality chasm: Steps you can take. *Trustee.* 2001;54(7):30–32.

105　接触患者前后必须洗手

JEANNIE SCRUGGS GARBER，DNP，RN

实施阶段

有关感染与洗手如何联系起来的故事非常有趣！18 世纪，一些医生发现洗手和产妇分娩发生的感染有某种联系，但当他们向同事推广洗手的观点时，却遭到了驳斥和批判。在当时，人们对洗手可以预防感染的观点还有一些陌生，尤其是室内装设洗手设施还无法做到。尽管有医生的警告和临床研究的证据支持，洗手直到 18 世纪晚期和 19 世纪早期，才被人们普遍接受。

很难想象现在已被普遍理解的、可预防控制感染的洗手，在以前不被理解和接受。然而，今天的医务人员真的与 100 年前的同行做的有什么不同吗？虽然医务人员已经接受了洗手可以帮助预防和控制感染的观点并履行，但仍然有很多人不遵循洗手的规定和流程。疾病控制与预防中心发布了"洗手是最简便的、最重要的预防感染传播的方式"的声明，提出院内感染的预防依赖于医务人员正确的洗手。疾病控制与预防中心将洗手定义为一种用香皂洗手并用流动水冲洗，整个过程至少维持 15 秒钟的行为。正确洗手，通过预防和控制感染能保护患者，同时也保护医务人员。

持续进行的研究显示，尽管医务人员接受了洗手的培训，但是洗手仍然不规范。医院已经投入了大量的资金用于提高洗手率和控制感染率，然而这一基本的措施未被所有的医务人员执行。我们现在能够在室内装设洗手设施，使用热水和肥皂也很方便，但洗手依从性仍然是医院关心的一个主要问题。无论何种职务或角色，所有医务人员都必须在接触患者及其家属前后洗手，将洗手变成一种习惯需要不断实践并且受到他人的影响。医疗机构必须提供适当的设施、物品和培训，以促进正确洗手法的推广。为保障患者服务环境的安全，必须执行洗手这一基本预防措施。

参 考 文 献

Case C. (n.d.) Handwashing. Available at: http://www.accessexceleence.org/AE/AEC/CC/hand_backgroun.php. Accessed July 28, 2008.

West K. Infection prevention and control. In: Potter P, Perry A, eds. *Fundamentals of Nursing*. Canada: Mosby-Elsevier; 2009, pp. 655–658.

106　应用中心静脉导管和经外周静脉置入中心静脉置管输液前以抽管路回血方式核查畅通情况

JEANNIE SCRUGGS GARBER，DNP，RN

实施阶段

为了提高患者的安全性，减少并发症的发生，为患者输入药物或液体之前，医务人员必须熟知判定中心静脉导管和经外周静脉置入中心静脉导管（PICC）的操作程序。如果医务人员不熟悉这些装置和技术，那么患者很可能会受到伤害。

患者置入中心静脉导管的原因有需要长期输注液体和药物、经常留取实验室标本、静脉条件很差或需要建立紧急静脉通路。在评估中心静脉导管时，回抽血液可以确定导管位置及导管是否通畅。除回抽血液、导管冲洗外，不输液时保持接头清洁和管路密闭也非常重要。

PICC 不需要肝素化，尽管一些医疗机构仍然在操作程序中包含了这一条。在评估 PICC 之前，为最大限度地减少药物栓子的形成，回抽是非常必要的。回抽是用一个注射器缓慢地、持续恒压地抽出血液。同时，所有封闭管路的凝块或药物都会被抽出来，管路使用后的冲洗也非常重要。回抽后，应当用生理盐水冲洗导管以减少其尖端血凝块的形成。

如果未抽出回血，需要检查一下导管的位置，观察导管是否有打折，还可以让患者咳嗽、转身或者变换头颈部的位置看是否有帮助。这些活动可能会使导管从静脉壁上移开，从而抽出血液。如果再次尝试回抽后仍然没有回血，就不要用这条管路进行输液。

中心静脉导管或 PICC 护理应考虑的另一个问题就是控制感染。应该始终将导管帽覆盖于导管接口处，在试图回抽血液或输液之前，也必须正确清洁端口，这些措施将使感染的风险最小化。另外，导管的位置或固定也很重要，有些导管虽然被缝合固定起来，但也不能完全保证其位置不发生移动。医务人员在搬动患者时必须小心，防止导管移动。

参 考 文 献

Bunce M. Troubleshooting central lines. *RN Web*. 2003. Available at:http://rn. modernmedicine. com/rnweb/article/articleDetail. jsp?id=107207. Accessed July 31, 2008.

Redding J. Demystifying the central line. *Emerg Med Serv*. 2006; 35(9):120–125, 145. Available at: http://www.emsresponder. com/print/Emergency–Medical-Services/Demystifyingthe-Central-Line/ 1$4046. Accessed July 31, 2008.

107 掌握防止 PICC 感染的护理技术

JEANNIE SCRUGGS GARBER，DNP，RN

实施阶段

经外周静脉置入中心静脉导管（PICC）主要为长期使用化疗药、抗生素或营养剂的患者提供静脉通路。PICC 是从外周静脉置入的，通常由经过专门培训的注册护士、医生或放射科专业人员来操作。

PICC 患者最经常发生的并发症如下。

——静脉炎。

——出血。

——血栓形成。

——感染。

PICC 感染的症状和体征包括穿刺点发红、发炎或有液体流出。置入导管并更换敷料后，非常重要的一步是用一块清洁干燥的 2cm×2cm 大小的纱布覆盖穿刺点，而不要将带血的纱布留在那里。应当先止血，后覆盖穿刺点，因为带血的纱布可能引起细菌滋生，从而导致感染。其他潜在的并发症包括导管内血凝块形成、空气进入或导管破裂。不在导管周围使用剪刀、经常回抽静脉血、置管时谨慎小心，以上三点对于最大限度地减少血凝块和空气栓子形成非常重要。

参 考 文 献

Cancerbackup (n.d.). PICC lines. Available at: http://www. cancerbackup. org. uk/Treatments/ Chemotherapy/Line sports?PICCline#6932. Accessed July 30, 2008.

Molchaney C. Inserting and maintaining peripherally inserted central catheters. *Med Surg Nursing.* 1997. Available at: http://findarticles.com/p/articles/mi_m0FSS/is_n6_v6/ai_n18607581/pg_3? tag=artBody;col1. Accessed July 31, 2008.

Runzer N. Central venous catheters, care and maintenance of peripherally inserted central catheters (PICC). 2004. Available at: http://www.bccancer.bc.ca/HPI/Nursing/References? NursingBCCA/C-086.htm. Accessed July 31, 2008.

108 PICC 的清洁

JEANNIE SCRUGGS GARBER，DNP，RN

实施阶段

经外周静脉置入中心静脉导管（PICC）的护理需要正确的技术及护士对操作过程细节的关注，以预防如感染或移位等并发症的发生。PICC 敷料的更换应根据医疗机构的规定进行，如果不是每天常规使用 PICC，则至少每周更换一次敷料，但如果是频繁使用 PICC，那么每周需要更换敷料数次。

首次置入 PICC 的 24～48 小时，必须评估穿刺点是否有出血或渗液。为使感染的风险降到最低，敷料要保持清洁和干燥。如果敷料潮湿、沾血或松脱，都应当及时更换，同时，置管后标记穿刺点到体外末端的长度是非常重要的，可帮助导管定位。

PICC 敷料更换的一般步骤包括以下几步。

——向患者及在场人员解释并洗手。

——患者上肢穿刺位置的摆放。

——从底部开始以自下而上的方式将旧敷料撕开。

——评估穿刺点周围皮肤是否有红肿或渗出。

——洗手、准备新的敷料。

——戴无菌手套（无粉）。

——如果穿刺部位有渗血或者渗液，按照从穿刺部位向周围皮肤的顺序，用规定的消毒剂消毒导管和皮肤。

——消毒，待干，覆盖新的敷料。

正确的护理技术对保障患者安全至关重要。医务人员必须接受 PICC 的操作程序和原理、护理等方面的培训和教育。敷料的作用是控制出血、预防感染、吸收出血和伤口引流液，保护伤口以防止进一步损伤。消毒穿刺点并保持敷料的清洁干燥可最大限度地减少感染的发生，同时能保持导管的通畅。

参 考 文 献

ASWCS Chemotherapy Handbook. PICC line protocols. 2005. Available at: http://www. aswcs.nhs.uk/pharmacy/Chemo Handbook/NetworkPolicies/ProtA45.pdf. Accessed July 31, 2008.

109　有新闻价值的患者信息应保密

JEANNIE SCRUGGS GARBER，DNP，RN

实施阶段

不管患者信息有无新闻价值，与媒体分享时都需要遵循保密原则。该信息不论如何戏剧化或有意思，为患者保密都是护士的法律责任和伦理道德。

为了规范医护人员的患者信息分享行为，美国于 2001 年设立了医疗保险转移和责任法案，该法案于 2003 年开始执行。该法案是为了减少分享患者健康信息而设立的。法案规定，只有特定的患者信息才可以被分享，同时这些信息必须限定范围，并建立在了解的基础上。医生有获得个人的和敏感的健康信息的特权，但是必须始终做好保密，杜绝泄露给工作团队、组织和大众。

大部分医疗机构都设立了患者隐私保护的规章与流程，该规章与流程规定了如何与媒体分享患者信息这一过程。有些机构让患者自己决定是否与媒体分享信息及信息内容。如果患者允许信息被分享，那么这个患者的状态就可以被报告成"不确定，好，一般，严重，危急，治疗后出院及治疗后转院"。根据医疗保险转移和责任法案中的消费者权利和责任法案，"消费者有与医务人员私下交流的权利，有个人健康识别信息被保护的保密权"。医务人员处于一个独特的位置，既要保障患者的隐私又要确保自身不为一个"好故事"而向媒体妥协。

参 考 文 献

HIPAA Consumer Bill of Rights and Responsibilities. Available at:http://www. opm. gov/insure/health/cbrr.htm#chpt1. Accessed August 14, 2008.

Wake Forest University Medical Center, Patient Information (n.d.). Available at: http://www.1. wfubmc.edu/news/patient information.htm. Accessed June 11, 2008.

110 微波炉的使用隐含风险

ALICE M. CHRISTALDI，RN，BSN，CRRN

实施阶段

微波炉的应用已经从家庭厨房扩展到了大多数的医院病区。每个医院的休息室或餐厅提供微波炉给员工使用。然而在加热除食物或饮用液体之外的东西时，必须谨慎。大多数情况下，不提倡为患者提供刚刚加热过的东西。例如，用微波炉加热过的毛巾给患者擦浴、加热袋装的静脉液体、抗生素和腹膜透析液就很常见，但这些都不被推荐。微波炉可以用于加热物品，但其加热程度不可控制。

现在的微波能够高频输出，可以很快使液体加热过度。即使较便宜的、输出频率低的机型也可以使液体太热以至于无法在临床使用。很多年以前，微波炉最大输出功率为 600～650 瓦，现在的许多机型都超过 1000 瓦。不同厂家生产的微波炉的加热温度不同，所以很难对加热时间进行标准化。

微波炉可以直接加热水，能量穿过容器直接被水吸收，水在达到 100℃时开始沸腾。当液体被加热到高于这一正常沸点时就会发生加热过度，容易导致热度不稳定和蒸汽的产生。

微波炉加热后的食物洒到儿童的身上，引起儿童烫伤的事情已经有文献报道。躯干和脸部的烫伤最常见，还有 0.7% 是口部烫伤。加热后的食物，表面温度实际要比深部温度低一些。热力不均极有可能导致食物爆炸，鸡蛋就是一个最好的例子。使用微波炉加热奶瓶也是不提倡的，配方奶中的水会非常急速地加热，并在密闭容器中迅速转化为蒸汽。

当处理创伤、糖尿病酮症酸中毒、胃肠道大量出血及其他需要大量液体替代治疗的情况时，低温是一个主要问题。多年以来，复苏过程中静脉用的液体通常都在微波炉中加热。虽然液体加热的时间已经被计算出来，然而他们并未考虑不同微波炉的功率差异，液体可能被过度加热。

一定不要用微波炉加热即将输入静脉的抗生素。已经证明，加热抗生素将降低其对抗敏感菌的有效性。使用任何微波炉加热密闭容器都要小心，容器内部会产生蒸汽，打开容器时，蒸汽很有可能喷射到身上，曾发生过烫伤眼睛的事件。

同样地，也不应该在微波炉中加热红细胞，因为会发生数量不确定的溶血。具有携氧能力的红细胞被破坏，血中钾浓度过高，导致在输血过程中发生心搏骤停。现在已经有了液体的专用加热器，应当使用专用加热器来加热用于患者的所有液体。这些液体包含静脉输入液体和腹膜透析液。它们确保液体均匀受热，不会加热过度。而微波炉加热过度会产生蒸汽释放，导致高温烫伤。

为了避免着火或烫伤，有一些材质的物品不能使用微波炉加热。金属材质的东西，如勺子、叉子和铝箔会帮助集中电场，从而可能产生火花，这些火花能引起着火。

毛巾等纤维类物品也不能放在微波中加热。曾经有过这样的意外，就是把微波炉中加热过的毛毯放在高压氧室患者的腿上，引起了着火。因为加热过的容器即使表面上看起来可能已经凉了，里面可能仍然非常热，不均匀的加热模式与包裹在折叠的毛毯中的高热是引起着火的原因。当人们没有意识到容器很热而去抓持时也会发生烫伤。

微波炉可以放在护理单元中，但是必须小心使用。如果你的科室需要加热器，那么应当使用可适度加热液体的专用加热器，就用微波炉来加热沏茶的水吧。

参 考 文 献

Delaney A. Reliability of modern microwave ovens to safely heat intravenous fluids for resuscitation. *Emerg Med*. 2001;13: 181–185.

Medical Device Safety Report. Fire from blanket warmed in microwave oven. Available at: http://www.mdsr.ecri. org/summary/detail.aspx? doc_id=8152. Accessed April 29, 2008.

Millin V. Effect of electro magnetic field leakage from a microwave oven on the efficacy of an antibiotic. *Acupunct Electrother Res*. 2001;26(3):203–205.

Powell EC, Tanz RR. Comparison of childhood burns associated with use of microwave ovens and conventional stoves. *Pediatrics*. 1993;91(2):344–349.

111 应用远程监控技术，动态监测患者病情

ALICE M. CHRISTALDI, RN, BSN, CRRN

计划阶段

患者或许因多种原因需要心电监护。这不仅见于重症监护病房，也见于普通的内外科。医生可能会开出远程监控的医嘱，以确定晕厥是否由心律失常引起，或者监控患者胸部疼痛、电解质紊乱的症状及观察药物的疗效等。独立的单元可以在单元内正确使用监测技术，也可以对另一侧病区或楼层进行远程监控。进行远程监控时，可通过电话进行沟通。由于对心律失常进行常规检测的内外科患者越来越多，所以美国心脏协会制定了标准对此做出规范。

遥感勘测包通过导线与患者胸部的电极连接。信号微弱的原因可能是电极变干、电池没电或电量微弱、导线磨损或磨断。如果科室有一个信号无法覆盖的死

角，那么必须告诉患者避免到这个区域。

远程监控技术可以在患者心律失常发作或机器信号异常时通知护士。如果监护仪显示心搏停止，这可能意味着导线脱落、患者走出监测范围或患者的确没有心跳了，护士必须立即评估患者以查找原因。

如果信号一直很微弱，必须彻底查明原因。可能是因为患者出汗多，也可能是因为消瘦而致肋骨突出或者是太胖的缘故。调整电极的位置有助于获得更强的信号。如果胸部毛发多，可以剃掉电极下面的毛发，以获得更好的连接。

当患者因为某一操作进入另一个房间或离开科室时，确保通知监控人员。此外，监控人员还应确保患者的名字和房间号码在中央显示器上没有被调换，还需要知道患者被分配到了哪张床上。当发生心律失常时，监控人员将会打电话通知护士，来确定患者是不是真的发生了问题。

持续跟踪你的患者并不那么容易。很多时候，他们有时离开科室去做检查或手术，有时完全离开大楼。应确保科室有一个系统来监测患者的行踪，并可以在他们离开时通知你。

监测心律失常的最好导联是 V_1 和 V_6。V_1 导联用于区分室性和室上性心律失常，此外，P 波在 V_1 导联上更明显。II 导联或III导联监测心房颤动和心房扑动效果更好。监控人员有责任提供值班过程中发生事件的监控记录（心电图纸）。此外，应常规打印监控记录（心电图纸）并放在病历中。通过这些监控记录（心电图纸），有助于医生确立新的诊断或改变用药医嘱。

心电监测不再只应用于重症监护病房。所有的护士都需要对医院远程监控系统的功能和心律失常有基本的了解。患者、监控人员和护士必须共同努力，通过遥感勘测器获得 24 小时可读心电波形。当远程监控系统报警时，护士有责任对患者进行快速、准确地评估，并确保患者在监测范围内而保证监测不中断。在治疗任何心律失常前，先检查患者以排除假象，并且不要因为经常响铃而关闭警报。

参 考 文 献

American Association of Critical Care Nurses. AACN Practice Alert: Dysrthymia monitoring. Available at: http://www. aacn.org/AACN/practiceAlert.nsf/Files/DYS/$file/Dysrhythmia% 20 Monitoring%208–2004.pdf. Accessed April 18, 2008.

Drew BJ, Funk M. AHA scientific statement: Practice standards for electrocardiographic monitoring in hospital settings. *J Cardiovas Nurs*. 2005;20(2):76–106.

Scalzo T. Managing a patient on remote telemetry. *Nursing*. 1992;22(3):57–59.

112 对使用镇静药物的患者及其家属进行健康教育以预防跌倒的重要性

MARY S. WARD, RN, BS, OCN

实施阶段

患者住院后，由于对新环境不熟悉容易发生跌倒，因此需要对患者及其家属进行预防跌倒重要性和方法的教育。大部分患者在住院期间生活可以自理，一般不需要协助或只需家属或来访者很少的协助便可以洗澡或在床边大小便。然而，如果患者使用了任何类型的镇静、催眠或麻醉药物，情况就会大大不同。

处于稳定期或仅一人陪伴的患者可能会因无力、混乱、镇静药加量、头晕、神志不清和其他药物的不良反应等而使跌倒风险增高。一些检查可能会使用这些药物，如 EGD、MRI 或 CT 扫描等。镇痛的麻醉药，尤其是初次使用阿片类药物，以及其他的医院常规用药如促进睡眠的抗焦虑药、镇静药或输血治疗过程中使用的抗组胺药，都会增加患者的跌倒风险。很多时候，医护人员知道患者已经使用了这些药物，但没有与家属或其他照顾者做好沟通，这可能会导致灾难性的后果。如果家属或探视者已经习惯了患者自己走动，不知道他因为 MRI 检查、大肠镜检查或其他检查而服用了镇静药，允许患者下床而没有给予必要的帮助，患者就存在跌倒的巨大风险。同样，如果患者已服用麻醉或镇静药辅助睡眠，或由于治疗需要服用了抗组胺药或其他镇静药，家属和朋友也同样不了解患者情况。

护士、医生和医疗小组的其他成员必须尽力满足患者自理和恢复的需要，同时也要为患者营造一个安全的环境。将家属和相关的探视者纳入服务计划是患者整体服务的一部分。据疾病预防和控制中心的资料显示，在 1998 年，一次跌倒损伤引起的平均花费为 19.440 美元。这只是以美元计算的花费总金额，还没有考虑到与跌倒有关的患者和家属的大量时间、生活质量和情感付出所导致的花费。美国疾病预防与控制中心估计，20%～30%的跌倒是中至重度的，其中许多是致命的。当患者的活动状况发生改变时，护士和其他医务人员必须将对患者及其照顾者的教育放在首位。一个好心的探视者或家属可能会允许服用镇静药后的患者从床上爬起来，只给予很少甚至不给予援助，这可能会导致无法估计的后果。

医务人员之间对患者病情的良好沟通是保证患者安全的另一个关键要素。了解患者因为检查或治疗而服用的药物类型很重要，同时也要了解每个患者的个体特征如肾清除率等。老年患者可能会因服用镇静或催眠药物发生更严重的不良反应，如谵妄、精神错乱、过度镇静等。因此，保证患者的安全需要工作人员之间良好的沟通。

参 考 文 献

Agnostini JV, Concato J, Inouye S. Improving sedative-hypnotic prescribing in older hospitalized patients: Provider-perceived benefits and barriers of a computer-based reminder. *J Gen Intern Med*. 2008;23(S1):32–36.

Centers for Disease Control and Prevention. Costs of falls among older adults. Available at: http://www.cdc.gov./mcip/fact. Accessed April 3, 2008.

113 指导家属对具有不安全因素的患者采取正确措施

JULIE MULLIGAN WATTS，RN，MN

实施阶段

家属是患者最频繁的探视者，有些患者会住院很长时间。对一个新的诊断或治疗，患者和家属可能会不堪重负。对治疗、检查、手术、化疗药物及药物不良反应的恐惧，会增加他们的焦虑，让他们无法正常应对。家属会感觉到所有事情都超出了他们的控制范围。以前提供的帮助和支持行为对这次住院可能无效。看到心爱的人如此脆弱，家属的恐惧和无助感会增加。

通常，家属会和护理人员形成同盟，他们协助护理患者、鼓励患者进食，以及协助和鼓励患者活动身体，并提供情感支持。这会给家属带来成就感，并为这一别样的困境增加意义。护士可以通过以下方法来降低患者和家属对于关系破裂、痛苦及失去控制感等的恐惧，包括对家属提供关于疾病和治疗的教育，为家属提供支持，促进其产生控制感，以及与家属建立良好的关系。

住院期间，护士还需要教会家属保障患者安全的方法。病床的正确使用、如何在柜子周围安全地移动静脉输液杆、患者行走时如何为他提供辅助及如何避免跌倒和其他损伤等都是家属教育的重要组成部分。家属也应该学习如何最大限度地减少感染和出血。洗手、饮食限制、使用个人防护装备、避免接触感染性体液等都是家属教育的主题。

对于病情不稳定或意识模糊、精神错乱的患者，在对其家属的教育中还应当增加一些额外的指导，以确保患者的安全。如果需要使用约束的话，应当告知家属约束的理由，还应当告知避免将剃刀、剪刀、刀具、火柴和打火机等物品带入病房，以防导致患者损伤。如果体弱或精神模糊的患者拿到这些东西，可能会引发伤害和火灾事故。

参 考 文 献

Ahrens M. Smoking and fire. *Am J Pub Health*. 2004;94(7):1076.

Carroll-Johnson R, Gorman L, Bush N. *Psychosocial Nursing Care Along The Cancer Continuum*. 2nd Ed. Pittsburgh, PA: Oncology Nursing Society; 2006.

Kobs A. Managing the environment of care. *Nurs Manage*. 1998;29(4):10–11, 13.

114　手术前的安全核查

ANTHONY D. SLONIM，MD，DRPH

实施阶段

在医疗机构中，不正确的手术流程、错误的手术部位或患者识别都是可以预防的。包括联合委员会、美国外科学院和消费者协会在内的许多机构，都在教育和倡导一些方法，以保证接受侵入性操作患者的安全。近年来，为防止手术部位和操作错误的发生，联合委员会已经制订了一份名为《通用草案》的监管规定。虽然许多手术人员和外科医师都知道《通用草案》的要求，但手术室之外的操作也同样要求遵循这些标准，甚至更高标准。

《通用草案》包括 3 个主要步骤。第一步，手术名称和操作过程的确认。这是为了确保患者和医疗团队双方都与手术预期目的保持一致。第二步，患者部位标志。不仅要确定哪一侧，还要确定接受操作的准确部位。例如，如果右手中指需要手术，保证右手示指不被手术是至关重要的。最后一步，手术开始前的"暂停时间"，确保患者、手术和部位正确的最终核实确认。"暂停时间"是一项团队活动，要求所有团队成员参与并确认手术计划。护士对《通用草案》的执行至关重要，必须意识到他们在侵入操作中确保草案执行的职业责任，这种责任不仅体现在手术室内，也要体现在手术室外。

在手术室外，专业护士的压力更大。在内科病房或重症监护病房工作的医务人员可能不熟悉这些安全机制，但是他们需要知道怎样提供安全的护理。在这些环境下，护士需要确保该手术是以安全的方式完成的，包括遵守了《通用草案》的步骤。不愿执行这些程序的医务人员，应当上报主管护士或当班管理者，由他们来解决。

参 考 文 献

The Joint Commission Universal Protocol. National patient safety goals. Accreditation Program: Hospital; 2008. Available at: http://www.jointcommission.org/NR/rdonlyres/AEA17A 06-BB67–4C4E-B0FC-DD195FE6BF2A/0/UP_HAP_20080616.pdf. Accessed August 18, 2008.

Universal protocol for preventing wrong site, wrong procedure, wrong person surgery. 2003. Available at: http://www. jointcommission.org/NR/rdonlyres/E3C600EB-043B-4E86-B04E- CA4A 89AD5433/0/universal_protocol.pdf. Accessed August 18, 2008.

115 从无责文化向以患者安全为中心的文化转变

ANTHONY D. SLONIM，MD，DRPH

实施阶段

在过去十年里，我们已经积累了很多关于如何保护患者在医疗服务中免受伤害的知识。更重要的是，医务人员工作和患者接受治疗护理的临床环境与患者安全的关系受到了广泛关注。因为这方面的努力，医疗领域已经将管理医疗差错的注意力从医务人员是唯一原因转移到纠正系统和流程的不完善上来。

在"是由于系统的不完善，而不应该责备工作人员"这一观点的深层含义上，我们需要了解这些系统是如何运行的。医疗服务"结构"不仅包括医院和诊所的砖和水泥，还包括医务人员和设备。医疗过程包括发生在医务人员和患者之间的一系列步骤，这些步骤最终转化为这一过程的结局。根据 Donabedia 的观点，结构或过程的改变、执行不良都可以导致结局的改变。

医疗机构不仅试图分析这些结构和过程来提升服务质量，而且还关注和研究对医疗结局有决定作用的环境的重要性。众多有关患者安全文化调查的实施，让领导者可以了解自身的组织文化及在利于互相学习的无威胁环境下，不良事件公开上报和管理的可能性有多大。然而，随着时间的推移，医疗不良事件管理已从无责备文化转向所有雇员都有责任向患者提供安全服务的文化。

"公正文化"运动，致力于营造一种患者安全氛围，即从员工不会受到批评或惩罚转向医务人员需要为他们的鲁莽和疏忽负责。在一个公正文化里，医务人员应对结局负责，遵守流程规则，避免不合理的危险或伤害。建立这些规范的重要性在于为医务人员及其监督者在各自需要履行的职责层面提供了指南，以及如果玩忽职守，他们需要承担的什么样的责任。在这个规范下，鲁莽行为应当受到惩罚，因为它违反了作为医务人员应履行的职责。

医务人员和组织需要共同努力，确保患者安全。我们需要建立一种可以明确行为规范的文化，这对患者安全非常关键。公正文化既要保持对服务系统的关注，又要让医务人员为他们的行为负责。

参 考 文 献

Leape LL. A systems analysis approach to medical error. *J Eval Clin Pract*. 1997;3(3):213–222.

Leape LL, Bates DW, Cullen DJ, et al. Systems analysis of adverse drug events. ADE Prevention Study Group. *J Am Med Assoc*. 1995;274(1):35–43.

Marx D. Patient safety and the "Just Culture." The Just Culture Community. 2007. Available at: http://www.health.state. ny.us/professionals/patients/patient_safety/conference/ 2007/docs/patient_safety_and_the_just_culture.pdf. Accessed August 18, 2008.

116　关注临终患者，也是尊重生命

NANCY F. ALTICE，RN，MSN，CCNS，CNS-BC

计划与实施阶段

护士和其他医务人员经常表达关于临终决策的看法，尤其当患者是老年人、罹患慢性的和严重的疾病，或估计生活质量较差时。许多人在评判生活质量的好坏时往往依靠自己的经验和愿望。

有一个罹患终末期心力衰竭和慢性阻塞性肺疾病很多年的患者令人印象深刻。他已经入院无数次了，后来转到一个家庭保健机构。为提高生活质量并期望减少入院次数，他开始在家静脉输注强心剂，持续了一年多。通过这一方案，他的入院次数减少了，但某次住院时，他站在水槽前刷牙，持续性室性心动过速发作了。他很快失去意识，紧接着摔倒在地上，脚踝骨折。除颤很成功，他很快恢复了意识，并随后转入心脏监护病房。几个负责他的护士和医师表示，他应该成为被放弃抢救的患者，他们后悔抢救这样一位在他们看来生活质量很低的患者。

事后医务人员走近这个患者并向他解释了心搏骤停事件。当被问及是否希望得到另一次复苏尝试时，他想了一会儿回答说："有时我真的会很不舒服，但有些时候我可以与我的妻子骑车到杂货店，当她购物时，我就坐在椅子上。有时，我可能还能去理个发。我想如果有一天类似情况再次发生我还是会选择抢救。"

患者对于可接受的生活质量的看法可能会随着时间推移而发生变化。没有人能够预测基于患者自己的信念他会想要什么。应该给那些能够理解自身预后和各种治疗方案的患者谈论自己愿望的机会。

参 考 文 献

Cherniack E. Increasing use of DNR orders in the elderly worldwide: Whose choice is it? *J Med Ethics*. 2002;28:303–307.

Palmer R. A review of nurses' attitudes towards DNAR decisions. NursingTimes.net. 2007. Available at: http://www. nursingtimes.net/ntclinical/a_review_of_nurses_attitudes_towards_dnar_decisions. html.

117 遵循临终患者意愿的改变

NANCY F. ALTICE，RN，MSN，CCNS，CNS-BC

实施阶段

预嘱（advanced directive）是指人们担心将来无法表达自己的各种愿望，提前写下对医疗护理等各类事件的意愿，其中包括希望及不希望接受的治疗。当患者将来不能表达自己的意愿时，这份协议可以连同医疗委托书一起被讨论，或与代表患者的医疗保健代理人共同讨论。

大多数书面的预先指示用于表达终末期患者（患者在身患绝症的情况下）放弃无效治疗的愿望。然而，还有一些预嘱用于提供附加说明。一份预嘱可能特指在放弃某一具体治疗方式（如机械通气或肠内营养治疗）之前，患者在某一特定时间内想要接受积极治疗。终末期疾病患者可能会通过第二份协议表达一些特殊的要求。

预嘱很少单独做出如此重要的决策，但有时可在疾病的危重时期为患者提供唯一的"声音"。医务人员有时会认为预嘱的出现意味着患者不想接受积极治疗。预嘱常常表述为终末期疾病不想接受积极治疗，但是终末期疾病的定义常常被误解。如果有潜在康复至少部分康复的可能，许多患者将希望接受积极治疗。每当书写一份预嘱时，患者应该也与一些重要的人如家属和他的主治医师口头表达他的意愿，这很重要。

始终审查患者预嘱的内容，记住预嘱不等于放弃复苏，必须始终根据患者目前的病情来理解预先指示。如果患者能够沟通，应当遵循患者当时的意愿而不是认为应该始终遵循患者的预嘱。

参 考 文 献

Advance directives and do not resuscitate orders. Available at: http://familydoctor. org/online/ famdocen/home/pat-advocacy/endofl ife/003.html. Accessed March 31, 2008.

American Bar Association. Healthcare advance directives. Available at: http://www. abanet.org/publiced/practical/directive_recognition.html. Accessed March 31, 2008.

118 将患者安置在适宜护理病情的环境中

ANTHONY D. SLONIM，MD，DRPH

实施阶段

护士作为多学科医疗团队的关键成员发挥着重要的作用。由于医疗工作的日益复杂化，医务人员倾向于遵循他们已经被赋予的角色，然而，护士往往需要承担所有剩下的工作。虽然目前许多医院有专门人员负责患者的出院管理，但是，护士也在其独特的位置上为这项工作贡献着力量，同时帮助患者寻求利益最大化。

已经发表的若干"指南"公布了患者入院的具体标准。可以推断，如果不符合入院标准，可由其他场所为患者提供护理。指南常常包括以下准则：①有入院指征；②医院场所仅提供依赖于医院的服务；③收费合理。当"指南"里全是有关入院的指南和具体标准时，护士只需简单地问一个问题来提供重要的护理服务，即：我的患者是否需要住在这里？

无论你是在急诊、ICU、产科、儿科，还是内科、外科，问题都是一样的。医院常常通过制定具体楼层或单元的入院和出院标准协助患者的安置和治疗护理，以此来确保安置在该单元的患者由能胜任的经验丰富的工作人员提供恰当的护理。通过问"我的患者是否需要住在这里"这样一个问题，护士可以帮助确保患者得到需要的服务。例如，如果患者一直在 ICU，但是并不需要 ICU 的特殊护理，如呼吸机、血管活性或高风险输液或频繁的监测。护士可通过询问这样一个问题帮助患者转运到一个更加舒适、可以有家人陪伴的环境。对于在医院可以进食常规饮食，不需要氧气并能生活自理的患者，问这样一个问题可以帮助制订出院计划和建立恰当的家庭护理和支持。

有时，不管护士和病案管理人员多么尽责，"我的患者是否需要住在这里？"这个问题的答案是"不"，但是患者仍然还是住在这里。这些是使团队中的许多成员感到沮丧的例子，并且可能会使患者处于患有医院获得性并发症的风险。通过与团队其他医疗成员的核心关系，护士扮演着改变这种状况的独特角色。

参 考 文 献

http://www.caregiving.org/pubs/brochures/familydischarge planning.pdf. Accessed on April 15, 2009.

http://www.nhchc.org/discharge/Documents/IVB_Exemplary Practices.doc. Accessed on April 15, 2009.

119 密切监测使用自控镇痛泵镇静过度的患者

BONNIE L. PARKER，RN，CRRN

计划阶段

患者自控式镇痛泵也称 PCA，经常用于术后及时有效地缓解疼痛。合理运用镇痛泵,不仅能安全缓解患者的疼痛,而且可减轻护士重复给予镇痛药的工作量,从而提高护士的工作效率。然而,护士需要在镇痛泵的用法上接受系统的培训,并且可以恰当地对患者进行监测。使用镇痛泵的患者可能存在过度镇静的问题。镇痛泵允许患者根据自身疼痛情况控制药物来缓解疼痛。有一种观点认为家属控制式或护士控制式镇痛泵在某些情况下更合适。而有些人认为仅限于患者自己使用的自控式镇痛泵可以减少用药过量的发生率,因为过度镇静的患者不可能自己再按压按钮注射药物。

使用镇痛泵的最初 24 小时内,要密切监测患者,直至药效可以完全评估。由于夜间睡眠时呼吸变浅而引起氧饱和度下降,因此也要加强夜间的监测。建议监测呼吸末二氧化碳浓度以早期发现呼吸抑制的征兆。氧饱和度和呼吸末二氧化碳浓度的监测能够评估患者的总体呼吸情况。

患者的意识水平可能会从警觉和清醒到嗜睡易被唤醒,再到昏睡难以唤醒。在持续用药的作用下,患者的意识状况会进一步变化,从能够对轻度刺激有反应,到可能在交谈过程中就进入睡眠状态,甚至到对身体上的刺激没有任何反应。患者过量使用镇静剂时可能对较大的刺激也有反应,护士应该会识别此现象,不要认为患者一切正常。为了避免进一步的并发症如呼吸抑制的发生,一旦患者难以唤醒,护士要立刻采取应对措施。

如果患者很难保持清醒或对刺激无反应,应该对患者进行进一步的全面评估。密切监测生命体征和血氧饱和度,同时通知医师,建议使用较小剂量的药物或者延长 PCA 的使用间隔时间。但是,不要立刻停用镇静剂,或将镇痛泵从患者身边移开,或者立刻使用解毒剂。否则,患者很可能会承受无法控制的疼痛。如果患者无反应,进行全面评估的同时应考虑给予阿片类拮抗剂纳洛酮。

合理运用镇痛泵可以安全有效地缓解疼痛,但是需要持续地监测和评估患者以预防并发症的发生。未用过镇静剂的过度消瘦或肥胖的患者,以及服用其他可能增加镇痛药效果药物的患者,或有呼吸困难病史者应该加强监测,调整 PCA 的用药剂量或输注速度。

参 考 文 献

Cohen MR. Patient controlled analgesia: Pushing for safe pain relief. *Nursing*. 2003;33(11):10. Available at: http://findarticles.com. Accessed May 6, 2008.

D'Arcy Y. Keep your patient safe during PCA. *Nursing*. 2008;38(1):50–55; quiz 56.

Noah V. PCA by proxy: Minimizing the risks. *Nursing*. 2003; 33(12):17.

120 如何面对死亡的不同形式，提供有效的护理支持

ANTHONY D. SLONIM，MD，DRPH

计划阶段

在患者濒临死亡时，没有什么比护士对患者及其家属的支持更重要了。因此，对于护士而言，理解 3 种主要的死亡方式及其基础护理的差异也变得重要起来。

首先，患者可能因为心搏、呼吸骤停而死亡。从医学角度来看，这种令人焦虑的情况在某些方面是最容易处理的。发现患者无反应时，召集团队，遵循指南给予恰当的处理。不幸的是，在医院，心搏骤停的死亡率较高。从情感角度，这些情况常常很难处理，因为患者的死亡是没有预见性的，家属对于患者死亡的原因及事实不能理解。对于医务人员，即使没有出现任何过错，支持患者家属度过悲伤阶段仍然很困难。

其次，当患者已不再需要高级医疗干预，护理重点从治疗疾病转移到提供舒适时，患者便面临了死亡。这个时候，在某种程度上患者或其代理者需要决定限制进一步的干预和放弃一些干预。对于患者和家属而言，尤其是对于已经经历了漫长而艰难病程的患者，这也许是一种痛苦的解脱。这种情况下，死亡常常被认为是一种解脱。另外，医疗干预的撤离也可能出现在急性事件中，如外伤，而患者家属对这种情况比较难以理解。

最后，患者可能会通过宣布脑死亡而死亡。心搏停止是传统死亡的标志，而脑死亡患者的心跳仍然存在，因此这种死亡对于家属来说是最难以接受的方式。脑死亡的标准已经实施了几十年。重要的是，脑死亡可能表示患者没有生命了，不需要设备支持，但并不代表一个家庭要做出选择。此时，医务人员的角色主要是支持家属接受和理解脑死亡的诊断。由于很多护士不清楚脑死亡与其他两种死亡方式的区别，因而，使家属理解脑死亡很困难。

因此，护士需要充分理解以上 3 种死亡方式及它们之间的相互区别，为死者家属提供有效的支持。

参 考 文 献

Manno EM, Wijdicks EF. The declaration of death and the withdrawal of care in the neurologic patient. *Neurol Clin.* 2006;24(1):159–169.

Truog RD. Brain death—too flawed to endure, too ingrained to abandon. *J Law Med Ethics.* 2007;35(2):273–281.

第二部分
专科护理领域

D. 行为障碍和精神疾病护理

121 如何管理有攻击行为的精神病患者及保障安全

MELISSA H. CRIGGER, BSN, MHA, RN

计划阶段

护士必须提高对精神病住院患者的安全护理。对于精神分裂症患者，安全是首要问题。精神分裂症是一种引起患者产生异常经历或奇异思维的疾病过程。精神分裂症患者会有阳性症状和阴性症状。阳性症状包括妄想、幻觉、思维奔逸及思维破裂。阴性症状包括快感缺失、情感贫乏及情感淡漠。患者也可有衣衫褴褛和不注意个人卫生的表现。

精神分裂症有几种不同类型。偏执型精神分裂症患者以被害妄想或幻觉妄想为特征。患者也可能会存在幻觉，表现出敌对和攻击性行为。当护理偏执型精神分裂症患者时，护士一定要评估患者当前的情况。评估内容包括：一般情况、言语、情绪、喜好、思维过程、出现的妄想与幻觉及判断力和洞察力。

有时，患者缺少满足他们安全需要及个人护理的必要判断。患者可能没有意识到自己需要洗澡、吃饭或睡觉。有被害妄想的精神分裂症患者（如认为护士要毒害他）会拒绝吃饭，因为他们担心有人会毒害他们。妄想症患者也可能幻想护士或其他患者会在外面杀害他们。所以护士在任何时候接近患者时，应记住绝不能表现出威胁性行为，包括为患者提供足够的空间、进房间前先敲门、情绪激动时避免与他接触。

偏执型精神分裂症患者由于幻听或幻想有人会伤害他，所以其情绪会变得异常激动，这对患者本人和其他人来说都很危险。护士必须记住全面观察患者激愤情绪变化的信号。这些信号可能包括语速变快、语调升高及敌对性行为，包括殴打、嘶喊和多动。护理人员应该避免对抗或指责患者，而应该试图将患者转移到更安静的环境中。减少外界环境的刺激有助于平息由刺激引起的躁狂行为。护士也必须用"事实"的行为为患者呈现出客观事实。例如，患者询问护士是否听到了声音，护士应该回答没有听到声音并且应询问患者听到了什么声音。即尽管护士没有听到任何声音，但仍应该评估患者的幻听、幻想情况。

护士还应该记住偏执型精神分裂症患者可能会表现出异常行为，包括触摸他人、在他人面前裸露、在他人面前进行性行为（如手淫）等。护理人员应该将患者转移到他处，如他们的房间内。护士必须要限制和控制环境，为患者提供一个学习新的恰当行为的环境。如果患者正在触摸他人或说出不恰当言语，护理人员应该鼓励患者参与到其他的活动当中去，如散步。护理人员应该尽量避免使用约束，除非患者的行为确实会对自己或他人造成伤害。

参 考 文 献

Morrison-Valfre M. The therapeutic environment. In: *Foundations of Mental Health Care*. 3rd Ed. St. Louis, MO: Elsevier-Mosby; 2005, p. 116.

Videbeck SL. Schizophrenia. In: *Psychiatric Mental Health Nursing*. 3rd Ed. Philadelphia, PA: Lippincott Williams & Wilkins; 2006, pp. 275–302.

122　接受电休克疗法患者的护理

MELISSA H. CRIGGER，BSN，MHA，RN

实施阶段

患者接受电休克疗法前后的护理程序包括：健康教育、病情监测和症状管理。抑郁症状出现两周以上的患者可发展为中度抑郁。抑郁症症状包括情绪低落、兴趣缺失、睡眠形态紊乱、不明原因体重增加超过 5%、无望感或有自杀倾向。抗抑郁药常作为抑郁症治疗的一线用药，而对于服用抗抑郁药效果不明显的患者，电休克疗法（ECT）可作为另一种治疗方法。

ECT 的作用方式是将电流传入大脑，从而引起强制性痉挛发作。伴随着电流放电几秒钟所引起的痉挛发作仅几分钟。大多数接受 ECT 治疗的患者总共要接受 6～15 次的治疗，需要几周的疗程。常用的治疗方案是隔天治疗（如周一、周三和周五），12 次为 1 个疗程，需用 4 周时间。教育患者遵循治疗周期的重要性，不要遗漏治疗疗程中的任何一个环节。

门诊和住院患者都可以接受 ECT 治疗。治疗前，应指导患者禁食 8 小时，避免并去除指甲油和化妆品。之后，患者穿上病号服，护士要经常监测患者的生命体征，开通一条静脉通路以便给药。在整个过程中护士应尽量缓解患者紧张的情绪，尽量避免使用专业术语，如"电击治疗"，恰当的技术术语就是 ECT。过去，患者接受 ECT 治疗不用镇静剂，而是被绑在床上，电击时四肢抽搐。因此，对于过去接受过 ECT 治疗的患者而言，很有必要评估患者现有知识水平并对其错误理解之处给予纠正。

操作前给予患者麻醉剂和肌松药，之后，将两个电极片贴于患者头部（一边）

或（两边）。电流传递时，脑电图（EEG）将检测到活动性发作反应。

　　治疗后，给予患者吸氧和生命体征监测。患者可能会出现定向力障碍和头痛，头痛可对症治疗。ECT 治疗后的另一常见症状是劳累感。在做 ECT 之前要将这些症状与患者交代清楚，并说明这只是短期效应。治疗后还应该用简易精神状态检查量表评估患者的精神状态。患者的吞咽反射恢复后，可嘱其进食。

参 考 文 献

Morrison-Valfre M. Depression and other mood disorders. In: *Foundations of Mental Health Care.* 3rd Ed. St. Louis, MO: Elsevier-Mosby; 2005, pp. 214–218.

Videbeck SL. Mood disorders. In: *Mental Health Nursing.* 3rd Ed. Philadelphia, PA: Lippincott Williams & Wilkins; 2006, pp. 312–317.

123　边缘型人格障碍患者的护理

MELISSA H.CRIGGER, BSN, MHA, RN

实施阶段

　　边缘型人格障碍的护理包括促进患者的安全、建立良好的护患关系、帮助患者控制情绪和管理药物。

　　当一个人的人格特质与所处环境的文化标准存在差异时被诊断为人格障碍。这些人格特征经常使患者不能良好地适应社会，并且会干扰患者的正常功能。边缘型人格障碍的诊断包括 3 点：冲动性增加、不稳定的人际关系、意识形态中自我形象的不稳定。女性的发病率是男性的 3 倍，它是精神病患者中最常见的一种人格障碍。

　　护理边缘型人格障碍患者时，护士必须记住要评估患者的一般情况、情绪、喜好、思维方式、判断力、洞察力及自我意识。边缘型人格障碍患者对自我形象的看法变化巨大。有时，患者可能处于情绪平稳状态，然后又不明原因地变得狂怒（不稳定的情绪）。自杀意念和行为，如自残，在边缘型人格障碍患者身上也较常出现。对于那些透露自己有自杀想法的患者应该持客观态度对待。永远牢记与患者约定安全协议，协议内容是患者同意不伤害自身。

　　边缘型人格障碍患者与包括医护人员在内的其他人相处起来也存在困难。护理人员必须记住与患者建立清楚的界限，包括遵循规律的日程安排，告知患者建立护患关系的目标是帮助患者发展更恰当的人际关系。在某些情况下可能需要对环境进行限制。护士应避免自己成为患者唯一的交谈对象，否则会导致患者将情感交流全部转移到护士身上，这不利于患者人际关系的发展。

边缘型人格障碍患者经常易冲动且难以控制自己的情绪。患者感到不被医护人员关注或者其需要不能被满足时可能很快出现敌对或自残行为。护士要铭记人格障碍患者不能控制自己的行为，所以应该用其他的方式来转移患者的注意力，如让患者散步、看电视、打牌或听音乐等，让患者在等待需要被满足的过程中有事可做。

人格障碍患者需要通过药物来控制症状。边缘型人格障碍患者可能存在焦虑情绪，可用选择性 5-羟色胺再摄取抑制剂（SSRIs）、单胺氧化酶抑制剂（MAOIs）、苯二氮䓬类药物治疗，严重焦虑可用小剂量安定类药物。易冲动患者可选择锂盐和抗癫痫药等情绪稳定剂，如卡马西平和丙戊酸钠。用药过程中，护士要严密监测药物的不良反应，并告知患者药物可能出现的效果。锂剂、卡马西平和丙戊酸钠用药之前要监测血清血药浓度，以免发生药物中毒。

参 考 文 献

Morrison-Valfre M. Personality disorders. In: *Foundations of Mental Health Care*. 3rd Ed. St. Louis, MO: Elsevier-Mosby; 2005, p. 320.

Videbeck SL. Personality disorders. In: *Psychiatric Mental Health Nursing*. 3rd Ed. Philadelphia, PA: Lippincott Williams & Wilkins; 2006, pp. 346–364.

124 双相情感障碍患者的护理

MELISSA H.CRIGGER，BSN，MHA，RN

实施阶段

伴有躁狂的双相情感障碍患者的护理包括用药管理、提供安全措施、满足患者心理需求和促进其正常行为。双相情感障碍是一种情绪发生突然和巨大转变的情绪失调病症。双相情感障碍患者的状态在抑郁和正常行为之间（双相抑郁）或躁狂和正常行为之间（双相躁狂）循环变化。该病男女发病率相近，首次躁狂发作的平均年龄在 20 岁左右。躁狂发作时的症状包括暴怒、强制语言、思维奔逸、夸大妄想、被害妄想、着装怪异、睡眠和进食减少而活动亢进。

护理双相情感障碍患者时，药物治疗选用心境稳定剂如锂盐和抗癫痫药。锂盐对行为产生控制作用的开始时间为 5～14 天，用药过程中要严密监测血药浓度，锂盐浓度超过 1.5mmol/L 时为中毒剂量。锂盐的中毒症状与不良反应相似，如恶心、腹泻、口渴、睡眠困难、轻度头痛和困倦。大多数患者治疗 6 周后不良反应会消失或减退，如果以上症状没有减退，护士应该警惕患者为锂盐的中毒症状。给药前，护士应该查看上次用药时锂盐的血清浓度和用药剂量。

抗癫痫药（卡马西平、丙戊酸钠、加巴喷丁、拉莫三嗪、托吡酯和奥卡西平）也可作为躁狂症的情绪稳定剂。不良反应有眩晕、运动失调、恶心、呕吐。服用某些抗癫痫药物（卡马西平、丙戊酸钠）需要监测血药浓度以防药物中毒。并且，用药之前护士应该注意药物的血清浓度。

伴有躁狂的双相情感障碍患者经常不清楚自己的行为。在躁狂发作期，护理人员首要处理的问题是保证患者安全。护士必须评估患者是否有自杀和伤害他人的倾向。躁狂患者经常侵占他人的物品并且具有本能的攻击他人的行为。护理人员要清楚患者的行踪，并在患者出现不恰当行为时给予约束。护士需要告知患者什么该做、什么不该做，并进行解释。讲解时要简单明了、易懂。所有医护人员都必须遵循并坚持不懈地参与到促进患者正常行为的治疗中。

躁狂患者的休息时间和营养摄入很少，减少外界刺激（如将患者安置在无噪声和电视的环境中）有助于患者身心的放松。规律的睡眠时间也对患者有利。许多躁狂患者"因为太忙"而进食少，护士可提供点心等高能量饮食以满足机体营养需求，如三明治和蛋白棒等食物能提供更充足的营养。

护士需要给予躁狂患者额外的关注以保证其安全，同时要满足其心理需要。密切监测血药浓度，加强健康教育。加强护理人员之间的沟通，从而给患者提供一致的指导以减少困惑也很重要。

参 考 文 献

Morrison-Valfre M. Depression and other mood disorders. In: *Foundations of Mental Health Care*. 3rd Ed. St. Louis, MO: Elsevier-Mosby; 2005, pp. 214–216.

Videbeck SL. Mood disorders. In: *Psychiatric Mental Health Nursing*. 3rd Ed. Philadelphia, PA: Lippincott Williams & Wilkins; 2006, pp. 326–333.

125 正确使用临床戒断评估方案

FRANCINE B.YATES，RRT，RN，BSN

实施阶段

酒精是滥用最普遍的化学物，据估计，美国约有1760万人存在不同形式的酗酒。酗酒者常会因为营养及胃肠功能紊乱、糖尿病、精神疾病及外伤等原因被收入院。

很多护士在职业生涯中可能会遇到某个酒精滥用戒断症状的患者。临床戒断反应评估方案（CIWA）是由梅奥（Mayo）临床医学中心开发的治疗戒酒住院患者戒断症状的一个方案。利用CIWA可以安全、有效地控制戒断症状，即便发生谵妄，方案中的苯二氮䓬类药物也减少了戒断的并发症。方案提出的关键点是必须仔细筛查患者，以确保真正的患者得到相应的治疗。能正常交流但近期无滥用酒精史的患者不在方案适用的人群范围内。反过来，住院以前被认为是严重酗酒但不能有效沟通的患者也不适用。

将患者纳入 CIWA 前，应收集患者各个方面的病史资料。大多数酗酒者经常以最小量描述自己每天的酒量，因此，查看患者的用药史并向患者家属或其他人询问患者的饮酒量很重要。

护士应该注意有些疾病有类似于戒酒症状的表现，如心脏疾病、痴呆、焦虑症、术后精神障碍或停药反应等。医师和护士应避免对以上疾病患者使用 CIWA，以免出现方案中苯二氮䓬类药物的严重不良反应。

CIWA 是一种治疗戒断综合征的有效工具，但如果没有用对人群，很可能导致严重的甚至威胁生命的后果。

参 考 文 献

Berge KH, Morse RM. Protocol-driven treatment of alcohol withdrawal in a general hospital: When theory meets practice. *Mayo Clini Proc*. 2008;83(3):270–271.

Grant BF, Stinson FS, Dawson DA, et al. Prevalence and co-occurrence of substance use disorders and independent mood and anxiety disorders. *Arch Gen Psychiatry*. 2004; 61(8):807–816.

Hecksel KA, Bostwick JM, Jaeger TM, et al. Inappropriate use of symptom-triggered therapy for alcohol withdrawal in the general hospital. *Mayo Clin Proc*. 2008;83(8):274–279.

126　护理人员都要接受护理精神疾病患者的培训，掌握基本技能

FRANCINE B.YATES，RRT，RN，BSN

计划阶段

当有精神疾病史的患者因"胸痛"等症状急诊入院时，护士应该会根据医学知识进行处理。除了一些接受过精神病专科护理教育的护士以外，大多数护士可能仅在学校接受过简单的精神病护理的职业培训和临床实习。内、外科及重症病房的护士也许会认为自己不能胜任精神病患者的护理工作。护理精神病患者可能会给护理人员造成很多压力，会使他们感到准备不足而无法胜任此工作。

安全对于护士、护工和患者来说都是首要问题。护士应尽可能清楚地评估患者的用药和精神病史情况，从而理解和满足患者的特殊需求。与医师探讨病情，确定患者是否存在抑郁、焦虑、妄想、暴力倾向、自杀倾向等不正常心理，因为

这些心理可能会影响患者的护理及医护人员与患者之间的互动。一对一的护理形式可能有助于护理工作。保持规律的护理工作，如按时给药，可能会更有助于患者精神和情绪的稳定。另外，保持病房的安静，限制患者与不同工作人员接触对精神病患者的护理也是有帮助的。

护理人员应时刻保持自我控制，如果患者拒绝服药，护士应该保持冷静，只要患者安静下来便重新强调服药的问题。如果患者需要进行一些检查，应向患者解释检查是为了排除其早期主诉出现的症状而引发的并发症。如果患者持续拒绝治疗，如拒绝服药、静脉输液、检查等护理措施，医师应考虑此患者是否继续留在医院，这种情况下，最好将患者转到专门的精神病医院接受治疗。如果患者有攻击行为或试图离开，应该循序渐进地阻止，遇到这种情况，护士应该记住并向医师或保卫人员寻求帮助。为避免病情恶化，应该确保患者在住院期间规律服药。

记住安全是工作人员和患者共同的首要问题。保证患者按时服药，保持患者行为正常。护士或其他工作人员切忌独自处理患者的暴力行为，记得要向医师和保卫人员寻求帮助。当患者主诉的不适消失后，应视情况转院或出院。

参 考 文 献

Hermanns MS, Russell-Broaddus CA. "But I'm not a psyche nurse"! *RN.* 2006;69(12):28–31; quiz 32.

Smeltzer SC, Bare BG. Emergency nursing. In: *Brunner and Suddarth's Textbook of Medical-Surgical Nursing.* 9th Ed. 1999, pp. 1929–1930.

127　儿科护士应该接受产后抑郁临床表现的培训

LYNDA COOK SAWYER，RNC，BSN，MBA

计划阶段

目前，美国 6%～13% 的产后妇女表现出可诊断产后抑郁的症状和体征，病情严重者需要接受治疗。在这些严重抑郁症的产妇中，6% 可以在产后 3 个月内确诊。

严重抑郁症的临床诊断主要依据一系列明确的表现，包括：情绪低落，爱哭泣，无法体验正常的愉悦行为——如饮食、运动、社交、性行为，失眠，疲劳，食欲减退，自杀倾向，在日常活动、个人卫生、规律饮食、行为规矩等方面不愿自理，以及频发的自杀倾向。其中，焦虑最为突出。

产后抑郁症患者与典型成年女性的严重抑郁在流行病学上无明显差别，但由于产后抑郁症患者在产后的一年内无法照顾自己和婴儿，可能会对婴儿造成严重的生理影响。另外，1993 年 Cox 等调查发现：在产后的前 5 周，产妇严重抑郁症的发病率是普通成年女性的 3 倍。

轻度抑郁症与严重抑郁症不同，其症状通常是暂时的且持续时间短。轻度抑郁症的症状和体征包括易怒、敌对行为、社交障碍、易与亲友发生冲突和睡眠形态紊乱，而在产后，以上所有症状可以用睡眠不规律来解释。睡眠不充足可导致产妇不能很好地控制情绪而易怒。这些症状与产后 2 周内自发出现的 3~5 天的"沮丧"高峰有关。轻度抑郁症与产妇自身有关，可在产后一年内多次出现。轻度与严重抑郁症的最大区别在于轻度抑郁症产妇有能力照顾自己和婴儿。

产后最严重的精神障碍是产后精神病。幸运的是，产后精神病的发病率很低，每 1000 名产妇有 1.4~4.0 名发病。其症状出现较突然，通常在产后 2~14 天出现，包括妄想、幻想、异常激动、失眠、狂躁及有自杀或杀人的想法。产妇患精神病的潜在危险因素包括产妇自身有精神分裂症、双相情感障碍病史，或有精神分裂症、双相情感障碍或精神病的家族史。

产后第一年的常规复查计划中建议产妇看儿科医生 8 次、产科医生 1~2 次。因此，接受识别产后轻度和严重抑郁症的临床症状和体征的培训，以及掌握合适的方法使产妇获取合理的护理资源，这些对所有儿科护理人员来说受益匪浅。

参 考 文 献

Bloch M, Daly RC, Rubinow DR. Endocrine factors in the etiology of postpartum depression. *Compr Psychiatry*. 2003;44(3):234–246.

Cooper PJ, Campbell EA, Day A, et al. Non-psychotic psychiatric disorder after childbirth. A prospective study of prevalence, incidence, course and nature. *Br J Psychiatry*. 1988;152: 799–806.

Cox JL, Murray D, Chapman G. A controlled study of the onset, duration and prevalence of postnatal depression. *Br J Psychiatry*. 1993;163:27–31.

Perinatal depression, prevalence, screening accuracy, and screening outcomes summary. Available at: http://www.ahrq. gov/clinic/epcsums/peridepsum.htm. Accessed April 3, 2008.

128 学会管理没有采取约束措施的意识障碍患者

BONNIE L. PARKER，RN，CRRN

计划阶段

对于照顾者来说，只有在满足一定限制的标准后才能约束患者。发展无约束的环境是很多医疗机构的目标，只有在保护患者免受伤害且无其他方法的情况下才能约束患者。约束经常引起行为抗拒，而且事实上可能会使病情加重。

在很多医疗机构，意识障碍患者对于护士来说都是一个难题。由于慢性疾病的发病率增加及代谢和排泄药物能力的减退，老年人是出现意识障碍的高危人群。很多患者，尤其是老年患者由于某些药物的作用或手术后会出现意识障碍，这种意识障碍可能只是暂时的，但也有可能会产生永久性的影响。

首先应该尝试选择能替代约束的方法。对于护士来说首要任务是做好评估。评估患者有无其他的症状及其入院诊断。向家属了解患者意识障碍是以前的病史还是新出现的症状，并且询问患者的生活近来是否发生改变。评估的内容应包括患者居家用药情况在内的用药史。常规服用的镇痛剂可能需要减少剂量或改变用药时间。很多药物，如镇静剂和肌松剂，如果突然停药可导致严重的意识障碍。监测及评价患者液体和电解质水平，以发现可能引起意识障碍的潜在原因。

建议朋友或家属陪伴患者，避免使用约束措施。很多时候，一个熟悉和信任的面孔就足以使患者平静，指导家属在患者想要下床时可以呼叫护士给予帮助。另一种预防措施是使用床椅报警器，此报警声音能提醒患者禁止下床，同时也提醒工作人员注意患者安全。经常巡视病房、保持病房光线适宜、确保呼叫器放在触手可及的地方，是所有护理人员应该做到的降低意识障碍患者坠床受伤危险的措施。护理人员应重视呼叫器的使用，并尽可能迅速地回应。

患者跌倒的最常见原因之一是去卫生间。由于认知能力改变，意识障碍的患者可能不清楚在没有帮助的情况下自己无法安全站立。一种有助于减少跌倒的方法是定时协助患者如厕，对于约束的患者最少每 2 小时一次。协助患者如厕，护士会面临是否需要离开的问题。由于意识障碍患者可能记不住使用呼叫器，所以护士应保持随叫随到，尤其是意识障碍和潜在异常行为是首要护理问题的患者。由于卫生间和床旁洗漱台没有椅旁报警器和约束工具，当患者如厕时与患者在一起是最安全的方法。

参 考 文 献

Burke A. Nursing assistant education. Available at: http://www. nursingassistanteducation.com. Accessed May 3, 2008.

Hall GR, Wakefield B. Acute confusion in the elderly. *Nursing*. 1996;26(7):32–37; quiz 38.

129　分析抑郁症病因，提供对症护理

ANTHONY D. SLONIM，MD，DRPH

评估阶段

抑郁是一个重要的健康问题，大约影响了 15% 的人的生活。另外，据统计，

6%~8%的门诊患者符合抑郁症的诊断标准。引起抑郁症的原因很多，可能与遗传生物易感性相关，也可能存在需要评估的重要的医疗因素。

抑郁是一些常用药物的常见不良反应。常见的处方药包括抗高血压药、抗菌药、类固醇类药物、抗惊厥药和镇痛药，都可能引起或加重抑郁。

药物是引起抑郁的一个重要因素，然而当试图分析患有内科疾病患者的抑郁症时常常有点"鸡和蛋"的现象。通常很难得知到底是药物引起的抑郁，还是病情导致的抑郁。一些常见的病情变化往往导致患者抑郁，包括新诊断的癌症、新发生的心肌梗死、移植、危重疾病或严重创伤。护士在确保恰当地筛查这些疾病并且预见性地处理他们的抑郁症状时起重要作用。

抑郁除了与内科疾病有关以外，也可能是一些疾病的主要症状——需要排除器质性疾病。例如，糖尿病、甲状腺功能减退症、莱姆病及纤维肌痛可以成为严重抑郁症状的潜在原因，这些抑郁症状常常由于疾病的治疗而得到改善。

护士需要注意常见的抑郁症状，包括长时间的情绪变化，食欲、睡眠、性功能的改变、体重的变化及激动与嗜睡之间的变化。与我们的医生同事们合作，研究抑郁症状的潜在原因及治疗方法，从而使患者的情绪得到改善。

参 考 文 献

http://www.emedicinehealth.com/depression/article_em.htm. Accessed on April 15, 2009.

Reus VI. Mental Disorders: Depression in Association with Medical Illness. In: Kasper DL, Braunwald E, Fauci AS, et al. *Harrison's Principles of Internal Medicine*. 16th Ed. New York: McGraw Hill; 2005, pp. 2552–2553.

130　关注患者由于检查、操作及诊断产生的恐惧和焦虑

FRANCINE B. YATES, RRT, RN, BSN

计划阶段

当患者入院或到医院做检查或化验时，很容易经历一定程度的焦虑或恐惧。对未知的恐惧、自身健康状况的变化或正常身体功能的任何损伤均可引起焦虑。医务人员常常忽略患者在医院里获得的焦虑和恐惧水平。允许患者有充足的时间和更多机会表达恐惧和焦虑对患者来说常常是有帮助的。告知患者操作或测试前、中、后可能发生的事情对患者也是有益的。然而，医务人员往往由于急于完成查房、给药、记录而忽视了这些与患者沟通、提供人性化关怀的机会。

医务人员自身可能已经忘记或者从来没有经历过患者住院期间经历的考验和痛苦。不幸的是，由于医务人员缺乏有效地减少患者恐惧和焦虑水平的沟通技能，

他们很少能有效解决这些问题。

当今社会，安排给患者看病的时间更短，与过去的每个患者 20 分钟相比，现在只有约 10 分钟的时间。医疗机构各个部门的患者都增加了，患者与医生交谈的时间更短了，并且经常被打断。患者感觉医务人员好像既没有听他们说话，也答非所问。他们感觉医务人员好像用傲慢的态度对待他们，并且忽视了他们的恐惧和担忧。当医生看起来更加投入、更善于沟通时，患者的焦虑会减轻并且使患者能更好地应对所接收的信息。

多给患者几分钟时间将改善医患之间的关系，患者将满怀希望地得到他们需要的答案（为什么？在哪里？怎么样？结果？），也不会怀疑自己选择了错误的医生或想要中途更换医生。

参 考 文 献

Ellis-Christensen T. What is bedside manner? Available at: http://www.wisegeek. com/what-is-bedside-manner.htm.

Halpern J. Empathy and patient–physician conflicts. *J Gen Intern Med*. 2007;22(5):696–700.

131　对酗酒且独居老年患者提供保护性服务，减少致命性伤害

JULIE MULLIGAN WATTS，RN，MN

实施阶段

2005～2006 年，在美国 12 岁以上的人群中，将近 8% 的人在过去一年中存在酒精依赖或酗酒的问题。近期的一项研究显示，10% 的 60 岁以上的初级保健患者有酒精依赖现象。老年住院患者中酗酒者占 1%，但经常被漏诊。有酗酒症状的患者入院率较高，并且死亡率比不饮酒患者高 4.3%。不仅如此，老年酗酒者到急诊或门诊检查的次数不够，且住院时间也不够长。考虑到这些，从哪里能发现需要帮助的老年酗酒者呢？几乎所有的医疗机构都能找到这类人群。一项研究发现，到初级保健医生那里做定期检查的患者中，超过 10% 的老年患者报告有至少两项酒精中毒症状。随着美国人口逐渐老龄化，预计 55 岁以上的人口将占总人口的 25%，酗酒问题也将随之增加。

从这些老年患者中识别酗酒者比较困难。由于顾及社会名誉和担心照顾者的负面反应，他们经常隐瞒自己饮酒的事实。老年人酗酒可对身体、社会和心理产生严重影响，而且因年老、独居及羞耻感使酗酒难以发现。由于老年人活动及社

交减少，故常独自饮酒。所以，他们周围大多数人并不知道他们酗酒，而且他们不愿在那些出于健康因素考虑而干预吸烟的社交场所出现。如果他们已退休、不开车、与家人分开居住，酗酒就更不容易被发现。通常，常见的健康问题与酗酒是有关系的，而像体重减轻、失眠、高血压、痴呆、胃肠道等疾病未必与酒精有关，因为这些问题随着年龄的增长会普遍存在。

酒精可使慢性疾病病情加重。并且，酒精与多种慢性病药物同时服用会增加对身体的危害。酒精可影响超过 50% 的最常见的 100 种处方药。老年人跌倒、外伤、营养不良及胃肠道等疾病都与酗酒有关。酗酒引起的最常见健康问题包括肝脏疾病、肺疾病（与同时吸烟有关）、溃疡、跌倒和精神障碍。酗酒常导致社交孤立，给人际关系带来负面影响。酗酒不但会造成与朋友、家人的感情疏远，对事业也会造成负面影响，还会降低老龄化引起的身体衰退的应对能力。酒精对神经系统的影响较大，很多专家认为 5%～10% 的痴呆与酒精有关。酗酒对心理的影响包括意识障碍、协调能力下降、情绪低落、焦虑、抑郁。通常，用酒精解决自身心理问题也是导致疾病的原因。

对于疑似酗酒、被忽视或已发现酗酒的老年人或残疾人，大多数国家授权护士来进行报告。独居、社交孤立、酗酒的老年人可定义为被忽视的老人。如果护士发现患者发生骨折、营养不良、烧伤、擦伤、割伤的情况，同时存在无人照顾、不能穿衣、不能完成日常活动等或居住环境不安全或无医疗条件的情况，护士应该帮助其申请社会福利或成人保护福利。一些生活条件差的老年人可能会多疑、深居简出，且对周围环境实时防御，尤其是酗酒时的自我忽视，护士应该上报这些情况，救助他们。

参 考 文 献

American Geriatric Society. Foundation for health in aging substance abuse. Available at: http://www.healthinaging.org/agingintheknow/chapter_print_ch_trial.asp?ch=36. Accessed May11, 2008.

Boyle A, Davis H. Early screening and assessment of alcohol and substance abuse in the elderly: Clinical implications. *J Addict Nurs*. 2006;17:95–103.

U.S. Department of Health and Human Services, Agency for Healthcare Research and Quality. Healthcare for the elderly. Available at: http://www.ahrq.gov/research/apr96/dept6. htm. Accessed May 11, 2008.

U.S. Department of Health and Human Services, Substance Abuse and Mental Health Services Administration. Alcohol dependence or abuse. Available at: http://www.drugabusestatistics.samhsa. gov/2k6state/Ch5.htm#5.1. Accessed May 11, 2008.

Virginia Department of Social Services. Abuse hurts at any age: Mandated reporters can save lives. Available at: http://www.dss. state.va.us/familyB032-02-0121-eng.pdf. Accessed May 11, 2008.

132 识别和管理有暴力倾向的患者

ANTHONY D. SLONIM, MD，DRPH

评估阶段

护士需要知道如何有效地评估可能对工作人员或其他人造成威胁的有暴力行为的患者。尽管许多患者对护士提供的护理表示感激，但也有些患者不能控制自己的攻击性行为，可能会重拳出击导致潜在的伤害。目前已有与暴力行为倾向相关的评判标准。一旦患者被认定有暴力倾向，护士可以根据这些标准设定合理的目标，运用降阶梯疗法来应对。

暴力行为发生的主要危险因素包括人口学特征、既往病史和精神病史、诊断、社会环境因素及认知行为因素。通过针对上述危险因素使用的标准化方法，护士可以形成关于患者潜在暴力行为的初步判断，并能够在暴力行为加剧前进行干预。

从人口统计学的角度看，年轻、受教育程度低的失业男性倾向于有暴力行为。这些人从小就开始有包括违法行为的暴力记录，也有许多人是暴力行为的受害者。既往病史和精神病史往往能提供有用的信息，一些人可能经历过脑部外伤、服用过违禁药品、有反社会心理和性格冲动等人格特征。这些患者可能有获得武器的途径并会使用武器。这些人在经济和社会地位上常常依赖他人且经常搬家。从行为方面看，这些人自尊心低、控制冲动能力差且声称想要伤害他人。

这些重要的特征有助于护士在患者发生暴力行为前识别出有暴力倾向的患者。一些保护护士的预防措施包括时刻注意患者、避免自己被患者逼到一个房间而不能退出、识别逃生通道并保持不与患者直接接触、当患者需要帮助时保持友好及不要与患者单独相处。

通过应用这些简单的方法，护士能够识别和管理有暴力倾向的患者，同时能够保护他们自己和同事免受伤害。

参 考 文 献

Littrell KH, Littrell SH. Current understanding of violence and aggression: Assessment and treatment. *J Psychosoc Nurs Ment Health Serv*. 1998;36(12):18–24.

Lowe T, Wellman N, Taylor R. Limit setting and decision making in the management of aggression. *J Adv Nurs*. 2003;41: 154–162.

Rickelman BL. The client who displays angry, aggressive or violent behavior. In: Mohr WK, ed. *Psychiatric Mental Health Nursing*. 6th Ed. Philadelphia: Lippincott Williams & Wilkins; 2006.

133　帮助解除患者危机

ANTHONY D. SLONIM, MD, DRPH

实施阶段

危机是由威胁和可用于解决威胁的资源之间的不平衡所导致的。当患者使用常规的应对机制不能解决问题时，危机便会随之而来。护士必须识别个体难以应对危机的原因，并提供相应的帮助。

危机时刻都在发生，而它的结果取决于许多因素，包括患者自身因素、以往的经历、危机管理能力、与上次危机的时间间隔、个体的顺应性及是否为弱势群体。一般来说，女性、少数民族及那些社会经济地位较低的人群应对危机的能力较差。并不是所有的危机都是不好的，像应激一样，危机可以有"利"也可以有"弊"。当你的第一个孩子出生时，这是一件令人高兴的事情，尽管这是有利的，但毕竟是一个危机。相对应的，配偶死亡则是负面危机的一个例子。

护士扮演着危机干预顾问的角色，当患者处于危机的痛苦中可能找不到解决的办法时，护士能提供一些有用的策略，包括客观地帮助分析事件的能力。护士也可以提供一些解决问题的方法和行动指南。护士可以仅仅是一个"共鸣板"，可以与患者公开、客观地谈论危机给患者带来的担忧。在这种情况下，患者只需要护士倾听，并不需要护士提供答案。最终，护士能帮助患者找到应对当前危机的方法并且为即将出现的潜在危机制订计划。

对于身处危机的患者，护士是危机干预团队中的一个重要角色，需要具备评估和干预危机的能力。

参 考 文 献

Connolly PM. Crisis intervention. In: Mohr WK, ed. *Psychiatric Mental Health Nursing*. 6th Ed. Philadelphia: Lippincott Williams & Wilkins; 2006, pp. 395–410.

134　评估患者的酗酒问题

ANTHONY D. SLONIM, MD, DRPH

评估阶段

反复使用药物或酒精属于物质滥用。据估计约 10% 的美国成人有物质滥用的问题。这些患者可能过着完全正常的生活，有正常的人际关系，有全职工作，他们并不认为他们存在着酒精或药物滥用的问题。然而，对于护士来说，正确评估经初步筛选有问题的患者的酒精使用情况是非常重要的，尤其当这些患者是因为药物原因住院时。

卡其（CAGE）评估工具是几十年来识别存在药物滥用问题人群的一个有用且有效的工具，它仅包括 4 个问题。对于护士，这个有用的工具可以使高危患者获得恰当的解毒和预防性戒断治疗。这 4 个问题是：

——你是否想过要减少饮酒量？

——是否曾因他人批评你喝酒而感到恼怒？

——对于喝酒这件事，你会觉得不好或是感到愧疚吗？

——你是否有早晨喝酒或起床后第一件事就是喝酒的习惯？

若这些问题中有任何一个问题回答为"是"，则表明患者需要接受进一步的评估。

参 考 文 献

Cornwell CJ, Lickteig MK. The client who abuses drugs or alcohol. In: Mohr WK, ed. *Psychiatric Mental Health Nursing*. 6th Ed. Philadelphia: Lippincott Williams & Wilkins; 2006, pp. 687–722.

Ewing JA. Detecting alcoholism: The CAGE questionnaire. *J Am Med Assoc.* 1984;252:1902–1907.

135　老年痴呆患者的护理

ANTHONY D. SLONIM，MD，DRPH

评估阶段

痴呆是一种影响认知和记忆力的获得性疾病，由于痴呆对语言、行为和思维的影响，其严重程度足以影响患者的社会生活能力。痴呆主要分为几种类型，包括阿尔茨海默病、血管性痴呆和路易体痴呆。还有一些其他疾病如帕金森病和亨廷顿舞蹈症，痴呆可能是其症状表现之一。

阿尔茨海默病是老年痴呆症最常见的类型，在美国，近 400 万人患有阿尔茨海默病。该病通常发生在 65 岁以后，患者开始出现记忆力减退和表达能力下降的问题。它是一种退行性疾病，患者会经历包括日常活动能力等功能的进行性减退。患者可能会变得好斗和与人相处困难，晚期还会出现大小便失禁。

血管性痴呆主要是由大脑内小血管病变导致的，这些病变包括低血流灌注和梗死。有血管危险因素的患者通常较早发生这种类型的痴呆，这些血管危险因素包括高血压、糖尿病、高血脂和心血管疾病。

　　路易体痴呆是由于患者大脑中出现路易体而得名，以出现幻觉、记忆力减退、语言问题及运动功能减弱为临床特点。

　　许多药物可用于痴呆患者的治疗，有些能获得较理想的疗效。对于阿尔茨海默病或路易体痴呆患者，胆碱酯酶抑制剂是主要的治疗药物；然而，对于血管性痴呆患者，心血管基本功能的干预对于预防梗死复发才是重要的。

　　除了药物治疗，护士有责任确保任何时候都知道患者的行踪，以保证患者的安全。随着时间的推移，患者的日常生活可能需要他人协助，包括吃饭、洗漱和喝水。行为策略可以帮助一些有过激行为的患者。最重要的是，在这种疑难疾病的护理中，护士必须与家属一起给予患者帮助与支持。

参 考 文 献

Cummings JL, Mendez MF. Alzheimers disease and other disorders of cognition. In: Goldman L, Ausiello D, eds. *Cecil Textbook of Medicine*. 22nd Ed. Philadelphia: Saunders; 2004, pp. 2248–2256.

Thomson Heisterman AA. The client with a cognitive disorder. In: Mohr WK, ed. *Psychiatric Mental Health Nursing*. 6th Ed. Philadelphia: Lippincott Williams & Wilkins; 2006, pp. 723–768.

E. 内 科 护 理

心 脏 病 学

136 以个性化生命体征正确辨析患者病情

NANCY F. ALTICE，RN，MSN，CCNS，CNS-BC

评估阶段

生命体征测量是评估每个患者的重要环节。测量生命体征常常是任何医学专业学生学习的第一项技能。在讲授采集生命体征技术的同时，也讲授了每个参数的正常值范围。仅看某些极端数值的生命体征读数可以提供重要的信息，但仅仅基于单一读数的解释可能会产生误导。生命体征的变化趋势提供了更加有意义的信息，并且可能为患者细微的病情变化提供线索。

心率的正常范围是 60～100 次/分。但在某些临床情况下，虽然技术上认为是"正常"的心率，但结合临床判断则可能是不正常的。如果一位高热患者脉率为 65 次/分，则应该评估患者是否存在心源性问题阻碍了心率增加。因为在通常情况下，人发热时代谢率会增加，心率也会增加。同样，如果一个正常心率为 65 次/分的患者卧床时心率变为 90 次/分，也应进行进一步评估。临床上，心率 90 次/分表明心率加快以代偿心脏收缩能力减弱，或表明由于疼痛、焦虑或应用扩血管药物等使得患者交感神经系统兴奋，而心率增加是患者保持其心排血量的唯一方法。

血压也可以在不同情况下产生波动，应结合有关临床情况来考虑。当患者的基础血压是 170/90mmHg 时，若测得血压为 120/80mmHg 则有问题。由降压药物引起的治疗反应导致的低血压是可以接受的，但是如果没有使用降压药物，应该考虑出现这些突然变化的其他原因，如患者可能正处于脱水或出血的状态。虽然 120/80mmHg 的血压一直被认为是"理想"血压，但当患者的基础血压较高时，120/80mmHg 反而成为了"问题血压"。

生命体征为评估患者病情提供了重要的线索。由于生命体征常常是由没有执照的人员测量，其测量值可能不被视为全面评估的一部分，除非患者有其他异常或不适主诉需要医务人员监测生命体征变化。但是，如果到了患者出现异常需要监测生命体征的程度，宝贵的抢救时机可能已经丧失，患者的病情可能会迅速恶化。

不要忘记看基线，千万记住要考虑患者的基线评估，看一看之前的记录单，你会发现患者昨天到今天的生命体征数值已经发生了很大的变化。

参 考 文 献

Garcia TB, Miller GT. *Arrhythmia Recognition: The Art of Interpretation*. Boston: Jones and Bartlett Publishers; 2004, pp. 436–437.

Glotzer J. Nursing assessment in the inpatient setting. In: Moser DK, Riegel B, eds. *Cardiac Nursing: A Companion to Braunwald's Heart Disease*. St. Louis: Elsevier-Saunders; 2008.

137　血压测量影响着治疗方案的确定

JEANNIE SCRUGGS GARBER，DNP，RN

评估阶段

你还记得怎样正确测量血压吗？你知道血压测量的生理机制吗？你的设备是否完好？测量技术是否正确？你使用的袖带宽窄是否合适？读数是否准确？这些都是测量血压时应该考虑的问题。测量血压已经成为最基础的护理常规，以至于医护人员很容易忽略血压监测时需注意的知识和技能。

在回答以上问题时，Anderson 和 Maloney 鼓励医生评估血压计、患者和读取血压数值的护士：测量前需监测血压计，以确认玻璃管无裂损、橡皮球无漏气、袖带可以紧缚于前臂。关于袖带主要考虑的是确保使用宽度合适的袖带，袖带太窄会使血压测量值偏高。同时应检查听诊器是否完好。

其他需提醒临床医生的是：血压是动态波动的，并不是保持不变的。因此，每次测量血压时测得不同的血压值是正常的。另外，体位、饮水、体温、应激、年龄、体重、吸烟、饮酒及种族也会影响血压值。考虑到许多外在的、不可控制的因素会影响血压，因此，尽可能减少医务人员技能和设备性能的变异是至关重要的。

准确监测血压的关键点如下：

——了解患者病史并知晓监测血压的必要性。

——选择测量血压的最佳部位（避开静脉输液一侧肢体、乳腺癌手术侧肢体及辐射区域）。

——告知患者测量血压的程序。

——在血压袖带部位触摸脉搏。

——按照常规程序将袖带充气到高于以往读数的刻度。

——缓慢放气，听第一声搏动音和最后一声搏动音。

——将测量结果告诉患者和（或）主治医生。

这些简单的提示是准确测量血压的必要因素。药物的选择和剂量、液体管理及活动水平等干预和治疗措施往往取决于测量的血压值。不准确的读数可能导致错误的治疗，从而会影响患者的安全。

参 考 文 献

Anderson D, Maloney J (n.d.). Taking the blood pressure accurately: Its no off-the-cuff matter. Available at: http://www.steeles.com/catalog/takingBP.html. Accessed June 16, 2008.

138　用药时不仅要监测血压，更要评估病情

NANCY F. ALTICE，RN，MSN，CCNS，CNS-BC

评价阶段

心力衰竭是造成 65 岁及以上患者住院最常见的疾病之一，但它也会影响所有年龄的人。药物通常能改善心力衰竭的症状。曾经有一段时间，对于心力衰竭患者医学界所能做的只有改善患者症状。目前，多种药物被证实可以降低心力衰竭患者的死亡率，减少心力衰竭的发病率，这些药物包括血管紧张素转化酶抑制剂（ACEI）、血管紧张素受体拮抗剂（ARB）、醛固酮拮抗剂和 β 受体阻滞剂。所有这些药物对血压都会产生较大的影响，但其给心力衰竭患者带来的益处远不止是单纯降低血压。事实上，从这些药物中获益的患者，许多人根本没有高血压。

心力衰竭是交感神经系统、肾素-血管紧张素-醛固酮系统、心脏本身舒缩功能障碍相互作用的一种复杂的状态。这种复杂的相互作用可以使患者的症状加重且死亡率增加。由于会影响患者的血压、心率、心排血量和肾功能，这些能够显著降低患者死亡率的药物必须严格滴定。通常，起始给予很小剂量，随着患者的耐受性逐渐增加剂量。这通常需要频繁地调整用药，同时也要考虑利尿剂的剂量、效果和电解质水平等其他因素。

对于初次使用和需精确输注这些药物的患者，建立停药指南是非常有帮助的。一些护士认为，无论何时，只要患者收缩压低于 90～100mmHg，都应该停用这些药物。考虑到这些药物的益处不仅仅是调整血压，停止使用任何药物前应该更综

合评估患者的病情。理想状态下，调整用药时应通知开处方的医生或其他有独力执业资格的医务人员。2005 年美国心脏病学会/美国心脏协会对于成人慢性心力衰竭的诊断与治疗指南建议，只要收缩压不低于 80mmHg 不停用这些药物，除非患者出现低血压症状，如头晕、视力改变、晕厥或肾功能恶化。

面对由于血管紧张素转化酶抑制剂用药剂量引起的低血压患者，不要擅自停药。首先，评估低血压的相关症状；其次，应考虑患者的液体平衡，监测患者每日的体重、出入量、实验室检查，考虑患者是否有脱水的可能？如果是，医生应该选择逐渐补充体液而不是停用这些药物。当然，至少停用几个小时的药物有时会是最好的治疗措施，但这个决定不应该单单基于血压值。

参 考 文 献

Hunt SA, Abraham WT, Chin MH, et al. ACC/AHA 2005 guideline update for the diagnosis and management of chronic heart failure in the adult. *Circulation*. 2005;112:1825–1852.

Springhouse. *Nursing Pharmacology Made Incredibly Easy*. Philadelphia: Lippincott Williams Wilkins; 2005.

139　II 导联并不总是观察病情的最佳导联，需联系整个 12 导联心电图的情况进行判断

NANCY F. ALTICE RN，MSN，CCNS，CNS-BC

评价阶段

监测心律失常的基础培训中，经常鼓励学生们关注 II 导联，因为 II 导联通常是用于识别 P 波最好的导联。识别 P 波很重要，它决定着心电图节律是起源于窦房结还是心脏的其他位置。同时，II 导联也适用于观察左心室下壁缺血改变。然而，有时 II 导联并不是测量 QRS 波群宽度最好的导联。任何测量过心电图各部分组成的人都知道，当试图确定 QRS 波群起点的同时把其向 ST 段转换的那一点作为终点的时候，两个人可能会得出不同的结果。即使 QRS 时间≥0.12 秒，在监护仪屏幕上对 II 导联的粗略观察并不能看出来，也可能不会立即引起那些需同时观看多个监护仪的人员的注意。V 导联有时能更好地显示 QRS 波群，但是每个患者都存在个体差异性。确定 QRS 波群宽度很重要，它决定了心室的传导是否正常。束支传导阻滞和室性心律失常可以使 QRS 波群增宽。在 V_1 导联中，可以识别左右束支传导阻滞的特有波形，同时可以区别室性心动过速时 QRS 波群增宽的波形。

服用抗心律失常药物的患者，监测的另一个重要方面是测量 QT 间期。QT 间期是指从 QRS 波群起点至 T 波终点的时间。在一些导联上，很难确定 T 波的终点。识别不出延长的 QT 间期会增加患者发生致命性的"尖端扭转型"室性心动过速的风险。在每次测量时使用同一导联对于 QT 间期的监测尤其重要。

对于每个患者来说，最好的方法是先看 12 导联心电图，再决定使用哪个导联，确定 T 波终点显示最明显的导联。同样，也可以用以上方法来选择用哪些导联监测患者。虽然 II 导联是识别 P 波的最佳导联，但它并不是唯一能清楚识别 P 波的导联。如果患者患有任何程度的心脏传导阻滞或者心室传导异常，包括室性心律失常，V 导联可能会提供更加全面的信息。

心电监测是一个非常复杂的话题，因此，关于心电监测实践的决策应以可靠的证据为基础，这一点非常重要。2004 年，美国心脏病学会的科学和协调委员会已经批准了一项科学声明，其中包括心电监测的详细建议。

参 考 文 献

Drew BJ, Califf RM, Funk M, et al. Practice standards for electrocardiographic monitoring in hospital settings: An American Heart Association scientific statement from the Councils on Cardiovascular Nursing, Clinical Cardiology, and Cardiovascular Disease in the Young: Endorsed by the International Society of Computerized Electrocardiography and the American Association of Critical Care Nurses. *Circulation*. 2004;110:2721–2746.

140 电除颤时环境安全的"说"与"做"

NANCY F. ALTICE RN，MSN，CCNS，CNS-BC

实施阶段

早期电除颤是无脉性室性心律失常患者成功复苏的一个关键步骤。在高级生命支持教育中，越来越强调复苏团队的安全性。长期以来我们一直都认为，在电除颤时，任何人不应该直接接触患者，以免可能会受到高电压冲击。出于这个原因，实施电除颤的人负责高喊"大家都离开"来警示每一个人。然而，在复苏过程中，复苏团队中其他成员可能在同时执行不同的任务，如打开静脉通路、气管插管、给药或抽血测酸碱平衡。实施电除颤的人有责任确保没有其他人接触到患者，说"所有人都离开"并不总是足以引起所有人的关注。记住一定还要看看周围环境，确保真的没有人接触患者。

住院患者的复苏成功率依然很低，科学研究正在致力于找到更好的方法来提高复苏的成功率。目前强调不间断的心肺复苏可以提高生存率。最近的一项研究发现，电除颤时，接触患者的救援人员被电击的风险很低。这项研究表明电除颤时不应该中断心肺复苏，这一结果可能会最终应用到实践中。在新的指南发布之前，实施电除颤时需谨记确保一个安全的环境。

参 考 文 献

2005 American Heart Association Guidelines for Cardiopulmonary Resuscitation and Emergency Cardiovascular Care, Part 5: Electrical Therapies. *Circulation*. 2005;112:IV-35–IV-46. Available at: http://circ.ahajournals.org/cgi/content/full112/24_suppl/IV-35.

Lloyd MS, Heeke B, Walter PF, et al. Hands-on defibrillation: An analysis of electrical current flow through rescuers in direct contact with patients during biphasic external defibrillation. *Circulation*. 2008;117(19):2510–2514.

141　心导管检查术后，一旦患者出现严重咳嗽、窒息或呕吐，重新检查股动脉穿刺部位

NANCY F. ALTICE RN，MSN，CCNS，CNS-BC

评价阶段

在冠心病诊断和介入治疗及其他情境下需行动脉造影时，一般采用股动脉作为血管通路。大多数的操作并不复杂，但是，动脉穿刺部位偶尔会出现出血过多导致形成血肿或自发性出血。许多因素与出血并发症相关，包括使用抗凝药、血管穿刺技术和穿刺后的护理。一些增加腹内压的动作，如咳嗽、大笑、打喷嚏、排尿或排便等，都可以增加动脉穿刺部位的压力。健康教育时，指导患者在进行这些增加腹压的动作时，要按压穿刺部位的敷料。但是由于镇静、病情危重、基础认知功能等原因，并非所有的患者都能够遵循这些指导。

许多操作，包括股动脉穿刺术后，需常规严密监测患者。尤其是在穿刺后最初的几个小时里要经常评估生命体征、外周动脉搏动及穿刺部位情况，这是发生出血并发症风险最高的时间段。即使已经止血，剧烈咳嗽、呕吐、大笑等这些动作仍会使血凝块脱落，尤其对于正在接受抗凝治疗的患者更容易脱落。

记住对穿刺的患者要加强保护腹股沟部位的指导，当患者进行增加腹压的危险动作时，任何时候都要重新检查股动脉穿刺部位。如果发生潜在的出血，大量的血液可积聚在腹股沟，导致血流动力学改变。

参 考 文 献

Hamner JB, Dubois EJ, Rice TP. Predictors of complications associated with closure devices after transfemoral percutaneous coronary procedures. *Crit Care Nurse*. 2005;25(3):30–37.

Nikolsky E, Mehran R, Halkin A. Vascular complications associated with arteriotomy closure devices in patients undergoing percutaneous coronary procedures: A metaanalysis. *J Am Coll Cardiol*. 2004;44:1200–1209.

142 室性心动过速的患者不一定都有典型的临床表现

NANCY F. ALTICE RN，MSN，CCNS，CNS-BC

评价阶段

我们可以根据各种线索来确定宽大 QRS 波群心动过速的原因。血流动力学稳定性并不是线索之一！有研究表明，在意识清楚的成年人中宽大 QRS 波群心动过速最常见的原因是室性心动过速。美国心脏病学会（ACC）推荐，当不知道宽大 QRS 波群心动过速的原因时，应把它视为室性心动过速（ACC 指南，第Ⅳ部分）。除了节律异常的因素外，还有许多因素决定着血流动力学的稳定性。根据 ACC 指南第Ⅳ部分："室性心动过速的稳定性或患者对室性心动过速的耐受性与心动过速的频率、是否存在逆行传导、心室功能和外周补偿机制的完整性有关。患有稳定室性心动过速及患者相对能耐受时并不能说明其没有患心脏病的可能，这种情况可见于左心室功能差的患者。对于心室功能差的患者，发生室性心动过速的时候，甚至可能不会出现心悸的症状。严重心脏病患者出现稳定的室性心动过速，并不代表患者会有良好的预后。"

当患者发生宽大 QRS 波群心动过速时，其原因可能是不确定的。除了做一份 12 导联的心电图和可清楚显示心脏节律的导联"节奏条"以协助确定心动过速的原因外，护士还要经常评估患者是否存在潜在的病情恶化。患者任何时候都有可能出现血流动力学不稳定和心力衰竭的症状。可以使用抗心律失常药物治疗不伴有血流动力学改变的心动过速患者。随时备好除颤器以防患者突发病情恶化。

参 考 文 献

ACC/AHA/ESC 2006 Guidelines for Management of Patients with Ventricular Arrhythmias and the Prevention of Sudden Cardiac Death. Ventricular arrhythmias and sudden cardiac death. *J Am Coll Cardiol*. 2006;48:1064–1108. Retrieved from: http://content.onlinejacc.org/cgi/content/full/48/5/e247.

2005 American Heart Association Guidelines for Cardiopulmonary Resuscitation and Emergency Cardiovascular Care, Part 5: Electrical Therapies. *Circulation*. 2005;112:IV-35–IV-46. Available at: http://circ.ahajournals.org/cgi/content/full112/24_suppl/IV-35.

Steinman RT, Herrera C, Schuger CD, et al. Wide QRS tachycardia in the conscious adult: Ventricular tachycardia is the most frequent cause. *J Am Med Assoc*. 1989;261(7): 1013–1016.

143 不能单凭患者说 "我一点盐也不吃" 就认为患者是低盐饮食

NANCY F. ALTICE RN，MSN，CCNS，CNS-BC

评估阶段

大多数医嘱低盐饮食的患者都接受过 "把盐罐扔掉" 的健康教育。对一些患者来说，这就是对他们最终的饮食指导。许多人认为，盐罐是钠盐的主要来源。然而，对于很多已扔掉盐罐却继续食用方便、加工食品的人，他们每日钠盐摄入量仍然可以大大超过推荐量——2～3g。评估患者的饮食时，同时询问患者及其家庭的代表性饮食对我们是有帮助的。如果一名患者声称没有吃盐，但是他告诉你他通常把夹有猪肉罐头的三明治和罐头汤当做午餐，那么，这名患者显然需要一些健康教育。许多患者和家属以为烹饪时加盐和在餐桌上加盐是有区别的，会强调说他们只在做饭的时候加盐，而从来不在餐桌上加盐。

当患者住院时，饮食习惯是入院评估的重要组成部分。对于某些患者来说，缺乏对自身饮食限制的理解，可能会导致用药剂量的增加、体内液体超负荷或者病情难以控制。使患者清楚地明白自己的饮食处方是治疗的重要组成部分，长此以往，不仅可以改善他们的健康状况，同时也可以提高其他治疗方案的疗效。

参 考 文 献

Bentley B, De Jong MJ, Moser DK, et al. Factors related to nonadherence to low sodium diet recommendations in heart failure patients. *Eur J Cardiovasc Nurs*. 2005;4(4):331–336.

Heart Failure Society of America. Introduction—following a low sodium diet with heart failure. Available at: http://www.aboutHF.org/module2/default.htm.

144　心电监护仪：护士……患者的朋友还是敌人

JENNIFER BATH, RN, BSN, FNE, SANE-A

评估阶段

心电监护仪的发明使护士的工作更加简便。心电监护仪具有许多优点，它们能监测患者的心率、节律和血压；当患者的心率或血压过低或过高或是出现致死性心律、超出了预设报警限值时，它们都会报警。对于使用它们的人来说，这些设备是很有用的，然而不幸的是，人们如果过分依赖监护仪，很容易进入治疗机器而非治疗患者的误区。

患者晃动远程心电监护仪的遥测装置或者某一导联脱落，监护仪上可出现类似发生心室颤动或心脏停搏的波形。患者常常在床上坐起来，完全没有意识到自己对监护造成的干扰，这就体现出为什么护士需要去评估患者本身来排除这些干扰原因而不只是依赖于监护仪的重要性。医务人员有时可能会忽视患者，只是关注监护仪上的显示，但是，有时即使是有明显症状的患者或重症患者，他们也可能表现为正常的生命体征和正常的窦性心律。因此，当监护仪上显示的各种参数正常时，我们仍然需要去观察患者有没有症状。

监护仪的报警功能可给护士的工作带来另外一个非常重要的好处，但它们却是患者最可怕的噩梦。监护仪报警提示护士：患者出现了问题。然而，没有报警也不意味着是一件好事。由于监护仪老是不断地报警，通常报警被设置成无声或报警参数设置不切实际，甚至完全关闭报警，也有可能是患者没有被监护仪监测，因此，他的心电参数在中央监护仪上没有显示，报警是不会响的。

虽然监护仪可以帮助护士更加密切地观察患者，但是如果护士过分依赖监护仪，会因监护仪给予的错误"安全感"而对患者安全造成威胁。医务人员需要定期地评估患者和检查监护仪。患者可以提供监护仪提供不了的关于疾病发展、转归及患者主观感受的信息，而监护仪只能显示参数的变化。在护理单元中工作的医务人员必须经过理论培训和操作实践才能使用监护仪。他们需要有能力辨认出监护仪无法识别的微小的节律变化。技术的进步帮助我们更好、更有效地完成工作，但我们需要记住，没有任何仪器可以替代一名资深护士的知识、经验和直觉。

参 考 文 献

Drew BJ, Califf RM, Funk M, et al. Practice standards for electrocardiographic monitoring in hospital settings. *Circulation*. 2004;110(17):2721–2746.

Xiao Y, Mackenzie CF, Seagull J, et al. Managing the monitors: An analysis of alarm silencing activities during an anesthetic procedure. In: *Proc IEA 2000/HFES 2000 Cong*. Available at:

145 没有全面评估之前，不要对胸痛轻易下诊断

ALICE M. CHRISTALDI, RN, BSN, CRRN

评估阶段

全面评估是实施正确干预措施的前提保证。一些护士越来越依靠单一的信息源如监护仪做评估。在大多数情况下，当你观察监护仪上的心电图节律，尤其是有些时候显示的波形类似室性心动过速时，你会迅速采取行动。有多少次监护仪上显示的是危急波形而实际上只是假象？监护仪只是我们进行临床观察和技巧性评估的辅助工具。当患者主诉胸痛时，我们应该采取何种措施很大程度上依赖于更加细致的病情观察和全面评估，从而缩小诊断范围，找出真正的问题所在。

我们试图教会大家辨别心肌梗死的先兆表现和症状，当然，胸痛是最主要的症状。当患者以胸痛为主诉来急诊时，急诊会立即给予干预措施，采取相应的治疗，并同时开始心电监护。生命体征和详细的病史在此时显得尤为重要。获得相关信息非常重要。我们应该询问患者诸如以下的问题。

——您是哪里痛？

——什么时候开始痛的？

——第一次疼的时候您在做什么？

——按压时疼痛加重吗？

——疼痛的性质：它是尖锐的痛、感到胸部有压迫感，还是钝痛？

——是否有伴随症状，如恶心、呕吐等？

——疼痛是否放射到肩部、手臂、颈部或下颌？

——已经采取何种试图减轻疼痛的措施，如服用抗酸药、改变体位，还是热疗？

——深呼吸或咳嗽时疼痛会加重吗？

同时，还需要做进一步的检查。需要做的实验室检查包括：血清心肌标志物（肌酸激酶同工酶和肌钙蛋白）、电解质、凝血功能检查和全血细胞计数、12导联心电图，有时还需要做胸部X线检查。立即给患者吸氧并建立外周静脉通路。

很多时候，胸部不适来源于非心源性疾病。1/3以胸痛症状就诊的急诊患者最终诊断是肋软骨炎。肋软骨炎是一种发生在连接肋骨和胸骨之间的肋软骨部位的炎症，可导致胸骨区的剧烈疼痛，并有放射痛和压痛，但没有恶心、呕吐、呼吸困难等伴随症状。

其他可引起胸痛的常见原因包括心包炎、心肌病、肺炎、胆囊炎、胃食管反流、肋骨骨折和贫血。我们应该迅速做出对以下这些可导致严重并发症甚至死亡的疾病的鉴别诊断，如主动脉夹层、急性缺血性心脏病、张力性气胸、肺栓塞等疾病。在患者一开始主诉胸痛时立即采取措施是至关重要的。然而，以冷静的头脑来评估患者及其症状是找到病因和采取有效治疗方法的关键。

参 考 文 献

Aroesty JM, Kannam JP. Patient information: Chest pain. UpToDate for patients. Available at: http://www.uptodate.com/patients/content/topic.do?topicKey=hrt_dis/11827. Accessed August 8, 2008.

Pope BB. What's causing your patient's chest pain? *Crit Care Insider*. 2006;21–24.

Wisniewski A. Taking a closer look at costochondritis. *Nursing*. 2006;36:11.

146　女性也会患心脏病，只不过她们的症状通常不典型

JEANNIE SCRUGGS GARBER，DNP，RN

评估阶段

心脏病历来被视为一种主要影响老年男性的疾病。然而，心脏病其实是女性健康的头号杀手。众所周知，女性心脏病患者的症状可能会不同于男性，通常被贴上"不典型"的标签。2008 年 Fogoros 推测："既然女性死于心脏病的病例数已超过男性，那么从统计学的角度看我们应该将男性患者心脏病的症状认定为不典型症状。"

根据美国国家卫生统计中心，美国国家心脏、肺和血液研究所及美国心脏病学会 2002 年心脏病和脑血管病统计更新的信息，美国妇女心脏病联合会编写并总结了关于女性和心脏病的数据：

——目前 800 万美国女性患有心脏疾病。

——心脏病是美国女性死亡的首要病因，32%的女性死于心脏病。

——每年有 26.7 万名女性死于心脏病发作，这一数字是死于乳腺癌女性的 6 倍。

——吸烟女性心脏病风险的发作比不吸烟女性早 19 年。

——有糖尿病病史的女性心脏病发作的风险增加 2～3 倍。

——38%的女性和 25%的男性会在其首次心脏病发作后 1 年内死亡。

——女性在心脏旁路移植术后的死亡率几乎是男性的 2 倍。

——与男性患者相比，女性患者在心脏病发作后较少接受 β 受体阻滞剂、ACEI 类药物，甚至阿司匹林的治疗。

——每年死于心脏病的女性比男性要多，但是目前女性在治疗方面只有：

- 33%的女性接受血管成形术、支架置入术和旁路移植手术的治疗。
- 28%的女性安置了置入式除颤器。
- 36%的女性接受开放式心脏手术治疗。

——在所有与心脏相关的研究中，女性参与者只占了 25%。

从这些数据中可以看出，女性和医务人员还需要投入更多的精力去了解关于如何预防和治疗女性心脏病的相关内容。

虽然研究中普遍报道女性的症状与男性不同，但我们仍然难以界定它们是"如何"的不同。女性有时不表现为胸痛，而是背部疼痛、手臂疼痛，热或烧灼感，胸部或背部有轻柔的触感。Fogoro 曾报道："当女性心脏病发作时，她们经常被误诊为是胃或腹部的问题。"其他经常报道的可能症状包括极度疲乏、胃部不适、无法控制的打嗝和睡眠障碍。大量研究报道，女性在表述症状时会尽可能地掩饰症状。一个可能的原因是觉得尴尬，所以她们会尽量漏报或使症状最小化。对于她们最好的建议是"尴尬死不了人"（M. Johnson，私人通信，2002）。有很多关于为什么女性会延误治疗的推测，但很少有这方面的研究。医务人员必须意识到女性心脏病潜在的"不典型"症状，从而给予及时有效的诊断和治疗。2004 年 Merz 等指出"对心肌缺血因性别差异而临床表现不同的更深一步的理解及对其进行探究是为改善女性健康所迈出的重要一步。"

参 考 文 献

American Heart Association. *Heart Disease and Stroke Statistics—2008 Update*. Dallas, Tx: American Heart Association; 2008.

Fogoros RN. Cardiac symptoms in women: Cardiac symptoms in women often differ from what the textbook says. About.com. Available at: http://heartdisease.about.com/od/chestpain angina/a/women_symptoms.htm. Accessed June 18, 2008.

Hope Heart Institute. Healthy heart resources. Available at: http://www.hopeheart.org/resources/signs_symptoms.cfm. Accessed June 18, 2008.

Merz N, Bonow R, Sopko G, et al. Women's ischemic syndrome evaluation: current status and future research directions: Report of the National Heart, Lung and Blood Institute Workshop. *Circulation*. 2004;109:805–807.

147 切勿将自动体外除颤仪用于意识清楚的患者

ALICE M. CHRISTALDI, RN, BSN, CRRN

实施阶段

20 世纪 80 年代，自动体外除颤仪（automated external defibrillator，AED）问

世并用于院外心室颤动患者的治疗。急救医疗人员需要的正是这种易于操作且使用精确的便携式除颤器。如今，在许多公共场所我们都可以看到 AED，如机场和体育场馆；在国外很多普通家庭也都备有 AED。

院内使用 AED 也颇见成效。医院内每年有超过 50 万患者发生心搏骤停。最主要的致死性心律失常是心室颤动和无脉性室性心动过速。然而，并非所有的医院工作人员都经过心电图解读方面的培训，在抢救时，时间就是生命。在每个护理单元都备有 AED，这种简单、易于操作的设备能立即拿到患者床边使用，并适于各级人员使用，甚至包括那些只经过很少培训的人员。

那什么时候能使用 AED 呢？更重要的是，什么时候不能使用 AED？ AED 适用于无反应、无脉搏、无呼吸的患者，不适用于能主诉胸部疼痛或常规的心脏监测的患者。在医院，当发现有人无反应、无脉搏和无呼吸时，医务人员应立即启动紧急医疗服务系统，以增加急救人员、专家和急救设备。在 AED 到达前，应一直实施基础生命支持，确保在发病 3 分钟内对患者进行电除颤是医疗急救人员的目标。

将 AED 带有黏合剂的电极片贴在患者身上。必要时首先擦干胸前皮肤，剃去多余的毛发，并避开放置永久性心脏起搏器、自动置入式心脏除颤器或心电图导联的位置。此外，还要避开伤口敷料和静脉置管的部位。把电极片放在伤口敷料上会烫伤皮肤，而且会阻断电击的能量。一个电极片放置在胸骨右缘第二肋间，另一个放置于左腋中线平乳头位置。

AED 内有微处理器，用于分析心电图，从而检测患者是否有致命的、非灌流的、可以电击的心律失常。这一功能对于院内很多不熟悉心电图的科室人员来说非常有用。当检测到可以实施除颤的心律失常时，AED 会通过语音、显示器上的文字及闪烁的指示灯，提示你需要实施除颤。更重要的是，它能辨别出何时不需要除颤。

心脏停搏并不是可以除颤的心律。在热播的电视连续剧中，总是显示心电图呈直线的患者接受多次的除颤。然而，除颤对于心脏停搏是无效的。事实上，研究表明，由于为心脏停搏患者进行除颤而中断胸外按压，反而会使预后更差。

所有的医务人员都应熟悉 AED 的使用。抢救以秒计数，而在大医院，急救人员到达抢救现场通常可能会花费宝贵的数分钟。医务人员必须熟练掌握基础生命支持，同时也应该很熟练地拿到和使用 AED。AED 培训项目需要强调快速反应的重要性，即从患者发病到电除颤的时间必须限制在 3 分钟内。

医务人员要随时准备好应对紧急突发事件，同时各种抢救设备要经常维护且处于备用状态。设备应每天检查，确保只要拿到患者床边就能立即插入电源。检查电极垫的失效日期；随着时间的推移电极垫会逐渐变干。保证有足够的监测记录纸。应该鼓励医务人员经常去操作各种急救设备，以免当真正需要将这些设备作为生命的救星时，出现畏缩的现象。

AED 如今是护士站里很受欢迎的设备。但是，我们必须记住 AED 适用于无反应、无脉搏和无呼吸的患者。如果患者坐起来告诉你他的症状，那你必须重新思考需要使用的设备类型。

参 考 文 献

2005 American Heart Association Guidelines for Cardiopulmonary Resuscitation and Emergency Cardiovascular Care, Part 5: Electrical Therapies. *Circulation*. 2005;112:IV-35– IV-46; Published online before print November 28, 2005, doi: 10.1161/CIRCULATIONAHA.105.166554. Available at: http://circ.ahajournals.org/cgi/content/full/112/24_suppl/IV-35? maxtoshow=&HITS= 10&hits= 10&RESULT FORMAT=&fulltext=aed+use&searchid=1&FIRST INDEX=0&volume= 112 & issue=24_suppl & resource type=HWCIT. Accessed August 8, 2008.

148　要知道急救设备的位置并会使用

KATHERINE M. PENTURFF，RN，CAPA

实施阶段

全球导致死亡的首要原因是心搏骤停，仅美国每年就有超过 30 万人死于心搏骤停。专家建议院内发生的因室性心律失常引起的心搏骤停需在 2 分钟内进行除颤。根据美国心脏协会最新的一项研究发现，6789 例住院心搏骤停患者中超过30%的患者除颤不及时。研究表明，对于心搏骤停的患者，每延迟 1 分钟除颤，复律成功率即降低 7%～10%。

不容乐观的是，除颤器使用错误的现象并不罕见。常见的使用错误包括：使用同步模式进行室颤的电复律，导联选择时注意力不集中，未能妥善维护和检查设备导致电池电量不足，除颤器与导线不匹配；除颤器充电时间过长导致其自动放电，实际使用时则需要再去充电。影响复苏质量有两个可能因素，其一是没有定期组织医务人员进行复苏技能训练；其二是复苏时需要紧急组成急救团队，而这些团队人员事先没有经过演练。

防止使用者因缺乏经验或不熟悉设备而犯错误的方法之一就是要求使用者每天检查除颤器，在经常使用除颤器的科室更是要每个班次进行检查。大多数的仪器都需要这样去维护，但更重要的是要确保我们医务人员同样准备充分。只有这样，医务人员才会熟悉这些设备，且应该尽量让可能成为救援人员的人去检查这些设备。防止使用者犯错误的另一方法是在评估除颤器的备用状态和使用除颤器的时候，使用检查清单制度。航空等行业就是实施了这种制度来保证高度复杂的设备正常无误的工作。如果可以的话，不同科室的除颤器最好统一标准化，以免除颤器混乱、导线和其他一次性用品不匹配。如果把这些方法运用到日常实践中，医务人员就可以既熟练又安全地使用复苏设备，这样，医院团队中的所有成员对心搏骤停的治疗都会信心倍增。

参 考 文 献

Abella BS, Edelson DP. Resuscitation errors: A shocking problem. Agency for Healthcare Research and Quality's WEB M&M July/August 2007. Available at: www.webmm.ahrq.gov/case. aspx?caseID=155#figureback.

Chan PS, Krumholz HM, Nichol G, et al. Delayed time to defibrillation after in-hospital cardiac arrest. *N Engl J Med* 2008;358(1):9–17. Available at: http://content.nejm.org/cgi/ content/short/358/1/9.

Thom T, Haase N, Rosamund W, et al. and the American Heart Association Statistics Committee and Stroke Statistics Subcommittee. Heart disease and stroke statistics—2006 update. *Circulation*. 2006;113:e85–151. Epub Jan 11, 2006.

149 护士可以帮助患者确定他们因心脏器质性问题发展为心力衰竭的原因

ANTHONY D. SLONIM，MD，DRPH

评估阶段

充血性心力衰竭（congestive heart failure，CHF）是成人紧急入院的主要原因之一。CHF 患者往往由于机体急性代偿不全而出现呼吸困难、高血压、胸痛等症状。通过评估心脏的结构和组成来分析导致 CHF 的病因和诱因，使鉴别诊断易于进行。虽然临床医师普遍通过应用利尿剂、降压药、强心药等药物控制患者的急性症状，但通过现有的诊断技术识别病因，进行病因的研究依然是最重要的。

CHF 往往是由于心脏一系列的器质性改变而引发的，快速掌握这些变化对了解病因至关重要。成人急性心力衰竭最常见的基本原因是心肌缺血。缺血性心力衰竭的患者通常都有冠心病或心肌梗死发作的病史。患者通常主诉胸痛，合并呼吸困难、端坐呼吸、水肿。心肌缺血可以通过 12 导联心电图判断出来，还可通过检测心肌酶来证实。

除了心肌缺血，CHF 的一个常见病因是失代偿性心脏瓣膜疾病。主动脉瓣狭窄、二尖瓣关闭不全和狭窄常引起左心衰竭。我们可以通过体格检查来发现有无杂音，并且可以通过超声心动图来证实心脏瓣膜疾病。

CHF 的另一个常见原因是心律失常。护士可以通过评估脉搏的节律和末梢器官灌注情况来确认。同时，心电监护仪上的数据及波形显示是帮助并支持护士做出正确诊断的有效工具。

最后，CHF 的患者可有心肌的损害，这些常与心肌缺血有关，有时心肌炎也可引起心肌损害。因此，对于严重心力衰竭甚至休克的患者，需要给予机械辅助治疗。

参 考 文 献

Hunt SA, Abraham WT, Chin MH, et al. ACC/AHA 2005 guideline update for the diagnosis and management of chronic heart failure in the adult. *Circulation.* 2005;112:1825–1852.

150 动脉粥样硬化不仅影响冠状动脉，还影响其他动脉血管

ANTHONY D. SLONIM，MD，DRPH

评价阶段

动脉粥样硬化是冠心病的主要病因，随着冠心病的恶化会逐渐发展为急性心肌梗死和慢性心力衰竭。虽然当急性事件发生时，护士越来越重视检查患者的心脏功能，但我们必须意识到，体内许多其他的大血管也会因结构异常引发严重的疾病并导致患者出现重大问题。

腹主动脉是体内血管结构中非常重要的一个组成部分，主要是将血液从心脏输送到腹部、盆腔的各器官及双下肢。主动脉粥样硬化由动脉壁的扩张和变脆引起，使其容易破裂。由于腹主动脉供应髂动脉和股动脉，当腹主动脉瘤破裂时，主要表现为非特异性症状，如腹痛、消化不良、恶心、面色苍白或腿部疼痛等。当腹主动脉破裂时，患者病情可迅速恶化，发展为休克甚至死亡。腹部动脉瘤通常是在腹部触诊时触及搏动性肿块发现的，可以通过 B 超或 CT 定期复查。当动脉瘤直径超过 6cm 时，必须采取干预措施以防止动脉瘤意外破裂。尤其当患者发生休克时，对动脉瘤的观察及干预尤为重要，这样才能降低患者死亡的风险。

颈动脉是体内血管结构中另一重要的动脉，主要是将血液从主动脉弓输送到大脑。这些动脉血管经常发生粥样硬化，从而导致供应大脑的血流量减少。最常见的症状是短暂性脑缺血发作（transient ischemic attack，TIA），TIA 是短暂性的功能障碍，通常被认为是潜在脑血管意外的一种先兆表现或警示。颈动脉粥样硬化的患者通常还会有其他血管病的表现，如高血压、冠心病。检查时，颈动脉可听到杂音，但护士应尽量避免触诊颈动脉，以免引起迷走神经反射和心动过缓。

当为冠心病患者进行诊治时，非常有必要对其大动脉进行检查和评估。因此，

在为这些患者进行心脏检查时，还需评估其腹主动脉和颈动脉的情况。

参 考 文 献

Isselbacher E. Thoracic and abdominal aortic aneurysms. *Circulation*. 2005;111:816–828. Available at: http://circ.ahajournals.org/cgi/reprint/111/6/816?maxtoshow=&HITS=10&hits=10&RESU LTFOR MAT=&fulltext=abdominal+aortic+aneurysms&sear chid=1&FIRSTINDEX=0&resourcetype=HWCIT. Accessed August 8, 2008.

Moore WS, Barnett HJM, Beebe HG, et al. Guidelines for carotid endarterectomy: A multidisciplinary consensus statement from the ad hoc committee. American Heart Association. *Circulation*. 1995;91:566–579. Available at: http://circ. ahajournals.org/cgi/content/full/91/2/566? maxtoshow= & HITS=10&hits=10&RESULTFORMAT=&fulltext=caroti d+insufficiency&searchid=1 & FIRS-TINDEX=0&resource type=HWCIT. Accessed August 8, 2008.

危重症护理

151 经动脉导管采血和冲洗管路后，请关闭三通

FRANCINE B. YATES，RRT，RN，BSN

评价阶段

重症监护室（ICU）中的许多患者留有动脉导管，主要用于持续的有创血压监测和采集动脉血气，也不需要因为采集实验室检查标本进行额外的穿刺。一旦留置动脉导管，护士需要经常观察监护仪以确保波形回归基线。

动脉导管易于维护，同时还可减少血管穿刺，并可持续监测血压。当患者血压波动时，监护仪上的波形在患者出现症状之前即可发生变化。然而，留置动脉导管为有创操作，会增加患者感染和出血的风险。

维护动脉导管时，首先要检查血压的波形，波形因人而异。当经动脉导管采血并冲洗完管路后会出现波幅下降，此时需确认三通处于关闭状态。若三通拧错了方向，血液会迅速经三通流出，可导致大出血。采血并冲洗完管路后，护士要保证三通和接头是关闭的，监护仪上的血压波形是良好的。否则，在短时间内患者的血液将从管路中流至病床上。

其次，需检查动脉管路中有无回血。如果有，先确认所有三通都处于关闭状态，所有管路都连接紧密，而后冲洗管路。确保压力袋的压力达到300mmHg，每班次至少校正一次零点。若冲洗管路时不通畅，需检查管路是否打折，如果是桡

动脉导管，检查一下手臂是否伸直，同时可以使用手臂板以确保正确读数和冲洗管路。

留置动脉导管在危重症患者的护理中非常重要。向患者解释动脉导管的维护和可能发生的并发症也是护理措施中必不可少的组成部分。

参 考 文 献

Carlson KK, Lynn-McHale D, Weigand DJ. Arterial catheter insertion (assist), care and removal. In: *AACN Procedure Manual for Critical Care*. 5th Ed. St. Louis: Saunders; 2005, pp. 451–464.

Kaur A. Caring for a patient with an arterial line. *Nursing*. 2006;36(4):64.

152　桡动脉置管的手臂不能使用袖带测量血压

FRANCINE B. YATES，RRT，RN，BSN

计划阶段

血压是重症监护室（ICU）中血流动力学监测最重要的参数之一，可以通过有创的动脉置管或无创的血压袖带来测量。由于许多医疗决策依赖于血压监测结果，无论使用有创还是无创的监测手段，均应做到测量准确。

在 ICU，患者可因术后低血压需静脉滴注升压药或因高血压而使用血管舒张药。使用这些药物时，需要持续、连贯地监测患者的收缩压、舒张压和平均动脉压。护士通过持续血压监测来调节药物的滴速，以确保患者的血流动力学稳定。

最重要的一点是要保证血压读数准确。当有创动脉血压读数偏低时，应测量袖带血压来进行核实。若袖带血压明显高于有创血压，应检查动脉导管上的所有接头和三通，并调整波形。如果血压波形低平，需调整压力传感器的位置并校正零点。检查管路是否打折、有无气泡，气泡会导致血压波形低平和栓子形成。同时需确保患者的手腕或下肢伸直，桡动脉置管可使用手臂板固定上肢。检查压力袋，确保压力适中。

对比有创动脉血压和无创袖带血压的读数时，如果有创动脉血压的读数不准确，首先要确保血压袖带与桡动脉置管不在同一手臂上。如果在同一手臂上，袖带充气时，有创动脉血压波形会变得低平。有时患者转入 ICU 时血压袖带与桡动脉置管在同一手臂上，我们需要做的第一步就是把血压袖带系到另一手臂上，以确保有创动脉血压的准确性。

维护动脉导管是一项很复杂的工作，包括许多步骤。在 ICU 岗前培训中，需强化动脉导管的维护技术和故障排除能力，并对实际操作能力进行再评估。只有接受适当的培训并掌握动脉导管管理技能的护士才能参与留置动脉导管患者的护理。

参 考 文 献

Carlson KK, Lynn-McHale D, Weigand DJ. Arterial catheter insertion (assist), care and removal. In: *AACN Procedure Manual for Critical Care*. 5th Ed. St. Louis: Saunders; 2005, pp. 451–464.

Kaur A. Caring for a patient with an arterial line. *Nursing*. 2006; 36(4):64.

153　危重症患者的安全转运

JEANNIE SCRUGGS GARBER, DNP, RN

计划阶段

鉴于患者病情危重，为完成诊断性的检查，有时需要对患者进行院内转运并合理安置。危重患者常需要从护理单元转运至院内的放射科、导管室或手术室。危重患者能否转运取决于转运益处与风险的综合评估。重症监护的患者由于生理的改变，需要侵入性监测和器官功能支持治疗，在转运过程中可能出现病情不稳定。完善转运方案和措施，以降低转运风险，已成为患者安全研究的一个重要领域。

在医院内部转运患者称为院内转运，通常用于接受诊断性检查或转科。患者在医院之间的转运称为院间转运。无论是院内转运还是院间转运，患者转运之前的首要任务是稳定病情，但有时无法做到。在转运过程中，关键是要确保患者保持足够的通气、氧合和血流动力学的稳定。护士、呼吸治疗师、麻醉师和其他医务人员必须共同努力，为患者制订最佳的转运计划，以最大限度地降低风险，提高患者的安全性。转运危重症患者时，常携带一些仪器设备，须确保各种仪器到位且能正常工作。

理想的转运应由技术精湛、经常转运患者的高度专业化的团队来完成。严格执行流程，熟练掌握各种仪器、设备的使用，具备专业的技术，才可保证转运的安全。

Martins 和 Shojanai 认为在危重症患者的转运中主要有两大类不良事件：监护相关事故和疾病相关的生理指标下降。最常见的"事故"是仪器设备故障、非计划性拔管或管路滑脱等意外事件。最常见的生理指标改变为血压降低或血压改变和血氧饱和度下降。

很少有文献报道由于患者转运而造成的不良事件。Martins 和 Shojanai 回顾的研究中，研究样本量都很少，而且大多是描述性研究。由于概念界定的差异，各研究之间不能进行比较。近几十年来，随着教育、监测手段和便携设备的快速发展，责任护士开始使用任务清单来确保患者转运前、中、后均能得到恰当的护理。这些进步能够明显改善结局、降低风险，但仍然需要更多的研究证实。

参 考 文 献

Martins S, Shojanai K. Safety during transport of critically ill patients. In: Wachter RM, ed. *Making Health Care Safer: A Critical Analysis of Patient Safety Practices*. Archived EPC Evidence Reports. 2001. Available at: http://www.ahrq.gov/clinic/ptsafety/chap47.htm. Accessed June 19, 2008.

Wallace PGM, Ridley SA. ABC of intensive care: Transport of critically ill patients. *Br Med J.* 1999;319:368–371.

154　了解护理 ARDS 的重要性，制订有效的护理计划

JEANNIE SCRUGGS GARBER，DNP，RN

计划阶段

急性呼吸窘迫综合征（acute respiratory distress syndrome，ARDS）是一种可以致命的肺部疾病。大部分发展为 ARDS 的患者都是住院治疗的危重症或创伤患者。ICU 护士必须要理解 ARDS 的病因、病理生理和治疗，在护理这一类患者的时候，他们就可以合理安排护理措施、预防并发症和对患者的家属进行健康宣教。ARDS 是一种炎症反应综合征，主要病理特征为肺泡膜通透性增加，使液体漏入肺泡，引起肺水肿和弥散障碍，从而导致通气/血流比例失调，造成顽固性低氧血症和呼吸窘迫。器官缺氧在短时间内可引起系统的并发症。

符合下列条件者可诊断为 ARDS。

——有 ARDS 的高危因素。

——急性起病。

——肺毛细血管楔压（PAWP）≤18mmHg 或临床上能除外心源性肺水肿。

——胸部 X 线检查显示两肺浸润阴影。

——PaO_2/FiO_2≤300 时为急性肺损伤（ALI）。

——PaO_2/FiO_2≤200 时为 ARDS。

Moses（2008）认为，ARDS 患者还有其他的共同特点：

——在原发疾病 12～24 小时出现症状。

——患者发病 72 小时内需要气管插管。

——诊断为 ARDS 的患者死亡率很高（ICU：37%，整体：42%）。

Moses（2008）还认为，发病 2 周后仍存活、年龄小于 55 岁且因创伤导致的 ARDS 患者预后会较好；年龄在 70 岁以上、免疫功能低下、患有慢性肝病或肺泡

无效腔较多的 ARDS 患者一般预后较差。

诱发 ARDS 的病因很多，归纳起来大致有以下几个方面。

——肺炎。

——误吸。

——吸入性损伤。

——淹溺。

——肺挫伤。

——脂肪栓塞。

——肺移植或肺栓塞摘除术后再灌注肺水肿。

——败血症。

——严重创伤。

——急性胰腺炎。

——体外循环。

——大量输血。

——药物过量。

ARDS 患者的管理重点是改善肺氧合功能、预防感染、维持体液和电解质平衡、补充足够的营养来促进治愈。护士要合理安排这些措施，以尽可能提高患者的生存率。美国国家心脏、血液和肺研究所于 2007 年指出，ARDS 的治疗措施得到改进，患者的生存率也有所提高。在美国，每年约 19 万人被诊断为 ARDS，其中 70%的患者因得到及时有效的治疗而存活。现阶段关于 ARDS 的研究方向是使医务人员能更好地认识 ARDS，从而达到持续改善患者结局的目标。

参 考 文 献

American Thoracic Society. What is acute respiratory distress syndrome? 2007. Available at: http://www.thoracic.org/sections/education/patient-education/patienteducation-materials/patientin-formation-series/ards.html. Accessed July 15, 2008.

Medical Criteria.com. Diagnostic criteria for adult respiratory distress syndrome. 2007. Retrieved on July 15, 2008 from http://www.medicalcriteria.com/criteria/uti_ards.htm.

Moses S. Acute respiratory distress syndrome. *Family Practice Notebook.* 2008. Available at: http://www. fpnotebook.com/Lung/Failure/ActRsprtryDstrsSyndrm.htm. Accessed July 15, 2008.

National Heart, Blood and Lung Institute. What is ARDS? 2007. Available at: http://www. nhlbi.nih.gov/health/dci/Diseases/Ards/Ards_WhatIs.html. Accessed July 15, 2008.

Surgical-tutor.org (n.d.). Acute respiratory distress syndrome. Available at: http://www. surgical-tutor.org.uk/default-home. htm?core/ITU/ards.htm~right. Accessed July 15, 2008.

155 DIC 患者需要专业护理

JEANNIE SCRUGGS GARBER，DNP，RN

评估、实施与评价阶段

弥散性血管内凝血（disseminated intravascular coagulation，DIC）是由于凝血功能紊乱而引起的血栓形成和出血并存的一种综合征。许多原因能导致 DIC 的发生，包括外伤、手术、严重疾病、恶性肿瘤、肝病、败血症和大量输血等。DIC 难以治疗，且死亡率高。目前治疗 DIC 的主要措施是病因学治疗，患者预后直接依赖于早期诊断和早期治疗。

DIC 的出血症状多为突发，可在短时间内大量出血。常发生于近期手术或侵入性操作的伤口或穿刺点、留置导管的胃肠道和泌尿生殖系统。机械通气患者会出现痰中带血，患者还可发生自发性颅内出血。静脉和中央静脉导管穿刺部位也会出血。失血速度之快可导致休克。

如果 DIC 很严重，患者需要及时、连续的治疗以确保组织的氧合和灌注。根据以下实验室检查指标：血红蛋白、血细胞比容、血小板计数、纤维蛋白原、凝血酶原和部分凝血活酶时间及纤维蛋白降解产物，来补充液体和血液制品。早期诊断和干预是挽救患者生命的关键。

Dressle（2007）提出 DIC 的常规治疗包括：

——悬浮红细胞（常温）。

——新鲜冷冻血浆。

——凝血因子。

——血小板。

——低分子肝素（在某些情况下）。

——其他能影响凝血因子的药物。

DIC 急性治疗阶段最重要的是评估凝血功能（约每 4 小时评估一次）及神经、心血管、呼吸和肾脏系统的功能。护理时应尽量减少侵入性操作，避免患者身体的任何部位受压，甚至在沐浴时也要特别注意。另一点需要高度重视的是，在密切观察镇痛药物对血压影响的同时，护士需要保证患者的舒适，无论是身体上的还是心理上的。在 DIC 诊断和治疗阶段，家庭支持也是非常重要的。在诊断和治疗 DIC 时通常会有许多不确定性，必须明确告知家属患者的病情进展和预后。

参 考 文 献

Dressler D. DIC: Coping with a coagulation crisis. *Nursing*. 2004. Available at: http://findarticles. com/p/articles/mi_qa3689/is_200405/ai_n9377065/pg_3?tag=artBody;col1. Accessed July 16, 2008.

156 休克患者的护理

JEANNIE SCRUGGS GARBER，DNP，RN

实施阶段

"shock"是一个常用词，但对于公众人群和医疗专业人员来说所指的事情差异很大。公众使用"震惊"（shock）一词来描述人们对灾难或压力的反应，而在医学界，"休克"（shock）是指体内大量的组织和细胞氧供不足、组织血液灌注不足而使重要生命器官功能、代谢出现严重障碍。当重要生命器官的血流量不足时，其功能受损，若血液灌注不能及时恢复，可导致器官功能衰竭甚至是死亡。一旦发生休克，需及时诊断和有效治疗，尽可能最大限度地恢复器官功能。

休克主要有以下几种类型。

——心源性休克（由心功能不全引起）。

——低血容量性休克（由低血容量引起）。

——过敏性休克（由过敏反应引起）。

——感染性休克（由感染引起）。

——神经源性休克（由神经系统损害引起）。

任何能够引起有效循环血量减少的因素都可导致休克。引起休克最常见的原因包括心肌梗死、充血性心力衰竭、出血、严重的过敏反应、外伤和感染。此外，还有许多潜在因素能引起休克的发生。严重的呕吐或腹泻、热暴露、高热或糖尿病酮症酸中毒可导致水分丧失过多，引起低血容量性休克。除创伤导致大量出血外，胃肠道大出血、子宫出血、癌症出血或药物引起的出血都可能引起失血性休克。

休克的治疗取决于病因。表 156-1 总结了休克的常见原因和治疗方法。

表 156-1 休克的常见原因和治疗方法

休克的原因	休克的治疗方法
失血性休克——大量出血	制止出血，补充血容量
低血容量休克——脱水	补充血容量
心源性休克——心排血量减少	应用血管活性药物，机械辅助心脏
神经源性休克	补充血容量和使用收缩血管的药物

休克的症状和体征包括血压降低、焦虑、烦躁、神志不清、皮肤湿冷、苍白、口唇和指甲发绀、少尿或无尿、心动过速、脉搏细弱、呼吸困难、胸痛和意识丧失等。紧急治疗休克患者的措施主要包括：给氧或进行气管插管、有创血流动力学监测以帮助诊断、留置尿管、持续心电血压监测、实验室检查、补充血容量甚至输血和静脉给予血管活性药物维持血压等。

休克患者需要长期的护理和康复治疗才能恢复。休克可导致重要生命器官遭受严重的，甚至不可逆的损害，因此恢复过程会很缓慢。早期干预和治疗有助于减少休克的长期危害。

参 考 文 献

Wedro B. Shock. *e-MedicineHealth-Practical Guide to Health*. 2008. Available at: http://www.emedicinehealth.com/shock/page10_em.htm. Accessed July 29, 2008.

157 监测仪压力传感器的准确度对确保有效的护理干预很重要

LEA E. LINEBERRY, RN 111, BSN, CCRN, CRN

评价阶段

危重症患者常常要接受有创性插管以监测血流动力学中的多种压力，并计算反映心脏、呼吸和神经系统功能的各种指标。压力传感系统可以把血管内的压力信号转换成为能在监护仪上显示的动态的电信号。补液、给药和其他重要干预措施均取决于有创监测所获得的各种压力读数。因此，只有理解这种常用的连续监测系统的基本工作原理，护士才能够正确地测量压力、实施治疗干预、评价患者对治疗的反应。

压力传感器是一种把人体的生理信息转换成能在监护仪上显示的电信号的装置。在准确读数之前，需要对传感器进行校准、平衡和定标。传感器的位置必须要高于压力源，根据不同压力的读数需要，如血压、中心静脉压或颅内压的测量，来确定传感器的位置。

变换体位可影响三尖瓣水平的静水压。因此，将三尖瓣水平作为测量心脏压力的校准"零点"，使压力传感器与之平齐。三尖瓣在体表投影位置为静脉压的零点，位于腋中线第四肋间。颅内压监测可以通过脑室插管来实现，压力传感器应放置在脑室间孔的水平，体表投影是耳屏的位置。有些危重症患者常常需要同时进行这两个系统的血流动力学监测，因此，压力传感器的管理对于治疗方案的制订至关重要。由于测量颅内压与测量心脏压力的"零点"不同,应将压力传感器置于不同的位置。若位置不当,将有多达 1/3 的读数比实际测量值低 4mmHg。此外,同时监测颅内压和心脏压力时,必须分别使用独立的压力传感器。

护士应妥善放置所有的压力传感器。协助患者变换体位后,需根据解剖位置及时调整压力传感器的位置并进行校准,以确保读数准确。

参 考 文 献

deBoisblanc BP, Brierre SP. Common pitfalls in the use of the pulmonary artery catheter. 2006. Available at: www.chestnet. org/education/online/pccu/vol20/lesson13. Accessed June 3, 2008.

Kinney MR, Dunbar SB, Brooks-Brunn JA, et al. *AACN Clinical Reference for Critical Care Nursing.* St. Louis: Mosby; 1996.

158 颅内压监测无须使用压力袋

LEA E. LINEBERRY, RN 111, BSN, CCRN, CRN

实施阶段

颅内压(intracranial pressure,ICP)是指颅内容物对颅腔壁所产生的压力,颅内容物包括脑组织、脑脊液(cerebrospinal fluid,CSF)和大脑的循环血液。影响 ICP 的因素有运动、咳嗽、用力、打喷嚏、动脉搏动和呼吸等。成人和儿童静息时正常 ICP 为 5~15mmHg。颅内容物体积的变化会引起 ICP 的变化。颅内动力功能包括颅脑顺应性、脑血流和脑代谢。因此,只有理解了颅内容物之间的关系,才能更好地分析 ICP 的动力学改变及其对人体的影响。

颅腔是由颅骨形成的半封闭体腔,一旦颅内容物增加,便会导致 ICP 增高,如血液和脑脊液增多、脑容量增加等。ICP 增高需要紧急处理,可行脑室穿刺引流脑脊液来降低 ICP。还可通过在脑室内留置导管来测量 ICP,这是脑室内压力监测最准确的方法,也是引流脑脊液的重要方法。

医院不同,经脑室穿刺测量 ICP 的方法也不同。有些医院进行脑室穿刺时需要一个充满液体的注射器、压力传感器和导管,有些医院使用直接与测压管路相连的冲洗装置。无论何种方法,液体都用于冲洗脑室外系统而不是脑室。测压系统的水只需始终保持关闭,并且不需要放置压力袋。压力袋主要用于其他测压管路的冲洗,保持压力为 300mmHg 时,冲洗液将以 3ml/h 的速度持续冲洗测压管路。若在颅内冲洗系统中使用压力袋加压冲洗,会导致颅内容积增加,颅脑顺应性降低,增加发生脑疝的风险。

颅内容物体积/容积的增加可以导致 ICP 增高。一旦 ICP 增高,将会减少脑灌注并引起明显的神经系统损伤。ICU 护士必须正确使用和管理 ICP 监测系统。如何建立并维护 ICP 监测系统是危重症专科护士需具备的基本技能之一。

参 考 文 献

Kinney MR, Dunbar SB, Brooks-Brunn JA, et al. *AACN Clinical Reference for Critical Care Nursing.* St. Louis: Mosby; 1996.

Logan P. *Principles of Practice for the Acute Care Nurse Practitioner.* Stamford: Appleton & Lange; 1999.

159 要确保监测读数不是干扰的低平波形数值

NANCY F. ALTICE RN，MSN，CCNS，CNS-BC

评价阶段

当无创监测和身体评估不能解释临床问题时，有创血流动力学监测可以提供有价值的信息。然而，如果不能识别低平的波形，这种最先进的监测设备也可能产生错误的结果。低平的波形造成收缩压读数偏低、舒张压读数偏高，但对平均压影响不明显。

波形低平意味着其动力特性受到了干扰。最常见的原因是测压管路或压力传感器中有空气，可能只是小气泡，而这些气泡往往会紧挨在三通或压力传感器的端口上。另一个原因是压力传感系统中存在血液。保持冲洗系统中的压力为 300mmHg 可以有效预防血液回流至测压管路，还可避免血液凝固于导管尖端引起波形低平和压力读数不准确。任何能够堵塞导管尖端的因素都会导致波形低平，如肺动脉导管位置前移可导致肺小动脉分支堵塞，引起压力波形扭曲失真，不能准确反映实际压力；导管尖端还可贴在动脉壁上，导致尖端堵塞，波形扭曲。管道连接不紧密、漏液也可造成波形低平。

每次读数之前谨记评估波形。如果没有明显的降中波切迹，或者波形宽大且边界不清，信号可能出现过度衰减，此时的读数是不准确的，会误导治疗。当观察到此类波形时，仔细检查管路中是否有小气泡。这些小气泡常紧挨在三通或压力传感器的端口上。即便是没有看到气泡，也最好打开三通，加压冲洗压力传感器，以排出那些隐匿的气泡。冲洗时，从压力袋到管路再到患者，每一个三通的每一个出口都应冲洗到。若有血液存在，必须彻底冲洗，直至管路中只有清澈的液体。冲洗时，确保所有的接头连接紧密，并拧开三通上的肝素帽，使每一个出口充满液体，直至测压管路中没有任何气体。如果以上措施仍未改善波形，应警惕导管尖端可能移位，需重新调整导管尖端的位置。变换患者的体位偶尔能改变导管尖端的位置，从而改善波形。这一点也说明了导管的位置需要调整。

观察到正常的波形后，新的读数要与以前的读数比较。如果收缩压或舒张压变化超过 1～2mmHg，应立即通知医生，这种变化是因为调整后的读数更准确而引起的，并不是患者发生了病情变化。

参 考 文 献

Dietz B, Smith, T. Enhancing the accuracy of hemodynamic monitoring. *J Nurs Care Qual.* 2002;17:30–38.

Frazier SK. Hemodynamic monitoring. In: Moser DK, Riegel B, eds. *Cardiac Nursing: A Companion to Braunwald's Heart Disease.* St Loius: Elsevier-Saunders; 2008.

160 患者改变体位后，别忘记重新校正定标传感器

NANCY F. ALTICE RN，MSN，CCNS，CNS-BC

实施阶段

使用精密的血流动力学监测系统可以为重症患者的疾病诊断和干预措施提供更多的信息。为保证读数的准确，每次患者变换体位后均应校正压力传感器的"零点"。校正"零点"的目的是消除测压管路中的液体所产生的静水压对读数的影响。

压力传感器的位置应与患者的静脉压零点即腋中线第四肋间平齐，这也是右心房的位置。在患者皮肤上标记出静脉压零点的位置，有助于医务人员使用同样的 "零点" 校正压力传感器。当压力传感器的空气-液体面高于静脉压零点 1in（1in=2.54cm）时，读数将比实际值低 2mmHg；当空气-液体面低于静脉压零点 1in 时，读数将比实际值高 2mmHg。肺毛细血管楔压的正常值为 4～12mmHg，若压力传感器的位置有 2mm 的偏差，造成的读数误差是非常显著的。为了使定位准确，最好使用刻度尺或者激光水准仪，不使用工具而仅靠目测定位是不可靠的。

一直以来，不抬高床头的仰卧位是测量心脏和动脉压力最标准的体位。通常，至少每小时读数一次，频繁为患者更换体位可导致患者睡眠中断、不适感增加，甚至可能会影响肺功能和颅内压。

因此，许多护理研究人员致力于研究哪些体位也可得到准确的读数：当压力传感器的空气–液体面与静脉压零点平齐时，患者呈仰卧位并且床头抬高 60°，压力读数是准确的；患者侧卧位时结果不一，有待进一步研究，目前尚不能将侧卧位作为读数的常规体位。

每当患者变换体位后，谨记要重新校正压力传感器的"零点"。经常为患者变换体位对于患者的舒适度和并发症的预防至关重要。即便是床的位置没有改变，

患者身体下滑也会使静脉压零点的位置改变。必须要牢记，压力传感器的位置每改变 1in，会造成读数发生 2 mmHg 的误差。

参 考 文 献

Dietz B, Smith T. Enhancing the accuracy of hemodynamic monitoring. *J Nurs Care Qual*. 2002;17:30–38.

Frazier SK. Hemodynamic monitoring. In: Moser DK, Riegel B, eds. *Cardiac Nursing: A Companion to Braunwald's Heart Disease*. St Loius: Elsevier-Saunders; 2008.

161　调整主动脉内球囊反搏的触发时相和模式时，选择 R 波高尖的心电导联

NANCY F. ALTICE, RN, MSN, CCNS, CNS-BC

实施阶段

使用主动脉内球囊反搏（intra-aortic balloon pump，IABP）进行治疗时，要求医务人员具有专业的知识和技能。目前已经通过调节球囊充放气时相而减少了 IABP 发生差错的风险。反搏泵内置有精密的计算机，可自动识别不同形态的心电图及动脉压力、反搏压力的波形，并选择最佳的时相。

IABP 一般有多种触发模式。触发模式一旦确定，主动脉内球囊会充气。球囊始终保持充气，直至放气时相，而放气时相是根据动脉压力波形而设定的。最常用的触发模式是心电图上的 QRS 波群，反搏泵通常会选择高大、较宽且易于识别的 QRS 波群。不要认为 IABP 工作正常就万无一失了。有些患者的 QRS 波群低电压，而 T 波高尖，IABP 可能会误把高尖的 T 波当成是 QRS 波群，最终导致球囊充气延迟而影响治疗效果。放气过晚还会错过增加冠状动脉灌注的最佳时期。虽然大多数 IABP 内置有安全装置来防止放气过晚，但还是可能会发生。放气过晚具有危害性，因为此时左心室为将血液射出，不得不用比平时更大的压力使主动脉瓣开放，以对抗球囊充气所造成的主动脉内压力升高。这样会大大增加左心室的心肌耗氧量，对患者是极为不利的。

可通过在 IABP 屏幕上寻找"最佳时相"的标记来评价球囊的充放气时相，当波形显示充放气非最佳时相时，首先要确保使用正确的触发模式。选择 QRS 波群的电压高于 T 波电压的心电导联将有助于反搏泵正确识别 QRS 波群。

参 考 文 献

Arrow International. ACAT I plus intraaortic balloon pump: Timing, triggering and troubleshooting. 2005. Available at: http://www.arrowintl.com/products/education/.

Metules T. IABP therapy: Getting patients treatment fast. *RN.* 2003;66(5):56–64.

162　切勿混淆无效起搏和不能感知电冲动

NANCY F. ALTICE，RN，MSN，CCNS，CNS-BC

评估阶段

置入临时起搏器是医院必不可少的抢救技术之一，即使是经验丰富的 ICU 护士，也往往会混淆一些概念。有创性临时起搏可经静脉置入，或直接放置于心外膜，当患者因冲动形成或传导障碍导致心动过缓或传导阻滞时，起搏器给予心脏电刺激。患者的病情会影响起搏和感知的阈值。因此，ICU 护士必须会辨别起搏器的常见问题。

有创性临时起搏最常发生的问题是不能正常捕获或感知，只要发生其一，就会引起明显的心电图改变，同时患者病情也会发生变化。由于起搏器的感知阈值与起搏阈值非常相近，因此很少能在心电监护仪上看出问题。这就要求护士警惕单腔起搏器捕获失败或感知不良引起的潜在危险。

捕获失败可简单解释为起搏器发出的电刺激未能引起心脏收缩。正常情况下，起搏器发出电刺激引起电极所在心腔（心房或心室）收缩，产生 P 波或 QRS 波群。由于这种电冲动可能不按正常传导途径贯穿心肌细胞，因此会产生比正常波形略宽的 P 波或 QRS 波群。捕获失败时，由于输出电量低于刺激阈值，不足以引起 P 波或 QRS 波群。此时可以通过增大输出电流（单位为毫安）来处理。当发生缺血性改变、电解质紊乱、患者体位改变或电极尖端被纤维包绕时，输出电流需要随时调整。

感知不良是指起搏器不能感知到心脏自身的电冲动。设置的起搏频率通常与患者的基础心率接近。若起搏心率设置为 75 次/分，起搏器允许患者的最低心率为 75 次/分，一旦自主心率低于 75 次/分，即使是少了 1 次，起搏器也会立即发出电刺激，使心率维持在 75 次/分以上。起搏器只能按预先设置来感知，感知的是心脏电活动，而不是心电图上的波形。触发灵敏度是起搏器感知心脏电活动的能力（单位为毫伏），设置的数值越小，越容易感知；相反，将触发灵敏度调节到最大值，起搏器只能感知到最强的电刺激。尽管心脏有自主电活动，但由于自主电刺激的强度低于触发灵敏度，起搏器依然按照设置频率放电（起搏过度），这样可导致在心室不应期（即心电图上的 ST-T）时放电，引发室性心律失常，如室性心动过速或心室颤动。只要为患者数一次心率就可发现感知不良，不能仅依靠心电监护仪上显示的数值。无论心脏受到的是自身还是起搏器发出的电刺激，起搏器都能以毫秒为单位，精确计算出心动周期。心动周期还可以在标准心电图纸上测量，数 1 分钟的心率（1 分钟内从第一个 QRS 波群到最后一个 QRS 波群的个数），将其平分为 1500 个小格，如起搏心率为 75 次/分，1500/75=20，20 就是两个相邻 QRS 波群主波波峰之间的方格数。每次自主电刺激后，起搏器会在 20 个方格内等待下一次自主电刺激，如果没有，起搏器放电一次，并且不会在 20 个方格内放电。如果发现起搏器在 20 个方格内放电，说明感知不良，即使一次感知不良，在下一个不应期，就可能引发致命的室性心律失常。若在不应期之前起搏，将导致心脏电活动无法正常传导，即同时发生感知不良和捕获失败。在这种情况下，捕获失败是有益的。调整触发灵敏度，确保起搏器能够感知自主电活动，捕获失败就可自行解决了。

参 考 文 献

Overbay D, Criddle L. Mastering temporary invasive cardiac pacing. *Crit Care Nurse*. 2004; 24(3):25–32.

163 如何管理使用机械通气的阻塞性肺疾病患者

ANTHONY D. SLONIM，MD，DRPH

实施阶段

机械通气（mechanical ventilation）是目前 ICU 中必不可少的医疗技术之一。ICU 护士必须了解呼吸机基本原理、常见故障排除和不同疾病过程中机械通气的并发症，还要非常熟悉呼吸衰竭患者机械通气的护理。当患者发生急性或慢性呼吸性酸中毒时，护士要严密监测动脉血气分析结果，因阻塞性肺疾病而进行机械通气患者的管理与其他疾病所需机械通气的管理是不同的。

动脉血气分析结果能够同时反映急症或急性损伤患者氧合和通气的状况。血气中的 pH 是反映机体酸碱度的指标，pCO_2 反映机体通气状况，pO_2 反映机体氧合状况。各种原因导致肺泡通气不足时，pCO_2 会升高。当 pCO_2 升高、pH 显示酸中毒时，提示呼吸性酸中毒，机械通气的患者常表现为呼吸频率加快或潮气量增加，引起分钟通气量增加。然而，患有慢性阻塞性肺疾病（chronic obstructive pulmonary disease，COPD）或哮喘的患者，应避免增加分钟通气量。因为这些疾病以气流受限为特征，在急性加重期间，气流受限，增加呼吸频率反而会限制气流，患者常表现为呼气相延长。因此，最佳的治疗方法是降低呼吸频率，使呼气延长，从而减少空气潴留。

COPD 患者常见的问题是慢性 CO_2 水平升高。单纯的 CO_2 水平升高并不是 COPD 或其他呼吸衰竭患者调整机械通气参数的指征，护士应在调整呼吸机参数之前，根据动脉血气分析结果识别患者是否存在高碳酸血症和酸中毒。

高碳酸血症是呼吸衰竭患者机械通气时应减少通气支持的重要指标，可允许 pCO_2 适度升高，目的是预防肺损伤、降低死亡率。当 CO_2 水平升高致酸中毒时，临床医生需要慎重考虑患者的治疗方案。

只有了解动脉血气分析结果、机械通气的病生理改变与患者自身的病生理改变之间的关系，护士才能知道采取何种措施来干预异常结果。"一成不变或千篇一律"的方法不适用于患有阻塞性肺疾病的重症患者。

参 考 文 献

Burns SM. Mechanical ventilation of patients with acute respiratory distress syndrome and patients requiring weaning: The evidence guiding practice. *Crit Care Nurse*. 2005;25(4):14–23. Available at: http://ccn.aacnjournals.org/cgi/content/full/ 25/4/14. Accessed August 16, 2008.

Jubran A, Tobin MJ. Mechanical ventilation in acute respiratory failure complicating COPD. Available at: http://www.uptodate. com/patients/content/topic.do?topicKey = ~f3G34pnXNueef. Accessed August 16, 2008.

164 记住，心肺不分家……动力性过度通气的紧急处理为静脉补液

ANTHONY D. SLONIM, MD, DRPH

实施阶段

人体是由细胞、器官和系统共同组成的复杂统一体，各要素保持动态平衡，其中又以心血管系统和呼吸系统最能相互协调。这两个系统在正常生理功能方面相互协调配合，空气吸入和呼出，氧气通过肺换气从肺泡转移到血红蛋白，然后心脏将含氧血泵到全身各个动脉和小动脉，同时将 CO_2 和细胞代谢产物运送到肺组织，通过呼气呼出 CO_2。

危重症患者正常的生理功能发生紊乱，虽然现代先进的 ICU 能为衰竭的器官提供生理功能支持，但不可能使机体如健康人般运转。医务人员不仅要处理疾病所引起的问题，而且要关注疾病和治疗对相关器官功能的影响。

阻塞性肺疾病患者呼气延长，可通过缩唇呼吸来缓解，并使情绪稳定。机械支持虽然可以保持气道通畅，改善呼气，但当病情进展到呼吸衰竭，需要机械通气时，需特别关注其对心血管系统的影响。

气管插管期间，由于镇静剂和麻醉剂的作用，患者的呼吸需要正压通气维持。此时往往给予过度通气而忽略充分呼气，结果导致已经被疾病所致过度充气的肺在患者充分呼气之前充入了更多的气体。过度膨胀的肺可影响心血管系统，还可引起气胸等气压伤，靠听诊呼吸音很难发现气胸。病情进一步加重时，静脉回流受阻，患者出现急性低血压和类似休克的症状。低血压此时成为首要症状。

先不要追究低血压的原因，首要任务是补液来纠正低血压。输液要快速、足量，保证补充足够的血容量。虽然这种方法不能解决根本问题，但是能暂时缓解症状。下一步是降低呼吸机的呼吸频率，让患者能够充分呼气。

动力性过度通气是阻塞性肺疾病致呼吸衰竭患者最危险的并发症，护士需要了解、识别，知道如何诊断和治疗，从根本上去除病因。

参 考 文 献

Kohlhaufl M. Dynamic hyperinflation in patients with COPD. Available at: http://www.uptodate.com/patients/content/ topic.do?topicKey=copd/7619. Accessed August 16, 2008.

Myles PS, Madder H, Morgan EB. Intraoperative cardiac arrest after unrecognized dynamic hyperinflation. *Br J Anaesth*. 1995;74(3):340–342. Available at: http://bja.oxfordjournals. org/cgi/content/abstract/74/3/340. Accessed August 16, 2008.

165　谨记静脉输液是休克患者复苏的首要措施

ANTHONY D. SLONIM，MD，DRPH

实施阶段

休克是指人体细胞和组织灌注不足的一种临床综合征，可以分为：大量体液或血液丢失引起的低血容量性休克；菌血症、神经损伤、过敏等引起的分布性休克；心脏功能不全引起的心源性休克；梗阻性疾病引起的梗阻性休克。休克患者的治疗原则是寻找病因，积极处理原发疾病。然而，确立病因并非易事，在寻找病因的同时要给予患者支持治疗。

心排血量是由心率和每搏输出量决定的。当每搏输出量减少时，心脏会代偿性地加快心率。影响每搏输出量的3个主要因素：静脉回心血量（前负荷）、心肌收缩力、心室射血时遇到的阻力即动脉血压（后负荷）。休克可以根据每搏输出量进行分类：前负荷出现问题可导致低血容量性休克，心肌收缩力出现问题可导致心源性休克，后负荷出现问题可导致分布性或梗阻性休克。每搏输出量是很重要的指标，不仅能诊断和分类休克，而且有助于治疗。

由前负荷不足导致的休克常通过静脉输注液体或血制品以补充血容量来治疗，心肌收缩力不足可以使用正性肌力药，后负荷增加可以使用血管扩张剂。如果是后负荷不足引起的休克，可以使用血管收缩剂。虽然上述建议很具体，但是患者第一次出现急性低血压时，我们往往不清楚低血压的病因。护士不用担心要给患者提供哪些具体的护理，无论何种原因引起的休克，首要治疗措施是静脉输注等渗溶液，以补充血容量。

危重症患者发生休克时，进行明确的诊断通常会浪费宝贵的时间。不管休克的病因是什么，抢救患者的首要措施都是静脉补液。

参 考 文 献

Diehl-Oplinger L, Kaminski MF. Choosing the right fluid to counter hypovolemic shock. *Nursing*. March 2004. Available at: http://findarticles.com/p/articles/mi_qa3689/is_200403/ ai_n9405325. Accessed August 16, 2008.

Intravenous Fluid Resuscitation. Available at: http://www.merck. com/mmpe/sec06/ch067/ch067c. html. Accessed August 16, 2008.

Martin GS. An update on intravenous fluids. Available at: http:// www.medscape.com/viewarticle/ 503138. Accessed August 16, 2008.

内分泌疾病

166   指导糖尿病患者进行血糖自我管理

MONTY D. GROSS，PHD，RN，CNE

实施阶段

在美国，糖尿病是一种很严重的健康问题。美国疾病控制中心 2007 年的报告指出，确诊和未确诊的糖尿病患者有 2360 万人，占总人口的 7.8%；其中 1790 万人确诊为糖尿病，570 万高危人群未确诊。2006 年，据统计，糖尿病是美国致死的第七大主因。

最近的研究证据表明，无论患者有无糖尿病均应严格控制血糖。与血糖在 110～150mg/dl 的患者比较，血糖低于 110mg/dl 的患者的死亡率和感染率都较低。

患者在 ICU 时的血糖水平可能会与在病房或其他情况时不一样。通常，在

ICU，患者需要持续静脉滴注胰岛素，并且每小时监测血糖；当患者从 ICU 转入其他普通科室或出院时，静脉滴注胰岛素转变成为皮下注射胰岛素。

胰岛素可分为速效、短效、中效、混合和长效 5 类。我们必须要熟悉各种胰岛素的起效时间、高峰时间和持续时间（表 166-1）。摇晃瓶体会破坏胰岛素分子，建议从药瓶顶端到底端（从上到下）摇动胰岛素多次，使其充分混匀。短效和中效胰岛素可以混合使用，但长效胰岛素（甘精胰岛素，lantus）不能与其他剂型胰岛素混合使用。

表 166-1　胰岛素制剂类型及作用时间

作用类别	制剂类型	作用时间		
		开始	高峰	持续时间
速效	赖脯胰岛素（优泌乐，lispro，humalog）	5～15min	60～90min	3～5h
	门冬胰岛素（诺和锐，aspart，novolog）			
短效	诺和灵 R（novolin R）	0.5～1h	2～4h	5～7h
	优泌林 R（humulin R）			
中效	优泌林 N（humulin N，NPH）	1～2h	6～12h	16～24h
	诺和灵 N（novolin N，NPH）	2h	6～8h	16～22h
混合	优泌林 70/30（70%NPH，30%普通胰岛素）	30min	2～12h	24h
	诺和灵 70/30（70%NPH，30%普通胰岛素）	15min	1h	24h
	优泌林 50/50（50%NPH，50%普通胰岛素）			
	诺和灵 75/25（75%赖脯精蛋白悬液，25%赖脯胰岛素）			
长效	甘精胰岛素（来得时，glargine，lantus）	4～6h	无高峰	24h

注：胰岛素的作用时间具有显著的个体差异，即使是同一患者，不同时间点也会不一样。

胰岛素是利用生物工程 DNA 重组技术获得的。不同公司产生的短效、中效、长效或混合胰岛素可能会采用不同的名称。

NPH=中性鱼精蛋白胰岛素。

引自：Smith S，Duell D，Martin B. Parenteral medication administration. In：//Clinical Nursing Skills：Basic to Advanced Skill. Upper Saddle River，NJ：Pearson，2008：661.

指导患者和家属严格控制血糖是非常重要的。家属可能会为了使患者感觉好些而给他们吃高糖食物。一旦血糖升高，需要增加注射胰岛素的次数和剂量才能把血糖控制在目标水平。

患者和家属需要学习很多关于糖尿病及其管理的知识。护士会指导他们血糖监测、药物控制和血糖管理的方法，还需要指导他们如何应对疾病；营养师会给出饮食方面的指导。患者糖尿病管理的知识越多，他们的血糖就控制得越好，并发症也会越少。

参 考 文 献

Camp RK. Etiology and effect on outcomes of hyperglycemia in hospitalized patients. *Am J Health*

Syst Pharm. 2007;64:S4–S8.

Centers for Disease Control and Prevention. 2007 National Diabetes Fact Sheet. Available at: from http://www.cdc.gov/ diabetes/pubs/estimates07.htm#1. Accessed June 29, 2008.

Hassan E. Hyperglycemic management in the hospital setting. *Am J Health Syst Pharm*. 2007;64:S9–14.

Smith S, Duell D, Martin B. Parenteral medication administration. In: *Clinical Nursing Skills: Basic to Advanced Skills*. Upper Saddle River, NJ: Pearson; 2008, p. 611.

167 糖尿病患者的血糖要保持在 60～100mg/dl 的正常水平

BONNIE L. PARKER, RN, CRRN

实施阶段

糖尿病是一种因体内胰岛素相对或绝对不足或靶细胞对胰岛素敏感性降低，或胰岛素本身存在结构上的缺陷而引起的糖类、脂肪和蛋白质代谢紊乱的一种慢性疾病。在美国，大约有 2080 万人患有糖尿病。糖尿病分为两型：1 型糖尿病和 2 型糖尿病。1 型糖尿病也称为青少年发病型糖尿病；2 型糖尿病也称为成人发病型糖尿病。1 型糖尿病是一种自体免疫性疾病。在这种情况下，身体的免疫系统攻击体内分泌胰岛素的 β 细胞，最终导致体内胰岛素很少或缺如，患者需要每日皮下注射胰岛素来控制血糖。1 型糖尿病多发生于儿童或青少年时期，故称为"青少年发病型"糖尿病，但称之为"胰岛素依赖型"糖尿病更为贴切。1 型糖尿病通常被称为"脆性糖尿病"，主要表现为病情极不稳定，血糖忽高忽低。治疗除了注射胰岛素外，1 型糖尿病患者还要控制饮食和运动。多种剂型的胰岛素可用于治疗糖尿病，从短效的诺和锐到长效的甘精胰岛素等。不同剂型的胰岛素起效时间和半衰期不同，使它们在不同的时间内保持活性。医生可能会根据患者个体情况同时开出几种不同剂型的胰岛素，使其血糖能严格控制在正常范围内。1 型糖尿病患者在饮食和运动方面要格外注意避免血糖大幅波动。只要关注自己的疾病，糖尿病患者就可以正常地生活。

2 型糖尿病是由于机体不能有效地利用胰岛素和（或）胰岛素分泌不足而引起的代谢综合征。大多数的患者是 2 型糖尿病。此型随着年龄的增长发病率升高，也称为成人发病型糖尿病。但近年来发病趋向低龄化，在儿童中发病率上升。2 型糖尿病多发生于肥胖、不爱运动的患者和老年人。确诊为 2 型糖尿病的患者年龄越小，发生并发症的风险越大，常见并发症有失明、肾衰竭、神经病变、冠心病和糖尿病足等。

高血糖的症状包括多尿、烦渴多饮、易饥多食、疲劳、体重减轻和视物模糊等。2 型糖尿病为逐渐起病，患者可以不表现出这些典型症状；然而，1 型糖尿病起病急，症状进展快。

血糖的正常范围为 60～120mg/dl，低于 50mg/dl 时为低血糖。低血糖非常危险，不及时治疗可导致低血糖昏迷。低血糖的症状包括软弱无力、头痛、神志不清、头晕、复视、协调障碍、嗜睡、抽搐或意识丧失等。1 型糖尿病病程较长的患者较少出现低血糖的症状和体征，因为他们可以耐受低血糖 20 秒或 30 秒。此时应立即评估和纠正低血糖，以防止血糖进一步下降。若没有及时有效地处理，较长时间的低血糖会导致脑损伤甚至死亡。

参 考 文 献

American Diabetes Association. Available at: http://www.diabetes. org. Accessed April 26, 2008.

American Diabetes Association. Consensus statement: Type 2 diabetes in children and adolescents. *Diab Care*. 2000;23(3): 381–389.

Mauk K. *The Specialty Practice of Rehabilitation Nursing*. Glenview, IL: Association of Rehabilitation Nurses; 2007.

Medical Encyclopedia: Diabetes Medline Plus. U.S. National Library of Medicine and the National Institutes of Health. Available at: http://nlm.nih.gov/medlineplus/ency/article/001214.htm. Accessed April 26, 2008.

168　对于糖尿病患者，要关注糖尿病病情对侵入性操作和手术的影响

JULIE MULLIGAN WATTS，RN，MN

评估阶段

随着美国人口的老龄化，医院内收治的患有慢性疾病的成年患者数量剧增。由于老年患者常患有多种疾病，护士在护理他们时，要综合评估患者的病史。

在美国，糖尿病是一种常见的慢性疾病，能引起各种并发症。1980 年美国有糖尿病患者 560 万，2005 年已上升到 1580 万，在 65 岁及以上的人群中，约 38% 患有糖尿病。2005 年有报道指出，约 15% 的成年糖尿病患者的病程已超过 20 年。这说明来医院就诊的糖尿病患者越来越多，且大多数患者的病程很长。

成年患者出院时最常见的 5 大类诊断为循环系统疾病、糖尿病、呼吸系统疾病、消化系统疾病、损伤或中毒。其中，以循环系统疾病（ICD-9-CM 编码 390～459）为出院诊断的患者 159.5 万人，约占出院总人数的 1/3；2003 年以糖尿病作为第一或第二出院诊断的患者（包括患有下肢并发症的患者）是 1980 年的 2 倍。

其中，下肢并发症主要包括神经病变、溃疡或周围血管病变。

由于糖尿病患者发生脑卒中、肾衰竭、心血管疾病和外周动脉疾病的风险比一般人要高，当他们入院接受外科手术和其他治疗时，护士必须要考虑糖尿病及其并发症对患者的影响。若患者有糖尿病病史，应通过评估肾、脑、下肢等来综合评价糖尿病对血管的影响。还要询问是否服用过任何治疗心脏和肾脏疾病的药物，是否接受过血管病的治疗，有无糖尿病引起的神经病变、视力变化，是否因间歇性跛行而导致体力活动下降等。

糖尿病患者进行放射性检查或治疗时，需警惕造影剂所致肾损害，尤其是当患者已经存在肾功能改变时，可通过检查血尿素氮（BUN）、肌酐和是否有蛋白尿来评估肾脏功能。造影剂肾病是导致医源性急性肾衰竭的首要原因，可以通过水化或使用不需要造影剂的检查来预防。还要警惕药物的肾毒性，如抗生素，尤其是磺胺类和氨基糖苷类的抗生素。临床上其他具有肾毒性的常见药物有非甾体类抗炎药（NSAIDs）、环氧化酶-2 抑制剂等。

糖尿病患者到医疗机构进行各项检查和治疗时，医务人员需确认此类患者具有药物导致肾损害的风险。护士给药时也应注意药物的肾毒性，还要熟悉患者的病史，以便随时与医疗团队进行沟通。

参 考 文 献

Cohen M. Contrast media posing renal risks. *Nursing*. 2006; 36(7):14.

Department of Health and Human Services, Center for Disease Control and Prevention. Diabetes data and trends. Available at: http://apps.nccd.cdc.gov/ddtstrs/. Accessed May 11, 2008.

Toprak O, Cirit M. Risk factors and therapy strategies for contrast-induced nephropathy. *Ren Fail*. 2006;28:365–381.

169　教授青少年患者糖尿病管理的新知识时，确保医疗团队中的所有成员共同协作以鼓励患者，避免增加其恐惧和焦虑

JULIE MULLIGAN WATTS，RN，MN

实施阶段

当青少年被确诊为 1 型糖尿病，即胰岛素依赖型糖尿病（insulin dependent diabetes mellitus，IDDM）时，就是出现家庭危机的时候。家长及照顾者，以及孩子自己，将会关注如何管理疾病、长期护理需求和并发症等相关问题。他们会出

现焦虑、恐惧和内疚的情绪，使家庭成员精力耗竭而无法应对。在这危机的时刻，家长和照顾者在扮演支持者的角色时可能会感受到来自身体和情感上的双重压力。青少年需要学习管理 IDDM 的技巧，并表达自己对长期管理和应对策略的感受。

对于新确诊为 IDDM 的患者，护士的主要任务之一是与医疗团队共同努力，向患者及其家属/照顾者提供相关的知识和技能。这需要团队的共同努力，循序渐进以达到预期的目标。患者、家属及其他照顾者需要了解糖尿病、胰岛素治疗、饮食控制、血糖和尿液监测、锻炼及活动、健康促进等方面的相关知识。但在住院环境下，并且时间较短，他们可能无法学会那么多需要掌握的知识和技能。我们的预期目标是患者能口述对 IDDM 的认识、能正确演示监测仪的使用、能进行胰岛素注射、能管理营养和运动。

学习是一种主要由学习者自我掌控的内部控制过程，受学习者的动机、知识、技能和洞察力的影响。青少年的学习需要参与、动机、与护士带教老师团队的互动及对知识的实际应用。当他们能够运用所学的技能，并讨论这些技能在"现实生活"情境中的应用时，他们便会去学习。当所学的知识与其自身的状况相关时，他们就会参与，并有了学习的动机。此外，若新的知识和技能与青少年以往的知识或生活经历相关，也会促进其学习。医疗团队为青少年及其家庭提供健康教育的策略包括：

——鼓励青少年患者通过监测自己的学习进展，为自己的照护负责。

——支持家长和照顾者让青少年参与部分疾病的管理和治疗。

——在一个隐私、轻松、开放的有利于互动的环境下进行教学。

——根据青少年和家长的意愿来训练精神心理技巧。

——创造安全和支持的氛围，团队成员的意见或见解能够得到重视。

——运用多种策略去获取、整合和运用新知识。

——提供信息的方式尽量具有挑战性、创新性，并且与患者的生活相关。

——尽量消除患者的恐惧及窘迫。

青少年慢性病患者指出，以下因素有助于促进其学习：通过评估青少年学习需求，确保学习的知识和技能是他们所需要的；在有助于学习的地点进行教学；提供的教育要个体化，且与青少年的发育水平和认知能力相匹配；避免使用医学术语；提供情感支持；允许双向沟通；确保书面资料适合于青少年阅读。通过团队合作给予患者最佳的健康教育，对 IDDM 青少年患者及其家人/照顾者至关重要。和其他慢性疾病一样，健康教育是帮助青少年患者养成一生的良好生活习惯和有效控制 IDDM 的第一步。

参 考 文 献

Beamon G. Supporting and motivating adolescent thinking and learning. 2001. Available at:

http://www.phschool.com? eteach?professional_development/adolescent_thinking_learning/essay. html. Accessed May 15, 2008.

Kyngas H. Patient education: Perspective of adolescents with a chronic disease. *J Clin Nurs.* 2003;12:744–751.

Luxner K. *Delmar's Pediatric Nursing Care Plans.* 3rd Ed. Clifton Park, NY: Thomson Delmar Learning; 2005.

170 学会如何评估糖尿病足溃疡

JEANNIE SCRUGGS GARBER，DNP，RN

评估阶段

糖尿病足溃疡（diabetic foot ulcers）并不少见，约15%的糖尿病患者会出现足部溃疡，导致约6%的患者需住院治疗，其中1%的患者需要截肢。因为相关研究表明糖尿病足部溃疡是可以预防的，所以这些统计数据是十分惊人的。美国足病医学协会（APMA）提出，某些特定的种族，老年男性，胰岛素使用者，合并肾、眼或心脏疾病，肥胖，酗酒和吸烟的患者更易患糖尿病足部溃疡。足部溃疡是由下肢循环不良、受压、摩擦及损伤引起的，其他复合因素还包括血管疾病和血糖水平不稳定。早期治疗足部溃疡可以降低感染和外科干预的风险。APMA指出，以下是治疗糖尿病足部溃疡和预防感染的主要原则。

——去除局部的压力，称为"减压"。

——清除坏死的皮肤和组织，称为"清创"。

——在溃疡局部应用药物或敷料。

——管理血糖和其他健康问题。

——严格控制血糖水平。

——保持溃疡创面清洁，敷料覆盖。

——每天清洗伤口，使用伤口敷料或绷带。

——避免赤脚走路。

伤口、造口及失禁护理学会也发布了关于合理评估、预防和治疗糖尿病足部溃疡的指南。指南有一部分是关于糖尿病足部溃疡的补充干预措施，具体包括：

——评估患者发生糖尿病足部溃疡的风险和患者营养状况。

——评估既往溃疡史和现有的溃疡。

——患者翻身或转运时，使用可旋转或者升降的被单或设备。

——避免用力按摩骨突处。

——定时翻身及更换体位。

——使用减压垫。

——避免使用泡沫圈、垫圈、羊皮褥减压。

——在手术室使用减压设施。

——如果坐在椅子上且被约束的患者不能每 15 分钟进行减压练习，则每小时为其更换体位。

——使用枕头或其他设备缓解足跟受压。

——为失禁患者建立排尿、排便习惯。

——必要时使用皮肤保护贴来保护、维持失禁患者皮肤的完整性。

——减少摩擦力和剪切力。

——每次换药时清洗伤口，避免使用对伤口刺激的清洁剂，并减少创伤。

——评估溃疡为Ⅲ期或Ⅳ期，且保守治疗无效的患者是否需要行手术修复。

——采取消除或控制疼痛的措施。

——为患者及其照顾者提供关于压疮的预防、治疗和影响复发的相关因素的知识。

——密切观察压疮有无复发。

与许多健康问题一样，我们的重点是预防，而不是发生后的治疗。应指导患者如何降低发生足部溃疡的风险，以及如何常规评估足部，同时还要提醒患者穿合适鞋袜的重要性。预防糖尿病足部溃疡的健康教育应包括以下几个重要方面。

——每天清洗、检查足部和脚趾。

——尽量少用乳液。

——保持适当的体重。

——避免吸烟和饮酒。

——平直地剪指甲。

——适当运动。

——定期到医院做足部检查。

——穿合适的鞋袜。

——避免赤脚行走。

——不穿紧身裤。

——脚上长老茧、疣或鸡眼，需要去医院治疗，不能自行处理。

医务工作者和患者需要共同努力来预防糖尿病足部溃疡及其并发症的发生。无论是门诊患者还是住院患者，都要按上述原则进行评估、预防和治疗，糖尿病足部溃疡是可预防的。

参 考 文 献

American Podiatric Medical Association, Inc. Your podiatric physician talks about diabetic wound care. 2008. Retrieved on July 9, 2008 from http://www.apma.org/s_apma/doc.asp? CID=182 &

DID= *Guideline for Prevention and Management of Pressure Ulcers*. Glenview, IL: Wound, Ostomy, and Continence Nurses Society (WOCN); 2003, p. 52. Available at: http://www. guideline.gov/ summary/ summary.aspx?ss=15&doc_id=3860&nbr=3071#s2. Accessed July 9, 2008.

171　患者没有特异性症状，他可能是位甲状腺功能减退的患者吗

SAM HARVEY AND ANTHONY D. SLONIM，MD，DRPH

实施阶段

甲状腺功能减退症（hypothyroidism）是由于甲状腺激素分泌不足引起的病症。最常见的病因是由桥本甲状腺炎引起的自身免疫紊乱，其他的病因还包括甲状腺放射性治疗、甲状腺切除术（图 171-1）。被诊断有头部或颈部肿瘤的患者出现甲状腺功能减退症的风险也大大增加。本病多见于 30～60 岁的女性，女性患病率是男性的 5 倍。

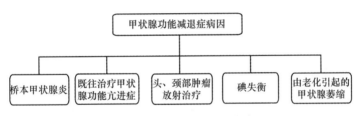

图 171-1　甲状腺功能减退症病因

甲状腺功能减退症发病初期常无明显临床表现，患者可出现极度疲劳、毛发脱落、指甲脆裂、皮肤干燥等。声音变化如出现沙哑或嘶哑可能是发病的表现。随着病情的发展，逐渐表现为体重增加和皮肤水肿（黏液性水肿），严重时，患者神经系统功能下降，表现为闷闷不乐或精神萎靡、言语迟钝或口齿不清，在温暖的环境中患者会感觉发冷。

甲状腺功能减退症的主要治疗方法是甲状腺素替代治疗，即应用人工合成制剂如左甲状腺素钠替代甲状腺素。然而在治疗初期，由于代谢功能改变，患者常出现一些严重并发症。长期甲状腺功能减退症的患者会因胆固醇水平升高、动脉粥样硬化、冠状动脉疾病，增加罹患严重心脏病的风险。若患者长期未确诊为甲状腺功能减退症，可以开始预防性治疗心功能不全。治疗过程中甲状腺素水平的突然升高会引起血糖的升高，同时伴有糖尿病的患者需要及时调整胰岛素的剂量。还要注意甲状腺素与糖苷类、抗凝剂和吲哚美辛等药物的相互作用。骨质流失和

骨质疏松症也是甲状腺激素替代治疗的不良反应。

由于甲状腺功能减退症患者常感觉极度疲劳，运动治疗要适度、适量。患者对冷极其敏感，可通过包裹毛毯或添加衣物来保暖，但不建议使用加热垫和电热毯，因为它们会扩张血管导致热量散失。由于患者身体和精神都有症状，需为精神压力较大的患者提供咨询服务，因为即便治疗成功，患者也常出现抑郁。由于多数甲状腺功能减退患者在家中接受替代治疗，每次治疗后持续监测患者的精神状态是非常重要的。

参 考 文 献

American Association of Clinical Endocrinologists (AACE) Thyroid Task Force. AACE medical guidelines for clinical practice for the evaluation and treatment of hyperthyroidism and hypothyroidism. *Endocr Pract.* 2002;8(6):457–469.

Smeltzer S, Bare B, Hinkle J, et al. *Textbook of Medical-Surgical Nursing.* Philadelphia, PA: Lippincott Williams & Wilkins; 2008.

172 评估颈部手术后患者是否出现甲状旁腺功能减退症

EDWARD HUMERICKHOUSE，MS，MD

评价阶段

1%～2%的颈部手术患者会发生甲状旁腺功能减退症，因此在术后需要及时评估患者。甲状旁腺系统的功能是维持血钙稳定，它由 4 个非常小、约铅笔头橡皮大小的腺体组成。这 4 个腺体紧附于甲状腺左右二叶背面，每个腺体都由独立的血管供应血液。它们通过分泌甲状旁腺激素（PTH）来调节血钙浓度。当血钙浓度降低时，甲状旁腺分泌 PTH 增多，使骨钙释放入血，同时减少钙离子从尿液中流失，促进机体从食物中吸收维生素 D。若甲状旁腺不分泌 PTH，血钙浓度将下降。

导致 PTH 分泌减少的最常见原因是甲状旁腺周围组织的手术，其中又以甲状腺全切除或部分切除术为多见。由于这些体积小且不显眼的甲状旁腺与被切除的甲状腺毗邻，导致其在甲状腺手术中极易受损。在颈部肿瘤切除术中，因与淋巴结相像，甲状旁腺也易被同时切除。甲状旁腺一般在手术后数周就能够恢复功能，除非所有的腺体都被切除或其血液供应都被阻断。在此期间，血钙浓度会极度降低，从而威胁生命，护士能及时识别低钙血症的症状和体征是非常重要的。

幸运的是，低钙血症的临床表现很容易识别。通常情况下，术后患者在手术室拔除气管插管，并在麻醉恢复室静躺。若随着麻醉消退，患者出现嘴唇发麻或刺痛，或有腹痛、全身感觉不适等症状，或随后在用血压袖带时患者出现手腕不由自主地弯曲，并伴严重疼痛，即 Trousseau 征阳性，甚至可能出现癫痫发作。根据钙离子水平可确诊，并静脉注射葡萄糖酸钙进行治疗。静脉注射钙剂（如葡萄糖酸钙）后，患者症状会立即缓解。

甲状腺和甲状旁腺手术后常会发生低钙血症，护士可通过适时评估和常规监测血钙浓度做到早期发现。

参 考 文 献

Algus Z. Clinical manifestations of hypocalcemia. Uptodate Online Version 16.2, October 2006. Available at: http://www. uptodate.com/patients/content/topic.do?topicKey=～fTMU ErxAXkcXM & selectedTitle=2～149&source=search_result. Accessed August 18, 2008.

Algus Z. Etiology of hypocalcemia in adults. Uptodate Online Version 16.2, April 2008. Available at: http://www.uptodate.com/patients/content/topic.do;jsessionid=DFE178D5D93DE7AB52 2EF0E32 CF52AB7.1103?topicKey= ～ cYPyJHUC2sB2c&selecte dTitle=6 ～ 42&source=search_result. Acce- ssed August 18, 2008.

173 了解胰岛素的重要生理学特性

EDWARD HUMERICKHOUSE, MS, MD

计划阶段

胰岛素的剂型极易混淆，所有的医务人员必须掌握相关知识。同时需谨慎考虑患者应该使用哪种胰岛素、何时给药及何时暂停给药。胰岛素是一种人体必需的由胰腺产生的蛋白质激素，当其发挥作用时，需要随血液中的葡萄糖转运至细胞内。以下两种情况需要补充胰岛素：①胰腺停止分泌胰岛素；②胰腺分泌的胰岛素不足以满足机体的需求。通常认为胰岛素停止分泌只发生于 1 型糖尿病（青年发病型）患者，但慢性胰腺炎或长期 2 型糖尿病患者（成人发病型）胰岛素耗竭时也可出现。胰岛素分泌不足几乎只发生在 2 型糖尿病患者中，是由于多种原因导致机体对胰岛素作用不敏感。

按起效时间可将胰岛素分为长效、中效、短效和速效 4 类。胰岛素的使用取决于胰岛素的类型。

长效胰岛素有两种，第一种是甘精胰岛素（来得时，lantus, glargine），药效可维持 18～24 小时，每天注射 1 次即可（通常为晚上注射）；另一种是地特胰岛素（诺和平，detemir, levemir），药效可维持 12～18 小时，需要每天注射 1~2 次。长效胰岛素主要用于提供"基础量"，防止发生高血糖，即使患者在禁食状态下也如此。由于仅提供基础需要量，一般需联合使用短效或速效的胰岛素来预防高血糖，这就增加了注射次数。另一方面，由于长效胰岛素没有真正的作用"高峰"，如果患者少吃了一顿饭，通常也不会引起低血糖。许多医院常规应用长效胰岛素。

中效胰岛素只有一种，即中性鱼精蛋白胰岛素（NPH）。这种胰岛素可维持 8～12 小时，每天注射两次以提供基础胰岛素的需要量。NPH 有起效高峰，若患者没有进食会发生明显的低血糖。通常与短效或速效的胰岛素作为混合试剂联合使用，最常见的预混比例是 7：3，即混合试剂中含有 70%NPH 和 30%的短效胰岛素。这种混合胰岛素一般在早餐时注射，在午餐的时候达到药物峰浓度，在药物浓度上升的阶段可控制早、午两餐之间的血糖水平，午餐后药物浓度开始回落可控制下午血糖水平。晚餐前注射第二次，睡眠时达到第二个高峰期，因此患者可以"睡前加餐"。若是与短效的胰岛素混合，短效的胰岛素可以在早餐和晚餐的时候发挥作用。由于 NPH 的使用在住院环境下变得较为复杂，住院患者几乎都有可能因疾病或检查错过进餐，因此应尽量避免使用 NPH。对于那些规律进食且有适当的加餐的门诊患者，在早餐和晚餐前分别注射 7：3 比例的混合胰岛素即可有效控制血糖。

短效胰岛素又称为"常规"胰岛素，是第一个真正意义上的胰岛素，在实验室合成之前，最初是从猪的胰腺中提取的，它被称作"追加胰岛素"，并在医院得到广泛的应用。常规胰岛素不是一种高纯度的药物，注射后 15～30 分钟起效，2～4 小时达浓度高峰，作用持续 5～8 小时。与 NPH 联合使用是常规注射胰岛素的安全选择。常规胰岛素是唯一可以静脉注射的胰岛素，被广泛应用于急诊室或 ICU，治疗糖尿病酮症酸中毒（DKA）或高钾血症。在门诊，常规胰岛素可用于胰岛素泵或 7：3 比例的混合胰岛素。

速效胰岛素有 3 种：赖谷胰岛素（apidra，glulisine）、门冬胰岛素（诺和锐，aspart，novolog）和赖脯胰岛素（优泌乐，lispro，humalog）。它们的作用时间是注射后 5～15 分钟起效，45～75 分钟达高峰，持续 2～4 小时，是医院和家庭中纠正和预防（餐前）高血糖的首选药物。与注射常规胰岛素相比，肺炎患者更适合于餐前注射速效胰岛素。因为餐前 30 分钟注射常规胰岛素后，患者进餐的时候胰岛素开始起效，食物消化吸收的时候达到药物浓度高峰。若患者恶心而没有吃饭该怎么办？餐前不注射常规胰岛素，在餐中或餐后立即注射速效胰岛素便可解决问题。

胰岛素的使用很复杂，护士必须了解患者使用胰岛素的种类及原因。住院患者往往因为各种检查或者其他安排而错过吃饭时间，作为医疗团队中的一员，护士应协助控制血糖，监测调整胰岛素治疗方案后的症状变化情况。

参 考 文 献

Campbell KB, Braithwaite SS. Hospital management of hyperglycemia. *Clin Diab*. 2004;22:81–88. Available at: http:// clinical.diabetes journals.org/cgi/content/full/22/2/81. Accessed August 15, 2008.

McCulloch DK. General principles of insulin therapy in diabetes mellitus. Uptodate Online Version 16.2. October 26, 2007. Available at: http://www.uptodate.com/patients/content/ topic.do?topicKey =～ssBBBTKCaCWIU5n&selectedTitle= 5～150&source=search_result. Accessed August 15, 2008.

McCulloch DK, Inzucci SE. Management of diabetes mellitus in the acute care setting. Uptodate Online Version 16.2. January 18, 2008. Available at: http://www.uptodate.com/patients/ content/ topic.do?topicKey=～LZbL0IhVAV2lvR5&selected itle=2～150&source=search_result. Accessed August 15, 2008.

174 胰岛素：知道何时使用，何时不用

EDWARD HUMERICKHOUSE，MS，MD

实施阶段

在医院，给药前谨慎考虑胰岛素的使用剂量是非常重要的。危重患者常常会发生低血糖，而症状可能会被用药所引起的出汗、心动过速和患者的紧张所掩盖。胰岛素剂量不正确可导致 1 型糖尿病患者迅速发生糖尿病酮症酸中毒，应高度警惕此类事件的发生。以下几个病例可以帮助我们更好地认识这一问题。

一个 2 型糖尿病患者，使用甘精胰岛素（来得时，lantus，glargine）来提供基础需要量，同时餐前使用门冬胰岛素（诺和锐，aspart，novolog）及根据即时血糖调整和追加胰岛素（sliding scale）。早餐前空腹血糖为 75mg/dl（4.2mmol/L），显然患者不需要追加胰岛素。但你可能会疑惑，若此时注射餐前速效胰岛素和常规甘精胰岛素是否安全呢？门冬胰岛素是可以使用的，但是甘精胰岛素的使用需征求医生意见。理论上讲，即使患者整天没有吃东西，基础胰岛素也可以很好地控制患者的血糖。使用餐前胰岛素的目的是防止餐后血糖升高。患者目前没有发生低血糖，空腹血糖也是正常的。但一般情况下，住院期间最好维持糖尿病患者的血糖"稍高点"，指南建议空腹血糖维持在 100mg/dl（5.6mmol/L）左右，餐后血糖不高于 180mg/dl（10mmol/L）。由此看来，甘精胰岛素稍微有些过量了，希望餐前胰岛素能够足以控制早餐后血糖。

如果前一案例中患者的空腹血糖是 190mg/dl（10.6mmol/L），应使用什么样的胰岛素呢？应按照计划给患者注射甘精胰岛素和餐前门冬胰岛素，同时加大餐前

追加胰岛素的剂量，因为患者血糖已经过高，餐前胰岛素的剂量不足以控制餐后血糖。正确记录患者的血糖值及追加胰岛素的剂量将有助于主治医生调整甘精胰岛素的剂量，使血糖达标。

一位 ICU 患者静脉滴注胰岛素来治疗糖尿病酮症酸中毒（DKA），目前的血糖已接近正常范围。你查看医嘱单，但没有看到患者血糖正常后的治疗措施。你通知医生要求停止静脉滴注胰岛素，但医生要求先进行基础代谢功能检查（basic metabolic panel，BMP），并静脉输注右旋糖酐。发生了什么？在这个病例中，胰岛素与其说是为了调节血糖，不如说是为了纠正酸中毒。医生通过查看 BMP 来评估血液中剩余的酸性代谢产物的含量。即使是同时滴注葡萄糖溶液，也必须持续静脉滴注胰岛素，直至酸中毒得到纠正。

一位重症肺炎恢复期的 ICU 患者，带气管插管，正在静脉滴注胰岛素来严格控制血糖。医生医嘱要求午夜停止持续管饲，以便早晨进行气管切开。在你休息时，替班的护士 15 分钟前就关闭了管饲，但是由于没有医嘱，依然持续静脉滴注胰岛素。这种情况下，在询问医生之前，应立即停止滴注胰岛素，并每隔 3～4 小时监测一次血糖，确保患者未发生低血糖。因为静脉滴注的胰岛素为常规胰岛素，可以在体内存留长达 8 小时。

一位门诊以"肺炎"收入院的患者，糖尿病病史多年，血糖一直控制不佳。医生下医嘱于患者每餐前、睡前和病情需要时监测指尖毛细血管血糖，并给予注射基础量胰岛素、餐前胰岛素和常规量的追加胰岛素。21：00 测患者血糖为 310mg/dl（17.2mmol/L），给予患者 5U 的常规胰岛素皮下注射，并将血糖结果和处理措施记于护理记录上。1 小时后复测血糖为 295mg/dl（16.4mmol/L），根据"滑尺疗法"的医嘱，需要追加 4U 的常规胰岛素，第二次复测血糖为 253mg/dl（14.1mmol/L），再次追加常规胰岛素 4U。第三次复测血糖为 130mg/dl（7.2mmol/L），你认为达到了护理目标，直至晨起都不必再唤醒患者监测血糖了。凌晨 3：00 患者呼叫，主诉大汗，伴有右手功能丧失，查体示心动过速、血压升高。呼叫医生的同时，监测患者血糖为 45mg/dl（2.5mmol/L），由于患者神志清楚，就给予了患者口服葡萄糖。10 分钟后，患者症状消失，血糖是 85mg/dl（4.7mmol/L）。你只是误入了常规胰岛素滑尺疗法的陷阱。此病例提示我们常规胰岛素至少需要 30 分钟才能起效，2～4 小时后达高峰，最终在体内存留长达 8 小时，因此患者需要少量进食并在夜间定时监测血糖。同时，这个病例还强调了低血糖的严重后果，如类似脑卒中样的短暂性麻痹。

这些简短的病例都强调了住院患者使用胰岛素时的常见问题。毫无疑问，胰岛素的使用很难管理，出现问题时让人不知所措，难以判断何时使用、何时暂停使用。当有疑问时，千万不要害怕去找主治医生；当怀疑患者可能发生低血糖时，不要犹豫，立即监测随机血糖。

参 考 文 献

Campbell KB, Braithwaite SS. Hospital management of hyperglycemia. *Clin Diab*. 2004;22:81–88. Available at: http:// clinical.diabetes journals.org/cgi/content/full/22/2/81. Accessed August 15, 2008.

McCulloch DK, Inzucchi SE. Management of diabetes mellitus in the acute care setting. Uptodate Online Version 16.2. January 18, 2008. Available at: http://www.uptodate.com/patients/content/ topic.do?topicKey=~LZbL0IhVAV2lvR5&selectedTitle=2~150&source=search_result. Accessed August 15, 2008.

175 应告知不孕不育夫妇病情相关内容

ANTHONY D. SLONIM，MD，DRPH

计划阶段

在美国，近 500 万对夫妇和 14% 的育龄妇女受到不孕症的困扰。尽管检查手段较完善，但仍有约 20% 的不孕症原因不明。由女方原因引起的不孕占 60%，男方原因引起的占 20%；约 50% 的女性不孕由各种原因导致的排卵功能障碍引起，其中最主要的原因是下丘脑或垂体功能障碍，30% 由多囊卵巢综合征引起，其他原因包括输卵管缺陷（40%）和子宫内膜异位症（10%）。大部分男性不育病因不明，30%～40% 由原发性性腺功能减退引起，15% 由精子输送障碍引起。

有许多诊断性检查可以用于女性内分泌系统功能的检查。促排卵药物有助于改善排卵、增加受精的机会。虽然现在输卵管重建只是一种治疗方式，但是可以使用子宫输卵管造影诊断输卵管疾病。子宫内膜异位症可以进行腹腔镜切除或外科手术。患者确诊后，除了根据患者自身情况进行常规治疗外，护士可以给不孕夫妇介绍一些辅助生殖技术来提高受精成功率，如体外受精。这些技术并非是没有风险，因此，需要由了解其风险、益处和可供选择的方案的医生开具处方。

护士在护理不孕夫妇中发挥着重要作用，护士倾听患者的顾虑，感受患者的情绪，当受精失败时为患者感到悲伤。护士，需要成为患者的一位知识丰富的伙伴，可以帮助他们解释检查结果，当治疗方案受限时会鼓励患者，同时能够帮助他们监测治疗的不良反应。对于很多护士来说，治疗不孕症是一个具有挑战性、有价值、满意度高的事业。

参 考 文 献

Hall JE. Infertility and fertility control. In: Kasper DL, Braunwald E, Fauci AS, et al., eds. *Harrison's Principles of Internal Medicine*. 16th Ed. New York: McGraw Hill; 2005, pp. 279–283.

176 如何告知兴奋剂的不良反应

ANTHONY D. SLONIM，MD，DRPH

评估阶段

现今社会竞争越来越激烈。竞争几乎无处不在，遍及学术、工作和校园生活，甚至是社会生活。与其他领域相比，体育运动需要做到更高、更快、更强以取得更好的成绩。但一些人"不惜一切代价赢得他人"的心理，会对其生理、心理产生持久的潜在危害。通过其生理反应，护士可以识别他们是否使用这些药物。另外，护士作为咨询者，要建议他们严禁使用这些药物。

兴奋剂有很多种类，包括类固醇、利尿剂、生长激素和促红细胞生成素等。多数情况下这些药物的使用符合适应证要求。但是，当年轻的运动员在黑市买到这些药物时，他们会在更衣室待不能密切监测药物不良反应的危险情境中使用这些药品。

促蛋白合成类固醇类药物能增加肌肉的体积、数量和力量。这些药物通常含有雄性激素的人工合成物，能使运动员表现得更好，还可加快训练后的恢复。然而，促蛋白合成类固醇类药物适用于睾酮缺失的男性患者，为了提高成绩而使用类固醇是违法的。用于提高成绩的剂量通常远远高于治疗剂量，由此而产生的不良反应包括痤疮、行为情绪改变、多毛、脱发、食欲增加、脂肪减少和血脂增加等。更重要的是，注射使用时，因为通常没有消毒的条件，会增加患甲型肝炎和HIV 等疾病的风险。

肌酸，是人体内自然合成的一种蛋白质。它能释放三磷腺苷（ATP），为细胞提供能量，还可以增加肌肉的爆发力。肌酸摄取过多的不良反应包括恶心、呕吐、腹泻和肌肉痉挛。

兴奋剂包含能够减轻疲劳、改善功能的各类物质。这些药物兴奋中枢神经系统，增强机体警觉性。驾车时使用这类药物，常常用来保持警觉和减少睡意。这类药物包括咖啡因、中枢神经刺激剂和其他能降低食欲、增加警觉性的兴奋剂。兴奋剂的不良反应包括体重下降、焦虑、心悸、头痛和其他血管系统症状。

促红细胞生成素是一种能够促进红细胞（RBC）生成的化合物。RBC 能携带氧，因此，它可以提高运动员的耐力项目成绩，如长跑、自行车等。当使用过高剂量时，血液中 RBC 过高，会增加患者凝血障碍的风险。

在竞技体育中，使用兴奋剂涉及许多相关伦理问题。不管是否违背道德，护士都有责任将使用兴奋剂的短期和长期风险告知不同年龄的运动员。

参 考 文 献

Botrè F, Pavan A. Enhancement drugs and the athlete. *Neurol Clin*. 2008;26(1):149–67, abstract ix.

Laos C, Metzl JD. Performance-enhancing drug use in young athletes. *Adolesc Med Clin*. 2006;17(3):719–31, abstract xii.

MayoClinic.com. Taking performance-enhancing drugs: Are you risking your health. Available at: http://www.mayoclinic. com/health/performance-enhancing-drugs/HQ01105. Accessed August 31, 2008.

177 并非所有的甲状腺激素异常患者都需要进行治疗

ANTHONY D. SLONIM，MD，DRPH

实施阶段

护士面对化验结果时，要根据化验结果考虑患者是否需要适当的干预措施。有些时候一些化验结果虽然不在正常范围内，但在疑惑为何不需要采取相应的干预措施时会很难判断。甲状腺激素由于半衰期很长而在上述情境中显得非常重要。当增加甲状腺激素的用量时，在一段时间内并不会影响化验结果。因此，我们不仅要知道化验结果，还要知道患者的情况，才能根据患者潜在的反应和化验结果异常的原因做出恰当的干预。

护士们需要了解的是，甲状腺是一个复杂的内分泌器官，它的功能活动通过促甲状腺激素（TSH）刺激下丘脑-垂体轴（HPA）进行调节和控制。即使无严重的甲状腺疾病，一些急性病症也可以影响 TSH 和甲状腺激素的水平。有些人会认为住院进行甲状腺功能检查是浪费时间，除非严重怀疑患者的疾病与甲状腺有关。然而，医生常常为患者开具这些检查，再根据检查结果决定如何处理。护士要知道哪些治疗会影响甲状腺激素水平，而哪些完全不需要担心。

病态甲状腺综合征是一种严重的疾病，患者 T_3 值降低，而 T_4 和 TSH 水平正常。患者没有临床症状，不需要甲状腺激素替代治疗。此外，护士要意识到其他治疗是如何影响实验室结果的。例如，使用类固醇、多巴胺、胺碘酮和皮质醇可引起 TSH 大幅变化，但这并非反映患者病情的变化，因此不需要进行治疗。

最后，其他器官系统的疾病也可以影响甲状腺功能检查的结果。肝脏不能产生甲状腺结合球蛋白，会改变游离甲状腺激素的水平。然而，患者并没有受到影响，根据基础疾病，我们很容易就理解甲状腺激素水平变化的原因，因此，这种情况也不需要治疗。

甲状腺是一个复杂的器官，在住院期间往往要检查其功能。护士必须要知道，根据化验结果，什么时候需要治疗，什么时候不需要治疗。

参 考 文 献

Jameson JL, Weetman AP. Disorders of the thyroid gland. In: Kasper DL, Braunwald E, Fauci AS, et al., eds. *Harrison's Principles of Internal Medicine*. 16th Ed. New York: McGraw Hill; 2005, pp. 2104–2127.

178　警惕长期使用类固醇的患者出现继发性肾上腺皮质功能减退，你可能会挽救一个生命

ANTHONY D. SLONIM，MD，DRPH

实施阶段

类固醇（steroids）是用途很广的药物，可以用于治疗哮喘、系统性风湿性疾病等多种疾病。尽管这类药物有很多不良反应，但在疾病治疗中，利大于弊，有助于改善患者的生活；如果不使用这些药物，患者可能会因病致死。类固醇的不良反应有高血糖、肥胖、皮肤和视力的改变，如白内障。而最严重的不良反应是在用药过程中出现的肾上腺皮质功能不全（adrenocortical insufficiency）。使用这些药物时，机体会认为体内有足够的促肾上腺皮质激素（ACTH），因此通过下丘脑-垂体轴（HPA）的负反馈机制抑制 ACTH 的产生。但当机体处于应激状态时，如手术或危重症时，由于 HPA 处于严重的抑制状态，未能重新启动，导致患者发生相对肾上腺功能不全。

肾上腺功能不全的患者体内内源性类固醇基础分泌量不足，导致患者血液中皮质醇和 ACTH 水平较低。尽管这些患者会逐渐恢复 HPA 的功能，但时间会很长，可能需要数周甚至数月。在此期间，如果患者没有补充外源性类固醇，由于肾上腺皮质萎缩，不能产生足够的肾上腺皮质激素，因此会表现出相应的症状。

常规做法是给近 6 个月内使用过类固醇的手术患者和危重症患者补充外源性类固醇。与潜在的肾上腺功能不全相比，短期使用类固醇的并发症和不良反应较少，也更安全。

肾上腺功能不全发病隐匿。当医生忽略这种情况时，护士应留意患者药物使用情况，并有责任强调使用类固醇的重要性，这样，护士可能会挽救一个生命。

参 考 文 献

Arafah BM. Hypothalamic pituitary adrenal function during critical illness: Limitations of current assessment methods. *J Clin Endocrinol Metab*. 2006;91(10):3725–3745.

Cunningham SK, Moore A, McKenna TJ. Normal cortisol response to corticotropin in patients with secondary adrenal failure. *Arch Intern Med.* 1983;143(12):2276–2279.

Williams GH, Dluhy RG. Disorders of the adrenal cortex. In: Kasper DL, Braunwald E, Fauci AS, et al., eds. *Harrison's Principles of Internal Medicine.* 16th Ed. New York: McGraw Hill; 2005, pp. 2142–2143.

179 事情远不如像看到的那么简单…… 尤其是内分泌系统

ANTHONY D. SLONIM，MD，DRPH

评估与评价阶段

护士经常面对这样的情况，对患者病情有初步的了解，有实验室检查结果和患者入院时的诊断，这些信息往往会让我们给患者贴一个"标签"，根据这些情况我们认为患者应该期待什么。然而，患者没有读过我们的教科书，他们也很少会呈现一些典型的症状。当然，我们也碰到过 20 岁左右的糖尿病酮症酸中毒患者，也可能因为其年轻，我们对患者进行规范的胰岛素治疗后，虽然病重，但不到 24 小时就让他出院回家了。其实，这样做是不规范的，尤其是内分泌系统疾病的患者，护士必须持续地评估和评价患者，因为内分泌系统疾病一般会影响全身多个内分泌器官，这些疾病常相伴出现。

自身免疫性多腺体综合征是指有两个或两个以上的内分泌器官同时发生免疫功能障碍。有两种类型： I 型发生在儿童； II 型发生在成人。 I 型患者常常会患有念珠菌感染、甲状腺功能减退症、肾上腺皮质功能不全、肝炎和甲状旁腺功能减退症。他们可以存活很多年，因此需要持续地评价患者的内分泌功能。 II 型自身免疫性多腺体综合征包括肾上腺皮质功能减退症、甲状腺功能低下、弥漫性毒性甲状腺肿（Graves 病）、性腺功能低下症和糖尿病。这些疾病和肾上腺皮质功能减退症一样，病程长，进展缓慢。当怀疑患者可能患有此病时，进行筛查很有价值。但是，护理肾上腺皮质功能减退症的患者时，必须要考虑患者伴随的由自身免疫性疾病引起的内分泌系统疾病。

另一组内分泌系统疾病如多发性内分泌肿瘤综合征（MEN），是原发于几个（多个）内分泌腺体的家族遗传性疾病。这类患者几乎都存在甲状旁腺功能异常，因此需要进一步检查确诊。MEN 综合征有两种类型： I 型 MEN，由导致高钙血症的甲状旁腺功能亢进症、胰岛细胞瘤、垂体瘤和肾上腺或甲状腺肿瘤组成。 II 型 MEN，又分为两种亚型： IIA 型和 IIB 型，这两种亚型都包括嗜铬细胞瘤和甲状腺髓样癌。 IIB 型患者还可患黏膜神经瘤。

患者一个内分泌器官或腺体的功能紊乱往往会并发另一个内分泌器官的功能紊乱。已经从理论上证实了内分泌器官或腺体间的相互联系。异常不是由单一疾病导致的,护士必须要知道上述联系并持续地评估和评价患者的状况。

参 考 文 献

Berger JR, Weaver A, Greenlee J, et al. Neurologic consequences of autoimmune polyglandular syndrome type 1. *Neurology*. 2008;70(23):2248–2251.

Callender GG, Rich TA, Perrier ND. Multiple endocrine neoplasia syndromes. *Surg Clin North Am*. 2008;88(4):863–895.

López-Jornet P, García-Ballesta C, Pérez-Lajarín L. Mucocutaneous candidiasis as first manifestation of autoimmune polyglandular syndrome type I. *J Dent Child (Chic)*. 2005;72(1):21–24.

Sherman SI, Gagel RF. Disorders affecting multiple endocrine systems. In: Kasper DL, Braunwald E, Fauci AS, et al., eds. *Harrison's Principles of Internal Medicine*. 16th Ed. New York: McGraw Hill; 2005, pp. 2231–2238.

Topaloglu AK, Yuksel B, Yilmaz M, et al. Coexistence of common variable immunodeficiency and autoimmune polyglandular syndrome type 2. *J Pediatr Endocrinol Metab*. 2001;14(5): 565–566.

180　关注特定肿瘤引起的内分泌系统的变化

ANTHONY D. SLONIM, MD, DRPH

评估与评价阶段

由于细胞的过度增生,恶性肿瘤可导致许多问题。通常表现为肿块、梗阻及肿瘤浸润器官的其他症状等。然而,有一些癌症会对远处器官产生影响,主要是内分泌系统,但也可影响血液或神经系统。对于护士来说,了解相关的临床表现,以及哪种癌症会对应地出现哪些临床表现是非常重要的。

恶性高钙血症常由副肿瘤综合征引起,发病率约为5%。它的产生方式有两种,第一种是肿瘤产生甲状旁腺激素相关蛋白,与甲状旁腺激素受体结合,导致机体出现甲状旁腺功能亢进样症状;第二种是通过产生活性维生素 D(1,25-二羟基维生素 D),增加胃肠道对钙的吸收而引起高血钙。伴高钙血症的肿瘤多见于头颈部、肺部、乳腺或消化道的鳞状细胞癌或淋巴瘤,主要治疗策略是水化、排泄、使游离钙转变成结合钙。

抗利尿激素分泌失调综合征(SIADH)或异位血管加压素分泌综合征,常见于肺小细胞癌或肺鳞状细胞癌。患者主要表现为低钠血症和相关症状,如乏力、意识障碍和恶心等。治疗原则是限制液体摄入量。治疗癌症时,可能需要使用地美环素。

促肾上腺皮质激素（ACTH）异常分泌导致的 Cushing 综合征见于多种癌症，如小细胞肺癌、胸腺癌、胰腺癌和甲状腺癌。患者主要表现出皮质醇过多的症状，包括高血压、水钠潴留、高血糖、代谢性碱中毒等。常用酮康唑或甲吡酮抑制类固醇激素合成来进行治疗。

副肿瘤综合征也是癌症患者和医务人员常常需要关注的问题，副肿瘤综合征所产生的症状、危害和治疗要远远超过原发性恶性肿瘤本身。

参 考 文 献

Biller BM, Grossman AB, Stewart PM, et al. Treatment of adrenocorticotropin-dependent Cushing's syndrome: A consensus statement. *J Clin Endocrinol Metab*. 2008;93(7): 2454–2462.

Cho S, Ra YJ, Lee CT, et al. Difficulties in diagnosis and management of ectopic Cushing syndrome. *J Thorac Oncol*. 2008;3(4):444–446.

Jameson JL, Johnson BE. Paraneoplastic syndromes: Endocrinologic/hematologic. In: Kasper DL, Braunwald E, Fauci AS, et al., eds. *Harrison's Principles of Internal Medicine*. 16th Ed. New York: McGraw-Hill; 2005, pp. 566–571.

消化系统疾病和营养支持

181　食物的稠稀程度是很不同的，且会影响患者的吞咽功能

ALICE M. CHRISTALDI, RN, BSN, CRRN

评估阶段

吞咽困难（swallowing difficulties，dysphagia）在当前的医疗环境中很常见。吞咽困难指患者对固体或液体通过口腔、进入食管的过程有阻力的主观感受。可由机械性原因引起，如先天性缺陷、食管狭窄、肿瘤及大脑皮质和脑干的病理性改变引起的痴呆、脑卒中、颅脑损伤、帕金森病、脑神经病变等。食管壁断裂、肿瘤、食管动力障碍等原因也可导致食管机械性吞咽困难，主要影响食管平滑肌的正常生理运动，或可造成弥漫性食管痉挛。

吞咽是一个复杂的生理过程，包括舌、咽和食管的协同运动。人平均每分钟就要完成一次吞咽活动，而一天的吞咽次数可达 1000 次。吞咽困难可根据对吞咽过程的影响进行分类。吞咽过程可分为 3 个阶段：第一，口腔期，即舌尖和舌向后上举，抵住硬腭，舌后缩，把咀嚼的食物推送至口咽部。第二，咽期，即经过

神经反射动作, 软腭上举, 咽喉壁向前突出, 封闭鼻咽通路, 同时声带合拢, 声门关闭, 喉上举, 封闭咽与气管的通路, 防止食物进入肺部; 咽-食管括约肌舒张, 咽上缩肌收缩, 将食糜推入食管上段。第三, 食管期, 即食糜经食管入胃。

吞咽困难的患者通常会接受一系列评估, 以明确引起吞咽困难的原因。在这个过程中, 医生可以同言语治疗师会诊, 对患者进行吞咽功能的评估, 并且为其制订饮食指导。详细的既往病史记录对病因学诊断有重要的指导意义。同时, 医生还会参考辅助检查结果, 如食管钡剂检查或食管镜检查等。

许多食物可以辅助吞咽。软食易咀嚼, 同时也易于消化吸收, 如奶油蛋羹、土豆泥、燕麦粉等柔软爽滑的谷物及果肉饮料等。也可以将食物捣碎来丰富膳食搭配, 将肉制成肉馅或将面食、蔬菜切成碎末。可以利用搅拌机将食物制作成浓浆, 这样的食物仅需最低限度的咀嚼, 形成的食团也最小。

液体可以通过增加黏稠度来促进吞咽。黏稠的液体包括杏梅露、奶油浓汤等, 它们很容易吞咽。还可利用蜂蜜来增加食物稠度, 也使食物不易从勺子中滑出。布丁类食物可保持一定的形状, 但在食用时需借助勺子, 这类食品包括苹果酱或布丁等。市场上现在有一些商业化的增稠剂, 而其原料中也包含甘露、蜂蜜等成分, 我们可以直接选购, 保存在冰箱内。冷藏的黏稠液态食物吃起来口感更佳。番茄汁通常被认为是比较黏稠的, 但实际上, 我们需要另外添加黏稠剂才能使它比较黏稠。

另外一种协助患者吞咽的策略是使其收紧下腭, 这对吞咽食物很有帮助, 但要特别注意应避免的食物种类。在黏质的液体中不可加入冰块, 因为它会将其稀释; 一些多汁的水果, 如橙、西瓜等含有大量的液体成分, 这些都应该尽量不吃, 因为稀释的液体更有可能使患者呛咳, 存在窒息的危险。同时, 应该在患者床旁配备负压吸引装置, 并使其处于备用状态。当患者进食或饮水时, 应该保证其坐起; 避免患者饮用含有酒精的饮料, 因为酒精制品会影响患者有效的吞咽, 并削弱咽反射。

含有米粒、豌豆、小坚果等碎小颗粒的食物和花生酱、蜂蜜等黏性食物, 都应该尽量不吃。收紧下颚对于吞咽液体和食物非常有帮助。

由于增稠的食物会改变其口味, 患者更愿意努力尝试反复咀嚼或通过分次吞咽的方式摄取食物。我们一定要了解为患者所提供的饮食成分, 为防备紧急情况, 时刻准备吸引器等急救装置。

参 考 文 献

Logemann JA. Medical and rehabilitative therapy of oral pharyngeal motor disorders GI motility. GI Motility Online.2006. doi:10.1038/gimo50. Available at: www.nature. com/gimo/contents/pt1/full/gimo50.html. Accessed April 3, 2008.

182　保持患者规律的肠道蠕动

MONTY D.GROSS，PHD，RN，CNE

评估与实施阶段

患者的肠道管理是医务人员的重要职责。患者入院后，他们的饮食发生改变、活动减少，同时一些治疗用药又增加了其发生便秘的危险。监测患者肠道功能，预防便秘，远远胜于发生便秘、甚至粪便嵌塞后再采取治疗措施。

便秘指排便次数减少，每周排便次数少于 3 次，大便干结或超过 1/4 的时间需用力排便也被认为是便秘。便秘可引起腹部及直肠疼痛、恶心、呕吐、不舒适感、厌食、躁动、意识模糊等。每两日排便一次可以有效预防便秘。护士需要评估患者排便的频率、粪便的性状和量。

护士需要评估可能引起患者发生便秘的危险因素，并实施相应的护理措施。关注患者的饮食和活动情况，患者是否摄入了足够的纤维素？患者是行动自如还是至少在轮椅辅助下能活动？因为行走和活动可以增强肠道蠕动，预防便秘。同时要考虑患者的隐私，同大多数健康人一样，因不愿让粪便气味影响同病室的其他人，意识清醒的患者可能会排斥使用便盆排便或在病房内排便。

护士需要在患者出现便秘症状和体征前，即采取预防措施。评估患者每日排便习惯，确保患者排便时的隐私，并且保证患者摄入丰富的食物纤维和充足的液体。在患者健康状况允许的情况下，尽量鼓励其在卫生间排便，若患者无法在卫生间排便，则为其准备床旁马桶或便盆，并为患者提供必要的帮助。当患者排便时，尽量帮助他们放松，避免紧张和尴尬。否则，患者将会抑制排便感，增加便秘危险。

一般也可短期使用粪便软化剂缓解便秘症状。例如，硫琥辛酯钠或琥珀辛酯钠胶囊或液体制剂，每日一次或两次，可以软化粪便，便于粪便从结直肠中排出。刺激性缓泻剂治疗便秘的作用机制主要是增加肠蠕动。缓泻剂的剂型多种多样，有液体制剂、散剂、颗粒剂、片剂及栓剂。比沙可啶、双醋苯啶及番泻叶浓缩物都是临床较常用的缓泻剂。容积性导泻药，如欧车前亲水胶或聚卡波非钙片剂等多用于治疗慢性便秘，通常需要几天才能起效。在使用这类缓泻剂时，为避免粪便梗阻，大量饮水非常重要。高渗性泻药能够促进粪便吸收水分，如乳果糖、山梨醇等，这类药物需要 1～3 天才起效。如果肠道蠕动减弱，应该将刺激性泻药和高渗性泻药合理搭配使用。

另外，还可以通过一些侵入性途径治疗便秘，如使用栓剂、生物反馈疗法、灌肠等。切记，对于脊髓损伤的患者，一定要密切观察其是否存在自主神经反射亢进的征象。这些征象包括：起小疙瘩、剧烈头痛、血压升高、损伤平面以上出汗等。如果观察到这些体征，立即停止生物反馈治疗。

渗透灌肠对肠道的刺激最快、最有效。有多种灌肠剂可供选择，如肥皂水、自来水、淡盐水等。但是，采取有效的手段预防便秘比采取各种治疗方案都要更加简便。所以，我们应该每日评估患者的肠道习惯，适当干预，科学合理地预防便秘。

参 考 文 献

Coggrave M, Burrows D, Durand M. Progressive management in the bowel management of spinal cord injuries. *Br J Nurs*. 2006;15(20):1108–1113.

Ross H. Constipation: Cause and control in an acute care hospital setting. *Br J Nurs*. 1998;7(15):907–913.

Smith S, Duell D, Martin B. *Clinical Nursing Skills: Basic to Advanced Skills*. Upper Saddle River, NJ: Pearson; 2008.

183　管饲喂养中断

MONTY D. GROSS, PHD, RN, CNE

实施阶段

我们经常将摄取营养视为理所当然的事情。每日三餐摄入的食物和水分为我们提供了维持生理功能、保持健康、修复损伤所需的营养。当人们生病或受伤入院治疗时，营养并未被给予足够重视，甚至被忽视。有时，机体细胞需要营养成分来补充能量或修复组织，医务工作者却让患者禁食、中断管饲喂食，或未能为患者提供适当的饮食。在患者住院期间，饮食医嘱只有 59%～87% 真正被执行。

导致管饲喂食中断的主要原因之一是患者无意识的拔管，当患者处于意识障碍或焦躁不安时即可能发生。护士也可能在护理患者的过程中使喂养管意外脱出。

在患者的进餐时间可能会安排一些治疗或检查，如放置中心静脉导管或 X 线检查。因为到其他地方做检查，患者的进餐可能因而会被打断，当做完检查回到病房时，饭菜已经凉了或看起来没有食欲，而频繁加热会使食物变硬，难以咀嚼，影响患者进食。

有时，为了避免影响某些药物的吸收，管饲喂食也会中断。例如，用药指南指出，在使用苯妥英钠时，用药前后 1 小时都应该避免管饲喂食，这样更加利于药物吸收。尽管患者总的能量摄入不会因此减少，但实际上总的喂食中断时间会延长，因为护士通常还需要照顾其他患者，无法及时恢复管饲喂养。

有些医生在讨论治疗方案或等待参考意见时会让患者禁食，因为他们不确定患者是否需要接受手术或某些治疗。但是，这些手术和治疗一定需要患者禁食吗？

有时治疗方案并不是很快就能确定，而且某些实验室检查需要一定时间才能得到结果，而后医生又会根据检查结果进一步权衡治疗方案。因此，种种可能的原因导致患者不能摄入充足的营养。

我们应该采取哪些措施来尽量缩短患者管饲喂食的中断时间，并且确保患者摄入足够的营养物质？首先，对患者进行健康教育，告知管饲的必要性，并妥善固定患者的喂养管。如果患者意识不清或焦躁不安，应加强对患者的巡视。可以指导家属监测患者管饲的情况，防止患者意外拔管。如果管饲前喂养管移位，应及时给予更换。护士在每次进行管饲或给药前后，都应该检查喂养管是否在指定位置。

为了避免由于给药或治疗而中断管饲，护士应该根据患者情况提前做好计划。如果必须因为使用某种药物而在用药前后中断管饲 1 小时，护士可以设置闹钟或采取其他方式提醒自己，以便及时恢复管饲。护士可咨询药剂师，改进患者的用药方案，尽量选择使用不需中断管饲的药物；也可以和相应的检查科室协商患者进行检查的时间，尽量缩短患者管饲的中断时间。

参 考 文 献

Morgan L, Dickerson R, Alexander K, et al. Factors causing interrupted delivery of enteral nutrition in trauma intensive care unit patients. *Nutr Clin Pract*. 2004;19:511–517.

Whelan K, Hill L, Preedy V, et al. Formula delivery in patients receiving enteral tube feeding on general hospital wards: The impact of nasogastric extubation and diarrhea. *Nutrition*. 2006;27(10):1025–1031.

184　从中心静脉采血前需暂停输注完全胃肠外营养

BONNIE L. PARKER，RN，CRRN

实施阶段

完全胃肠外营养（total parenteral nutrition，TPN），即全静脉营养，是将机体所需的营养素以静脉给药的方式输入患者体内，它主要适用于不能通过消化系统摄取足够营养物质的患者。TPN 由葡萄糖、糖类、蛋白质、脂类、电解质及微量元素等组成。由于 TPN 存在损伤组织的潜在风险，所以 TPN 通常通过中心静脉输注。

由于 TPN 成分的特殊性，它可称为细菌的良好培养基，因此，要严格操作以降低感染风险。在给药前，护士首先应该仔细检查 TPN 的包装是否完好，包装有渗漏的应丢弃。在临床工作中，每天将当日的 TPN 全部配好挂起以持续 24 小时输注，只有在更换包装袋或管路的时候才会检查输液管路。很多医院规定，输入 TPN 的静脉通路不能用于其他治疗或给药，这样可以使营养液污染的风险和药物相互作用的风险降到最低。

应用 TPN 时，监测患者的营养状况和实验室检查结果非常重要，例如，血液尿素氮（BUN）、全血细胞计数（CBC）、血清白蛋白及电解质水平等，这些指标常常每日进行检测。许多应用 TPN 的患者往往也是较难取得血标本的患者，这时中心静脉采血便成为我们唯一的选择。

为了降低感染的风险，避免损伤静脉通路，同时又能抽取合适的标本，须遵守正确的程序进行操作。首先，应由注册护士从中心静脉抽取血标本，在中心静脉采血过程中可能会出现静脉导管闭塞、血栓、感染等并发症。如果不按正确的程序采集血标本，不仅会影响检查结果的准确性，还可能因此误导医生为患者选择不恰当甚至错误的治疗方案。

如果护士选择通过患者正在接受静脉药物治疗的通路来采集血液标本，即使是输液港，也应该至少在采血前 1 分钟中断静脉给药。若患者使用的是多管腔导管，尽管血液和药物在不同的管腔流动，但是，血液和药物仍可能在护士通过中心静脉导管抽吸血液时发生混合。采集血液标本时若未中断 TPN，血糖和电解质的值会不准确。而基于这样的血糖和电解质检查结果对患者采取的治疗方案会对患者造成伤害，甚至带来致命的风险。

采集血标本时，首先中断 TPN，清洁双手并戴手套，用酒精消毒中心静脉置管接头。然后，抽取至少 10ml 无菌生理盐水冲洗导管，再用 10ml 注射器缓慢抽取 5～10ml 血液，由于这部分血液混有导管管腔中原有液体，可能会影响检查结果，所以应该弃之不用。而后，更换新的无菌注射器，缓慢抽取实验室检查所需的血液标本量并送检。在抽血过程中，抽吸要缓慢轻柔，抽吸过快、用力过大，会损伤导管内壁和静脉。操作完毕，再次用至少 10ml 无菌生理盐水冲管，恢复 TPN 输注。在操作过程中，一定要严格遵循无菌原则。

参 考 文 献

Arrow International. Arrow multi-lumen central venous catheter care, catheter maintenance, blood sampling. 12/94. pp. 105–111.

Guenter P. Monitoring total parenteral nutrition therapy in the elderly. *The Consultant Pharmacist*. Available at: www.ascp. com/public/pubs/tcp/1999/apr/monnut.shtml. Accessed May 13, 2008.

185　这仅仅是便秘，还是有更危险的情况

EDWARD HUMERICKHOUSE，MS，MD

评估、实施与评价阶段

无论在病房还是门诊，患者经常主诉便秘。作为一名经验丰富的护士，不

仅能早期预见患者便秘的危险，同时还能提供有效的缓解措施，帮助患者解决便秘的困扰，也应在患者简单的便秘问题转化成潜在的致命梗阻时最先意识到这个问题。

预防患者发生便秘的最有效方法是保证其肠道规律的运动。痔疮会使患者的大便变形，凝结成块。入院时，对患者的排便规律进行简单的评估，可以帮助护士更好地维持患者的肠道运动，使医生了解患者正在使用非处方药聚乙二醇来维持规律的排便。另外，还应该评估患者的用药情况，若患者长期使用安眠药，护士应和医生协商，为预防便秘发生，常规或按需为患者使用大便软化剂。通常，护士在病历中会记录患者粪便的颜色、性状，这些与排便的次数和排便量同样重要。

当患者排便不规律时，护士需要做进一步的评估。例如，患者的这一问题是长期存在或是自入院才发生？是否排便困难？排便时是否出血？排出的粪便是否呈软细条状？排便时是否存在腹痛？更重要的是，要评估患者有无发热、腹胀、生命体征的改变等。全面地评估患者粪便的量和性状，并结合全身症状和长期病史，能够帮助护士和多学科团队为患者制订满足其需求的治疗方案，有效地解决便秘问题。

便秘可以引起许多危险的并发症，急性肠梗阻就是其中之一，它可以由各种病因引起，而在医院，最常见于腹部外科术后最初几周的患者。这些患者术后易发生肠粘连、切口疝。某些亚型的肠梗阻可使肠腔内压力升高，肠壁血运障碍。患者可主诉腹部有严重的阵发性绞痛，常伴恶心、呕吐。查体时，患者可有腹胀等腹部体征，还可以出现高热、心动过速、血压升高等。肠梗阻是外科急症之一。医生与患者接触时，只进行短暂的问诊，难以发现患者存在的肠梗阻问题。

由于粪便嵌塞、肠内外肿瘤、憩室炎、炎症性肠病、肠内异物（如胆结石）、肠套叠等也可导致急性肠梗阻，这些都是极其危险的情况，各种原因造成的胃肠道完全性肠梗阻，其死亡率可达 10%~20%。

除以上提到的由机械性因素导致的完全性肠梗阻外，动力性肠梗阻也是一类常见的肠梗阻，由于刺激物的刺激作用引起肠壁平滑肌麻痹。刺激物可来自于消化道溃疡穿孔后的酸性物质或肾结石引起的局部炎性感染等。这类患者常存在持续性腹胀，而阵发性的腹痛不明显。一旦患者的病因问题解决了，动力性肠梗阻也随之消失。

"假性肠梗阻"是指肠道蠕动减弱的一种病变，通常由麻醉药引起。这类肠梗阻同样可引起粪便嵌塞，导致便秘，对患者造成严重危害，也应该引起医务人员的重视。使用便软化剂可有效地预防这类肠梗阻。

解决患者便秘的问题，不单纯是遵医嘱为其进行灌肠这么简单。虽然便秘并不是医疗中的急症，但它可以导致严重的长期并发症。患者新出现的便秘问题值得护士认真评估。如果伴随便秘的发生，患者存在剧烈的腹部绞痛，那么就需要紧急处理了。便秘应该注意"防患于未然"，尤其是当患者有发生便秘的高危因素时。在护理工作中，患者出量的记录同入量的记录一样重要。

参 考 文 献

Gearhart S, Silen W. Acute intestinal obstruction. In: Fauci AS, Braunwald E, Kasper DL, et al., eds. *Harrison's Principles of Internal Medicine*. 17th Ed. McGraw-Hill; 2008, pp. 1912–1914.

186 掌握便血的各种临床表现

EDWARD HUMERICKHOUSE，MS，MD

评估阶段

便血可有各种临床表现和病因，因此，应将大便的颜色和性状详细地记录在患者的病历中。详细了解患者的既往病史、掌握患者的特征性临床表现，有助于做出准确的临床诊断。

痔疮常见于老年患者，但也频发在年轻群体中，最常见于顺产后的年轻女性或者慢性便秘人群。自然分娩过程中及粪便嵌塞而过度用力会引起肛周静脉受到牵拉，导致静脉曲张，静脉和外界只隔着一层薄薄的皮肤。为患者进行简单的肛门查体时可以看到相应体征，这时为患者应用大便软化剂和缓泻剂可以缓解其症状。

结肠息肉是比较薄弱的肠壁突出到肠腔的局限性病变，长期便秘的患者易生长息肉。结肠息肉引起的炎症和血管破裂，造成急性出血，但通常是自限性的。由于出血点位于肠道深部，血凝块可能会和粪便混合。患者排便时，可以看到混有大量血凝块的黑色血便或便中带少量鲜血，而患者的疼痛症状不明显。

上消化道出血可以由消化性溃疡、出血性胃炎等疾病引起。随着血液中的红细胞在肠道内分解，血红蛋白中的铁在胃酸和肠道大肠埃希菌等细菌的作用下，与粪便中的硫化物结合成为黑色的硫化铁，使粪便变黑。黑粪可能是患者的首发症状。由消化性溃疡或食管静脉曲张引起的活动性上消化道出血，其最初呈现下消化道出血的表现。上消化道大量出血时，胃部的大量血液快速推进结肠，伴有或不伴有呕血的症状。这是一种急症，任何患者出现大量便血时都应该考虑上消化道大出血的可能，及早识别出血征象，迅速准确地进行抢救和治疗。

护士处于临床一线，能最早识别患者消化道出血的症状，结合患者大便的颜色和性质判断病因。患者发生上消化道大出血时，首要任务是稳定其生命体征，关键环节是做好 ABC（气道、呼吸和循环）复苏准备，开放静脉通路，迅速补充血容量。患者保持平卧位，尤其当患者有立位的症状或体征时。重点评估患者的出血部位、严重程度。鼻胃管可以帮助判断出血的位置，结合生化检查如血红蛋白、血细胞比容等进一步评估患者的失血程度，立即查血型及交叉配血，以备抢救时为患者输血。

参 考 文 献

Laine L. Gastrointestinal bleeding. In: Fauci AS, Braunwald E,Kasper DL, et al., eds. *Harrison's Principles of Internal Medicine*. 17th Ed. McGraw-Hill, New York; 2008, pp. 259–260.

187　粪便标本的收集和保存

EDWARD HUMERICKHOUSE，MS，MD

评估阶段

　　患者的粪便是否需要送检对腹泻的病因诊断至关重要。此外，患者腹泻的持续时间、特点及其他的症状体征，也是确定诊断的依据。腹泻是长期存在的还是入院后才发生的？患者或医生是否已经明确问题或诊断？此外，患者是否还存在腹痛、发热或便血？胃旁路术后患者的腹泻和慢性胰腺炎患者的腹泻，以及健康儿童由于食物中毒而发生的细菌性腹泻，其临床表现各不相同。粪便的实验室检查可以帮助做出病因诊断。实验室可进行粪便的白细胞检查（只适用于新鲜的标本）、粪便培养、便潜血检查及粪便毒素检测等。在未明确患者粪便检查结果中是否存在细菌感染以前，通常不能使用止泻药。下面为大家罗列一些引起腹泻的常见病因。

　　难辨梭状芽孢杆菌肠炎见于多种情况，可发生于患者服用抗生素几个月后。患者可有大量深绿色水样便，有恶臭，同时伴有腹部绞痛、低热，也有可能出现大小便失禁。若患者疑似感染难辨梭状芽孢杆菌，护士应对患者立刻采取隔离措施，直至患者排除此病。难辨梭状芽孢杆菌毒素有助于诊断此病。对本病的治疗主要是口服甲硝唑和静脉补液。

　　葡萄球菌或肉毒杆菌性腹泻的病程较短，但临床症状严重。患者进食被细菌孢子污染的食物后，短时间即可出现恶心、呕吐的症状，伴有面色苍白、心动过速，患者粪便的特征性表现为大量水样便，可伴有食物残渣。护士应及时为患者静脉补液，加强病情监护，彻底清理被污染的食物。

　　护士是识别患者急性病情变化的关键人员，患者在入院期间的新发腹泻常由一系列复杂的原因引起，通过收集相关信息及描述患者粪便性状，护士可以保证送去实验室检查的患者的粪便标本是符合要求的，且根据实验室检查结果已使用合适的药物对患者进行治疗。

参 考 文 献

Camilleri M, Murray J. Diarrhea and constipation. In: Fauci AS,Braunwald E, Kasper DL, et al., eds. *Harrison's Principles of Internal Medicine*. 17th Ed. McGraw-Hill, New York; 2008,pp. 247–249.

188　胰腺炎患者的饮食护理

EDWARD HUMERICKHOUSE，MS，MD

实施阶段

胰腺炎是患者急诊入院的常见病因。胰腺位于胃的下后方，具有消化和分泌功能。胰腺产生活性消化酶，这些消化酶和肝脏产生的胆汁通过共同的通路分泌入小肠。胰腺还可分泌胰岛素，促进摄入物质的利用。胰腺炎是指胰腺发生的炎症，由于大量的胰液和消化酶进入腹腔，可表现为不同程度的急性上腹痛，重者可危及生命。

引起胰腺炎的病因很多（大约有 30 种），最常见的病因是酗酒（在偶尔大量饮酒的人群中不常见），它与药物的直接毒性作用相关。其次，胰腺炎也常并发于胆管梗阻，胆囊结石阻塞了胰酶的出口。另外，高脂血症也与胰腺炎的发生相关，目前认为，血清中过多的游离脂肪酸可引发脂肪酶的过度分泌。无论何种病因引起胰腺炎，其结果均为胰腺不同程度的自身消化。

治疗胰腺炎要消除病因及减少胰腺分泌。多数情况下第一步相对简单，禁止患者饮酒、解除胆管结石的梗阻或应用药物降低血液中的三酰甘油都可以消除病因。但是，阻止胰腺酶的分泌就没那么容易了。常规采取禁食的方法，但随之而来的便是当患者胃肠功能恢复时，护士需要面对患者的饮食护理问题。

通常，当我们问："患者何时可以进食？"最简单的回答是："当患者感到饥饿时。"但是对于胰腺炎患者则不然。由于患者有剧烈的腹痛，同时可能伴有恶心、呕吐，所以直到疼痛完全缓解前，胰腺炎患者很少主动要求进食。对于轻症胰腺炎患者，当其疼痛减轻，可以恢复进食时，可从少量流质饮食开始。单糖不需胰酶的辅助即可被胃肠吸收，是很好的饮食选择。如果患者可以耐受，可增加一些含碳水化合物的食物，但是仍应避免脂肪和蛋白质类食物。很多医院备有"胰腺炎饮食"，而这些饮食 50% 以上的成分都是糖类。

重症胰腺炎患者（通常需要在 ICU 严密监护）在疾病的恢复过程中需要大量的营养支持，因此进食要早一些。传统的治疗方案是通过中心静脉应用胃肠外营养。但是，最新研究证实，将鼻饲管留置于患者小肠替代肠外营养支持，能取得更佳的治疗效果。其机制在于，通过物理的方式使得营养物质避开胰腺直接进入肠道，营养不需要进一步的消化，患者在获取营养素的同时，没有造成对胰腺附加的损害。重症胰腺炎患者恢复期重新经口进食时，同样应遵守以上规则。

胰腺可以分泌胰岛素。当胰腺受到损害时，其分泌的胰岛素不能满足机体的需要，还会对治疗造成严重的隐患，这也是治疗胰腺炎过程中需要高度重视的问题。监测患者的血糖水平，高血糖时给予患者胰岛素注射，同样是治疗胰腺炎的关键。

参 考 文 献

Corley D. Acute pancreatitis. In: Wachter RM, Goldman L,Hollander H, eds. *Hospital Medicine*. 2nd Ed. Philadelphia,PA: Lippincott Williams & Wilkins; 2005, pp. 849–858.

Vege SS, Chari ST. Pathogenesis of acute pancreatitis. Uptodate Online. Version 16.2. February 14, 2007. Available at: http://www.uptodate.com/patients/content/topic.do?topicKey=～TOqYJgCS2o B9c&selectedTitle=1～100&source=search_result. Accessed August 18, 2008.

189 禁食的对象和原因

EDWARD HUMERICKHOUSE，MS，MD

评估阶段

对于住院患者，"禁食（NPO）"这条医嘱经常用到。"禁食"这一术语来源于拉丁语"nulla per orem"，意为"不能经口摄取任何食物"，但首先，我们就会疑惑："患者要禁食多久？患者要严格禁食还是可以口含冰片？患者的药物也要暂停服用吗？"这些都是我们需要澄清的关键问题。禁食的主要原因之一在于非手术患者存在误吸的危险，他们在吞咽的过程中不能保护自己的气道。这种情况常见于两类患者，即 ICU 中的重症患者和新近脑卒中的患者。这时，所指的"禁食"是"完全禁食"，既不能口服给药，也不能进食液体。患者所需的营养可以通过胃肠管或中心静脉肠外营养供给，而患者的药物治疗也应该通过静脉或已有的胃肠管完成。药剂师可以帮助患者选取与肠内营养疗效相同的静脉制剂。对于脑卒中的患者，护士应该确保和言语治疗师会诊，协商患者的护理方案。护士要避免单独床旁评估患者吞咽功能。

禁食医嘱也常见于术前患者，其目的在于预防患者术中插管及术中、术后呕吐误吸。患者至少需要于术前 8 小时开始禁食水。若患者术前没有严格遵医嘱禁食，则只能推迟手术。有时，推迟手术是因为患者在术前"严格禁食"，因为有些患者需要在术前服用降压药，尤其是 β 受体阻滞剂，如美托洛尔。如果护士不能肯定患者在手术前禁食期间可以服用哪种口服药，那么应及时与医生和麻醉师沟通。

意识清醒需要镇静的患者需于术前 8 小时禁食，但可以服用口服药，此情况常见于心脏介入治疗、肝活检术、复杂皮肤瘤切除等，因为以上这些手术本身或镇静药物的不良反应可能引起患者的急性心肺衰竭，而且有些镇静药物可导致患者恶心、呕吐，对于意识不清的患者十分危险。

护士应该掌握准备接受内镜检查患者的禁食程度。由于内镜检查程序简单，患者所需的恢复时间短，所以在检查结束后，患者可以接受多数药物治疗。通常，术前禁食 6 小时就可以使胃排空，使镜检视野清楚。结肠镜检查的要求相对更加严格，检查前一晚，患者晚餐以流质饮食为主，同时还需服用缓泻剂以清洁肠道。而结肠镜检查前患者的用药护理问题，需要护士提前和医生核实，如是否给药及给药的时间等。

有些非侵入性检查也要求患者空腹。胆囊检查要求胆囊充实，食物会使胆囊排空，所以在腹部超声检查或胆囊摄影前的几小时患者需禁食。食管或胃动力的检查同样需要禁食，口服钡剂准备接受胃排空功能测定的患者应保持早餐禁食。以上这些检查时间较短，检查完毕，护士可以和医生沟通患者的给药。

另外，某些常见疾病也需要患者禁食，如胰腺炎，而且需要患者完全禁食。即使很少量的食物对胃肠的刺激都可能导致患者腹痛加剧，延长患者病程。对胰腺炎患者，应该确保患者适宜的输液量，遵医嘱用药，做好疼痛护理。一般情况下，患者维持禁食状态，直至能够进饮少量清汤。若症状较严重，病情复杂，可能需要给予肠内营养，口服药以液态或混悬剂的药物为宜（谁都不希望鼻胃管堵塞）。急性胆囊炎或炎症性肠病（Crohn 肠炎、溃疡性肠炎）的患者如果进食，也会引起剧烈腹痛。由于这些疾病会造成患者恶心、厌食，所以患者会自行禁食。

禁食医嘱在医院很常见。护士应明确患者的需求，对于需要用药的患者，澄清患者用药情况。重要的是，当手术、检查或病情允许时，应确认有无恢复患者饮食的医嘱。

参 考 文 献

Kramer FM. Patient perceptions of the importance of maintaining preoperative NPO status. *AANA J.* 2000;68(4):321–328.

Maziarski FT, Simonson D. NPO status prior to surgery: Two different approaches. *CRNA.* 1994;5(2):59–62.

190 护士需掌握胃肠内镜室镇静剂的安全使用

ANTHONY D. SLONIM, MD, DRPH

评估、实施与评价阶段

随着内镜治疗技术的发展，内镜技术可以用于胃肠恶性肿瘤的筛查、急性消化道出血的治疗和胃肠息肉切除等，所以胃肠内镜室已经成为治疗和护理患者的重要场所，护士在这个领域为患者提供专科护理，发挥着重要作用。护理的重要内容之一是对患者使用镇静剂。

在内镜治疗中，镇静剂用于缓解患者的焦虑和恐惧，同时辅助胃肠镜的操作。多年来，临床常用苯二氮䓬类药物或其他麻醉药物来达到安全的镇静效果。护士应该知道如何为患者准备镇静剂及如何正确安全地给药。

无论使用哪种药物，护士首先应该保证室内环境和设施不仅要适合内镜操作，还要适合镇静。必需的设备包括吸引器、心电监护仪、血氧饱和度检测仪和解毒剂以防患者血氧水平下降或发生药物不良反应，同时还应保证抢救物品齐全可用，如氧气、呼吸器、其他抢救药物等。除了胃肠道的准备，护士还应该评估患者的气道，如有无阻塞型呼吸暂停，是否肥胖，有无义齿，有无伴随其他可能对用药产生不利影响的病症等。

护士需熟知常用镇静药物的标准剂量。苯二氮䓬类药物中的咪达唑仑和劳拉西泮已经成功地应用于临床，还有其他镇静剂可供选择，如吗啡、芬太尼、哌替啶，以上这些药物有麻醉和镇静作用，可保障内镜治疗的顺利进行。

内镜医生操作时，护士常负责通过监测患者的病情变化。护士需要监测的指标包括：生命体征、血氧浓度、意识状态等。检查过程中通过滴注的方式给药，对于合理地评估以再次给药而言，能随时监测患者的生命体征是非常重要的。

检查后患者的恢复同样很重要。持续监测患者直至镇静剂的作用完全消除。当患者达到了预先制订的出院标准时，即安排一名成人送患者回家休养，并在整个恢复阶段对患者负责。

护士是胃肠内镜室团队中不可或缺的成员，除了负责准备检查所需用物、协助完成治疗外，也常常负责监测患者的镇静状况，这部分工作也被视为独立的步骤。明确需求及期望对护士顺利地发挥这些功能是很重要的。

参 考 文 献

Froehlich F, Milliet N. Propofol sedation during endoscopic procedures in private practice: The case for capnography to make 1-nurse endoscopy acceptable. *Gastrointest Endosc*. 2008;67(6):1008.

Külling D, Orlandi M, Inauen W. Propofol sedation during endoscopic procedures: How much staff and monitoring are necessary? *Gastrointest Endosc*. 2007;66(3):443–449.

Moos DD. Obstructive sleep apnea and sedation in the endoscopy suite. *Gastroenterol Nurs*. 2006;29(6):456–463; quiz 464–465.

SGNA Practice Committee. Statement on the use of sedation and analgesia in the gastrointestinal endoscopy setting. *Gastroenterol Nurs*. 2008;31(3):249–251.

191 识别进食障碍的征兆

ANTHONY D. SLONIM，MD，DRPH

评估阶段

在医疗团队中，护士在识别患者进食障碍方面扮演着重要角色。进食障碍是指与进食相关的不同程度的功能紊乱，可引起一系列严重的并发症。如果护士能正确地识别患者存在的进食障碍问题，并及时给予科学的指导，可能挽救患者宝贵的生命。

进食障碍主要分为两类：厌食症和贪食症。这两类进食障碍虽然很不相同，但也有相互重叠的部分。人口学统计资料显示，这两类进食障碍可以发生于任何年龄和性别的个体，但典型患者是青少年和年轻的成年女性。多种功能障碍倾向于在社会经济地位低的人群中发生，然而进食障碍多发生于中产阶级的白种人群体。

神经性厌食症源于患者错误的自我感知，表现为严重的体重下降。尽管体重严重下降，患者总是认为自己身体形象过于肥胖，因此限制营养物质的摄入，服用减肥药物，滥用缓泻剂，过度运动或用水代替食物。患者的临床表现为体重明显下降、营养失调及与之相关的症状，如皮肤干燥、闭经、脱水等。

贪食症患者身体形象受损而存在类似的情况，但其临床表现不同，患者通常体重正重。贪食症患者常经历"暴食—清除"循环，由于饥饿或主观渴望而进食大量食物，而后又通过人工催吐或应用大量缓泻剂将食物排出体外。患者的典型症状是呕吐和代谢紊乱。由于患者反复呕吐，呕吐物中的胃酸腐蚀可以损伤食管和胃，患者的牙齿，尤其是切牙，也会遭到破坏。用手指刺激催吐的患者，可见其手指的磨损和瘢痕。患者常继发代谢性酸中毒。另外，滥用缓泻剂或利尿剂的贪食症患者也会出现水、电解质紊乱，如低钾血症、代谢性酸中毒等。

进食障碍患者可能直到疾病终末期才到医院就诊，这一点应该引起护士的注意。护士应该全面地评估患者的营养史和心理状态，如抑郁、情境性压力源、身体形象，这些都有助于护士挖掘患者潜在的健康问题。进食障碍的治疗核心在于为患者提供个体化的营养支持，帮助患者增加体重至正常水平；对于抑郁的患者，可以应用抗抑郁药物；同时，积极治疗并发症，如脱水、低钠、代谢紊乱。

参 考 文 献

West DS. The eating disorders. In: Goldman L, Ausiello D, eds. *Cecil Textbook of Medicine*. 22nd Ed. Philadelphia, PA: Saunders;2004, pp. 1336–1338.

192 为患者制订科学的减肥计划

ANTHONY D. SLONIM，MD，DRPH

实施阶段

在美国，肥胖已成为主要的健康问题。在美国的成年人群体中，约有60%的人肥胖，身体质量指数>30kg/m²；肥胖症儿童也占有相当比例。肥胖患者可能存在更多的健康问题，肥胖症是很多疾病的危险因素，如高血压、糖尿病、冠心病、高脂血症、癌症等。肥胖患者通常缺乏运动，长期缺乏活动的生活状态可能导致更多的疾病隐患，正如前面提到的一样。

护士的工作之一是帮助肥胖症患者制订减肥计划。护士应该和医生合作，为患者设计一个全面科学的减肥计划，包括平衡膳食，限制总热量的摄入；在保证营养的同时选择健康食品，增加运动量以提高机体新陈代谢率，提高身体素质。当为患者制订的减肥计划无效时，护士会通过其他方式帮助患者克服肥胖症，包括协助完成胃旁路术或胃捆扎术等手术治疗、药物治疗或其他治疗措施的护理。

对于大多数患者，合理计算摄入总热量，加强运动，就能达到减肥的效果。激发患者减肥的积极性时，护士需要让患者意识到长时间的久坐、进食过多食物的行为是不可取的。应该由此改变生活习惯，增加体育锻炼。在减肥初始阶段，为了平衡复合糖类的摄入量，可以增加鱼肉、蔬菜的比例。当患者的体重开始减轻时，会激发他们持续减肥的动力。护士至多每周评估一次患者的体重。此外，护士还应记录其他反映患者营养状况的指标，如血脂、血糖等以更好地评估患者的营养状况。

应用减肥药或选取手术减肥方案时，护士应和患者的医生共同讨论决定，并且要考虑和尊重患者的意愿。

在解决患者的肥胖问题上护士处于重要地位。合理的减肥计划不仅能够改善患者的健康状况、预防疾病，同时可以帮助患者提高生活质量。

参 考 文 献

Jensen MD. Obesity. In: Goldman L, Ausiello D, eds. *Cecil Textbook of Medicine*. 22nd Ed. Philadelphia, PA: Saunders;2004, pp. 1338–1346.

193　急性消化道出血的护理

ANTHONY D. SLONIM, MD, DRPH

评估、实施与评价阶段

消化道出血（gastrointestinal bleeding）是急诊和院内常见的症状，其病因多种多样。当患者被确诊时，护士应该知道如何对患者进行护理。

上消化道出血指屈氏韧带以上的消化道病变引起的出血。患者的临床症状可表现为急性呕血。有些病例，患者出血量大时，血液在直肠快速推进，患者粪便可呈鲜红色；出血量较小时，患者仅表现为黑粪或便潜血阳性，还可能有慢性贫血的表现。护士应根据患者消化道出血量及身体状况调整护理措施。

急性消化道出血的患者出现呕血，便血，生命体征的变化（如心动过速、血压降低）或直立性低血压时，需密切关注。这时，护士应注意患者的气道是否通畅及呼吸和循环情况，至少开放两条静脉通道，若有相应症状出现，可快速静脉补液，扩充血容量。护士需要通过置入鼻胃管来判断出血的部位，监测血常规变化，如凝血试验、全血细胞计数，同时要做好血型鉴定和交叉配血试验。若患者状况并不紧急，可安排患者主要进行与诊断相关的检查。

根据患者的临床表现选择恰当的诊断性检查。上消化道疾病可行 CT、放射性核素扫描等检查；其中，内镜检查可直视消化道黏膜，是上消化道出血病因诊断的首选检查方法。

上消化道出血的病因很多，如消化道溃疡、食管静脉曲张、食管-贲门黏膜撕裂综合征等。另外，还有药物因素，服用阿司匹林或抗凝剂的患者发生上消化道出血的风险更大，因此，护士应询问患者的用药史。

上消化道出血的治疗包括内镜直视下止血，可通过烧灼或注射硬化剂控制出血。药物治疗可选用质子泵抑制剂、H_2 受体阻滞剂等。护士也应对患者进行生活方式的健康指导，指导患者戒烟限酒、禁食辛辣坚硬的食物、少食多餐等。若患者同时存在幽门螺杆菌感染，也应积极治疗。

上消化道出血患者的临床表现可急可缓。护士应该评估患者的生命体征，根据患者的病情提供护理，协助诊断性检查的完成，并且随时根据患者病情的变化调整护理方案。

参 考 文 献

Bjorkman DJ. Gastrointestinal hemorrhage and occult gastrointestinal bleeding. In: Goldman L, Ausiello D, eds. *Cecil Textbook of Medicine*. 22nd Ed. Philadelphia, PA:Saunders; 2004, pp. 795–800.

194 鼓励适当筛查下消化道癌

ANTHONY D. SLONIM, MD, DRPH

评估阶段

在提倡健康生活方式的卫生保健团队中，护士是重要的成员，护士的重要职责之一是向人们宣传恶性肿瘤的筛查（screening for cancer）。消化道是易受到恶性肿瘤侵袭的重要部位，消化道肿瘤症状隐匿，疾病晚期才出现。护士应该熟知消化道恶性肿瘤（GI cancers）的常见病因和预防保健知识。消化系统由多种器官组成，护士应了解不同组织部位的恶性肿瘤的评估方法。

发生在口腔、咽、食管的上消化道恶性肿瘤较少见。舌唇部恶性肿瘤在长期吸烟和饮酒的人群中更易发生。专业的口腔科医生定期对口咽部和颈部淋巴结进行检查能够早期识别恶性肿瘤的发生。若有持续几天未缓解的癌性疼痛或病变，护士应该指导患者戒烟限酒，并及时寻求医疗服务。

胃癌较少见，一旦发生，症状较重，病死率也较高。胃癌的危险因素包括吸烟、饮酒，并且与生活习惯有关，如摄入大量腌渍和熏制的食物。大多数胃癌患者早期可出现非特异性的消化不良、嗳气，至疾病晚期可出现上腹部饱胀感或早饱感、呕吐等症状。

小肠癌也很少见。小肠癌发生与既往病史相关，如 Crohn 肠炎或肠道黑斑息肉病等。大肠癌相对常见，发病率约 6%，是导致死亡的第二大主因。但是值得注意的是，结肠癌的筛查能够有效地识别早期病变，阻止疾病的进展。便潜血检查是识别结肠癌相关消化道出血的一种方法，尽管这种方法存在一些问题，但仍很有价值。结肠镜检查可直视结肠黏膜，定位和切除结肠息肉，在发现结肠早期恶变方面意义重大。专家建议，50 岁后，应至少每 10 年做一次结肠镜检查；那些有结肠癌家族史或家族性结肠息肉的人群，应于 40 岁后开始定期检查。

原发性肝癌不常见，常见于有乙肝和丙肝病毒感染病史的患者。其他器官发生癌变后的肝转移比肝脏的原位癌更加常见。乳腺癌、肺癌、结肠癌、前列腺癌、胰腺癌、胃癌等，都可发生肝脏转移。对于转移癌的筛查目前尚没有行之有效的方法，而肝转移癌预后也不理想。

胰腺癌是一种无痛恶性肿瘤，死亡率较高。由于其早期症状不典型，多数患者的主要症状仅为上腹部非特异性疼痛、厌食、不适及无痛性黄疸。从确诊到死亡，疾病进展很快。

护士应该对患者进行消化系统恶性肿瘤筛查的健康宣教，鼓励高危人群定期进行癌症筛查，保障生活质量。

参 考 文 献

DuBois RN. Neoplasms of the large and small intestine. In:Goldman L, Ausiello D, eds. *Cecil Textbook of Medicine*. 22nd Ed. Philadelphia, PA: Saunders; 2004, pp. 1211–1220.

Fallon M. Hepatic tumors. In: Goldman L, Ausiello D, eds. *Cecil Textbook of Medicine*. 22nd Ed. Philadelphia, PA: Saunders;2004, pp. 1222–1226.

Rustgi AK. Neoplasms of the stomach. In: Goldman L, Ausiello D, eds. *Cecil Textbook of Medicine*. 22nd Ed. Philadelphia, PA:Saunders; 2004, pp. 1208–1211.

Tempero M, Brand R. Pancreatic cancer. In: Goldman L, Ausiello D, eds. *Cecil Textbook of Medicine*. 22nd Ed. Philadelphia, PA:Saunders; 2004, pp. 1220–1222.

195　并非所有胸痛都与心脏有关

ANTHONY D. SLONIM，MD，DRPH

评估阶段

　　胸痛（chest pain）是成年患者常见的主诉，也是许多患者来医院急诊就诊的原因。胸痛不仅仅只与缺血性心脏疾病相关,这一点非常重要。护士应该意识到某些胸痛也可以是消化道疾病所引起的牵涉痛，而这些疾病相对于心脏系统疾病更易于处理。

　　护士在护理胸痛患者时要面临很多问题，胸痛患者最常问护士的问题是："我应该怎么做才能缓解疼痛？"若这个问题是患者通过电话向护士进行咨询，那么护士只能通过电话询问几个重要问题以区分病因。此外，并不能对患者进行任何有效的护理干预。最终，还是需要护士与患者面对面对患者进行迅速、全面的护理评估,而这样并不能有效地利用医疗资源，同时，也容易在安全方面犯错。

　　胸痛也可能是由消化系统疾病如食管炎、胃炎、消化性溃疡、胆囊炎和肾绞痛引起的。胸痛也是呼吸和循环系统疾病的常见症状，主动脉瘤、肺炎、胸膜炎、胸壁疾病都可以出现胸痛。识别不同疾病的胸痛特点，可以帮助护士更好地为患者提供合适的照护。

　　由心源性因素引起的胸痛通常会有伴随症状，如发汗、气短、恶心。胸痛的性质多为压榨性疼痛；可有放射痛，放射至手臂、肩膀及背部。在进行身体评估时，按压患者胸壁，疼痛不会加剧，休息后，疼痛有所缓解。诊断时，需结合心电图和心肌酶的检查结果。

　　由消化系统疾病引起的胸痛，根据病变部位的不同，临床症状各异，同样可有恶心、发汗的表现；但疼痛的性质有所不同，通常为绞痛或痉挛性疼痛；若存在放射痛，可放射至肩胛部。此类胸痛的特征性伴随症状为嗳气、反酸。胸痛程度可因患者的体位而不同，抗酸药、H₂受体拮抗剂或抗反流药物可以缓解疼痛。

总之，疼痛的性质和伴随症状有助于护士为患者提供合适的照护。若患者症状不典型，需要全面的身体评估，护士应尽快为患者安排进一步的检查和诊疗。

参 考 文 献

Goyal RK. Dysphagia. In: Kasper DL, Braunwald E, et al., eds. *Harrison's Principles of Internal Medicine*. 16th Ed. Philadelphia, PA: McGraw-Hill; 2005, pp. 217–218.

血液病——肿瘤护理

196 要意识到使用各种抗凝剂会增加出血的危险

JENNIFER BATH，RN，BSN，FNE，SANE-A

评估阶段

许多疾病都需要应用抗凝药物（anticoagulaiton）进行治疗。为了预防脑卒中和心肌梗死再复发，患者需要接受抗凝治疗。对院内长期卧床的患者应用抗凝剂，可预防血栓形成。抗凝药物还可用于心房颤动和深静脉血栓的治疗。抗凝剂的作用机制多种多样，主要是阻断血小板形成和抑制凝血因子活性。

临床中常用的3种抗凝剂包括凝血酶抑制剂、抗血小板药、凝血因子抑制剂。凝血酶抑制剂，如肝素，可以阻断凝血酶的活性。抗血小板药，如最常用的阿司匹林，通过抑制血小板的聚集来预防血栓形成。凝血因子抑制剂，如香豆素，可作用于肝脏抑制凝血因子的合成。由于潜在的严重药物不良反应，使用血液稀释剂需要处方。虽然阿司匹林作为非处方药，可以直接在药店购买，但是，也存在严重的不良反应。

接受抗凝治疗的患者都存在出血的危险，需要避免受伤。患者应该避免进行剧烈和危险的运动。若患者跌倒或头部受到撞击，需立即告知其医生，因为这可能会造成大量的出血。剃须及刷牙的护理也非常重要，患者动作需轻柔。患者容易发生皮肤出血而形成瘀斑。香豆素或肝素等药物，需要通过实验室检查进行常规监测，以确保其药量处于治疗水平。

护士应对患者进行健康教育，让患者学会观察异常出血的症状和体征：如鼻腔及牙龈等部位的出血、大面积淤伤、伤口处大量出血、月经不调、血尿、尿液浑浊或深黄、黑粪、柏油样便或血便、呕血/咖啡样物质、腹胀或腹痛、持续剧烈的头痛、全身虚弱乏力、咯血等。抗凝治疗的患者应明确，若出现以上任何症状，需联系医生或立即就诊，接受抗凝治疗的患者，建议随身携带医疗信息卡。

对于接受抗凝治疗的患者，医务人员在对其异常或者复杂状况进行评估时，需要提高警惕。这时，全面详细地了解患者的既往病史至关重要。许多患者，尤其是老年患者，可能无法准确告知医生，他们是否使用抗凝剂或所使用的抗凝剂的种类。尽管抗凝剂能使患者大大获益，但是，由于治疗窗口窄，它也可能产生不良反应。

参 考 文 献

Flanagan N. Anticoagulant and antiplatelet drugs. *Surgery Encyclopedia*. Available at: http://www.surgeryencyclopedia. com/A-Ce/Anticoagulant-and-Antiplatelet-Drugs.html. Accessed August 13, 2008.

Iyer P. Anticoagulants: A double edged sword. *Med League Support Services*. Available at: http://www.medleague.com/ Articles/Newsletters/newsletter37.pdf. Accessed August 24,2008.

197 输注浓缩红细胞时要严格遵循输血流程

ALICE M. CHRISTALDI，RN，BSN，CRRN

实施阶段

每年，全世界献血量总计可达 7500 万单位。在美国，年均输血量总计大于 1300 万单位，其中美国红十字会大约提供了一半的血液制品。为保障输血安全，必须要严格遵循特定的输血流程以确保患者安全。

在临床工作中，很少用到全血制品，浓缩红细胞（packed red blood cells，PRBCs）更加常见。浓缩红细胞是全血经分离、去除血浆和血小板后而得到的成分血制品，它的适应证广泛。临床应用浓缩红细胞的指征是：患者血红蛋白水平低于 60～80g/dL。

完成血型测定和交叉配血试验后，护士应确认患者做好了输血准备。血制品可以通过外周静脉或中心静脉导管输入。输血前，护士应确保静脉通道可用且通畅。为了保证输血时的流速，留置针通常选用 18 号或者 20 号的，也可使用 22 号的，但速度会相对慢一些。很多人认为：小型号的穿刺针会破坏血细胞，这一观点并不正确。

准确核对医嘱并建立通畅的静脉通道后，护士才可为患者输血。血液制品成分不易保存，因此，自血库取回患者所需的血液制品后，护士应尽快为患者输入。未冷藏的血制品保存时间不宜超过 4 小时。

输血时，通常会使用过滤器，以滤掉存储过程中产生的血凝块和细胞碎片。

但过滤器的使用时间不宜超过 4 小时,持续使用时间过长会增加细菌污染的风险。护士必须熟悉医院对输全血或血制品的相关规程,严格遵守。临床常用"Y"形输血器为患者输血。这类输血器上端装有"Y"形接头,分别连接血制品和 0.9% 的无菌生理盐水,只有 0.9% 的无菌生理盐水才可以和血制品挂在一起。输血时,切忌同时静脉应用葡萄糖,因为 5% 的葡萄糖为低渗溶液,可引起红细胞溶解。另外,不能同时用同一静脉通路输血和给药;但是,若患者使用的是多腔的中心静脉导管,必要时,可在输血的同时静脉给药。

输血前,护士应监测患者的体温、脉搏、呼吸和血压,还应进行肺部听诊,查看医嘱,评估患者各项实验室检查指标。评估患者的输血史,若患者曾接受输血治疗,护士应询问患者是否出现过输血反应。双人核对血制品:血制品的种类、有效期、ABO/Rh 血型标签、储存号、单位剂量等;检查血制品质量:包装是否完整无损,血液的外观,是否有变色、血凝块等。两名护士同时查看患者腕带,核对患者信息,保证正确执行医嘱。输血前取得患者的知情同意;记录开始输血的时间;保存血袋上的标签,直至患者输血完毕。

输血开始时,速度不宜过快,护士应至少在患者床旁观察 15 分钟,并监测患者的生命体征。不同医院的要求可能不同。在患者生命体征发生变化前,一些症状也值得我们注意,如皮肤瘙痒、潮红,所以应密切地观察患者。若患者出现发热、皮疹、呼吸困难、血压降低等症状,应立即停止输血。输血完成后,再次观察、记录患者的生命体征,并完整记录患者输血后的反应。

参 考 文 献

Rosenthal K. Avoiding bad blood: Key steps to safe transfusions. *Nursing Made Incredibly Easy*. September/October 2004, pp. 21–28. Available at: http://www.nursingcenter.com/pdf.asp. Accessed August 24, 2008.

198　掌握输血反应的症状和体征

MELISSA H. CRIGGER, BSN, MHA, RN

评估与评价阶段

输血反应的症状和体征不仅只是体温升高和血压改变。在医院的急救治疗中,经常需要为患者输血。然而,输血治疗可能为患者带来严重的并发症,如发热、溶血反应、过敏反应及对血制品的超敏反应等。临床常用浓缩红细胞治疗重度贫血和大量失血。为了识别患者可能出现的并发症,关键在于监护患者的症状。常见的输血反应主要有溶血反应、过敏反应、发热反应和循环负荷过重。

溶血反应是致命的输血反应，但在临床中相对少见。其发生的原因主要是供受者血型不合。急性溶血反应可在输血后数分钟发生。患者常见的临床表现为腰背痛、气短、高热、寒战、恶心、呕吐等。若病情继续发展，患者可出现血压降低、少尿及休克的体征。护士在为患者输血时，必须严格遵守医院的规程，仔细核对患者的信息，经两人同时确认后，正确执行医嘱。若患者出现溶血反应，护士必须立即停止输血，并通知医生。

发热反应是最常见的输血反应，发生率约为2%，可发生于输血结束后，表现为体温升高、寒战。若在患者输血过程中出现发热反应，护士应立即停止输血，通知医生；同时还应按规定上报医院。

过敏反应发生的原因是由于为患者输入的血制品中含有致敏原，常见于多次输血的患者。患者可于输血开始后30分钟内出现荨麻疹、支气管痉挛、呼吸困难、血压降低，以皮疹为特征性症状。若护士观察到患者发生了过敏反应，应通知医生，并按医院流程处理。轻者暂停输血并使用肾上腺素或糖皮质激素。重者依据患者症状准备抗休克治疗和抢救措施。

另外一类常见的输血反应是循环负荷过重，常见于年老、体弱患者。其临床表现包括胸痛、咳嗽、颈静脉怒张、心率加快、肺部听诊可闻及哮鸣音或啰音。循环负荷过重可发生于输血过程中的任何时间或输血结束后。若患者出现循环负荷过重的反应，护士应暂停为患者输血，立即通知医生。遵医嘱可使用利尿剂，同时为患者吸氧，缓解呼吸窘迫。患者症状缓解后，可遵医嘱，为患者再次输血，减慢输血速度。

在输血治疗中，许多症状与输血反应相关，护士需要识别这些症状和体征。一旦患者发生输血反应，立即停止输血，告知医生，并且时刻监测患者的病情变化，做好抢救准备。

参 考 文 献

Linton AD. *Introduction to Medical–Surgical Nursing*. 4th Ed. St. Louis, MO: Saunders-Elsevier; 2007, pp. 578–581.

Williams LS, Hopper PD. Hematopoietic and lymphatic system function, assessment, and therapeutic measures. In: Williams LS, Hopper PD, Venes D, eds. *Understanding Medical Surgical Nursing*. 2nd Ed. Philadelphia, PA: F.A. Davis Company;2003, pp. 372–374.

199 成分血输注仅可使用等渗生理盐水

MARY S. WARD, RN, BS, OCN

实施阶段

多数护士并不认为自己在移植科室工作。但实际上，许多护士，尤其是急诊、手术室、重症监护室、骨科及血液科的护士，在工作中经常接触到"移植治疗"。红细胞、血小板、血浆都是机体的重要组成部分，护士在为患者输入这些血制品时，完成的就是狭义上的"移植"。因此，器官移植术后可能出现的排斥反应或器官衰竭，同样也可能发生于输入成分血制品的患者。

输血是一项基础的治疗手段，但是却会给患者带来一定的危险。随着医疗技术和临床检验水平的发展，输血已从原来对于抗体和 ABO 血型及 Rh 血型兼容性等的探究到现在能够较成熟地应用于临床工作中。虽然相比 50 年前，输血更加安全有效，但它仍然存在风险，并且多数是人为原因造成的，而非不可知因素。首先，患者不能接受与其 ABO 血型和 Rh 血型不合的血制品。交叉配血试验、血制品的存放、护理操作等各个环节都有可能出现差错，所以，在为患者进行输血治疗时，每个步骤都应该确保双人核对。

另外一点潜在的风险可能存在于输血操作时。很多医院规定，在输血前，先输入一定量的等渗溶液，通常还会用同样的等渗溶液冲洗输血器。这种等渗溶液就是 0.9%的生理盐水，与血液的渗透压相等，不会引起细胞内外液体的转运。若护士由于疏忽使用了其他溶液，那么有可能造成红细胞破裂，发生溶血。葡萄糖注射液、乳酸林格注射液及其他很多常用的静脉注射液相对于血液而言为高渗液，若它们与血制品混合，会造成细胞外液向红细胞内流动，直至红细胞肿胀、破裂。此时患者会发生溶血反应，表现为血细胞比容下降、肌酸升高、血尿。由于被破坏的细胞阻塞了肾小管，最终可导致患者发生急性肾衰竭。此外，药物也不能与血制品同时滴注；使用同一静脉通路输液和输入血制品时，需用 0.9%生理盐水冲洗静脉管路，否则也可由于渗透压不同而造成血细胞的破裂。

护士工作量大，急症患者同时有多条静脉通路，需要各种药物治疗；在患者接受成分血治疗时，护士有责任弄清楚是何种药物同时与血制品悬挂在输液架上，血小板、血浆、白蛋白或其他血制品成分，并应充分意识到，在未准确核对之前，不能为患者输入任何液体。

参 考 文 献

CDC. Hemolysis associated with 25% human albumin diluted with sterile water—United States, 1994–1998. *J Am Med Assoc*. 1999;281(12):1076–1077.

Lewis S, Heitkemper MM, Dirksen S. *Medical–Surgical Nursing*. St. Louis, MO: Mosby; 2007, pp. 782–783.

Martini FH. *Fundamentals of Anatomy and Physiology*. 4th Ed. Upper Saddle River, NJ: Prentice Hall; 1998, pp. 74–76.

200 结合全血细胞计数的差别，而不仅仅是白细胞计数来判断患者是否患有中性粒细胞减少症

MARY S. WARD，RN，BS，OCN

评估阶段

癌症患者在接受各种治疗如化学疗法、生物疗法、放射疗法时，若出现循环障碍、感染等导致粒细胞严重耗竭时，提示患者免疫系统受损。癌症的各种治疗都存在引起中性粒细胞减少的危险。化疗或生物疗法影响患者正常的骨髓造血功能，导致白细胞数量减少。白细胞来源于骨髓，至白细胞完全成熟，通常需要经历 10～14 天。因此，接受骨髓抑制化疗的患者，于治疗后的 7～14 天，其白细胞水平可急剧下降，甚至达到最低点。造血功能恢复前，患者的这种状态可持续几天至一周。护理接受癌症治疗患者的护士，重点应了解患者中性粒细胞计数水平（absolute neutrophil count，ANC），判断患者是否出现了粒细胞减少症。根据 ANC 对粒细胞减少症进行分类：轻型粒细胞减少症 ANC<1500/mm^3，中型粒细胞减少症 ANC<1000/mm^3，重型粒细胞减少症 ANC<500/mm^3。

通过显微镜直接观察全血细胞所得到的中性粒细胞计数更加可靠。计算中性粒细胞占白细胞的百分比，计数时应包含分叶状、杆状等各种形态的中性粒细胞。所有中性粒细胞合计得到的结果能反映患者机体中现存的能够抗感染的白细胞水平。

中性粒细胞计数检查意义重大，因为单纯的白细胞计数不能反映患者的粒细胞水平。有时，患者白细胞计数为 3400/mm^3，似乎是在正常水平，但其粒细胞的细胞计数可能仅为 22/mm^3，综合得到的 ANC 为 748/mm^3，可见患者已存在中性粒细胞减少症。

由治疗因素导致患者的粒细胞减少，患者感染的风险很高。若患者持续一周 ANC<1000/mm^3，其发生感染的概率可达 50%；低水平 ANC 持续时间越长，发生感染的可能性越大。若患者中性粒细胞水平持续下降，患者死亡率可超过 50%。

此外，粒细胞减少症可造成患者更频繁的入院治疗，应用更多的抗生素，严重影响患者的活动、经济、家庭和生活质量，还可能影响患者的治疗进程。

对粒细胞减少症患者应执行保护性隔离，不能暴露于患有感染性疾病的医务人员和访视者面前。患者在公共场所应佩戴口罩，任何与患者接触的医务人员或家属都应注意手的清洁卫生。对患者进行出院指导，若患者体温高于 100.3℉（37.9℃）应立即到医院就诊；患者不能自行服用阿司匹林、对乙酰氨基酚或其他非甾体抗炎药，因为这些药物可能掩盖发热的体征。粒细胞减少症患者若发生败血症，病程进展迅猛，可在很短的时间内导致多器官功能障碍，护士若发现患者

病情变化，应立即通知医生进行评估。

参 考 文 献

Cappozo C. Optimal use of granulocyte-colony-stimulating factor in patients with cancer who are at risk for chemotherapyinduced neutropenia. *Oncol Nurs Forum*. 2004;31(3):569–574.

Nirenbert A, Bush AP, Davis A. Neutropenia: State of the knowledge. Part 1. *Oncol Nurs Forum*. 2006;33(6):1193–1201.

Polovich M, White JM, Kelleher LO. *Chemotherapy and Biotherapy Guidelines and Recommendations for Practice*. 2nd Ed. Pittsburgh, PA: Oncology Nursing Society; 2005, p. 96.

201　避免化疗药物的给药差错

MARY S. WARD，RN，BS，OCN

实施阶段

安全用药实践研究所（the Institute of Safe Medication Practices, ISMP）一直将化疗药物列为"高危药物"。化疗药物有许多特征：治疗指数较低的细胞毒素药物，根据患者体表面积或肾功能计算个体化的用药剂量，临时剂量调整需再次计算使用剂量，安全剂量范围狭窄，在给药时，微小的差错可能引起患者的毒性反应，甚至死亡。化疗差错（error in chemotherapy）可出现在各个环节：医生开具处方时、护士执行医嘱时、配制化疗药或给药时等。为患者化疗的医务人员应具备识别危险因素的知识，有效预防差错，最大限度地保证患者化疗的安全。美国肿瘤护理学会和美国保健药师协会都制订了有关安全使用化疗药物的相关指南。遵循指南的规定能保障护士安全地使用这些高危化疗药物。

首先，护士应具备化疗的理论知识。了解化疗药物的性质、治疗方案、适应指征、药物不良反应、危险因素、药物剂量的正确计算方法等。为患者执行化疗的护士需掌握化疗用药的剂量、给药途径、用药规定。各种药物的给药途径不同，使用剂量差异大，有不同的用药指南。化疗护士应知道如何计算用药剂量，掌握安全的给药途径，正确执行治疗方案。某些药物仅有一种给药途径，若采用其他给药方法可能有致命的危险。

由于化疗给药时存在诸多导致差错的风险，因此建议自核对医嘱开始，在每个环节都建立"双人核对机制"。所有的双人核对环节均应由两人分别单独完成。医生确定化疗方案后，首先，两名化疗护士确认患者的体表面积、治疗方案、用药剂量。其次，第一次给药时，双人执行并记录给药操作。给药前，需再次核对体表面积、药物、剂量等医嘱。给药时，药物的稀释、配制也需双人核对，核对时应参照医生的原始医嘱，核对的过程也需记录。两名护士共同确认后将药物挂到输液架上，准备为患者化疗。开始给药时，化疗药的滴速也要双人核对。此外，详细的健康教育也能帮助降低化疗的危险。健康教育的对象包括患者及其家属，可向其解释药物的作用和剂量，鼓励患者和家属向护士提问有关化疗方案的问题。护士有必要向患者强调化疗过程中的关键步骤，这也能避免差错的发生。

　　安全用药实践研究所将化疗药物列为高危药物。化疗时执行双人核对，虽然会消耗很多时间和精力，但却能有效地保证患者化疗的安全性，减少用药差错，所以，双人核对获得的益处远超时间和精力的投入。化疗过程中，患者和照顾者的参与能有效降低发生差错的风险。每位护士都应该时刻将患者的生命安全放在首位。

参 考 文 献

Polovich M, White JM, Kelleher LO. *Chemotherapy and Biotherapy Guidelines and Recommendations for Practice*. 2nd Ed. Pittsburgh, PA: Oncology Nursing Society; 2005, pp. 63–78.

Schulmeister L. Ten simple strategies to prevent chemotherapy errors. *Clin J Oncol Nurs*. 2005;9(2):201–205.

Sheridan-Leos N. A model of chemotherapy education for novice oncology nurses that supports a culture of safety. *Clin J Oncol Nurs*. 2007;11(4):545–551.

202　包括口服药在内的所有危险药物的安全管理

MARY S. WARD，RN，BS，OCN

实施阶段

　　美国国家职业安全与卫生研究所（National Institute for Occupational Safety and Health，NIOSH）将危险药物（hazardous drug）定义为，可能致癌、对机体生殖或发育有毒性作用、损伤机体组织器官的药物。任何人接触危险药物、药物的残渣、废弃的药物，或接触服用危险药物的患者，都存在职业暴露的风险。NIOSH、美国职业安全与健康管理局（OSHA）、美国卫生系统药师协会（the American Association of Health-System Pharmacists, AAHSP）及肿瘤护理学会(the Oncology Nursing Society, ONS)曾联合制订危险药物安全使用指南，旨在最大限度地降低职业暴露的伤害。当我们提及危险药物时，通常最先想到化疗药物，但是许多抗生素、抗病毒药物、避孕药、治疗免疫缺陷的药物、器官移植后使用的抗排斥药物、催产药、雌激素、促性腺激素等都属于危险药物。虽然，以上这些药物并不都会致癌或者损伤组织器官，但是，护士在临床工作中接触这些药物时，也要谨慎对待，并做特殊的处理。

NIOSH 规定的大多数危险药物是通过静脉途径给药的；其中，大部分抗肿瘤药物需要受过培训的肿瘤护士在特定的环境内为患者输入，如院内的病房或化疗中心。护士在进行给药操作时，需要特殊的防护设备，如防护服、手套等，这样可有效地降低危险药物对医务人员的伤害。

NIOSH 所规定的危险药品列表中，有一部分是口服药。护士在发药时应意识到这些药物属于危险药品，同样需要遵守危险药品安全使用指南以减少职业暴露。护士还应指导患者及其家属，在居家护理时，如何安全地使用这些危险药物。

需要口服的危险药物，首先需遵循的指南是不得在层流生物安全柜以外的地方将危险片剂或丸剂切开或碾碎。若患者不能吞服整个药片，可为患者选择其他剂型的药物或将药物送回至药剂科，由专业药剂人员为患者调整个体给药的方案。将药片碾碎后，药物的粉末会在空气中弥散，从而导致暴露风险。许多激素类药物被制成糖衣片，给药时糖衣片应保持完好无损。药物所包绕的糖衣，既是药物的保护剂，同时也保护了发药的医务人员。出院后，若患者需要自行将危险药物切开或研磨服用，则应使用专用的切割药物的工具，同时避免和其他药物混合研磨。对于口服的抗肿瘤药物，需要额外的特殊防护措施。发药的医务人员需佩戴手套。药物的包装纸、盛放药物的药瓶、药杯、接触药物的手套等都被认为是有害医疗垃圾，应弃置于黄色危险废物垃圾袋内。如果病区没有危险废物垃圾袋，则应由药剂科的专业人员来处理这些有害医疗垃圾。

护士应该注意：正在口服抗肿瘤药物或服药后 5～7 天的患者，其尿液、粪便、汗液、呕吐物及血液也具有危险性。对于大小便失禁的患者，护士做好患者的皮肤护理，避免患者的皮肤直接暴露于有害的体液；为患者涂抹防护霜，保护皮肤，此类患者使用的床单等床上用品，应单独用热水清洗。在医院内，这些床单不需要单独分开，但是需强调做好全面性的防护措施。

参 考 文 献

Birner A. Safe administration of oral chemotherapy. *Clin J Oncol Nurs*. 2003;7(2):158–162.

GriffinE. AOCN, safety considerations and safe handling of oral chemotherapy agents. *Clin J Oncol Nurs*. 2003;7(2S):25–29.

NIOSH Alert. Preventing occupational exposures to antineoplastic and other hazardous drugs in health care settings. DHHS (NIOSH) Publication Number 2004-165. September 2004.

Polovich M, White JM, Kelleher LO. *Chemotherapy and Biotherapy Guidelines and Recommendations for Practice*. 2nd Ed. Pittsburgh, PA: Oncology Nursing Society; 2005, pp. 15, 71.

203 化疗操作全程使用个人防护设备

MARY S. WARD, RN, BS, OCN

实施阶段

化疗通过不同的作用机制引起细胞死亡。众所周知，医疗工作者、药剂师、护士、家庭护理员甚至是保洁服务人员都有可能接触到化疗药物或其废弃物，这就产生了职业暴露的危险。化疗药物可导致多种不良反应，如诱导细胞突变、影响发育和生殖功能、致癌等。职业暴露的来源有很多种，可源于皮肤接触、吸入、注射等，但皮肤接触是最常见的。

在化疗药物的配制和给药方面已开展多项研究，所有研究结果都证实：化疗药物会对体表皮肤造成污染。目前，对职业暴露的安全范围尚没有科学性的量化规定；所以，对于医务工作者、护理人员及家属应尽可能地减少职业暴露。许多现代化技术手段可以测量职业暴露；其中之一是检测与化疗药物配制及给药相关的工作人员尿液中化疗药物的活性化合物，所有这些工作人员的尿液中都检测出了数量惊人的化疗药物。

美国职业安全与健康管理局、职业安全及健康管理局及肿瘤护理学会为执行化疗的工作人员制订了工作指南，指南详细说明了从化疗药配制到危险废物处理整个过程中应采取的职业安全防护措施。研究调查显示：化疗过程中，每个步骤都严格遵循指南的规定、佩戴防护设备、做好职业防护，可以降低工作人员尿液中化疗药物的水平，且异常染色体的数量也有所减少。

化疗药物的配制需在层流生物安全柜中进行，此装置可使气流朝着背向操作者的方向流动。配制药物的护士或药剂师需穿防护服、戴防护手套。药物配制完成后，用湿润的纱布擦拭药物的外包装，并且单独保存。研究证明，化疗药自制药厂出品后，盛放药物的瓶身外存在凝集的浓缩药物。当工作人员接触药瓶时，就无意识地接触到了化疗药物，受到了药物的危害。护士在取放化疗药、为患者化疗时，或即使只是接触药物的外包装时，也需佩戴手套。药物的包装和输液的管道也是存在职业污染的。

静脉给药时，护士也应穿上防护服、戴上手套做好职业防护。化疗完成后，护士必须戴上手套处理一切化疗用物，并按照危险废物分类处理。化疗时至化疗后的 48 小时，患者的排泄物也应按照危险废物处理，护士在接触时也需佩戴手套。若患者大小便失禁，建议护士在护理患者时穿防护服，防止患者的排泄物污染工作服。另外，在操作前后认真清洁双手也能降低职业暴露的危险。

护士在护理化疗患者时会面对很多挑战。根据规定使用适宜的个人防护用品（personal protective equipment，PPE），尽量降低职业暴露的危险，能让护士将更多的精力投入到对患者的护理当中。

参 考 文 献

NIOSH Alert. Preventing occupational exposures to antineoplastic and other hazardous drugs in health care settings. DHHS (NIOSH) Publication Number 2004-165. September 2004.

Polovich M, Blecher CS, Glynn-Tucker EM, et al. *Safe Handling of Hazardous Drugs*. Pittsburgh, PA: Oncology Nursing Society; 2003.

Polovich M, White JM, Kelleher LO. *Chemotherapy and Biotherapy Guidelines and Recommendations for Practice*. 2nd Ed. Pittsburgh, PA: Oncology Nursing Society; 2005, pp. 53–62.

204 密切观察大剂量使用甲氨蝶呤的患者，防止发生毒性反应

MARY S. WARD, RN, BS, OCN

评价阶段

甲氨蝶呤（methotrexate）是一类抗代谢的化疗药物，可联合其他药物或单独应用于各种化疗方案中。此外，甲氨蝶呤还可用于治疗风湿性关节炎、银屑病或替代外科手术治疗异位妊娠。对于骨肉瘤患者，甲氨蝶呤的使用剂量为每周 7.5mg 或根据体表面积计算每化疗周期 $20g/m^2$。甲氨蝶呤可经口服、肌内注射、静脉给药或经鞘内给药。

尽管使用甲氨蝶呤存在潜在的消化道反应或药物性肺炎等不良反应，但是患者通常可以很好地适应经静脉滴注的标准剂量用药。然而，若使用大剂量甲氨蝶呤（high dose methotrexate），药物会在体内蓄积，形成尿路结晶阻塞肾小管，毒素无法通过肾脏排出，会导致患者肾功能降低，加重毒性反应，对患者造成严重的伤害。肾功能不全可能是之前就存在的，也有可能是由药物引起的。

护士在为患者输入大剂量甲氨蝶呤时，需意识到药物可能带给患者的毒性反应，在给药时，预先制订相应的护理对策。若护士没有实施预防措施或者按照规定流程用药，则会增加患者发生甲氨蝶呤中毒的风险。

第一，化疗前患者应接受水化，在开始化疗前的 6 小时内，患者需至少补充 1L 的液体。水化应以 125ml/h 的滴速滴注，且持续至化疗开始；化疗后的两天也应持续水化，确保患者肾功能正常。准确记录患者的出入量，若患者出量减少，应立即通知医生。

第二，碱化尿液。护士应监测患者尿液的 pH，若尿液 pH<7.0，可遵医嘱在患者的静脉输液中或口服药中加入碳酸氢钠治疗，治疗期间每6小时复查尿液pH。碱化尿液可降低药物结晶体在肾脏的沉积。在接受治疗前，检查患者的血肌酐水平，此后，每天监测患者的肾功能。

自化疗后的 24 小时开始监测甲氨蝶呤的血药浓度，此后每天常规监测。血药浓度水平是判定患者是否需要甲酰四氢叶酸解毒治疗的依据。甲氨蝶呤是抗叶酸类药物；甲酰四氢叶酸是叶酸的前体，为细胞供给叶酸。若需要使用甲酰四氢叶酸，应在化疗 24 小时后开始给药，每 6 小时给药一次，至甲氨蝶呤达到指定水平后停止。甲酰四氢叶酸应遵医嘱按时给药，可口服、肌内注射或静脉注射。

大剂量甲氨蝶呤可以引起许多不良反应，如神经毒性、脑白质病变、局部或全身癫痫发作、卒中样意识障碍、轻偏瘫、视觉损害、昏迷等。此外，甲氨蝶呤还具有肝毒性、肺毒性。护士在护理使用甲氨蝶呤的患者时应警惕以上不良反应，在用药过程中严密监测患者的病情变化，随时准备甲酰四氢叶酸和抢救措施。尽管医生会记录患者各项检查指标的水平，但是护士也应主动了解患者的检查结果，确保患者安全地接受甲氨蝶呤治疗。

参 考 文 献

Polovich M, White JM, Kelleher LO. *Chemotherapy and Biotherapy Guidelines and Recommendations for Practice*. 2nd Ed. Pittsburgh, PA: Oncology Nursing Society; 2005, pp. 25.

205　在输入化疗药物和血制品前，始终确认无法抽回血的中心静脉置管处于正确位置

JULIE MULLIGAN WATTS, RN, MN

评价阶段

护士在每次使用中心静脉置管（central venous access device，CVAD）前必须确认导管尖端的位置。新置入的 CVAD 需通过影像学方法判断导管的位置。导管尖端在体内放置的位置以上腔静脉远端或右心房与腔静脉的交界处为宜。若 CVAD 导管尖端不在这个位置，患者发生并发症的概率将大大增加，尤其是可能导致导管内血栓形成。护士应意识到，经锁骨下静脉或颈内静脉穿刺，置管成功后，由于血流动力学作用，导管平均可向头侧移位 2～3cm。因此，每次护士通过 CVAD 为患者输液或输入血制品时需对导管进行全面地评估。导管的常见问题是

尽管冲管和输液都很通畅，却不能抽出回血。为了患者的安全，护士需谨慎处理，细致地对导管进行评估。

CVAD 可以进行输液，但无法抽出回血的原因有以下几种：由血栓、药物沉渣或血液造成导管全部或部分堵塞。遇到这种情况时，护士应综合评估，包括抽回血时、冲管时是否有阻力，患者胸部是否肿胀，是否有上腔静脉综合征的症状。血栓形成占导管堵塞原因的 60%。错误的冲管方法可导致血栓形成，易于引起药物的沉淀或血液的滞留。护士在冲管时若遇到阻力，不能强行用力推注。可遵医嘱应用纤维蛋白溶解剂溶解导管内的凝集物；也可遵医嘱使用其他的药物来溶解药物和沉淀。预防血栓形成、导管堵塞的措施有：给药前后或用不同药物间隙，用生理盐水充分冲管；冲管时，不要将冲管液全部注入导管内，在注射器内至少剩余 0.5ml 液体时夹住导管或使用正压盖帽，保持导管内的正压状态，防止血液倒流进入导管。

CVAD 的导管外部可形成纤维鞘，管外的纤维鞘可包绕部分或整个导管尖端，使导管形成负压。因此，护士在抽回血时也会感受到阻力。长时间留置导管易形成管外纤维鞘。若怀疑由此种原因导致无法抽出回血，护士不能用力推注冲管。如果冲管很通畅，但是抽不出回血，可让患者调整体位。不同的文献中介绍了多种体位：如适当抬高置管侧手臂或抽回血时嘱患者转头等，但尚需进一步论证这些体位的有效性。使用不同药物的间隙，进行充分冲管，保持导管内正压同样也可预防管外纤维鞘的形成。若导管外存在纤维鞘或导管内存在血栓，则不宜使用 CVAD 注射起疱剂类的药物，因为这可导致药液逆流，甚至溢出导管外。纤维蛋白溶解剂对导管外纤维鞘也有一定的溶解作用。

护士还应评估导管是否存在损伤。护士冲管时用力过大可导致导管的折损或撕裂，尤其是在使用小剂量注射器推注液体时。因此，建议在使用 CVAD 注射药物时，应使用 10ml 以上的注射器。导管还可打折、断裂（部分或全部），导管完全断裂时，若与体外置入部分连接不牢固，则导管的体内断端可与之分离。患者临床表现为肩部疼痛、导管断裂处烧灼痛、胸痛、呼吸困难等。若患者出现上述症状，护士应立即通知医生，安排患者进行相关影像学检查。

自锁骨与第一肋间穿刺置管可导致管腔受到机体组织的挤压，甚至折断。这一现象称为"夹断综合征"，多见于置管几个月后。通过 X 线检查可见到导管被锁骨挤压的凹痕。夹断综合征大大增加了导管断裂的可能。若患者的 CVAD 受到锁骨的压迫，通常需要重新置管。

为了保障患者的安全，当无法抽出回血时，护士应避免使用 CVAD。应遵医嘱尽快为患者安排影像学检查或染色实验。置管时，若导管尖端放置的位置并非处于上腔静脉的下 1/3 或右心房与腔静脉的交界处，应与医生讨论，此时应严格遵循医嘱，谨慎地使用该导管。

参 考 文 献

Arch P. Port navigation: Let the journey begin. *Clin J Oncol Nurs*. 2007;11(4):485–486.

Camp-Sorrell D. *Access Device Guidelines: Recommendations for Nursing Practice and Education*. 2nd Ed. Pittsburgh, PA: Oncology Nursing Society; 2004.

Infusion Nursing Society 2006. Infusion nursing: Standards of practice. *J Infusion Nurs*. 2006;29(1 S). McIntosh N. Central venous catheters: Reasons for insertion and removal. *Paediatr Nurs*. 2003;15(1):14–17.

Registered Nurses' Association of Ontario. *Care and Maintenance to Reduce Vascular Access Complications*. Toronto, ON: RNAO; 2005.

Schulmeister L. An unusual cause of shoulder pain. *Clin J Oncol Nurs*. 2005;9(4):476–477.

206　根据患者当前身高和体重调整化疗药物的剂量

JULIE MULLIGAN WATTS，RN，MN

实施阶段

对于肿瘤科的护士，保障患者化疗安全必须掌握的基本知识包括：药物剂量及使用时序相关知识，剂量测定，有助于正确给药的安全流程。美国护理机构对成年肿瘤患者、儿科肿瘤及妇产科肿瘤患者的化疗护理制订了化疗使用指南及化疗操作规程。

化疗的第一步应核实患者的信息。这些信息包括：实验室检查结果、过敏史、体重等。不能仅凭患者主诉的体重或既往化疗记录的体重来决定化疗药物的使用剂量。接受化疗时，两个疗程之间患者可经历明显的体重下降，若仍然按照原始体重制订治疗方案，则有可能导致用药过量。

护士首先应了解患者准备接受的化疗类型——标准剂量化疗或大剂量化疗，这有助于提高执行医嘱的准确性。研究证明，接受标准剂量化疗的患者实际使用化疗药物的剂量低于化疗方案，通常是由于计算错误或者基于异常的实验室指标而造成的用药延误或者药物减量。根据患者病情调整化疗剂量具有重要的临床意义，与接受标准剂量不做调整比，个体化的化疗方案能更有效地缓解疾病，提高生存率。

护士还需掌握化疗药物的剂量如何制订及为何如此制订，确保患者的用药剂量科学合理，这是执行化疗的关键步骤。药物剂量可根据实验室检查及联合治疗方案（如化疗与放疗联合治疗）进行调整。建议采用系统科学的剂量计算方法确定化疗用药的剂量。尽管目前有多种剂量计算方法可供选择，但是最常用的是根据患者的身高、体重计算用药剂量。首先计算患者的体表面积（body surface area,

BSA），可通过公式、计算器或图表法得到患者的体表面积；但是由于采用图表法得到的结果缺乏准确性，不推荐临床应用。应至少由两名肿瘤专科的医务人员计算核实药物剂量。参考权威的化疗书目、相关指南或规定、药品说明书或核心期刊的文献资料，得到化疗用药的标准剂量。

化疗药物的使用剂量受诸多因素影响，如患者的年龄、肝肾功能、肥胖、体重变化、药物的相互作用、目前的治疗方案等。就护理工作而言，确保患者能够接受安全剂量的药物，应从准确测量患者的身高、体重开始。

参 考 文 献

Gurney H. Developing a new framework for dose calculation. *J Clin Oncol.* 2006;24(10):1489–1490.

Polovich M, White J, Kelleher L, eds. *Chemotherapy and Biotherapy Guidelines and Recommendations for Practice.* 2nd Ed. Pittsburgh, PA: Oncology Nursing Society; 2005.

Schulmeister L. Preventing chemotherapy errors. *Oncologist.* 2006;11:463–468.

207　经常确认化疗医嘱的完整性，需要适当的水化和电解质、化疗前用药、化疗程序、追踪实验室检查结果、应用医嘱开具的特定化疗药物

JULIE MULLIGAN WATTS，RN，MN

评价阶段

甲氨蝶呤被广泛地应用于治疗成年人及儿童恶性肿瘤、妇产科疾病、风湿免疫疾病。它能抑制许多恶性肿瘤的生长与增殖，也适用治疗于恶性葡萄胎、银屑病和类风湿关节炎。甲氨蝶呤的给药途径包括：静脉给药、鞘内给药、肌内注射、口服给药、腹腔内给药、动脉给药及膀胱灌注。许多疾病需要使用大剂量甲氨蝶呤（HDM），包括：急性淋巴细胞白血病、原发性中枢神经系统淋巴瘤、白血病中枢神经系统浸润、脑膜淋巴瘤、其他高危淋巴瘤、乳腺癌、头颈部癌症、胃癌、骨肉瘤等。根据不同疾病的治疗方案，甲氨蝶呤的用药剂量各不相同。按用药剂量，将甲氨蝶呤治疗方案分为：大剂量、中等剂量和小剂量治疗。大剂量使用甲氨蝶呤是指用药剂量$\geqslant 500mg/m^2$，最多可达 33 000mg/m^2。

当应用 HDM 时，使用剂量相当于化疗的致死剂量，治疗完成后须应用解救药物或解毒剂，最常用的是甲酰四氢叶酸，它可以拮抗 HDM 导致的毒性作用。由于甲氨蝶呤需通过肾脏排出，所以在用药前后及治疗中需要进行积极的水化治疗。为了加快肾脏对甲氨蝶呤的清除，还需碱化尿液，通过静脉滴注或口服碳酸

氢钠，将患者尿液的 pH 控制在 6.0~7.0 的范围。碱化尿液可将甲氨蝶呤的溶解度和清除率提高 5~8 倍。甲氨蝶呤诱发的肾功能不全是因为药物结晶堵塞了肾小管，或因药物产生的毒性作用直接损害肾小管的功能。经调查，即使做好预防措施，在临床中仍有 1.8% 的骨肉瘤患者会因为甲氨蝶呤治疗造成肾功能损害。出现肾脏功能不全后，甲氨蝶呤更加不能完全清除，造成血药浓度上升，导致更加严重的毒性反应。

药物的相互作用也会降低肾脏对甲氨蝶呤的清除率，增强毒性作用。已证实，阿司匹林、其他水杨酸类药物、非甾体抗炎药（NSAIDs）、丙磺舒、青霉素类药物、磺胺类药物及甲氧苄氨嘧啶（复方新诺明、磺胺甲噁唑）等与甲氨蝶呤之间存在药物的相互作用。在使用 HDM 治疗前的 24 小时至治疗过程中，不能应用非甾体抗炎药；直至甲氨蝶呤治疗完成 48 小时后可恢复非甾体抗炎药的治疗。

HDM 完整的治疗方案包括：根据体表面积计算，每 24 小时，2.5~3.5L/m² 水化液，静脉滴注；自治疗开始持续至治疗结束后的 24~48 小时。此外，每升的水化液中应加入 40～50mg 碳酸氢钠；或也可通过口服。HDM 治疗后持续监测尿液 pH，至 pH 达到 6.0～7.0 的水平。治疗方案中还应注意监测以下指标：患者的出入量、尿比重、尿渗透压、尿素氮、尿肌酐。根据水化的输液量，患者每日的尿量应维持在 700～2000ml。

此外，为了监测患者的肾功能，HDM 治疗方案中还需监测甲氨蝶呤的血药浓度，必要时，遵医嘱使用甲酰四氢叶酸。治疗后，若患者 24 小时、48 小时、72 小时测得的甲氨蝶呤的血药浓度持续升高，提示患者存在肾功能不全，需立即应用适当剂量的甲酰四氢叶酸拮抗甲氨蝶呤的毒性作用。为预防 HDM 造成的肾损害，完整的医嘱应包括：碱化尿液、大量排尿、监测肾功能、甲酰四氢叶酸的解毒治疗、监测甲氨蝶呤的血药浓度。只有将以上这些方面全部考虑周全，制订全面的治疗方案，才能有效地保证患者用药的安全性。

参 考 文 献

Fischer D, Knobf M, Durivage H, et al. *The Cancer Chemotherapy Handbook*. 6th Ed. Philadelphia, PA: Mosby; 2003.

LaCasce A. Therapeutic use of high-dose methotrexate. UpToDate, Inc. 2008. Available at: http://www.uptodate. com/patients/content/topic.do?topicKey=chemagen/5867. Accessed August 13, 2008.

Polovich M, White J, Kelleher L, eds. *Chemotherapy and Biotherapy Guidelines and Recommendations for Practice*. 2nd Ed. Pittsburgh, PA: Oncology Nursing Society; 2005.

Widemann B, Adamson P. Pediatric oncology: Understanding and managing methotrexate nephrotoxicity. *The Oncologist*. 2006;11(6):694–703.

208 粒细胞缺乏的患者身体第二道防线已消失，保护好患者的第一道防线——皮肤，不失为一个好方法

JULIE MULLIGAN WATTS，RN，MN

实施阶段

预防和治疗医疗保健相关的压疮（pressure ulcer）是护理所有患者时的重要工作之一。在美国，院内不同科室住院患者压疮发生率为 2.7%~29.5%。压疮的高危人群包括：四肢瘫痪患者、骨科患者及癌症患者。

癌症患者住院治疗时，有许多原因都会导致患者出现压疮。诊断疾病时，患者可能已经出现体重下降或存在热量、蛋白质的缺乏。明确诊断后，多数患者须接受外科手术治疗，手术创伤会进一步增加患者蛋白质的消耗，同时开放的伤口又会为患者带来感染的危险。此外，留置尿管、静脉穿刺、手术伤口破坏了患者皮肤的完整性，是各种感染源入侵机体的通路。癌症的化疗和生物疗法都会导致粒细胞减少症和皮肤反应，治疗时，长期静脉穿刺会危害皮肤。尽管随着放疗技术的发展，可采用保护性放疗，但也会引起皮肤反应。放疗时，患者需要制动，不能改变体位，这使得患者存在皮肤完整性受损的危险。治疗后，患者会感到疲乏、疼痛，影响患者正常的活动，增加了患者发生压疮的可能。相比非癌症患者，癌症患者的伤口不易愈合。此外，由于疾病和其他原因，癌症患者存在许多制约伤口愈合的因素。

压疮的预防与治疗指南中包括：评估高危患者、评估伤口、教育患者并制订护理方案、营养评估、管理组织负荷、压疮评估、感染控制、伤口护理、健康指导、病情监护、护理评价。大多数指南中包含压疮分期：一期压疮，可以观察到皮肤的完整性未被破坏，受压的局部皮肤可呈现持续的红色、紫色，或者色素沉着。二期压疮，部分皮层受损，损伤可至表皮或真皮。但皮肤破损相对表浅，可表现为皮肤磨损、水疱及表浅的皮肤凹陷形成。三期压疮，为整个皮层受损，表现为皮下组织损伤或坏死，但尚未涉及筋膜。局部形成凹陷可能累及邻近组织。四期压疮，整个皮层严重受损，组织坏死可达肌层和骨层，甚至累及肌腱和关节囊，也可伴有窦道的形成。

护士在护理发生压疮的癌症患者时，首先应避免诱因，包括压力、摩擦力、剪切力、潮湿等。同时，护士应鼓励患者活动，加强营养，促进压疮伤口愈合。在护理合并粒细胞减少症的患者时，应保持伤口清洁、干燥，遵医嘱应用抗生素，实施清创术以保证伤口创面的清洁，促进愈合。及时清理分泌物，保持伤口干燥。积极保护伤口周围的皮肤，有助于伤口愈合；但是，不建议直接在伤口上应用抗

生素。

预防肿瘤患者发生压疮是护理的重点工作，尤其对于粒细胞持续减少的化疗患者。粒细胞减少症的患者，其免疫系统受到侵袭，机体的"第二道防线"已经遭到损害；护士应做好皮肤护理，保护患者机体的"第一道防线"。

参 考 文 献

Hess C, ed. JCAHO adopts pressure ulcer prevention goal. *Adv Skin Wound Care*. 2005;18(6):293.

McNees P, Meneses K. Pressure ulcers and other chronic wounds in patients with and patients without cancer: A retrospective, comparative analysis of healing patterns. *Ostomy Wound Manage*. 2007;53(2):70–78.

National Library of Medicine. AHCPR supported clinical practice guidelines: Treatment of pressure ulcers. 1994. Available at: http://www.ncbi.nlm.gov/books/bv.fcgi?rid= hstat2.chapter5124.

Registered Nurses' Association of Ontario. Assessment & management of stage I to IV pressure ulcers. Available at: http://www.rnao.org/Storage/29/2372_BPG_Pressure_ Ulcers_I_to_IV_Summary.pdf. Accessed August 13, 2008.

Registered Nurses' Association of Ontario. Risk assessment & prevention of pressure ulcers: Nursing best practice guidelines. 2005. Available at: http://www.rnao.org/Storage/12/638_ BPG_Pressure_Ulcers_v2.pdf. Accessed August 13, 2008.

209　在癌症治疗前，确保患者能理解健康教育内容

JULIE MULLIGAN WATTS，RN，MN

评价阶段

在当今的快节奏社会，患者在被诊断患有癌症后需立即接受癌症治疗，但是在这之前护士必须确保患者及其家属了解疾病状况及原因。癌症及其相关治疗对患者而言是很复杂的概念，不易理解，因此，肿瘤科护士必不可少的工作之一就是为患者提供健康教育（patient education）。对新近诊断患者的健康指导时，患者得知自己患有癌症后，易情绪激动，或处于震惊或否定的情绪当中。因此，健康教育的效果可能会受到焦虑情绪和压力的影响。患者通常认为，诊断患有癌症意味着要经受疼痛和各种来自于癌症的折磨，最终走向死亡。对于肿瘤科护士，癌症患者的健康教育是一项极具价值的工作，护士应具备执行有效的健康教育的能力，并且将其融入日常的护理工作中。

护士通常采用口头讲授的方式对患者进行健康教育。进行健康教育时，护士须讲解疾病诊断、治疗方案、治疗的不良反应、自理措施等相关知识，并解答患者的疑问。无论在门诊或在病房内，护士可利用纸质材料及其他多种教育方式为

患者提供口头讲解。为了保证患者能有效地接受健康教育，护士须评估患者的受教育程度、个人发展水平、学习倾向、阅读能力、文化和宗教背景。影响患者学习动机的因素也很重要，应注意，有时指导的内容会影响患者学习的积极性。例如，初产妇学习新生儿护理的积极性，一定高于结肠癌患者学习造口护理的积极性。

护士若在进行健康教育时过多地使用医学术语，患者则不容易理解指导的内容。在工作中，医务人员之间常用医学术语进行交流，所以有时护士会无意识地在健康指导中也采用医学术语。例如，患者听到他的淋巴结检查阳性时，他并不知道这表示癌症已经发生转移。又如，患者被告知患有骨髓性白血病时，他所理解的可能只是白血病，并不知道骨髓性白血病是一种极具浸润性的癌症。当医生告诉患者，癌症发生了骨转移时，患者可能会认为他被新诊断了骨的癌症。当癌症患者的疾病出现新发的症状时，患者通常不能理解为控制肿瘤、缓解症状而采取的治疗方案。因此，医生和护士经常被问及：为什么在经历了化疗或放疗之后，患者的疾病仍旧没有明显好转？

许多权威机构为健康教育提供了丰富的信息和资源，如美国癌症研究学会、美国国家癌症研究所、恶性血液病与淋巴肿瘤学会等。部分指导手册还有多语言版本。在健康教育中选择印刷资料需考虑患者的阅读能力和理解能力。在美国，约有半数人口的文学素养处于较低的水平。这些人可能缺乏正确理解复杂的医学术语的能力。较低的读写能力、低收入和低教育水平之间存在相关性。然而，在制作癌症、化疗和其他复杂概念等方面的教育材料时，很难使阅读材料通俗易懂。一些材料需要 12 年级（高中毕业）甚至以上的阅读水平才能理解，所以，护士在选用这些教育材料时，须向患者做额外的解释说明。

进行健康教育的几个关键步骤包括：评估患者学习的意愿，选择患者喜欢的学习方式，护士需要熟练掌握疾病相关的理论知识，指导结束后，帮助患者巩固知识、提高学习效果。通过系统的健康指导，患者可以更好地应对治疗的不良反应，及时识别新发的症状，加深对疾病及治疗方案的理解，全面提升患者对癌症的应对能力。

进行健康教育后的关键步骤是评价患者的理解程度和学习效果。护士的主动倾听及适当的提问都是有效的评价手段。护士进行健康教育时，讲授的知识清晰明了、易于理解是保证癌症患者接受有效的健康指导的关键。

参 考 文 献

Carroll-Johnson R, Gorman L, Bush N. *Psychosocial Nursing Care Along the Cancer Continuum*. 2nd Ed. Pittsburgh, PA: Oncology Nursing Society; 2005.

Foyle L, Hostad J. *Innovations in Cancer and Palliative Care Education*. Oxon, England: Radcliffe Publishing; 2007.

National Cancer Institute. Clear & simple: Developing effective print materials for low-literate readers. 2008. Available at: http://www.cancer.gov/cancerinformation/clearandsimple. Accessed August 13, 2008.

Potter P, Perry A. *Fundamentals of Nursing*. 6th Ed. St. Louis, MO: Mosby, Inc; 2005.

210 认真核查白血病患者诱导化疗前的实验室检查结果

JULIE MULLIGAN WATTS，RN，MN

评价阶段

在美国，仅 2008 年一年，约有 44 270 例患者被新诊断为白血病（leukemia），这其中约有 40% 的病例为急性白血病。白血病通常被认为是儿科恶性肿瘤，但实际上，成年人的发病率更高。化疗是急性白血病的常规治疗手段。根据急性白血病的分型，治疗白血病需应用不同种类的细胞毒药物或生物制剂。无论采用何种治疗手段，近期的治疗目标为缓解病症。

由于患者在接受诱导治疗初期会出现不良反应，因此通常新发的急性白血病患者的住院时间会有所延长。急性白血病的所有治疗措施都会导致骨髓抑制。化疗结束后，骨髓功能的恢复需要 14～21 天的时间；对于急性骨髓性白血病患者，则需要 28～32 天。此外，作为辅助治疗，化疗期间还会应用抗生素和血液制品。完成化疗后，患者需要经历化疗带来的不良反应，包括：全血细胞减少、食欲缺乏、发热、体重下降、腹泻等。化疗后，患者粒细胞减少，为了预防感染，患者需要进行保护性隔离，在此期间，患者可能会产生孤独感或抑郁的情绪。在患者化疗期间，护士应每日监测患者的全血细胞计数、血小板计数等指标的变化；尤其是对血小板水平的监测应持续至患者不需要依赖外源输入血小板时才可终止。

除了粒细胞减少症，患者还可能出现血小板减少症。血小板减少的临床表现包括容易擦伤、皮肤出现瘀点，或牙龈、鼻腔及其他孔腔出血等。当患者的血小板水平低于 50 000/mm³ 时，患者发生出血的危险为中等程度。若血小板水平降至 10 000/mm³，则患者有严重的出血倾向，甚至有可能发生致命的中枢神经系统出血、消化系统出血、呼吸系统出血。急性白血病患者接受大剂量化疗后须补充血小板。临床常用的血小板输注疗法是预防性的，输入量为 10×10^9/L 或少于此用量。若患者已经出现出血症状或存在凝血障碍、败血症、重症黏膜炎或膀胱炎、药物诱发的血小板功能异常，应适当增加血小板的输入量。

急性骨髓性白血病及急性淋巴细胞白血病患者都存在发生脑膜白血病的风险；调查显示，约有 35% 的急性淋巴细胞白血病患者出现了脑膜白血病。当发生脑膜白血病时，需采用鞘内化疗或脑室内化疗。化疗药物可以通过腰椎穿刺或植入储液囊（ommaya reservoir）的方式注入患者体内，以使药物可以透过血-脑屏障，到达脑室。储液囊置于患者头部皮肤下，其内连接一个小导管，延伸至脑室。尽管这种方式需要结合外科手术操作，存在一定风险，但是，内科医生仍旧更倾向于通过储液囊给药。因为这种给药方式使药物直接到达脑室；相比鞘内给药，储液囊给药更有可能使化疗药物达到准确的治疗剂量。

患有血小板减少症的癌症患者经常需要侵入性诊断或治疗。急性白血病患者需要留置中心静脉导管、植入储液囊、骨髓活检、脓肿引流及修复等。若患者血小板水平为 40 000~50 000/mm³，可以安全地实施手术治疗。若患者血小板水平为 20 000/mm³，则可进行一些创伤较小的侵入性操作，如骨髓活检，但操作时仍需谨慎。若患者血小板水平低于 20 000/mm³，不建议进行侵入性操作。

为血小板缺乏症患者补充血小板，护士必须在治疗后评估患者血小板的水平，以此判断患者的血小板数量是否达到检查及手术的标准。尤其对于即将手术的患者，核查患者现阶段血小板水平是保证手术安全的关键。

参 考 文 献

American Cancer Society. *Cancer Facts and Figures*. Atlanta: American Cancer Society; 2008.

American Red Cross. *Practice Guidelines for Blood Transfusion: A Compilation from Recent Peer-Reviewed Literature*. 2nd Ed. Washington, DC: American National Red Cross; 2007.

Arnold D, Crowther M, Cook R, et al. Utilization of platelet transfusions in the intensive care unit: Indications, transfusion triggers, and platelet count responses. *Transfusion*. 2006;46: 1286–1291.

Henke-Yarbro C, Frogge M, Goodman M, eds. *Cancer Nursing: Principles and Practice*. 6th Ed. Sudbury, MA: Jones and Bartlett Publishers; 2005.

National Comprehensive Cancer Network, Inc. Acute myeloid leukemia. *Practice Guidelines in Oncology-v.1.2008*. 2007. Available at: http://www.nccn.org/professionals/physician_ gls/PDF/aml. pdf. Accessed May 9, 2008.

Schiffer C, AndersonK, Bennett C, et al. Platelet transfusion for patients with cancer: Clinical practice guidelines of the American society of clinical oncology. *J Clin Oncol*. 2001;19(5):1519–1538.

211　阿糖胞苷的不同给药方案

MARY S. WARD，RN，BS，OCN

评估与计划阶段

阿糖胞苷（cytarabine，Ara-C）是一类抗代谢化疗药，主要用于治疗血液系统恶性肿瘤。它是治疗急性髓性白血病（acute myelogenous leukemia，AML）的首选用药。AML 的治疗包含两个阶段，第一阶段为诱导化疗阶段，一般联合应用 Ara-C 和蒽环类药物；第二阶段为巩固化疗阶段，患者接受诱导化疗后获得完全缓解，开始巩固化疗阶段。巩固化疗通常包含 3 个较短的疗程，这期间可单独选用 Ara-C 或联合用药。

化疗药物被归类为高危药物的一个原因是，许多化疗药物的使用剂量非常宽泛。Ara-C 的使用剂量包含两个水平：标准剂量和大剂量。Ara-C 用于 AML 诱导化疗的标准使用剂量按体表面积计算为 100～200mg/m²，每日一次，持续静脉滴注或静脉注射。尽管有些研究在诱导化疗阶段联合应用大剂量 Ara-C，但是大剂量 Ara-C 更多被用于巩固化疗。大剂量指 Ara-C 的使用剂量按体表面积计算为 1000～3000mg/m²，静脉滴注 1～3 小时，每 12 小时给予 8~12 剂。大剂量 Ara-C 要求静脉滴注的时间相对较短，以使机体健康的细胞在下次治疗前有一定的修复时间。Ara-C 用于治疗同一种疾病时，其使用剂量在不同的治疗阶段相差可达 10 倍之多，所以，在给药时稍有疏忽，就极易出现医疗差错。即使只是用错一个小数点，就可以造成大剂量 Ara-C 被替换为标准剂量，且给药时间也会随之出现差错。

使用标准剂量 Ara-C 会出现的不良反应包括：贫血，粒细胞减少症，血小板减少症，轻至中度的恶心、呕吐，肝功能不全等。血清中的 Ara-C 有 20%～50% 可以透过血-脑屏障。使用大剂量 Ara-C 时患者可能出现严重的恶心、呕吐反应，口腔炎，腹泻，消化道出血，小脑和脑的毒性反应如共济失调、眼球震颤、构音障碍、震颤等。大剂量 Ara-C 使得血药浓度升高，药物可通过眼泪排出，患者有发生药源性角膜炎的危险，可为患者预防性地应用类固醇滴眼液预防这一并发症。

护士需严密监测 AML 患者使用 Ara-C 的不良反应。化疗前，须由两名专科医务人员核实用药剂量。每次更换药液时，也需有具有化疗资格的注册护士对照原始医嘱实施双人核对。计算用药剂量时，应避免口算，需将计算过程记录在纸上，并且反复验算。

护士应该时刻警觉患者是否出现了与给药剂量不符的不良反应。若接受标准剂量 Ara-C 治疗的患者出现了剧烈的、不可控的恶心、呕吐或腹泻等不良反应，护士需再次核实患者的用药剂量。若患者于首次治疗后出现了口腔炎，则提示 Ara-C 用药剂量可能超过了标准剂量范围。出现小脑和脑的毒性反应则提示血药浓度过高，用药剂量过大。

对药物的使用剂量和给药操作执行双人核对制度是防止出现化疗差错的关键。同时，熟练掌握评估技能和具有评判性思维也是提高护理质量的必要条件。

参 考 文 献

Drugs, supplements, and herbal information. MedlinePlus. Available at: http://www.nlm.nih.gov/medlineplus/druginfo/ medmaster/a682222.html. Accessed August 24, 2008.

212 分析中心静脉置管管路无回血的原因

MARY S. WARD，RN，BS，OCN

评价阶段

中心静脉置管（central venous access device，CVAD）包括隧道式和非隧道式导管及置入式输液港，是临床工作中不可或缺的医疗装置，它可以提高许多患者的生活质量。如化疗药物、全静脉营养制剂及强酸强碱等药物，刺激性较强会损伤外周静脉，需要通过中心静脉的方式输入患者体内。而且，一些实验室检查或生理指标的测定也可通过中心静脉获得血标本，减少患者静脉抽血的次数。

CVAD 在为患者带来益处的同时，也存在许多危险的并发症。置管置入依赖于操作者的经验，是一项具有风险性的操作。置入 CVAD 后，患者存在发生感染、栓塞、血栓形成、血管侵蚀、导管渗透、导管狭窄、导管损伤等并发症的风险。

导管堵塞是 CVAD 最常见的并发症，它可由血栓形成或导管的机械性故障引起。其中，以血栓形成最常见，其发生率为 33%～59%。同时也应该分析导管堵塞的其他原因。导致血栓形成的原因包括:内皮损伤、静脉血流动力学改变、输入导管的药物成分及疾病因素。血栓形成还存在许多诱因，如脱水、血压降低、心房颤动、恶性肿瘤、血管受到机械性压力等。药物因素也可以增加血栓形成的危险，化疗药物、全静脉营养制剂、类固醇药物、他莫昔芬等都可导致血栓形成。此外，置管时造成的血管损伤或选用的导管直径偏大，也会增加血栓形成的危险。

若血栓位于导管的开口端，血栓犹如导管的"单向瓣膜"，液体可以通过导管输入体内，但是无法抽出回血。此类血栓进一步可发展为管腔内血栓，完全堵塞导管。堵塞的导管会增加患者感染的危险，必须给予处理。首先可选用规定组织型纤溶酶原激活剂（tPA）的药物溶栓治疗。这一处理措施可重复 2 次，注射溶栓剂时应选用 10ml 以上的注射器，以控制推注药时作用于管腔的压力。

除了血栓形成外，其他一些因素也可造成导管堵塞，如机械性堵塞、导管侵蚀、导管内部撕裂等。自锁骨和第一肋间置入的导管可受到机械性的压力，可以造成导管磨穿或破裂。此时导管输液通畅，但速度减慢，抽不出回血。由于破裂的导管可以完全断裂，患者有极高的异物堵塞风险。此外，导管内部也可自发撕裂。出现以上情况时，液体可以通过导管输入，但速度减慢，抽不出回血。这两种情况下，液体通常会渗入到组织间隙。多功能置入式输液港也需要检查导管和置入端口的连接。如果连接断开，液体可以进入置入端口周围的组织间隙，造成端口处囊袋状渗出。

护理 CVAD 时，护士的重点工作之一是检查患者的导管是否通畅，每次使用导管前，护士须检查是否能抽出回血。无法抽出回血时，护士须分析原因。如果不能成功去除导管内的血凝块，还可结合血管超声来指导 CVAD 的置入和开放。

导管堵塞时，首先须进行全面的评估，遵医嘱尝试溶栓治疗，尽力恢复导管的可用性。只保留一根导管，以减少发生感染、渗出、异物堵塞的风险。CVAD 使患者在治疗中受益，护士应做好 CVAD 护理，努力降低患者发生各种并发症的危险。

参 考 文 献

Abeloff M, Armitage JO, Niederhuber JE. Management of nonfunctioning catheters. In: *Clinical Oncology*. 3rd Ed. Philadelphia, PA: Elsevier Churchill Livingstone; 2004.

Kusminsky RE. Complications of central venous catheterization. *J Am Coll Surg*. 2007;204(4): 681–696.

McKnight S. Nurse's guide to understanding and treating thrombotic occlusion of central venous access devices. *MedSurg Nurs*. December 2004. Available at: http://findarticles.com/p/articles/mi_m0FSS/is_6_13/ai_n17208028/pg_1?tag=artBody;col1. Accessed August 24, 2008.

213　严格遵循医嘱给患者口服化疗药

MARY S. WARD，RN，BS，OCN

评估阶段

提及化疗时，我们最常想到的是通过静脉给药的方式，其被广泛地应用于院内、院外癌症患者的治疗。实施化疗的专科护士需要掌握高危化疗药物的使用方法和给药方式。化疗药物属于高危药物，因为它治疗指数较窄、剂量个体化、治疗方案复杂、具有较高的毒性。在治疗和护理工作中，肿瘤科护士熟练地掌握了常用化疗药物的使用；但是恶性肿瘤的领域研究飞速发展，在临床中不断推广和采用许多新剂型药物和新的治疗方案。

在医院的很多科室中，化疗药物都采用静脉给药途径，因此，口服化疗药有时会被忽视。据调查，有 25%～30%的新型化疗药将被制成口服制剂。口服制剂不仅便于患者服药，而且降低、甚至完全消除了用药对环境的要求——静脉化疗需要在医院内执行。与此同时，各种口服化疗药也适用于多种恶性肿瘤，能很好地控制症状，提高患者的生活质量；但是，使用时也有很多注意事项。口服化疗药治疗方案也很复杂，用药剂量与静脉化疗药相似，因此它同样没有标准的使用剂量，而是根据患者病情个体化用药。这可能会导致患者或者护士在用药时出现差错，若护士不知道如何根据体表面积用药或在治疗方案中涉及用药变动时，更易出现差错。有时，会联合使用不同优势的药物来达到治疗效果，改变剂量以达到治疗剂量，这时药物会超过规定剂量。

若医务人员不熟悉患者入院前所使用的口服化疗药，不清楚用药方案、给药时间，这时也有潜在出现用药差错的危险。除了肿瘤专科的医生，其他科室的医生、甚至主治医生都有可能接触陌生的药物。况且，化疗药物并非只用于治疗癌症，也可用于治疗类风湿关节炎、银屑病等。

护士在患者入院时需清楚地掌握患者的用药方案，尤其对于正在应用抗肿瘤药物的患者。停药、减少用药剂量或没有足量按照用药方案给药，都会削弱药物疗效，导致治疗无效。而用药过量或使用频次多于用药方案，则会导致毒性反应、增加药物不良反应，威胁患者生命。每种口服药的不良反应可能有所不同，但是大多都与其对应的静脉制剂的不良反应类似，如骨髓抑制、脱发、口腔溃疡、肝肾毒性、恶心、呕吐、腹泻等。

若护士或医生对患者使用的某种药物的剂量、给药时间、治疗作用等存在疑问，须尽快与开具此处方的医生详细咨询。切忌草率地为患者停药或改变用药。

口服化疗药提高了癌症患者的生活质量，使得患者能更多地掌控疾病的治疗过程，但与此同时也为医务人员带来了新的挑战。护士须努力保证患者严格按照治疗方案正确地使用口服化疗药物。

参 考 文 献

Birner A. Safe administration of oral chemotherapy. *Clin J Oncol Nurs*. 2003;7(2):158–162.

Griffin E. AOCN, safety considerations and safe handling of oral chemotherapy agents. *Clin J Oncol Nurs*. 2003;7(S6):25–29.

NIOSH Alert. Preventing occupational exposures to antineoplastic and other hazardous drugs in health care settings. DHHS (NIOSH) Publication Number 2004-165, September 2004.

Polovich M, White JM, Kelleher LO. *Chemotherapy and Biotherapy Guidelines and Recommendations for Practice*. 2nd Ed. Pittsburgh, PA: Oncology Nursing Society; 2005, pp. 15, 71.

214 严禁长春新碱鞘内给药

MARY S. WARD, RN, BS, OCN

实施阶段

长春新碱（vincristine）是自长春花中提取出的生物碱，在临床中被广泛地应用于治疗各类恶性肿瘤，如急性淋巴细胞白血病、霍奇金病或非霍奇金淋巴瘤、骨肉瘤、乳腺癌等。长春新碱常通过静脉给药，可静脉推注或持续滴注；它具有发疱性，若发生药物外渗，则可造成局部组织的损伤或坏死。有文献推荐，一些发疱性化疗药，如甲氨蝶呤或阿糖胞苷，可通过腰椎穿刺术或储液囊将药物直接注入第四脑室。但是，若长春新碱被错误地注入鞘内，则会引起严重的运动神经和感觉神经的损伤、脑部病变、昏迷，甚至死亡。曾有病例误将长春新碱鞘内注射后，引起患者神经脱髓鞘，严重损伤患者脑部组织，使患者在痛苦中丧生。

曾有 37 个病例记录报道了鞘内使用长春新碱的不良事件。大多数的化疗用药方案指出小剂量（< 3ml）药物可通过静脉给药。而静脉用药最简便的方法是通过无菌注射器静脉推注。但是，由于这些用药方案中还包含其他的鞘内给药的药物，所以增加了长春新碱给药差错的风险。给药时，注射器可能被混淆，用于注射长春新碱的注射器可能又会被用作注射其他鞘内用药；出现这一差错的原因可能是长春新碱的注射器没有贴明标签或护士没有看清医生手写的给药途径和治疗方案。

世界卫生组织（WHO）、美国安全用药研究所及美国医疗机构评审联合委员会（JCAHO）都曾强调长春新碱的安全使用。在美国，所有长春新碱注射剂都必须带有一个特殊的标签，标签上注明："鞘内给药可致命，只可用作静脉用药。在注射药物前，请勿移除包装。"除了这一特殊的标签外，还建议在化疗方案中将鞘内用药与其他药物分开开具处方；鞘内注射器械与其他药物的注射器械分开取放；在进行鞘内注射时认真审阅医嘱等。此外，最有效的建议是在给药时，将长春新碱的注射器单独放置。WHO 建议，使用长春新碱时，可将其配制在 50ml 的静脉输液中，用 5~10 分钟经静脉输入。这有效地降低了长春新碱发生鞘内注射的危险。

对这一建议也存在许多质疑。第一、也是最关键的问题，若用较长的时间静脉输入长春新碱，是否也增加了药液外渗的危险。而有研究表示，静脉滴注和静脉推注长春新碱时药物外渗的发生率无明显差异。第二，静脉滴注也增加了医疗费用，消耗了更多的护理时间。根据美国安全用药研究所的指南，建议静脉滴注发疱性药物时，护士需在场监测患者，并实施全程的用药监护，尽管这样会比静脉注射消耗的时间多。第三，增加了输液袋中的液量，尤其是对于儿童，在配药前可将迷你小袋中的液体抽出来以减少输液量。

避免鞘内注射长春新碱的有效办法是根据指南的建议使用静脉滴注的途径给药。护士和医生在为患者使用长春新碱时，必须将患者的用药安全放在首位。

参 考 文 献

Institute for Safe Medication Practices. ISMP medication safety alert. December 1, 2005. Available at: www.ismp.org/ Newsletters. Accessed August 13, 2008.

Polovich M, White JM, Kelleher LO. *Chemotherapy and Biotherapy Guidelines and Recommendations for Practice*. 2nd Ed. Pittsburgh, PA: Oncology Nursing Society; 2005, pp.

53–62.

Schulmeister L. Preventing vincristine administration error: Does evidence support minibag infusions? *Clin J Nurs*. 2006;10(2):271–273.

WHO warns about fatal errors with vincristine: FDA patient safety news. October 2007. Available at: http://www.who. int/medicines/publications/drugalerts/Alert_115_ vincristine.pdf. Accessed August 24, 2008.

215 有计划地为化疗患者选择外周静脉

MARY S. WARD，RN，BS，OCN

评估阶段

化疗药物之所以被认为是高危药物，主要原因为：治疗指数低、不良反应强烈、存在中毒的风险、安全注意事项多以及有药物外渗的风险。化疗时，护理工作中一个重要的关注点是发疱性药物的使用。发疱性药物是指药物输入体内或渗漏后，可能引起局部组织损伤或坏死的药物。并不是所有的化疗药物都具有发疱性。许多化疗药物还具有刺激性，这些药物可沿静脉走行或置入部位引起疼痛、灼伤、炎症反应而无组织坏死。

发疱性药物有两种作用机制。其一，也是最主要的作用机制，局部的细胞吸收药物后，被细胞的 DNA 等结构摄取并结合，释放到周围组织，导致细胞坏死，而后含有化疗药物的 DNA 从坏死的细胞中释放出来，进入邻近的组织，损害其他细胞。因此，药物外渗造成的细胞损害不断传递，引起局部组织严重的损伤和坏死。其二，药物制剂使用的某些溶媒也具有发疱性。但是，这种外渗相对容易处理，可用其他药物进行中和。

由于化疗药物具有引起组织损伤和坏死的毒性，因此，为化疗患者进行外周静脉穿刺（peripheral IV site placement）时应更加慎重。据调查，约有6%的化疗患者会发生药物外渗。为了预防这一并发症，首先，护士必须合理地选择血管，掌握熟练的静脉穿刺技术。对于长期化疗的患者，护士需建立系统的静脉使用计划，初始时选择身体远端的静脉。不宜选择手背、足背等部位弯曲的小血管，若在这些部位出现药物外渗可造成严重的组织、肌腱、关节的损害，患者需要进行植皮手术，还可能导致肢体功能障碍，甚至需要截肢。弯曲的静脉使得留置针的套管与穿刺部位存在一定角度，易引起输液渗漏，导致组织损伤。同时，还应避免选择水肿部位，或静脉不完整、血液回流差的血管。存在感知觉障碍部位的血管也不宜选用。化疗时，护士要告知患者，如果穿刺部位有疼痛等不适需立即通知医务人员，若患者的穿刺部位存在感知觉障碍，则无法感知到这些症状。

为了防止药液外渗，静脉穿刺时，熟练的操作技术非常重要。如果一次穿刺不成功，需再行穿刺时，建议选择患者另一侧肢体。因为首次穿刺和二次穿刺部位在同侧肢体，输液时很可能在首次穿刺的创伤处造成发疱性药物的渗漏。

化疗前，护士需认真检查回血，确保导管在静脉内。若患者感到疼痛或不适，应立即停止输液，可输入生理盐水对穿刺部位和静脉进行评估。若穿刺部位红肿或渗液，须立即更换部位重新穿刺。若已经发生化疗药物外渗，须通知药剂师，根据患者情况，应用解毒剂。

许多化疗方案都包含发疱性和刺激性的药物。护士在为患者输入这些化疗药物时，需要认真评估患者的身体状况，合理地选择静脉穿刺部位，并在化疗过程中严密监测患者的症状体征和病情变化，积极预防各种并发症。

参 考 文 献

Fischer DS, Knobf MT, Durivage HJ, et al. *The Cancer Chemotherapy Handbook.* 6th Ed. Philadelphia, PA: Mosby; 2003, pp. 311–312.

Polovich M, White JM, Kelleher LO. *Chemotherapy and Biotherapy Guidelines and Recommendations for Practice.* 2nd Ed. Pittsburgh, PA: Oncology Nursing Society; 2005, pp. 74, 75, 78, 81.

Sani A, Berruti A, Sperone P, et al. Recall inflammatory skin reaction after use of pegylated liposomal doxorubicin in site of previous drug extravasation. *The Lancet Oncol.* 2006; 7(2):186–188.

216　肿瘤溶解综合征——肿瘤化疗的急症

MARY S. WARD，RN，BS，OCN

评估阶段

肿瘤溶解综合征（tumor lysis syndrome）是一类严重的并发症，与患者接受化疗相关，常见于血液系统恶性肿瘤和高度恶性淋巴瘤的患者。若患者体内存在大量的肿瘤细胞，肿瘤负荷较高，肿瘤细胞生长分化迅速，则发生此并发症的风险更大。肿瘤溶解综合征是指由于化疗药物对细胞的毒性作用导致肿瘤细胞在短期内大量溶解，将大量细胞内离子、代谢产物等物质突然释放到循环系统中，引起血浆中钾离子、磷酸盐、尿酸等水平升高。伴随血磷水平的升高，患者还可出现低钙血症。其他可以导致肿瘤溶解综合征的危险因素包括：白细胞计数升高、脱水、肾功能下降等。在临床上，医务人员应采取有效的预防措施，或在疾病早期明确诊断，防止患者发生这一可能致命的并发症。

肿瘤溶解综合征的预防性治疗为在化疗前和化疗时进行水化，每日至少补充3L液体。同时，还应碱化患者的尿液，可口服或静脉补充碳酸氢钠，使患者尿液的pH保持在7.0以上，以防止尿酸结晶沉积于肾脏，肾脏处于酸性环境时尿酸易结晶。护士须至少每6小时监测患者是否存在高钾血症、高磷血症、高尿酸血症或高钙血症；至少每4小时记录患者的生命体征，若有异常及时通知医生；患者的出入量也非常重要，若排出量减少，须对患者进行进一步评估。患者应该通过口服或静脉预防性地应用别嘌醇，以降低尿酸水平。肿瘤溶解综合征的高发时间是化疗开始后的12～72小时。

肿瘤溶解综合征的体征和症状与其各类电解质失衡的严重程度相关。若患者的实验室检查提示任何离子水平降低时，护士需加强对患者的监护，告知医生；遵医嘱积极纠正电解质失衡，保证患者水化，使用利尿剂以保护肾脏功能。若患者出现了肾衰竭的症状，可对患者进行短期的透析治疗。肿瘤溶解综合征的严重并发症是急性肾衰竭和心功能改变。

患者的肿瘤负荷越重，肿瘤细胞增殖越快，在接受化疗后发生肿瘤溶解综合征的风险就越高。它起病急、发展快，护士只有做好预防措施或者可早期发现肿瘤溶解综合征，才能帮助患者避免长期的并发症。

参 考 文 献

Higdon M, Higdon J. Treatment of oncologic emergencies. *Am Fam Phys*. 2006;74(11):1873–1880.

Kaplan M. *Understanding and Managing Oncologic Emergencies: A Resource for Nurses*. Pittsburgh, PA: Oncology Nursing Society; 2006, pp. 285–304.

Zojer N, Ludwig H. Hematological emergencies. *Ann Oncol*. 2007;18(S1):145–148.

217 镰状细胞贫血危象的评估和评价

SAM HARVEY AND ANTHONY D. SLONIM, MD, DRPH

评估与评价阶段

镰状细胞贫血（sickle cell anemia）是一类重症溶血性贫血，严重影响血液中正常的红细胞。由于继承了镰状血红蛋白基因，镰状血红蛋白基因的缺陷影响红细胞的结构，使得红细胞由正常的双凹圆盘状变为僵硬的镰刀形。镰变的红细胞使血液黏滞性增加，血流缓慢，表现为组织器官缺氧。缺氧加重后，诱导更多红细胞镰变，如此恶性循环，导致镰状红细胞贫血。镰状红细胞可黏附于微小血管，造成血管堵塞，导致组织器官缺氧。镰状细胞贫血危象（sickle crisis）指由镰状细胞贫血引起的组织器官缺血和梗死，患者可表现为剧烈疼痛、高热、组织器官肿大等（图 217-1）。

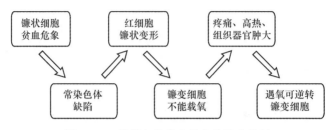

图 217-1 镰状细胞贫血危象的发病机制

在成年患者中，镰状细胞贫血危象可表现为 3 种形式。第一型为镰状细胞危象，由于局部组织器官血流缓慢、血供不足，可表现为组织缺氧，甚至坏死。第二型为再生障碍危象，原因为患者受到细小病毒感染。这一危象使得患者红细胞水平急剧下降，且患者骨髓不能及时补充新生红细胞，无法维持正常供氧。而且，组织缺氧又可导致镰状细胞形成增多，激发镰状细胞危象。第三型危象出现于某一组织器官充满镰状红细胞，造成组织长期缺氧、器官反复梗死，最终导致器官功能损伤或完全丧失。这一危象在儿童患者中常发生于脾脏，成年患者则更常见于肺或肝脏。

镰状红细胞贫血可于患者年幼时明确诊断，由于疾病发生的早期即 1～2 年就可发生镰状细胞危象。许多患有此病的婴儿常死于相关的感染性并发症。目前，尚没有治愈镰状细胞贫血的方法，患者的平均期望寿命为 42～48 岁。许多患者常在 20 岁时就合并永久性的严重并发症。镰状细胞贫血作为遗传病，多见于非洲裔男性，也见于部分中东人群。遗传咨询对镰状红细胞贫血的基因携带者有重要意义。若夫妻双方都携带有致病基因，即使双方没有表现出临床症状，但其后代患镰状红细胞贫血的概率极大。疼痛护理是本病的重要方面，常用的药物如阿司匹林能有效地缓解疼痛、控制炎症反应、预防血栓形成。但是，由于疾病的发展，患者的慢性疼痛长期存在，护士需要对患者进行疼痛管理的健康指导，告知患者治疗慢性疼痛的局限性，帮助患者在控制疼痛的同时，尽量保证机体组织和器官的正常功能。

参 考 文 献

Johnson L. Sickle cell disease patients and patient-controlled analgesia. *Br J Nurs*. 2003; 12(3):144–153.

Smeltzer S, Bare B, Hinkle J, et al. *Textbook of Medical-Surgical Nursing*. Philadelphia, PA: Lippincott Williams & Wilkins; 2008.

218 了解血栓性血小板减少性紫癜的相关知识

SAM HARVEY AND ANTHONY D. SLONIM，MD，DRPH

评估阶段

血栓性血小板减少性紫癜（thrombotic thrombocytopenic purpura，TTP）是一类罕见的危险疾病，是由于血小板的减少致使身体功能障碍，其发病机制在于血液中的血小板迅速大量聚集，最终堵塞整个循环系统的小动脉和毛细血管。TTP 的发病率约为 1：1 000 000，以 30 多岁的女性多见。TTP 的特征为外周血小板显著减少（血小板数量<100 000/mm³）。当血小板水平低于 50 000/mm³时，即使很小的创伤，甚至日常活动就可导致患者发生严重的出血症状。紫癜的形成是由于 TTP 造成正常毛细血管中的凝血物质缺乏，皮肤、黏膜出血，形成散在的瘀点、瘀斑。

TTP 可分为两型：急性特发性 TTP 和慢性复发性 TTP（图 218-1）。慢性 TTP 极其罕见，常发生于儿童。常复发的 TTP 发病有 3 周的间隔期，通常对治疗很敏感。急性特发性 TTP 相对较常见，该疾病若不予治疗，死亡率可高达 90%。本病有 5 大特征性表现：溶血性贫血、血小板减少、神经系统异常、高热、肾损害（图 218-2）。不是所有患者刚被诊断时就具有这些特征性表现；但随着 TTP 的发展，患者逐渐会出现所有特征性表现。血小板聚集，在微循环中形成血栓，可在肾脏、大脑和心脏造成缺血。此外，胰腺、脾脏、肾上腺也会受到影响。

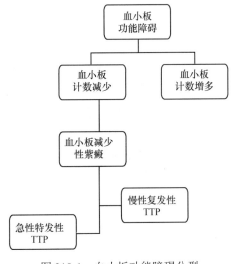

图 218-1 血小板功能障碍分型

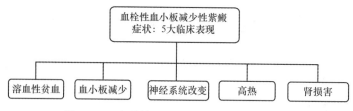

图 218-2　血栓性血小板减少性紫癜症状分类

TTP 因临床表现之间存在许多复杂的关联，其病因学至今尚未明确。最新研究表明，血液中若存在血管性假血友病因子（von Willebrand factor），可导致血小板聚集。清除这些因子对于预防血小板聚集意义重大，而多数的 TTP 患者的体内都缺乏负责清除血管性假血友病因子的蛋白酶。此外，IgG 抗体被证实抵抗此类蛋白酶的生成，提示 TTP 可能是由自身免疫机制紊乱造成的。

参 考 文 献

McCance K, Heuther S. *Pathophysiology: The Biologic Basis for Disease in Adults and Children.* Philadelphia, PA: Elsevier Mosby; 2006.

Nabhan C, Kwaan HC. Current concepts in the diagnosis and management of thrombotic thrombocytopenic purpura. *Hematol Oncol Clin North Am.* 2003;17(1):177–199.

219　器官移植排斥反应

SAM HARVEY AND ANTHONY D. SLONIM，MD，DRPH

评估阶段

器官移植术后最可能出现的并发症之一是机体对外源组织的免疫应答反应。HLA 抗原针对所有移植组织，是所有移植排斥反应发生的主要原因。根据排斥反应起始症状的发生时间，将其分为超急性排斥反应、急性排斥反应和慢性排斥反应（图 219-1）。

超急性排斥反应（hyperacute immune responses）在临床相对少见，因为供体组织器官在移植术前会经历严格的筛选。为了避免超急性排斥反应的发生，必须对受者和供者的 HLA 抗原进行检测。超急性排斥反应最常见的临床表现为移植器官颜色苍白，移植器官迅速变得苍白而非正常的红润。这是由于免疫应答激活补体系统，迅速引起凝血，造成移植器官供血不足，器官栓塞、坏死。多次妊娠的女性患者若接受来自其丈夫的组织器官，很可能发生超急性排斥反应，因为其体内已经存在相当数量的能够抵抗其丈夫 HLA 的抗体。

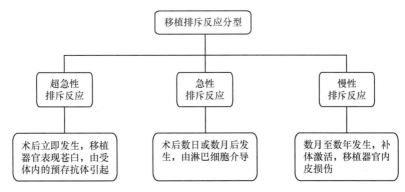

图 219-1　移植排斥反应分型

急性排斥反应较超急性排斥反应更为常见，两者的症状有相同之处。免疫系统识别到外源组织后，T 淋巴细胞开始产生大量抗体，刺激巨噬细胞启动炎性反应。其后，类似于超急性排斥反应的症状逐渐出现，且随着时间的推移，症状愈发严重。

慢性排斥反应的发生机制目前尚不清楚，它可能是次要组织相容性抗原对外源组织的排斥。移植器官血管内皮损伤，并且一直持续至出现临床症状。

最有效地避免排斥反应的方法是在移植术前认真进行供受者之间的组织配型检查。为了保证器官移植的成功，移植术后，受者可应用免疫抑制剂，但是这同时会增加患者发生机会性感染的风险。所以，无论患者是在院内治疗还是出院休养，只要患者应用免疫抑制剂，护士就必须加强对患者的监护，定期检查，监测移植器官的功能。若没有及时发现移植排斥，导致器官移植失败，患者需要再次进行移植手术，这不仅对患者的身体造成伤害，同时也增加了患者经济负担。

参 考 文 献

McCance K, Heuther S. *Pathophysiology: The Biologic Basis for Disease in Adults and Children.* Philadelphia, PA: Elsevier Mosby; 2006.

Ohashi PS, DeFranco AL. Making and breaking tolerance. *Curr Opin Immunol.* 2002;14(6):744–759.

220　癌症预防的健康指导

ANTHONY D. SLONIM，MD，DRPH

实施阶段

目前，癌症已成为一类主要疾病，其诊断和治疗极大地消耗了医疗资源。在美国，癌症是死亡的重要原因，同时在心理和经济上对癌症患者的家庭造成了负面影响。

近些年，癌症受到了极大的关注；经科学研究，已有一些危险因素被证实与癌症的发生相关。护士为癌症的高危人群提供健康咨询，并且根据情况进行个体化的健康指导，帮助患者消除癌症的诱因。

吸烟是许多类型癌症的诱因之一，如肺癌、结肠癌、乳腺癌，而且它也是导致心血管疾病的主要诱因。护士的重点工作之一就是向人们宣传戒烟，尤其对于青少年，当他们还没有树立正确的价值观时，对事物的判断模糊不清，这时需要护士的健康指导，告诉他们吸烟的危害，让他们远离烟草。若是面对已经开始吸烟的患者，护士的健康指导应主要针对戒烟对患者的益处，可向患者讲解尼古丁致病的具体机制，这样能更有效地说服患者戒烟。

嗜酒可诱发呼吸道癌症、消化道癌症、乳腺癌和胰腺癌等。若同时吸烟、嗜酒，则癌症的发生会大大增加。通常在社会情境中，一个人同时嗜好吸烟和饮酒极其普遍。护士需对饮酒量进行评估，对于嗜酒的人，应提供指导和支持，帮助患者消除嗜酒的习惯。

长期高脂饮食与结肠的恶性肿瘤相关。饮食中适度的摄取脂肪类食物，增加一些纤维素，对预防肿瘤和心血管疾病都大有益处。

此外，护士还应该能够识别职业暴露或环境因素中的癌症诱因。许多化学制剂、感染源、放射性粒子都可能导致癌症。掌握高危因素、了解患者的家族史、生活习惯等能够帮助护士更好地了解患者存在的致癌高危因素，让护士能够更有针对性地帮助患者消除诱因、预防癌症。

参 考 文 献

Omenn GS. Cancer prevention. In: Goldman L, Ausiello D, eds. *Cecil Textbook of Medicine*. 22nd Ed. Philadelphia, PA: Saunders; 2004, pp. 1134–1136.

221 确保合适的宫颈癌筛查

ANTHONY D. SLONIM, MD, DRPH

实施阶段

在美国，每年约有 1.3 万的患者被诊断为宫颈癌，每年因宫颈癌死亡的患者约 5000 例。在发生癌变前，宫颈会出现一系列结构异常的表现。在这期间，若能及早发现高危患者的病变，及时给予治疗，则可以获得最佳疗效。由于大多数宫颈癌早期多无临床症状，因此，定期进行宫颈癌筛查是早期发现宫颈病变的最佳途径。子宫颈刮片细胞学检查可检出宫颈癌前病变，它成功地降低了宫颈癌的死亡率，成为宫颈癌筛查的主要方法。此外，宫颈癌是由人乳头瘤病毒（human papillomavirus，HPV）导致的，因而，推荐年轻女性可预防性地使用 HPV 疫苗。

性生活与宫颈癌的发生有一定的关系，所以，建议性行为活跃的女性，重视宫颈癌的筛查。女性自 21 岁后应进行宫颈癌的筛查；若开始性生活的时间早于此年龄，则宫颈癌筛查也应提前；开始性生活的最初 3 年应坚持定期进行宫颈癌筛查。对于那些连续 3 年宫颈癌筛查结果为阴性，且不存在任何高危致病因素的女性，可将检查时间延长至每 3 年一次。若在宫颈癌筛查中，发现宫颈结构异常、HPV 感染或其他与宫颈癌相关的临床表现，则需每年检查一次。宫颈癌的筛查应一直持续到 65 岁。

参 考 文 献

Get the facts about HPV. Available at: http://www.gardasil.com/ hpv/index.html. Accessed August 24, 2008.

Molpus KL, Jones HW. Gynecologic cancers. In: Goldman L, Ausiello D, eds. *Cecil Textbook of Medicine*. 22nd Ed. Philadelphia, PA: Saunders; 2004, pp. 1238–1242.

Protecting against HPV and the diseases it causes. Available at: http://www.gardasil.com/hpv/ pap-test/index.html. Accessed August 24, 2008.

222　了解引起高凝状态的相关因素

ANTHONY D. SLONIM，MD，DRPH

评估阶段

随着对高凝状态病理改变的深入研究，在临床工作中，医务工作者越来越重视患者发生的血液高凝综合征（hypercoagulable syndromes）。护士在临床工作的一线，需要掌握引起高凝状态的相关因素，并且当患者出现相应的临床表现时能够及时准确地识别。

血液高凝综合征可分为原发型和继发型两种类型，前者是由凝血系统功能障碍导致，后者则是因某些疾病或其他因素引起的血液凝固性增高。继发型血液高凝综合征在临床中更为常见。血液凝固源于以特定血浆蛋白为特征的凝血与抗凝血之间的微妙平衡发生变化。当凝血因子数量增加（凝血因子 V，凝血酶原基因突变，高半胱氨酸血症，凝血因子Ⅷ、Ⅺ、Ⅸ，纤维蛋白原和纤维蛋白溶解抑制剂）或抗凝血酶原数量减少时（抗凝血酶原Ⅲ，蛋白 C 或蛋白 S），患者血液凝固性增加，形成血栓的风险增高。

除了以上这些凝血系统的缺陷外，还有一些继发性因素可以导致患者的高凝状态。其中包括：个体因素如患者极少活动、静脉血流瘀滞、肥胖等；与特殊疾病或身体状况相关的继发性因素，包括：妊娠、癌症、外科创伤、肾病综合征、高脂血症、糖尿病等。此外，外科手术后的应激也可造成患者血液高凝状态。

高凝状态的患者常见的临床表现为静脉血栓形成，其中以深静脉血栓和肺栓塞更为常见，还有一些患者可形成动脉血栓。患者可因为某些药物治疗而处于高凝状态，如使用华法林时，会出现皮肤坏死等并发症。另外一些引起患者关注的原因可能是重复性流产。在临床上，许多患者可能同时存在多个致病因素导致其血液凝固性增高。

抗凝剂是血液高凝综合征患者的常规用药。护士的工作职责包括：保证患者遵医嘱正确用药、监测患者的实验室检查结果、合理地安排患者住院期间的活动与休息、做好深静脉血栓等并发症的预防。

高凝状态是一类重要的血流动力学的改变，护士需要能够识别患者存在的高危因素，减少诱因，并且能够采取科学的护理措施，有效地降低患者血栓形成的风险。

参 考 文 献

Schafer AI. Thrombotic disorders: Hypercoagulable states. In: Goldman L, Ausiello D, eds. *Cecil Textbook of Medicine*. 22nd Ed. Philadelphia, PA: Saunders; 2004, pp. 1082–1087.

223 了解嗜酸粒细胞计数升高的诱因

ANTHONY D. SLONIM, MD, DRPH

评估阶段

嗜酸粒细胞（eosinophils）是一类具有特殊功能的白细胞。它来源于骨髓，在炎症反应中发挥积极作用。嗜酸粒细胞内含有大量散在的嗜酸性颗粒，这些颗粒可以对抗微生物引起的免疫反应。嗜酸粒细胞在炎性反应中发挥"中枢作用"的关键原因在于：在趋化因子的作用下，嗜酸粒细胞可被聚集于机体的特定部位，再借助一系列中介物，调动机体其他细胞参与到炎症反应中，共同抵御疾病。

正常情况下，在血液循环中的嗜酸粒细胞数量较少（<450μl），嗜酸粒细胞计数升高具有一定的临床意义，常可见于某些恶性肿瘤或骨髓增生性疾病。其中后者可影响许多器官组织的功能。过敏反应，如支气管哮喘，是引起外周血嗜酸粒细胞数量增多的常见疾病。肾上腺功能不全时，其中一个特征性表现为嗜酸粒细

胞增多。此外，胶原病、血管炎、血液病和寄生虫感染性疾病也存在不同程度的嗜酸粒细胞增多。最后，药物也会引起嗜酸粒细胞数量的增加。

嗜酸粒细胞增多是某些疾病的特殊性表现，为疾病的诊断提供了依据，具有临床价值。更重要的是，嗜酸粒细胞增多在炎症反应中发挥积极的作用，它可从多个方面限制血管性水肿反应及与炎症反应相关的一些症状。

嗜酸粒细胞计数的变化与某些疾病相关。护士不仅需要监测患者嗜酸粒细胞计数的变化，还需要识别其病因。

参 考 文 献

Weller P. Eosinophilic syndromes. In: Goldman L, Ausiello D, eds. *Cecil Textbook of Medicine*. 22nd Ed. Philadelphia, PA: Saunders; 2004, pp. 1104–1106.

224　骨髓移植的护理

ANTHONY D. SLONIM, MD, DRPH

评价阶段

骨髓移植（bone marrow transplantation，BMT）是将来自正常骨髓的造血细胞输入患者体内，用于癌症等许多疾病的治疗。通常，干细胞输入前患者要接受大剂量的化疗。随着骨髓移植应用的增多，护士需要掌握骨髓移植的分类、适应证、并发症及其近期和远期的治疗效果。

异体骨髓移植和自体骨髓移植之间存在很多差异，最本质的区别是两种治疗方法的骨髓来源不同。异体骨髓移植，骨髓来自于供者，且供者多为患者的亲属。而自体骨髓移植，是在化疗之前抽取患者自身的骨髓，而后再回输给患者的治疗方法。自体骨髓移植不会出现排斥反应，因此消除了患者发生移植物抗宿主病的可能；但是肿瘤细胞可能已经侵入患者骨髓，经自体移植后，存在疾病复发的危险。

骨髓移植可用于治疗实体肿瘤，如乳腺癌、睾丸癌、卵巢癌等。淋巴瘤、多发性骨髓瘤、白血病的治疗也经常采用骨髓移植。此外，非恶性肿瘤疾病在应用骨髓移植治疗后也能取得很好的疗效，如再生障碍性贫血、遗传缺陷、免疫缺陷综合征等。

骨髓移植后最常见的并发症是感染，通常最先发生的是细菌感染和真菌感染，而后可发生病毒感染。移植物抗宿主病是异体骨髓移植后出现的一类严重并发症，可出现皮肤、消化道、肝脏等多系统损害。移植物抗宿主病可分为急性和慢性两种类型。此外，还可发生主要器官的毒性反应，这主要是由化疗造成的。

骨髓移植后的护理工作至关重要。术后，发生任何并发症都可能使患者再次入院。骨髓移植患者存在明显的免疫抑制，需要应用类固醇类药物改善其免疫系统的功能。护士一定要注意双手的清洁卫生，预防患者发生感染，在护理评估中，认真评估患者的中心静脉置管，重点评估患者在骨髓移植术后是否出现了并发症的相关表现。

参 考 文 献

Pavletic SZ, Vose JM. Hematopoietic stem cell transplantation. Goldman L, Ausiello D, eds. *Cecil Textbook of Medicine*. 22nd Ed. Philadelphia, PA: Saunders; 2004, pp. 999–1002.

225 并非所有淋巴结肿大都与癌症相关

ANTHONY D. SLONIM, MD, DRPH

评估阶段

护士需要经常面对患者的疑问，并且要时刻关注患者的病情变化。当出现淋巴结肿大（lymph node swelling，LN swelling）时，患者会格外关注。淋巴结遍布全身，是淋巴细胞定居和产生适应性免疫应答的场所。当淋巴结所属区域内的组织存在炎症或发生病变时，会引起局部淋巴结肿大，参与免疫应答。患者需要了解，引起淋巴结肿大的原因有很多，并不是所有的淋巴结肿大都是有害的，也并非都与癌症相关。

对淋巴结肿大的患者，需要进行全面的评估。首先，要考虑患者的年龄。儿童因其免疫系统尚在发育，功能尚不完善，通常会有良性的淋巴结肿大。其次，若淋巴结肿大的同时，伴随有发热、寒战、皮疹等症状，患者更可能患有全身性疾病而并非局部病变。慢性咳嗽引起的颈部淋巴结肿大可能会被误诊为肺部的恶性肿瘤。因此，有些特殊部位的淋巴结肿大也需要我们进行鉴别诊断，如患者单侧腹股沟淋巴结肿大时，应首先进行腿部的视诊，判断是否由局部感染引起。再次，淋巴结的大小、性质、是否存在压痛是做出病因学判断的重要因素。肿大的淋巴结体积较小（小于 1~2cm）、范围局限、无明显压痛，通常提示病因可能为局部的感染性反应。若淋巴结肿大部位较为分散、体积较大、对机体的多处组织器官产生影响时，应给予重视，做进一步检查。

引起淋巴结肿大的病因多种多样,恶性肿瘤是其中之一。此外，感染也很常见，可由细菌、真菌、病毒等各种微生物引起。免疫系统疾病也可引起淋巴结肿大，如胶原病、系统性红斑狼疮等。当然，恶性肿瘤及转移癌是我们最常考虑到的病因。

患者出现淋巴结肿大的体征时，护士首先应详细地回顾患者的既往病史，安排患者进行全面的身体检查，包括血常规检查、器官功能检查、组织结构检查，可通过 X 线、CT、核素扫描等检查。组织活检是从病变部位取组织做病理切片进行检查，明确疾病诊断。

淋巴结肿大在临床很常见，会造成患者的恐惧心理。护士应为患者提供健康咨询，使患者获取有价值的信息，同时辅助医生明确诊断，在确诊疾病后为患者提供护理服务。

参 考 文 献

Armitage JO. Approach to the patient with lymphadenopathy and splenomegaly. In: Goldman L, Ausiello D, eds. *Cecil Textbook of Medicine*. 22nd Ed. Philadelphia, PA: Saunders, 2004, pp. 990–992.

感染性疾病

226 护理有头虱的患者时使用合适的防护用具

BETSY HARGREAVES ALLBEE，BSN，CIC

计划阶段

头虱（*pediculus humanus capitis*），即头部的虱子，是一种只寄生于人类的机会性致病寄生虫。这些通常被称为虱子的小昆虫，寄生于头发、头皮、眉毛和睫毛中（图 226-1）。大部分虱病暴发于学龄期儿童刚上学的时候，但其他类型的患者也会被感染。

头虱通过直接接触患者的头发传播。此外，虱病患者使用过的物品，包括梳子、帽子、围巾、头盔、发带、寝具及玩具动物都会有虱子寄生，进而引起间接传播。所幸的是，头虱需要人的血液才能生存，离开活体生物，它们只能存活 1～2 天。对于住院患者，尽可能将头虱患者安置在一个单间中。如果受空间条件限制不能安排单间，尽管头虱不会飞或者跳，头虱感染患者和非感染患者之间也必须间隔至少 1m 的距离。

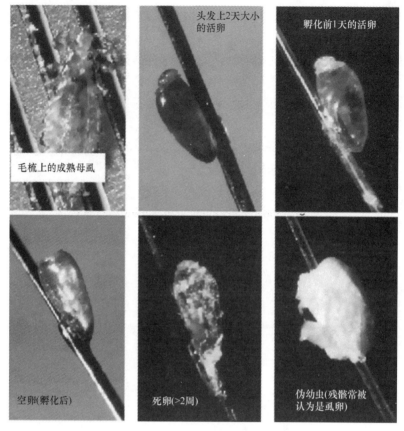

图 226-1　头虱及虫卵的图像

(资料来源：http://www.hsph.harvard.edu/headlice.html)

护理有头虱的患者时，最好穿戴三级生物安全个人防护装置。疾病预防控制中心（CDC）目前推荐在护理头虱患者时采取接触性预防措施，并穿戴隔离衣和手套（图 226-2）。另一个接触性预防措施是对隔离患者使用专用的护理工具。其他的感染控制措施包括用热水清洗患者的衣物和卧具。对于不能清洗的物品，必须放在塑料袋中密封 7～10 天。治疗结束后仍需持续性地预防隔离 24 小时。只要虱子或者虱卵还活着，就能传播头虱，因此建议对于头虱感染患者采取持续预防措施。表 226-1 中列出了头虱不同阶段的特征，为预防和控制虱病提供了进一步的指导。治疗结束后每 2～3 天检查一次患者的头发，并及时清理虱子和幼虫。同时，注意观察是否还有存活的虱子，如果有，说明治疗不成功。在了解感染的传播、头虱的生活周期及接触性预防等控制措施后，我们就能更恰当地管理医院内的虱病，同时减轻自己和其他人对受感染的担心。

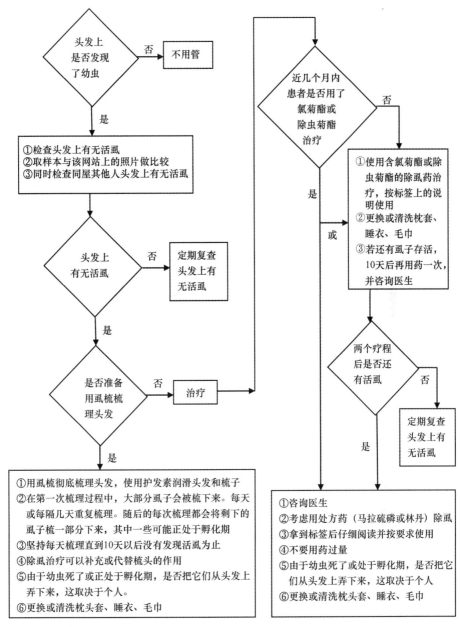

图 226-2　头虱感染的管理方案

（资料来源：http://www.hsph.harvard.edu/headlice.html. C2000 President and Fellows of Harvard College）

表 226-1　头虱不同阶段的特征

阶　段	特　征
卵（幼虫）	幼虫是头虱的卵，可能会跟头皮屑混在一起。幼虫附着于成年女性最靠近头皮的发根处。幼虫呈卵形，通常为黄色到白色。幼虫孵化需要 6～10 天（平均为 1 周）。在温度低于 22℃时，幼虫不能孵化。幸运的是，大部分幼虫都不能孵化成虱子

续表

阶　段	特　征
蛹	幼虫孵化以后释放出蛹。蛹是不成熟的头虱。蛹只有针头大小，通常是暗黄色。大约在孵化后 7 天，蛹成为成熟的虱子。蛹必须靠吸血才能存活
成虫	成熟的虱子大概只有芝麻粒大小。成虫有 6 条腿，呈黄褐色到灰白色。成虫必须靠吸血才能存活

注：卵—卵的一个周期大约为 3 周。

参 考 文 献

Harvard School of Public Health. Head Lice: Information and frequently asked questions. 2000. Available at: http://www. hsph.harvard.edu/headlice.html.

Heymann D. *Control of Communicable Disease Manual*. 18th Ed. Atlanta, GA: American Public Health Association; 2004, pp. 396–399.

Pickering LK, Baker CJ, Long SS, et al, eds. *Red Book: 2006 Report of the Committee on Infectious Diseases*. 27th Ed. Oak Grove Village, IL: American Academy of Pediatrics; 2006, pp. 488–492.

Siegel JD, Rhinehart E, Jackson M, et al. Guideline for isolation precautions: Preventing transmission of infectious agents in healthcare settings 2007. Available at: http://www.cdc.gov/ ncidod/ dhqp/pdf/isolation2007.pdf.

227　不必因无菌性脑膜炎过分紧张或采取 过度的预防措施

BETSY HARGREAVES ALLBEE，BSN，CIC

实施阶段

脑膜炎（meningitis）是指大脑周围的脑膜感染。脑膜是包围脊髓和大脑的独立而又相互连接、类似薄纱的三层膜。最外层是最厚的硬脑膜，中间是蛛网膜，最内层（即最靠近大脑的）是软脑膜。脑脊液（cerebrospinal fluid，CSF）在位于软脑膜与蛛网膜之间的蛛网膜腔内循环。正常的脑脊液是由大脑产生的具有保护作用的清亮液体。当脑脊液和脑膜被细菌和病毒感染时，就会发生脑膜炎。细菌和病毒都会引起脑膜炎。病毒性脑膜炎通常引起轻微的症状，不需要治疗。细菌性脑膜炎会使患者极其衰弱，并且会导致脑损伤或死亡。脑膜炎的症状可能会在感染后立即出现，也可能过几天后出现，通常在感染后的 1 周内出现。主要症状包括突然发热、头痛、颈强直和疲乏。其他症状可能有皮疹、咽喉痛、恶心、呕吐。病毒性脑膜炎的症状通常能够通过服用非处方药和卧床休息得到缓解。急性细菌性脑膜炎会进展为癫痫、全身感染及休克。

脑膜炎患者多数由急诊收治，而非直接入院。由于细菌性脑膜炎的严重性，当有患者出现脑膜炎的相关症状时，必须引起急诊科医护人员的高度警觉。多数情况下，在就诊的早期需要做脊髓穿刺，将针刺入腰部（下背）的蛛网膜下腔内，取脑脊液样本进行检查（表227-1）。病毒性脑膜炎（即无菌性脑膜炎）由病毒引起，一般不严重。世界各地都有报道病毒性脑膜炎的案例，但暴发并不常见。在美国，已诊断的病毒性脑膜炎一半是由肠道病毒引起的，另一半病原学尚不清楚。这种疾病在儿童和年轻人中更为常见。由于很多个体的症状较轻，有症状也经常不去就医，其发生率尚不确切。

表 227-1　脑膜炎脑脊液（CSF）的实验室检查结果

	正常	病毒性脑膜炎	细菌性脑膜炎
颜色	清亮	清亮、模糊	浑浊
白细胞（WBC/mm）	0～8	5～500	400～100 000
蛋白（mg/dl）	12～60	30～150	80～500
葡萄糖（mg/dl）	40～70	正常偏低	<35
分类百分比	PMNs：0～6%	单核细胞>50%	PMNs>90%
	单核细胞：94%～100%		

注：PMN 指中性粒细胞，这些细胞是感染部位最早出现的免疫细胞。

要从部分目前正接受抗生素治疗的细菌性脑膜炎患者中区分出病毒性脑膜炎是相当困难的。由于脑膜炎可以通过与感染者鼻腔和咽喉分泌物的直接接触而传播，因此，正确的手卫生对于预防细菌性脑膜炎至关重要。如果怀疑患者患有细菌性脑膜炎，必须采取预防措施，如预防飞沫传播的措施。在诊断阶段，由于较多的医护人员参与照护脑膜炎患者，必须要考虑这部分人员是否会发生职业暴露。只有与患者密切接触的人员才需要接受预防性的抗生素治疗。密切接触是指与患者接吻，共用饮水杯、餐具、香烟、牙刷等活动导致的呼吸道或口腔分泌物接触。这些人一般包括患者的家庭成员、亲密接触的人及密友，对患者实施过口对口复苏的医务人员也应当纳入考虑范围。

所幸的是，脑脊液中的细胞计数、化学成分和革兰染色很快就会出结果，而且为诊断提供了重要的参考（见表227-1）。脑脊液的革兰染色检查能快速准确地鉴别 60%～90%社区获得性细菌性脑膜炎患者的病原菌，其特异性高达 97%。这些检查是区分细菌性脑膜炎和病毒性脑膜炎的可靠指标。对于收集患者人口学资料的人员，如办理住院的医务人员，为患者实施身体评估、测量生命体征、给药及协助脊髓穿刺的医务人员，没有必要大量预防性地使用抗生素。谨记：抗生素对病毒是无效的。因此，如果脑脊液检查提示是病毒性脑膜炎，则预防性地使用抗生素并不能保证其预防效果。

参 考 文 献

Heymann DL, ed. *Control of Communicable Disease Manual*. 18th Ed. Atlanta, GA: American Public Health Association; 2004, pp. 357–359.

Pickering LK, Baker CJ, Long SS, et al, eds. *Red Book: 2006 Report of the Committee on Infectious Diseases*. 27th Ed. Oak Grove Village, IL: American Academy of Pediatrics; 2006, pp. 452–460.

Tunkel AR, Hartman BJ, Kaplan SL, et al. Practice guidelines for the management of bacterial meningitis. *Clin Infect Disease*. 2004;39:1268–1270.

228 如何预防住院患者发生医院内感染

SAM HARVEY AND ANTHONY D. SLONIM，MD，DRPH

计划阶段

每年，美国大约有 200 万患者在住院治疗期间发生感染。发生在医院内的感染又称为医院获得性感染，通常能通过如正确洗手这样简单的措施来预防。医院内的某些场所，如 ICU 等，更易发生医院获得性感染，医务人员需要重视在接触不同患者时引发患者交叉感染的潜在风险。同时，医务人员还应重视导致医院获得性感染的微生物、相关症状及减轻感染的治疗措施。

某些微生物非常适应医院内的环境，容易在免疫抑制或体弱患者体内繁殖。这些特殊的微生物，包括难辨梭状芽孢杆菌（*Clostridium difficile*）和耐甲氧西林金黄色葡萄球菌（methicillin-resistant *Staphylococcus aureus*，MRSA）。难辨梭状芽孢杆菌是一种革兰氏阳性细菌，通过芽孢抵抗抗菌药物的作用，在易感患者体内产生毒素；金黄色葡萄球菌是一种皮肤定植菌，对青霉素类药物获得性耐药，目前常用万古霉素来治疗。由于金黄色葡萄球菌对抗生素耐药，同时寄生在医务人员的皮肤上，其已经成为一种可怕的医院内感染源。另外一种导致医院内感染的细菌是耐万古霉素肠球菌（vancomycin-resistant *Enterococcus*），它是人体肠道内的常见细菌。肠球菌进入患者的血流以后，能引起严重的感染。它通常附着于医务人员的手上及医院的物品上，加上其耐药潜能，是一种潜在的危险微生物。

医院感染控制实践顾问委员会 （Hospital Infection Control Practices Advisory Committee）于 1997 年制订了预防医院内感染的隔离流程，即广为人知的标准预防措施，旨在为医务人员提供医院内感染的相关教育，并希望预防医院内感染的快速传播。标准预防措施包括安全器具的使用，如戴手套、戴眼罩、穿隔离衣，从根本上避免直接接触患者或相关人员接触过的物品。洗手对消除葡萄球菌等暂居菌非常重要。为了保证效果，必须用抗菌肥皂洗手至少

10 秒，对于手指、指甲等特殊部位，必须彻底洗干净。像 ICU 这些院内感染较严重的场所，必须将洗手和酒精、碘伏或三氯生联合使用来加强清除暂居菌的作用。

标准预防措施同样也规定了手套的使用，包括每接触一个患者后必须更换手套，而且每次摘下手套后必须洗手。病原微生物很容易在手套和手之间温暖潮湿的环境中生长。因此，如果每接触一个患者后只是更换手套而不洗手，并不足以预防感染的发生。为了避免飞沫传播，必须使用面罩、护目镜、隔离衣等保护性器具。

护士除了作为照顾患者的重要成员，也应该成为患者的代言人。尤其注意，护士必须监督所有医务人员执行标准预防措施的依从情况，如接触患者或患者物品的实验室人员。只有所有医务人员在预防医院内感染的意义和重要性上取得有效的合作和一致认同，医院感染的发生率才会降低。

参 考 文 献

Heymann, DL, ed. *Control of Communicable Disease Manual*. 18th Ed. Atlanta, GA: American Public Health Association; 2004, pp. 357–359.

Smeltzer S, Bare B. *Textbook of Medical-Surgical Nursing*. Philadelphia, PA: Lippincott Williams & Wilkins; 2000.

229　如何预防带状疱疹的传播

BETSY HARGREAVES ALLBEE，BSN，CIC

计划阶段

带状疱疹（shingles）是一种由水痘带状疱疹病毒（VZV）引起的疼痛性皮疹。水痘带状疱疹病毒与引起水痘的病毒相同，但与引起生殖器疱疹的病毒不同。大约有 25% 的人一生中会得带状疱疹，其中大部分发生在 50 岁以后。在美国，每年大约有 100 万例带状疱疹患者。带状疱疹的并发症包括令人不适的皮疹、眼睛和皮肤问题、皮肤瘢痕、神经麻痹、肺炎、脑炎，甚至死亡。疱疹后神经痛（PHN）引起的剧烈疼痛会持续数月或数年。在意大利，带状疱疹被称作"圣安东尼的火"，这个名字对带状疱疹病毒来说再合适不过了，因为它会引起剧痛。毫无疑问，照护带状疱疹患者的医务人员也面临着暴露于带状疱疹病毒的问题。

由潜伏的水痘病毒再激活引起的带状疱疹是一种局限性的感染，只发生在曾经发生过水痘的个体中。水痘患者康复以后，水痘病毒会留在体内，通常不会有任何问题，但是这些潜伏的病毒会在数年后再次激活，引发带状疱疹。患带状疱疹的风险随着年龄的增长而增加。其他易患带状疱疹的人群，包括因疾病导致免疫系统改变的患者（如癌症、白血病、淋巴肿瘤、HIV），使用免疫抑制剂的患者（如激素类和器官移植后的药物）及新生儿。而曾经患过水痘的患者才会发展成带状疱疹，与感染的个体接触不会引起体内潜伏病毒的再激活。但是，来自带状疱疹患者的病毒会导致对这种病毒没有免疫力的人（如未患过水痘或未进行过水痘疫苗接种）患上水痘。因此，与带状疱疹患者接触的人不会因此患上带状疱疹，但是在特定的情况下（如缺乏免疫力）可能会患上水痘。在美国，尽管成人患水痘的比例低于 5%，但是他们在水痘致死病例中大约占到了一半。

带状疱疹的早期症状通常是皮肤瘙痒，或针刺样疼痛。在疾病加重的前期，诊断比较困难，并且，由于上述症状与受侵袭的神经密切相关，患者可能被误诊为心脏病发作等更为严重的疾病。一经激活，病毒会沿神经通路到达皮肤表层。几天后，就会出现皮疹，开始是在躯干一侧或面部出现一条带状或一片凸起的圆点。随后会发展成为小的、充满液体的水疱；水疱在几天内开始缩水，表面变硬。当皮疹达到高峰时，症状会从温和的痒到极端剧烈的疼痛。皮疹和疼痛往往在 3～5 周消失。病毒存在于起疹子的地方，并且在水疱出现后有持续 1 周的传染性。疾病预防控制中心（CDC）推荐照护带状疱疹患者时应采取标准预防措施。带状疱疹患者不必住单独的房间，但是，要避免将其与对疱疹病毒没有免疫力的患者安排在同一个房间内。同时，疾病预防控制中心推荐将一组有相似症状或暴露于相似疾病的个体安排在一起，将他们与普通人群隔离，以减少他人的暴露。在安排医护人员时，只能考虑以前未患过水痘或注射过 2 次水痘疫苗的医护人员，因为其他人不能护理有开放伤口的患者。如果工作人员不确定他自己的免疫状态，可以通过血液浓度滴定检查来确定。此外，清扫房间及按医院常规消毒患者使用过的器具等也可用来预防。

以前对于带状疱疹的治疗仅限于使用湿敷和阿司匹林。近来，研发出了获准使用的带状疱疹疫苗。它可以使 60 岁以上的成人获得免疫，包括那些之前有带状疱疹史的人。这种带状疱疹疫苗能安全有效地控制带状疱疹及其并发的慢性疼痛。

作为一名医务工作者，有必要了解自身的免疫状态和既往如水痘等传染病史。如果你有水痘史，你可能会患上带状疱疹，这是由于身体内病毒的再激活，而不单是暴露于带状疱疹患者面前。如果你没有患过水痘，则应该向你的保健医生或卫生保健人员咨询讨论疫苗接种的问题。

参 考 文 献

Heymann DL, ed. *Control of Communicable Disease Manual*. 18th Ed. Atlanta, GA: American Public Health Association; 2004, pp. 94–100.

National Center for Immunization and Respiratory Diseases. Vaccine and preventable disease: Shingles disease—questions and answers; 2006. Available at: http://www.cdc.gov/vaccines/

vpd-vac/shingles/dis-faqs.htm. Accessed April 2, 2009.

Pickering Lk, Baker CJ, Long SS, et al., eds. *Red Book:2006 Report of the Committee on Infectious Diseases*. 27th Ed. Oak Grove Village, IL: American Academy of Pediatrics 2006; pp. 711–725.

230 医务人员和志愿者更要注重医院感染控制

BETSY HARGREAVES ALLBEE，BSN，CIC

评价阶段

传统的以医院为基础的感染控制计划涉及的预防措施一方面主要关注患者，另一方面考虑到的是非患者人群，如医务人员与志愿者。工作中接触感染性疾病的医护人员会给患者及其他医务工作者带来风险，医疗环境也给医护人员自身带来感染的风险。在医疗环境中工作的人群比普通人群更频繁地暴露于传染性疾病中，且为患者提供直接照顾的医务工作者暴露风险更大。

在美国，有 900 多万人在医疗机构工作。在医院工作的人可能会从患者、患者家属或社交活动接触者那里获得感染或将感染传播给他们。因此，应将发展针对医务人员的教育项目优先考虑，内容包括感染控制的原则，新型、成本小、效果好的感染控制方法，自我报告程序上的差异可增加感染的风险，照护暴露人群的程序，感染暴发的控制，个人预防工作场所感染的责任和义务等。另外，鼓励医务人员接受如流行性感冒、百日咳、麻疹、腮腺炎、风疹、乙型病毒性肝炎等疫苗的免疫接种，保障医务人员积极采取有效的感染预防和控制措施，应将所有的医务人员视为感染控制的纽带。同时，观察感染的潜在聚集及其形式，以便迅速采取措施。应授权医务人员有权主动实施感染控制措施，如隔离预防措施，即便在确诊之前，从而使医务人员能分离出潜在的感染患者，阻止疾病的传播。

表 230-1 描述了几种常见状况的推荐预防措施。这些状况常常与感染性疾病联系在一起。一旦采取了这些措施，医务人员应该确保在整个照护过程中都坚持实施。同时，应制订一些包括员工休假项目在内的工作限制规定，告知医务人员如出现呕吐、腹泻、发热、不明原因的皮疹（除外荨麻疹或过敏反应）、红眼病、引流伤口、咳嗽等症状时，尽量不要来工作。作为工作限制项目的一部分，员工应当在接受员工健康和（或）职业病学部门评估之后重返工作。另外，还应制订确保那些直接为患者提供照护的人员进行免疫接种的计划及暴露后的随访项目，免费为直接照护患者的医务人员提供免疫接种，以预防传染性疾病；培训医务人员识别构成暴露的情境、判断是否发生了暴露及获得传染性疾病的风险，提供疾病如何传播的信息不仅能在很大程度上减轻医务人员的恐惧和恐慌，而且能帮助

他们执行防护措施，从而减少其他人员的暴露。表 230-2 定义了一些在医疗环境中常见的暴露。医疗机构不仅要关注患者的健康，也要关注为患者提供照顾的医务人员的健康。健康的劳动力是预防和控制感染的重要组成部分。

表 230-1　未确诊前基于标准预防的经验性预防的临床症状和状况

临床症状或状况	潜在的病原体	经验性预防措施（通常包括了标准预防措施）
腹泻　发生于大小便失禁患者，疑似感染性原因的急性腹泻	肠道病毒	接触传播预防措施（儿童和成人）
脑膜炎	脑膜炎奈瑟球菌 肠道病毒 结核分枝杆菌	在抗菌治疗的最初 24 小时内，采取飞沫传播预防措施；插管时提供面罩和面部防护 对婴儿和儿童采取接触传播预防措施 如果有肺部浸润，采取空气传播预防措施 如果体液存在潜在传染性，则同时采取空气传播及接触传播预防措施
皮疹，广泛的，病因不明的		
瘀点或瘀斑伴发热	脑膜炎奈瑟球菌	在抗菌治疗的最初 24 小时内采取飞沫传播预防措施
如果有去过病毒暴发地区的历史	埃博拉病毒（Ebola） 拉沙病毒（Lassa） 马尔堡病毒（Marburg）	同时采取飞沫传播和接触传播预防措施，保护脸部和眼部；可能产生血液暴露时采用安全针头和屏障预防；执行产生气溶胶的操作时，使用 N95 或更高级的口罩
如果在发热前 10 天内患过出血热	水痘带状疱疹病毒 单纯疱疹病毒 天花病毒 牛痘病毒	同时采取空气传播及接触传播预防措施
水疱	牛痘病毒	只有为单纯疱疹、局限性带状疱疹病毒在免疫活性宿主或更像是牛痘病毒时，才采取接触传播预防措施
斑丘疹伴咳嗽、卡他和发热	麻疹病毒	空气传播预防措施
呼吸道感染		
发生于 HIV 阴性患者或处于低风险 HIV 感染的患者的咳嗽/发热/肺部浸润	结核分枝杆菌 呼吸道病毒 肺炎链球菌 金黄色葡萄球菌	空气和接触传播预防措施
发生于 HIV 感染患者或处于 HIV 感染高风险的患者的咳嗽/发热/肺任何部位的浸润	结核分枝杆菌 呼吸道病毒 肺炎链球菌 金黄色葡萄球菌	如果执行形成气溶胶的操作或会接触到呼吸道分泌物，则采取空气和接触传播预防措施，并使用眼部或面部防护措施 如果不像是肺结核或无 AIIRs 和（或）机械通气，则采取飞沫传播预防措施取代空气传播预防措施。相对于 HIV 阴性的个体而言，肺结核更有可能发生于 HIV 感染的个体
发生于近期（10~21 天）去过 SARS 和禽流感暴发国家的患者的咳嗽/发热/肺部浸润	结核分枝杆菌 重症急性呼吸道综合征冠状病毒 禽流感病毒	空气和接触传播预防措施和眼部保护 如果不像是 SARS 或肺结核，则使用飞沫传播预防措施来取代空气传播预防措施

续表

临床症状或状况	潜在的病原体	经验性预防措施（通常包括了标准预防措施）
发生于婴儿和儿童的呼吸道感染，尤其是细支气管炎和肺炎	呼吸道合胞病毒 副流感病毒 腺病毒 流感病毒人间质肺病毒	接触传播和飞沫传播预防措施 当排除腺病毒和流感病毒时，可以中断飞沫传播预防措施
皮肤或伤口感染		
不能覆盖的脓肿或伤口引流	金黄色葡萄球菌	如果怀疑是蔓延性的 GAS 疾病，在抗菌治疗的最初 24 小时内采取接触传播和飞沫传播预防措施

资料来源：Centers for Disease Control Isolation Precautions Guideline，2007.

表 230-2 判断传染疾病暴露的标准

疾病	暴露的定义
艾滋病	胃肠外或黏膜暴露于 HIV 阳性或确诊为艾滋病的患者的血液或体液
甲型病毒性肝炎	接触到出现明显症状之前 15 天内或黄疸发展后几天内的患者 一与患者或医务人员同住一屋 一与患者或医务人员有亲密的性接触 一暴露于非隔离患者或医务人员的排泄物或呕吐物，且暴露个体没有执行有效的洗手技术
乙型病毒性肝炎	经皮肤或黏膜暴露于感染患者的体液
疱疹（龈口炎）	与携带者的唾液直接接触
麻疹	未患过麻疹或未接种麻疹疫苗的人与患者的鼻或喉分泌物直接接触，或经飞沫传播
脑膜炎（脑膜炎球菌）	与感染患者的鼻或喉的呼吸道分泌物直接接触
腮腺炎	没有得过腮腺炎或未接种过腮腺炎疫苗的人与感染患者的唾液直接接触，经空气传播或飞沫传播
头虱	与感染患者直接接触或与感染患者的衣服、头饰或床单间接触
风疹	与感染患者的鼻咽分泌物直接接触
疥疮	与感染患者的皮肤直接接触，通过性接触也可以获得
肺结核	明显暴露于呼吸道产生的飞沫中含有结核杆菌的患者
水痘带状疱疹病毒（水痘）	与水痘患者的水疱液或呼吸道分泌物，或者与带状疱疹患者的水疱液直接接触、飞沫或空气传播

注：明显的暴露取决于个体情况，应考虑的因素：有病因学因子、传播模式、接触的程度和方式、易感性。

资料来源：Chin J. Control of Communicable Disease Manual. http://www.cdc.gov/ncidod/dhqp/pdf/ guidelines/Isolation2007.pdf. 2009 年 4 月 30 日。

参 考 文 献

Bolyard EA, Tablan OC, Williams W, et al. Guidelines for infection control in health care personnel. *Am J Infect Control*. 1998;26(3):289–339.

Heymann, DL, ed. *Control of Communicable Disease Manual*. 18th Ed. Atlanta, GA: American Public Health Association; 2004, pp. 357–359.

231 20名学生出现恶心、呕吐和腹泻：
不要自认为是食物中毒

BETSY HARGREAVES ALLBEE, BSN, CIC

评价阶段

医院的急诊部门通常会接诊不同的患者，如大学生、长期护理机构的人及社区的其他人。在特定的某一天接诊几名有相似症状的患者是非常常见的。在很多情况下，急诊科在一天中会散在地接诊有相似症状的患者，这使得发现疾病的模式、趋势及聚类变得困难。鉴别诊断这些疾病对于每日治疗大量患者的急诊科来说是个巨大的挑战。

急性胃肠炎（如恶心、呕吐、腹泻）是患者去急诊科就诊的常见原因。当居住于同一地区的某一群体（如大学生）表现出相似的症状时，评估时肯定会问及饮食相关因素（如饭后多长时间开始出现症状？是从快餐店或饭店吃的饭么？）。根据以上这些问题的回答，可以得出如沙门菌感染的食源性疾病的初步诊断。然而，如果这种食源性疾病症状是传染性病因引起的，则会导致急诊科同样受到污染威胁。

诺罗病毒（norovirus）感染，也称为诺沃克样病（Norwalk-like illness），通常在接触后24～48小时开始出现症状，但也可能接触后10小时就出现症状。症状通常包括恶心、呕吐、腹泻、胃痉挛，偶尔还会有低热、寒战、头痛、肌肉疼痛及疲劳感。病程一般很短暂，症状仅持续1～2天。有症状的患者从症状开始一直到痊愈后2周都具有传染性。

诺罗病毒可以出现在感染者的粪便或呕吐物中。人们可通过多种途径被感染，包括直接接触有症状的患者，吃或喝感染者制作的食物或水，接触被诺罗病毒感染过的物体表面之后再接触自己的嘴。像诺沃克样病这样的胃肠疾病，是由粪—口途径传播的。所以，手卫生是预防和控制感染的有效策略。目前尚无针对诺罗病毒的特异性治疗方法。严重脱水的患者通常需要补液治疗。诺罗病毒感染后不会使患者对该病毒获得免疫。

诺沃克样病的暴发在大学校园、医院和长期护理机构等机构性场所中变得越来越常见。诺罗病毒于1972年在俄亥俄州诺沃克的一次胃肠炎暴发后首次被发现。从2006年10月1日到2007年1月31日，在纽约一共报道了333例急性胃肠炎病例，其中272例（82%）发生在长期护理机构，26例（8%）发生在医院。在216起健康机构疾病暴发的事件中，一共有7907例患者和4317名职员被感染。

为了控制这一高传染性病毒的播散，机构应为患者的安置、探视人员、医务人员、家政管理提出一些重要的建议（表 231-1）。这些建议如下：

表 231-1　预防和控制诺罗病毒染的推荐措施

1. 养成良好的手卫生习惯
- 肥皂水频繁洗手
- 用乙醇为基础的手消剂（>乙醇成分）和肥皂水一起来清洗双手
2. 用以下任意方法消毒污染物体表面
- 用（1000～5000）%的含氯消毒剂稀释为家用消毒剂（5.25%）擦拭坚硬无孔的物体表面
- 使用标有效对抗诺罗病毒的由环境保护组织（EPA）*和生产商联手推荐的消毒剂
3. 在症状消失后的 24～72 小时不要急于返回工作岗位或学校。返回后，养成良好的手卫生习惯
4. 为应对医疗机构和长时间护理机构的疾病暴发，附加的措施如下：
- 采取接触传播预防措施来预防胃肠炎
- 避免在感染者单位和非感染者单位使用同一批员工
- 把症状相似的患者分组并为感染患者和非感染患者提供独立的厕所
- 指导探视人员严格洗手，并监督接触隔离预防措施的执行情况
- 将新感染者及转入者安置在封闭单元内

*EPA 推荐的产品名单在 http://www.epa.gov/oppad001/list_g_norovirus.pdf。对抗诺罗病毒的效果是根据与诺罗病毒相似的猫科萼状病毒（FCV）的研究得出的。FCV 与诺罗病毒有不同的生化特性，FCV 的失活是否能反映出对诺罗病毒同样有杀伤性并不清楚。

资料来源：亚特兰大疾病预防控制中心。

患者的安置

- 划定一个单元作为"胃肠炎"单元（将暴露于该病毒的患者和医务工作者进行分类安置）。
- 根据胃肠炎的症状（24 小时内有 3 次以上的稀便，伴呕吐和腹泻）安置患者，实施严格的接触隔离。
- 为患者实施接触隔离，直到症状消失后 48 小时。
- 为患者、探视人员、医务人员的来往建立专门的通路。
- 除了必要的目的外（如放射线检查、外科操作），限制患者的活动空间。教育或帮助患者在离开房间之前做好手卫生。
- 如果条件允许，患者应使用单独的设备。如果设备必须公用，必须用 1∶10 的消毒液浸泡或消毒液擦拭，经彻底清洁后才可给其他患者使用。

探视人员

- 指导探视人员在探视完胃肠炎患者后用肥皂洗手。
- 指导探视者探视完一名胃肠炎患者后不能去同一医疗机构的其他地方（如探视其他患者）。
- 评估探视人员的胃肠炎相似症状。限制有相似症状的探视人员进入病房。

医务人员

- 禁止医务人员在该病区中吃饭或饮水。

• 指定特定的医务人员（安排医务人员在"胃肠炎"单元并且不允许他们去其他的单元）。

• 教育及鼓励医务人员报告胃肠炎的症状。让有相似症状的医务人员休班，直到症状消失后 48 小时。

• 鼓励医务人员严格执行手卫生，在接触患者前后均需要用肥皂水洗手。指导医务人员增加洗手的持续时间。

家政管理

• 在隔离单元建立起来之前，先清洁未污染的房间，最后再去清洁有症状的患者使用过的房间。

• 指导工作人员用 1∶10 的消毒液浸泡或用消毒液擦拭来彻底清洁患者的房间。

• 对于频繁触及的表面（如球形门拉手、灯的开关、桌子、柜台面、电脑键盘），至少在每个每班次进行一次清洁消毒。

• 为患者分餐的器具需要彻底清空，将里面的东西扔掉，并进行彻底清洁。

诺罗病毒是病毒性胃肠炎的主要病因之一，并与医院、学校、游轮、长期照护机构中许多通过亲密接触而传播的胃肠炎暴发有密切关系。为了防止区域内的胃肠炎暴发，早诊断、早隔离、执行严格的预防感染控制措施是非常必要的。

参 考 文 献

Centers for Disease Control and Prevention (CDC). Norovirus activity in the United States, 2006–2007. *Morb Mort Week Rep.* 2007;56:842–846.

Johnson CO, Qui H, Ticehurst JR. Outbreak management and implications of a nosocomial norovirus outbreak. *Clin Infect Dis.* 2007;45:534–540.

Quest Diagnostics Infectious Disease Update. October 2007;14(8):71.

232 遵循手卫生指南：医生和患者会感染看不到的细菌

BETSY HARGREAVES ALLBEE，BSN，CIC

实施阶段

手卫生（hand hygiene）是描述手部清洁过程的一个统称。自 1874 年 Ignaz Semmelweis 发现医务人员洗手与减少感染率之间的关系之后，就倡导在医疗机构用肥皂和水清洁手部。但那时洗手的重要性并未得到正确理解，即使在今天亦如此。事实上，直到 1980 年，在 Smmelweis 发现两者的关系 140 多年后，第一部国际手卫生指南的出版才使手卫生受到广泛重视。

大部分医源性感染的病原体是通过医务人员的手在患者之间传播的。人的皮肤表面寄居着正常菌群，在医疗过程中，医务人员会沾染环境中的细菌，这些细菌被称为暂居菌。暂居菌是引起大多数医源性感染（hospital-associated infections，HAIs）的致病菌。常规洗手能够轻易清除皮肤上的暂居菌。如果所有的医务人员都能认真洗手，就可以使医源性感染率显著下降。

一个对大约 200 名医务人员卫生保健工作者的调查显示，有 89% 的人员能够意识到洗手对预防感染的重要性，其中执行洗手的人员所占的比例在 16%~81%。洗手是一种基本且低技术的预防感染的方式。但是，在这个重视高端技术的时代，基本的手卫生并未被纳入循证医学实践之列，且未受到严肃对待。几年前对一所大学医学中心人员的手卫生调查发现，其受教育程度越高，洗手的意识越差。

另一个阻碍洗手依从性的问题是医务人员在手上有可见的污物时才洗手的情况更为多见。在与大部分患者的接触中，如记录和测量生命体征，并不会导致手上留下可见的污物，但是手确实已经被污染了。许多传染病就是经手传播的。仅限于视觉上的手部卫生会导致如呼吸系统和消化系统病原菌及高耐性病原菌的医源性传染大暴发。在接触患者血液或体液时医务人员都会使用手套。疾病预防与控制中心（Centers for Disease Control and Prevention，CDC）和职业安全与卫生管理局（Occupational Health and Safety Administration，OSHA）也推荐在脱掉手套之后应该洗手。那些认为只有手上有能看见的污物才算污染的医务人员在脱掉手套之后并不洗手，这样会使得他们自己和患者都处于感染的危险之中。

能看见的寄生虫、昆虫和致病菌能促使医务人员好好洗手。在这个理论的支持下，感染控制人员观察到了以下现象：在同一个病区中有两例患者，其中一例感染耐甲氧西林金黄色葡萄球菌（methicillin-resistant *Staphylococcus aureus*，MRSA），另一例感染了头虱。护理感染头虱患者的医务人员从头到脚都穿上了隔离装备（如帽子、口罩、隔离衣、手套和鞋套），而护理感染耐甲氧西林金黄色葡萄球菌的医务人员没有穿隔离装备。由此可得出以下结论：头虱是肉眼可以看到的昆虫，而耐甲氧西林金黄色葡萄球菌是微生物，无法用肉眼看到，因此，医务人员认为头虱构成的威胁更大。

疾病预防与控制中心和世界卫生组织（World Health Organization，WHO）及联合委员会通过发行相关指南公布了手卫生的有效性标准。并且联合委员会在国际患者安全目标和评价设施符合率的调查研究中也将手卫生纳入其中。

手卫生被视为在医疗机构预防病原菌传播的最重要的措施。40 年前，要求医务人员在接触患者前后用肥皂和水洗手 1～2 分钟。用肥皂洗手，尤其是抗菌肥皂会引起手部皮肤干燥。干燥导致的皮肤开裂不仅使人感到疼痛，还会使原本完整的抵抗病原菌的人体自然屏障遭到破坏。

近些年来，新的产品，如酒精类溶液，已经被开发出来，并获批在医疗机构使用。酒精类洗手液目前已成为执行手卫生的一种广为认可的方法。2002 年，疾病预防与控制中心在其关于医疗机构的手卫生中指出，酒精类产品具有润肤作用，对皮肤的刺激较小。这类产品因为不需要用流动水，在使用时也更加方便。通过投票显示，比起水和肥皂，98%的医务人员更喜欢使用酒精类产品。大多数医院定期采购皂液和酒精类产品。在患者照护区域已放置了上述两种产品，表明洗手产品的可得性并非洗手依从性低的一个原因。医疗机构会继续同时采购酒精性洗手液和皂液。而疾病防治中心则更认可酒精性产品，但当照护感染难辨梭状芽孢杆菌（*Clostridium difficile*）的患者时，推荐使用肥皂和水。对于酒精性产品在预防有芽孢的微生物如难辨梭状杆菌是否有效仍然存在一定争议。

手部清洁产品在过去 140 年中取得了巨大的进展，但是无论这些产品有多贵、多方便，首先都必须满足有效性这一前提。

参 考 文 献

Boyce JM, et al. Guideline for hand hygiene in health-care settings. Recommendations of the Healthcare Infection Control Practices Advisory Committee and the ICPAC/SHEA/APIC/IDSA Hand Hygiene Task Force. Society for Healthcare Epidemiology of America/Association for Professionsals in Infection Control/Infectious Diseases Society of America. *Morb Mort Week Rep.* 2002.51(RR-16):1-45.

Harris AD, Samore MH, Nafziger R, et al. A survey on handwashing practices and opinions of healthcare workers. *J Hosp Infect.* 2000;45:318-321.

Pittet D. Improving compliance with hand hygiene in hospitals. *Infect Control Hosp Epidemiol.* 2000;21(6):381-386.

233　如何控制传染性疾病的暴发

BETSY HARGREAVES ALLBEE，BSN，CIC

实施阶段

具有相似症状的季节性和偶然性同时发病的患者很常见。然而，有时这种表现不只是巧合，而是一场疾病的暴发。对暴发的早期识别是防控医院相关性感染的关键。

暴发意味着某种疾病患病人数过量，超过了预期，可能会涉及一种传染病或一种生物性致病因子，通常在特定的地点（或人群）、特定的时间出现。通常，感染性致病因子影响少部分患者，但可能导致一段时间内患病人数的增减。与疾病暴发相关的传染病和感染性致病因素通常包括：沙门杆菌、诺罗病毒、军团杆菌、脑膜炎、麻疹、流行性腮腺炎、百日咳、肺结核。另一方面，生物性致病因子通常会导致某一特定地点、短时间内出现很多人患病和死亡。生物性致病因子，一系列活的生物有机体及其产物（毒素和毒液），可导致患者重度损伤、残疾或死亡。这些生物性致病因子可能很难被鉴别和认定，很可能是从炭疽、鼠疫、蓖麻毒蛋白、天花、土拉菌病、病毒性出血热中释放出来的。

传染病和生物性致病因子可能通过呼吸道、消化道或皮肤进入体内。尽管不太可能确诊，但初步诊断对确定传播机制极为重要。良好的手卫生是预防感染的基础，在没有有效的疫苗、预防和治疗手段之前，良好的手卫生加上隔离是预防疾病暴发的唯一有效措施。

传染性疾病在医疗机构（包括医院、长期护理机构、门诊）内传播的风险取决于社区和医院内疾病暴发的活动度。阻止感染性疾病传播的基本措施是保持社交距离。社交距离是指传染者/携带者与非传染者/携带者保持至少3ft远的距离（将近1m）。另外，应分别建立"患者"和"非患者"等候区，同时要设立专门安置感染患者的护理单元。升级感染控制措施要以暴发的性质和传播的危险度为基础。由于对暴发的流行病学特征有更明确的界定，感染控制部门与当地的卫生保健部门及疾病预防与控制中心会更新感染控制指南。当一线医务人员面对大量涌入的可能有传染危险的患者时，可以使用以下这个分诊工具（图233-1）。

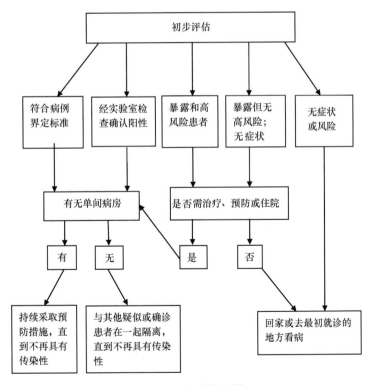

图233-1 分诊流程图

联邦、州、地区或当地卫生部门会根据症状制订一个病例的界定标准。使用标准的病例界定可确保患者被尽快分诊、接受照护和收置住院。同时，通过及时确定感染者，还可确保预防和控制措施的实施。尽管制订了标准病例的界定，但它可能随着暴发的周期而随时改变。病例的界定改变也会影响到其他行为，如实验室检查、诊疗方案、患者的分布、疫苗及给药。尽管病例的界定标准可能会改变，但评估患者时收集一致的信息仍是非常重要的，评估中一定要包含以下细节。

——时间（发病时间）。

——地点。

——症状。

——患者的一般资料（性别、年龄、入院日期、既往史）。

——可能的暴露（对其他患者或工作人员）。

需将这些信息报告给感染控制部门，感染控制部门会将其上报给卫生保健部门。对潜在感染患者的安置非常重要，通常将他们安置在隔离室或单间。在疾病暴发的最初阶段，房间的安置和患者归类应以可疑传染病的传播方式来确定（表233-1）。以下是一个按降序排列的使用单间优先级别的指南。

——空气传播（如天花、麻疹、肺结核）。

——飞沫传播（如流行性感冒、脑膜炎）。

——接触传播（如诺沃克样病、出血热）。

不合作或不能被列入的经接触传播的传染性疾病患者，如下所述。

——大小便失禁患者发生腹泻，无法用尿布接住粪便。

——儿童或残疾人发生呼吸道感染，无法恰当处理其呼吸道分泌物。

——不能被敷料吸收的感染伤口或皮肤引流。

表 233-1 暴发控制速检表

疾病（*=可报告的）	防护类型	隔离期限/预防期限	手卫生	潜伏期	清洁	实验室检查
禽流感*	空气	成人（发热退后 7 天），儿童≤12 岁（症状消失后 21 天）	含酒精或肥皂的液体	1～3 天	同结核杆菌	培养（咽拭子、吸气、支气管肺泡灌洗）、聚合酶链反应、抗原
水痘*	空气接触	直到病变结痂	含酒精或肥皂的液体	14～28 天	常规	抗体
甲型病毒性肝炎*	接触（肠道）	黄疸消失后 1 周	含酒精或肥皂的液体	28～30 天（变化范围 15～50 天）	常规	IgM 抗体
军团菌*	标准预防	无适用	含酒精或肥皂的液体	2～10 天；通常 5～6 天	常规	培养（痰、肺、胸腔积液）尿抗原
麻疹*	空气接触	所有病变愈合后	含酒精或肥皂的液体	7～18 天	常规	IgM 抗体

疾病（*=可报告的）	防护类型	隔离期限/预防期限	手卫生	潜伏期	清洁	实验室检查
脑膜炎（奈瑟菌属）*	飞沫	开始用抗生素24小时后	含酒精或肥皂的液体	2～10天	常规	培养（血、集落刺激因子）
诺沃克*	接触	症状消失后3天（病毒可能2周后消失）	肥皂水可能比含酒精的消毒液更有效	24～48小时	终末消毒（酚类和皮疹类不可靠）	培养（粪便）、聚合酶链反应
百日咳*	飞沫	开始有效治疗后5天	含酒精或肥皂的液体	6～20天	常规	培养（鼻咽拭子）、聚合酶链反应
沙门菌*	接触（肠道）	患病期间	含酒精或肥皂的液体	6～72小时，通常12～36小时	终末消毒	培养（粪便）
天花*	空气接触	所有症状痊愈后	含酒精或肥皂的液体	7～19天	终末消毒	培养（病变部位）、聚合酶链反应
脓毒病（侵入性）*	接触	抗生素治疗后24小时，可延长至整个伤口愈合	含酒精或肥皂的液体	7～10天	终末消毒	培养（血、中心点）

注：对所有患者都应采取标准预防措施。控制任何传染性疾病最有效的措施是迅速诊断和隔离；空气隔离包括负压通气房间和使用N95口罩；在所有暴发中，对已触及的表面，如门把手、扶手和环境中的表面都应进行彻底消毒。

　　其他控制措施包括限制探访者、对工作人员进行归类管理、设备和环境的消毒。限制探访者很必要，主要有以下两个原因：①他们可能已被感染，但还未表现出症状或体征；②他们可能没有执行推荐的感染控制措施，看望一位感染者后继续看望病室中的其他患者。在疾病暴发期间，工作人员可能因患病而请假（如流行性感冒大流行），这时可能需要由家庭成员来照顾患者的日常生活。探访者进入病区之前，必须学习感染的控制措施。另外，有必要建立专门通道供探视者出入病区。

　　把症状相似患者或暴露于相同疾病的患者安排在一起，可使传染最小化。不仅患者需要归类管理，对工作人员也应进行归类管理。如果疾病的暴发涉及的是一种疫苗可以预防的疾病，那么应该筛查工作人员的免疫接种的情况及其对该传染病的免疫状态。注射过疫苗或既往患过该疾病的工作人员是有免疫力的，可安全地照顾这些患者。

　　可长期重复使用的医疗设备（如轮椅、输液泵、血压计、听诊器）被血液、体液、分泌物或排泄物污染后需处理，以避免暴露于皮肤、黏膜，避免污染衣服，将微生物转移到其他患者或环境中的可能性降到最低。在疾病确诊之前，就应该彻底消毒患者的床单位和环境，因为确诊不是几小时或几天就能做出的。然而，一旦怀疑疾病流行或暴发，应该尽快通知感染控制部门，制订预防和控制措施。然后严格执行推荐的措施，并保证工作人员和探访者都遵从这些措施。早诊断并迅速实施预防控制措施能预防疾病在医疗机构中的传播。

参 考 文 献

Checko PJ. Outbreak investigation. In: *APIC Text of Infection Control and Epidemiology*. Washington, DC: Association For Professionals in Infection Control; 2005, pp. 4–10.

Model Emergency Response Communications Planning for Infectious Disease Outbreaks and Bioterrorist Events. 2nd Ed. Washington, DC: Public Health Foundation; 2001.

Surveillance and Control of Communicable Diseases: Handbook for Health Providers in Georgia. 2004. Available at: http://www.popline.org/docs/1611/285676.html.

234　保证患者用物，集中在医院专用的洗涤间清洗

BETSY HARGREAVES ALLBEE，BSN，CIC

评价阶段

霍耶升降机（Hoyer lift）是将患者在不同高度平面进行转运的机械装置。升降机垫是放在患者身体下、与升降机相连接的吊绳。随着越来越多超重的患者和由于疾病或年龄等因素导致移动受到限制的患者及护理人员年龄的增长，这些辅助设备在转运患者的过程中使用得越来越多。这些设备不仅很昂贵，并且由于体积较大、储存困难，因此很多护士站仅仅储备一台升降机和一到两个升降机垫。

升降机垫由可清洗的纤维制成，可送到洗衣房清洗之后反复使用。患有传染病的患者应使用专用的升降机垫，并存放于单独的房间，避免给其他患者使用。普通患者使用过或者被患者排泄物和体液污染的升降机垫必须经过一定程序清洗。有中心洗衣房或与其他地方签订洗衣合约的医院会遇到升降机垫周转不及时或是短缺的问题。对此，可以专门购买清洗机和甩干机在病房内自己清洗，但必须遵守相关管理规定。

美国医院协会（the American Hospital Association）和美国洗涤研究所（the American Institute of Laundering）颁布了纺织物清洗的标准。这些标准对洗涤的温度和程序提出了要求，例如，清洗重污垢纺织物时，水温应达到 165℉（相当于73.9℃），并需要加入一定剂量的含氯漂白剂；清洗聚酯与棉混合纺织物时，水温应达到 120～140℉（相当于 48.9～60℃）。如果设备的温度只能达到 110～120℉，必须增加含氯漂白剂的剂量，以减少病原体在织物上的滋生。

另外，应遵守职业安全与管理局（Occupational Health and Safety Administration，OSHA）和疾病预防与控制中心（Centers for Disease Control Prevention，CDC）提出的推荐建议。例如，污染纺织物处理区的气流压力应与其他区域形成负压；收集污染物和存放已清洁物品的区域必须充分隔开；紧急眼部清洗装置或冲洗设备必须置于明显可见的地方，并处于备用状态；洗手的装置应放在工作区域内方便使用的地方。这些限制和要求使得在库房安装固定的清洗和甩干装置难以实行。

尽管让工作人员在家清洗升降机垫和接触过患者的织物似乎是节约成本的一种解决问题的方法，但绝不能允许这样做。因为在家清洗时无法保证对水温、清洁剂、漂白和漂洗等过程的要求和质量控制，导致无法实现职业安全与卫生管理局的血液性病原体的标准，从而使得家庭成员暴露在各种病原体的危险之中。众所周知，污染的纺织品是各种病原体的来源。近来，研究发现耐甲氧西林化脓性金黄色葡萄球菌（methicillin-resistant *Staphylococcus aureus*，MRSA）和耐万古霉素肠球菌（vancomycin-resistant *Enterococcus*，VRE）这两种耐药菌能够在纤维上存活。耐甲氧西林化脓性金黄色葡萄球菌能在纤维上存活 1～56 天，耐万古霉素肠球菌能存活 11～90 天。尽管还没有文献显示难辨梭状芽孢杆菌（*Clostridium difficile*）和广谱 β-内酰胺酶（extended spectrum beta lactams，ESBL）在纤维上能够存活，但要警惕这些病原菌，并且要对其采取严格的消毒措施，因为纤维能够携带和传播病原菌。

无意中遗留在洗衣设备的异物会带来额外的安全问题。洗衣房的工作人员曾发现了遗留的如义齿、眼镜、助听器、遥控装置和针头之类的物品。这些物品的遗留不仅会带来感染控制问题，还会直接损坏清洗器械。

清洗过程的关键要素包括适当的水温、清洁剂的类型、含氯漂白剂、漂洗和完成清洗。接触过患者的装备和纺织物不应该在家中清洗，因为这不符合职业健康安全局血液性病原体标准的要求，还会将患者、医务人员和他们的家人置于危险之中。

参 考 文 献

Belkin NL. Laundry, linens, and textiles. *AJIC.* 2005;103-1–103-8.

Centers for Disease Control and Prevention (CDC). Guidelines for environmental infection control in health-care facilties. *Morb Mort Week Rep.* 2003;52:27–28.

Neely AN, Maley MP. Survival of enterococci and staphylococci on hospital fabrics and plastic. *J Clin Microbiol.* 2000;38(2):724–726.

235 联合委员会来了，我们的政策是……

BETSY HARGREAVES ALLBEE, BSN, CIC

评价阶段

联合委员会（the Joint Commission）在 1951 年颁布了实施标准，并对医院执行这些标准的依从性进行了调查。尽管这些年来对标准进行了很多修改（如一些名称的改变、调查间隔时间的修改），但重点一直是患者照护。联合委员会的主要任务是通过对卫生保健提供评审及支持卫生服务机构改进质量的相应服务来持续提升公众卫生保健的质量和安全性。

近来联合委员会在整个国家实行了随机的突击调查。这种调查方式能促使医疗设备持续处于备用状态。如果预先通知医院会进行随机性的年中检查，医院就会在预期的检查到来之前保持一年的良好状态。在开始调查前，主要集中于物理环境、制度手册及其他相关文件的完善。为了确保符合联合委员会标准中的每一个项目，他们对现存的制度手册进行了修订，并制订了新的政策。制定政策的人员通常知识渊博、经验丰富，他们的目标是使政策能更好地符合监管标准。尽管许多政策都是专门为各个部门设定的，但在这些部门的管理者都因陷入新政策的变化而忙碌时，一线的工作人员却仍未收到新政策的通知。虽然存在这些缺陷，但医疗机构却能够一直通过评审，因为接受检查的人常常是政策的制定者。

为了将患者安全作为工作的重心，联合委员会在 2002 年修订了其规定，制订了新的调查方法。这种新的方法首先用于患者的随访中。2006 年，联合委员会公布了国家患者安全目标，通过系统的管理措施预防不良事件和患者照护缺陷。国家患者安全目标进一步强调了质量和实践提升活动的重要性，并指出这需要各个层次的人员积极参与，包括一线工作人员。这种新的调查方式使得调查人员从患者入院、治疗、诊断检查、出院，乃至出院后整个时段跟踪患者。这种跟踪方法在评审的过程中能够对一个机构的可信度进行评估，并涉及所有的直接照护者。这种由以往在桌面上浏览各种手册和正式访谈转变为直接观察患者照护的调查方式，为调查者分析护理实施过程提供了机会，从而有利于促进患者照护质量和安全性的提高。在追踪过程中，调查者会选择一些照护人员进行访谈，并期望这些照护人员能够知晓患者的照护计划、提供优质护理，并保持环境安全。

护理人员通常都熟悉各种操作规程，如导尿术、气管插管护理和用药等。另外，护理人员还必须熟悉机构的特殊安全事项、紧急事件的处理和感染控制的相关政策。追踪因感染诺罗病毒而被隔离的患者时，调查员会问及工作人员有关安全相关政策的知识。因此，工作人员需要准备好回答以下问题。

——你如何处理隔离病房内的垃圾？

——你所在的机构对处置大量感染患者的计划是什么？

——对于胃肠道疾病患者，什么样的隔离措施才比较合适？

——酒精类手消剂是否有效？

——你所在的机构处理员工暴露的程序是什么？

在过去，这些问题被定位于领导力、安全性和感染控制。现在调查者不仅问及这些政策的制定者，还会问及这些政策的执行者。关于隔离管理、血源性病原体、手卫生和医疗垃圾处理的政策必须要符合机构的实际需求，并能够落实。负责安全、紧急事件管理和感染控制的人员要利用各种基于循证、国家所认可的一些来自职业安全与卫生管理局（Occupational Health and Safety Administration，OSHA）、疾病预防与控制中心（Centers for Disease Control Prevention，CDC）、世界卫生组织（World Health Organization，WHO）和环境保护协会（Environment Protection Agency，EPA）等机构所提出的指南等资源。因为这些指南提供了很多背景资料和研究证据来支持推荐的措施，所以指南通常会很长，不便于工作人员查阅。因此，机构内的专家会制定该机构的特定政策，以使各个层次的工作人员都能理解。

联合委员会不仅仅注重于组织在提供安全、高质量照护的能力上，还注重于实际的执行情况。联合委员会每年都会对国家患者安全目标进行修改，对现存的标准进行精选，并增加直接影响护理质量的新标准。尽管不能保证这些修订都是正确的，但是要不断熟悉机构内的管理政策，不能等到调查人员到了才去阅读这些文件。要对所在机构的专家有所了解，当出现问题时，充分利用他们的经验和知识来解决问题。联合委员会的调查人员及各种管理机构都希望员工能够很好地了解各种与安全有关的问题和政策。

参 考 文 献

Bartley J. Accrediting and regulatory agencies. *Assoc Proff Infect Control Epidemiol.* 2005; 10-1–10-10.

Friedman C. Infection control and prevention programs. *Assoc Proff Infect Control Epidemiol.* 2005;1-1–1-3.

The Joint Commission. Accreditation Process Overview. 2007.

236 了解感染控制的基本知识

BETSY HARGREAVES ALLBEE, BSN, CIC

实施阶段

医院和家庭环境中的病原菌有 80% 是通过手传播的。保持手卫生能够减少患者感染、医源性传染病的暴发、多药耐药菌的传播、医务人员因感染而旷工及医疗成本等。洗手只是用于护理所有患者时（无论是诊断还是可能感染的状态如何）所应采取的一系列标准预防措施中的一部分（表 236-1）。标准预防适用于血液、体液、分泌物和排泄物的接触。在标准预防中还有其他很多重要的防控措施，如患者使用过的设备的消毒、织物的处理、个人保护装备的使用和患者的安置计划等。

表 236-1　标准预防

1. 洗手
- 在接触血液、体液、分泌物、排泄物和污染的物品后，无论是否戴手套都要洗手
- 接触不同患者时，脱下手套后要立即洗手，避免将微生物传播给其他患者或物品。在接触同一个患者的不同物品时要洗手，以避免将微生物传播到身体的不同部位
- 使用光面皂或酒精类洗手液洗手
- 护理感染难辨梭状芽孢杆菌患者或手上有可见的污物时，要用肥皂洗手

2. 个人防护装备

手套
- 接触血液、体液、分泌物、排泄物和其他污物时，需戴手套（手套需是清洁无菌的）
- 接触黏膜和破损的皮肤之前要戴手套
- 在接触同一个患者的可能带有大量细菌的物品之后要更换手套
- 在接触没有污染的物品和环境之前、接触其他患者之前及使用完毕后应立即丢弃手套。脱掉手套之后应立即洗手，以避免微生物传播给其他患者或环境

口罩、护目镜、护面罩
- 在可能接触到血液、体液、分泌物和排泄物操作和护理过程中，戴上口罩、护目镜或护面罩，以保护眼部、鼻部和嘴部的黏膜

隔离衣
- 在可能接触到血液、体液、分泌物和排泄物及可能弄脏衣物的操作和护理过程中，穿上隔离衣（隔离衣必须是干净和无菌的），以保护皮肤及防止衣物被污染
- 尽快处理污染的隔离衣，并防止衣物被污染，处置结束后立即洗手，以防止微生物传播给其他患者或环境

3. 患者照护设备
- 在处置有可能接触到患者血液、体液、分泌物和排泄物的设备时，按照操作规程进行，以防止将暴露在外的皮肤、黏膜、污衣上的微生物传播给其他患者或环境
- 已使用的重复利用的设备在清洁和加工之前避免给其他的患者使用，一次性物品不可以重复利用，使用后应丢弃

4. 环境控制
- 确保环境表面、床铺、护栏和其他频繁用于各种环境表面的物品的清洁

5. 织物
- 操作、转运和处理被血液、体液、分泌物和粪便污染的织物时，应照操作规程进行，以防止将暴露在外的皮肤、黏膜、污衣上的微生物传播给其他患者或环境

6. 患者安置
- 将怀疑或确诊感染或是不能够保证环境清洁的患者安置在单独的病房内

7. 医务人员健康

续表

- 在使用注射器、手术刀和其他锐器时，操作后处理锐器时，清洁用过的设备时，处理废弃的针头时要小心，以免受伤
- 不要用手回套用过的注射器针帽，不要将针尖直接对准身体的某个部位
- 不能用手直接接触、折弯、折断使用后弃置的针头
- 将使用后可弃置的针头、手术刀片或其他锐器放置在合适的防刺穿的容器内，并置于实用、顺手的地方。将可重复使用的物品和针头放置在合适的防刺穿的容器内，以便于处理
- 在可预知的复苏过程中，需要直接口对口的复苏时，使用口包、复苏包或者其他的复苏设备将口唇道隔开
- 出现任何血液或体液暴露时应及时报告。遵守该机构应对和追踪暴露的规章制度
- 出现恶心、呕吐、腹泻、黄疸、开放性伤口、功能障碍或疖、无预兆的皮疹、有痰的咳嗽时，应立即告诉管理者或上级

　　糖尿病和免疫抑制等机体因素会增加患者的易感染率。婴儿和老年人也极容易受到感染。患有恶性肿瘤、白血病、2 型糖尿病、肾衰竭和艾滋病（acquired immunodeficiency syndrome，AIDS）等慢性病的患者对机会性病原菌感染的敏感率增加。尽早发现感染能够促进患者的康复和减少疾病的传播。感染的临床表现通常包括：

　　——发热。

　　——细胞计数升高。

　　——不明原因的行为改变。

　　——认知功能减退。

　　——嗜睡或易激惹。

　　——食欲下降。

　　感染在某些特定人群中很难评估。在免疫力低下和老年人群中可能不会出现发热的症状。长期的药物治疗，如抗生素的应用，可能会掩盖发热和其他症状。与感染有关的症状大多归因于机体的基本条件。

　　由于社区和医院多药耐药性病原菌的发生率增加，早期识别和采取感染控制措施变得非常重要。多药耐药性生物，也称为条件致病菌，包括耐甲氧西林化脓性金黄色葡萄球菌（methicillin-resistant *Staphylococcus aureus*，MRSA）、难辨梭状芽孢杆菌（*Clostridium difficile*）和广谱 β-内酰胺酶（extended spectrum beta lactamases，ESBL）。这些病原体可能被患者显性感染或携带（微生物存在于体内，却不引起任何症状）。在大部分案例中，耐药菌并非是感染的根本原因。患者可能被诊断为充血性心力衰竭，但并不怀疑有耐药菌的感染。依据标准预防，限制患者在他人和环境中暴露能够减少有害病菌传播的危险。

　　患者的安置和隔离是感染控制中的重要措施。有开放性伤口的患者至少要与新入院的患者隔离。有肺结核症状的患者，如发热、咳嗽、盗汗和体重下降，应安置于负压病房。表 236-2 是一个可以快速决定患者感染类型和安置方式的指南。许多微生物具有在医院环境中存活的潜力。基本的感染控制

措施，如手卫生、消毒、恰当的安置患者能够显著减少患者携带的微生物传播到环境中。

表 236-2　微生物的存在部位和传播

	微生物	常见部位	传播方式
革兰氏需氧阳性菌	耐甲氧西林金黄色葡萄球菌（methicillin-resistant *Staphylococcus aureus*，MRSA）	损伤的皮肤、脓肿、脓疱，败血症	接触传播、自体传播、污物传播
	耐万古霉素肠球菌（vancomycin-resistant *Enterococcus*，VRE）	胃肠道疾病、尿路感染、伤口感染、菌血症	接触传播、自体传播、污物传播
	链球菌（*Streptococcus*）	喉部、皮肤、血液、中耳	接触传播、飞沫传播
革兰氏需氧阴性菌	广谱 β-内酰胺酶（extended spectrum beta lactamases，ESBL）类 GNRs 产物	尿路感染、伤口	接触传播
	铜绿假单胞杆菌（*Pseudomonas aeruginosa*）和相关 GNRs	尿路感染、伤口、肺炎	接触传播
革兰氏厌氧阴性菌	难辨性梭状芽孢杆菌（*Clostridium difficile*）	大肠	接触传播、粪口途径
乳酸分枝杆菌	耐药结核分枝杆菌（multidrug-resistant *Mycobacterium* tuberculosis，TB）	下呼吸道、喉、脑膜	空气传播
	鸟-胞内分枝杆菌复合体（*mycobacterium* avium complex，MAC）	下呼吸道、淋巴	食物传播、皮肤损伤（不具传染性）
酵母菌和真菌	念珠菌（*Candida species*）	黏膜、皮肤	接触传染、内生传播
病毒	艾滋病病毒（human immunodeficiency virus，HIV）	皮肤、肝脏	性传播、血液传播、皮肤传播
	单纯性疱疹病毒（herpes simplex virus）		接触传播
	肝炎病毒（hepatitis virus）		甲肝：食物传播， 乙肝：皮肤传播、血液传播、体液传播 丙肝：体液传播、皮肤传播、血液传播

资料来源：Purdue. *Nosocomial Infections：A Multidisciplinary Approach to Management*，2001。

参 考 文 献

Siegel JD, Rhinehart E, Jackson M, et al. Guideline for isolation precautions: Preventing transmission of infectious agents in healthcare settings. 2007.

World Health Organization. WHO guidelines on hand hygiene in health care. 2007.

World Health Organization. *Prevention of Hospital-Acquired Infections, A Practical Guide.* 2nd Ed. 2002, p. 2.

237　隔离并不神秘，要有一个清晰明确的指南

BETSY HARGREAVES ALLBEE，BSN，CIC

实施阶段

隔离是将一位患者与其他患者分开，以减少患者与医务人员、患者与患者之间传染的危险。在 20 世纪 90 年代中期，一项在一家 150 张床位的医疗机构中所进行的研究显示，患者在住院期间平均能接触到 50 名医务人员。该研究结果印证了及早隔离和早期发现传染病的重要性。

感染性疾病是由于机体受到细菌、病毒、真菌或者寄生虫的入侵而形成的病理状态。"感染"指由病原菌引发疾病的过程。相比较而言，传染病是指在特定的条件下能够在患者之间传播的疾病。世界卫生组织（WHO）提出，医疗机构是感染患者与感染风险患者聚集的地方。被收住院的感染患者和携带病原体的患者是致使其他住院患者及医务人员感染的来源。通常很多潜在的传染病都是在培养结果出来后才能被诊断出来。在许多案例中，实验室检查要在取得标本后经过 48 小时之后才能出结果，由于单人房间有限，抵抗力不明确或带有传染病的患者常常与其他患者同住一室。将患者归类能够简化患者的安置状况，把同样情况的人群安置在一起，以尽量降低暴露的可能。其隔离包含将感染的患者和未感染的患者分成两组，相互隔离安置。最为理想的是将患有同种相似疾病的患者安置于一个与其他患者相隔离的区域内。但是，如果不能保证分离出一个固定的隔离区域，患者之间至少要隔开 1m 的距离。除此之外，还要将医务人员进行归类，指派固定的医务人员照护患有传染病的患者。对于医务人员的指派有两种方法：①已经暴露在传染病患者前的医务人员（如接触新入院患者的医务人员优先照护患有传染病的患者）；②具有特定疾病免疫力的医务人员（如曾经患过或接种过水痘的医务人员可以照护患有水痘的患者）。将患者有效地归类安置能最大限度地减少院内感染的危险。为了便于将患者归类，许多感染控制工作人员创建了基于耐甲氧西林化脓性金黄色葡萄球菌（methicillin-resistant *Staphylococcus aureus*，MRSA）、耐万古霉素肠球菌（vancomycin-resistant *Enterococcus*，VRE）和难辨梭状芽孢杆菌（*Clostridium difficile*）的数据库。这个数据库记录患者过去的阳性背景。通过查阅这些记录，能够迅速决定是否对其进行隔离。

任何传染病都能够通过污染物传播。什么是污染物？污染物就是能够携带和传播病原菌的如衣物、毛巾和患者使用过的用具（如导尿管、呼吸机、轮椅、血压计、听诊器等）物品。在患有传染病患者身上使用过的用具要专用于该患者。如果这些用具不能单独放置在隔离病房内，在给其他患者使用时必须经过严格消

毒。医院内的消毒或表面擦拭对于预防大多数传染病来说已经足够了，但是类似难辨梭状芽孢杆菌和诺罗病毒必须用含氯消毒剂进行消毒。对于电子设备的清洁和消毒，一定要根据操作指南进行。如果没有操作指南，应该咨询工程部门、感染控制人员或环境服务部门。

30 年前，疾病预防与控制中心（Centers for Disease Control and Prevention，CDC）针对一些特定疾病制订了隔离指南。1992 年，疾病预防与控制中心为了简化这一过程，对隔离预防的指南进行了修订。这些指南参照了职业安全与卫生管理局（Occupational Health and Safety Administration，OSHA）血源性病原菌管理标准，并将标准预防的内容融入其中。疾病预防与控制中心 1992 年修订的标准患者界定了标准预防和传播隔离预防这两个基本的类别。根据标准预防的要求，医务人员在患者确诊传染病之前要洗手，并使用个人防护装备。传播隔离预防用于已经确诊或怀疑感染高传染性和难以治愈的传染病的患者。

随着耐甲氧西林化脓性金黄色葡萄球菌（methicillin-resistant *Staphylococcus aureus*，MRSA）和耐万古霉素肠球菌（vancomycin-resistant *Enterococcus*，VRE）等多耐药菌的增加，以及肺结核流行的再燃和难辨梭状芽孢杆菌（*Clostridium difficile*）的增加，疾病预防与控制中心在 2007 年提出了新的隔离预防标准，推荐使用以下 5 种隔离预防类别，包括：

——接触隔离。

——飞沫隔离。

——空气隔离。

——肠道接触性隔离。

——保护性隔离。

隔离预防的方法取决于传播方式。例如，通过手、接触患者的设备及其他物品传播的微生物需要采取接触隔离。表 237-1 列出的内容有助于医务人员快速决定使用哪种隔离方式。某些患者需要在住院期间被隔离，其他患者可能由于有患病史或携带病菌而被隔离。通过筛查能检查出患者是否携带致病菌，筛查涉及从携带致病菌的部位取样的过程。曾感染过耐甲氧西林化脓性金黄色葡萄球菌的患者可能在伤口、鼻孔和腋下等部位携带致病菌。感染过耐万古霉素肠球菌的患者消化道可能携带致病菌。有阳性携带史的患者仍然保持带菌状态，很有可能发生再次感染。有阴性携带史的患者没有携带致病菌，因此不需要隔离。表 237-2 列出了一些常见病终止隔离的情况。在照护所有患者时，医务人员都必须遵守标准预防。对于患有已知传染病的患者，还要采取其他特定的预防措施。通过对感染传播方式的理解，人们可以决定预防隔离的方式。尽早实施如将患者归类和隔离等感染控制措施能改善卫生保健质量，提高患者的安全性。

表 237-1　根据传播方式采取不同的隔离预防措施

接触传播	空气传播	飞沫传播
目的是减少微生物的直接或间接传染危险	目的是减少少部分传染病菌通过空气传播的危险。空气传播发生在空气中的飞沫被易感的宿主吸入后	在患者打喷嚏、咳嗽、说话或进行某些治疗和护理操作过程中，为了减少大部分飞沫传播的危险。这些飞沫可通过眼睛、鼻子和嘴进入易感宿主体内
患者的安置和个人防护装备		
单间；携带相同病菌的患者可安置在同一个房间内。戴手套和穿隔离衣。用"※"标记这些患者	带有负压的单间，始终关着房门，每天监测房间负压	单间或将患有相同疾病的患者安置在同一个房间。不需采取特殊的空气处理或换气措施
血压计袖带、听诊器、体温计、床挡等装置要专人专用	戴 N95 口罩（面罩）	戴隔离口罩或医用口罩
常见病种		
• 甲型肝炎 • 单纯疱疹病毒 • 脓疱疮 • 耐甲氧西林化脓性金黄色葡萄球菌（MRSA） • 头虱 • 呼吸道合包病毒（RSV） • 疥疮 • 耐万古霉素肠球菌（VRE） • 伤口：由于脓肿、蜂窝织炎、压疮或在有耐药菌出现的医院和护士站待过而引起的伤口	• 麻疹 • 非典型肺炎（SARS） • 天花 • 结核 • 水痘——同时要求接触性隔离	• 流行性感冒 • 脑膜炎 • 支原体肺炎 • 百日咳 • 肺鼠疫 • 链球菌性咽炎、肺炎、猩红热 • 腮腺炎 • 风疹
肠道接触性传播	**保护性环境**	
难辨梭状芽孢杆菌（*C. difficile*），腹泻，可能由传染性疾病或最近有抗生素使用引起的急性腹泻	即保护或反向隔离没有被感染的患者。需要单间，感染的患者不允许进入。接触患者前后必须洗手	

表 237-2　终止隔离

病　　种	隔离种类	隔离的持续时间	备　　注
水痘	空气 接触	持续到痘瘢干燥结痂	对该病无免疫力的医务人员和探视人员不能进入隔离房间
难辨梭状芽孢杆菌（*C. difficile*）	接触（肠道）	患病期间持续隔离	新入院患者：若患者携带难辨梭状芽孢杆菌，但无症状，也应隔离 住院患者：若携带者 48 小时后仍未出现症状，则可解除隔离
病毒性脑膜炎	标准预防		
细菌性脑膜炎	飞沫	持续到患者接受 24 小时抗生素冲击治疗之后	接受 24 小时抗生素冲击治疗之后可解除隔离
耐甲氧西林化脓性金黄色葡萄球菌（MRSA）	接触	患病期间持续隔离	新入院患者：若患者携带 MRSA，但无明显感染或排菌伤口，或鼻部检测携带史为阴性，则可解除隔离 住院患者：若在接受恰当的治疗或抗生素冲击治疗 72 小时之后，或患者经鼻部检测 MRSA 患病史和携带史均为阴性，则可解除隔离

参 考 文 献

Association for Professionals in Infection Control and Epidemiology. Guide to the elimination of Methicillin resistant *Staphylococcus aureus* (MRSA) transmission in hospital settings. 2007;47–49.

Siegel JD, Rhinehart E, Jackson M, et al. Guideline for isolation precautions: Preventing transmission of infectious agents in healthcare settings. 2007.

World Health Organization. *Prevention of Hospital-Acquired Infections, A Practical Guide*. 2nd Ed. 2002.

238 了解 MRSA 的基本知识，掌握 MRSA 感染患者的护理

BESTY HARGREAVES ALLBEE，BSN，CIC

实施阶段

金黄色葡萄球菌（*Staphylococcus aureus*）是一种革兰氏阳性细菌，是健康人正常皮肤菌群中的一种。25%～30%的人群鼻子里都有葡萄球菌定植。如青春痘、疖子等轻微的皮肤感染，通常都是由葡萄球菌感染导致的。当葡萄球菌对之前有效的抗生素（如甲氧西林、苯唑西林、青霉素和阿莫西林）产生耐药时，就称为耐甲氧西林金黄色葡萄球菌（MRSA）。

敏感的葡萄球菌感染和 MRSA 感染都可以发生在社区、学校、长期照顾机构、监狱、疗养所这样的公共场所。伴随着皮肤感染，葡萄球菌可以导致外科伤口感染、尿路感染、血流感染和肺炎。微生物能在个体中定植或造成感染。正常人体的皮肤和体内有多种不同的细菌。当细菌存在但不引起感染时，称为定植。MRSA 定植没有症状出现，它能在机体内定植数月到数年之久。定植的个体能够通过与其他人的直接接触或间接接触（通过静物和表面）来传播 MRSA。控制传播的基本措施包括：①用肥皂和水或以酒精为基础的清洁剂来洗手；②在伤口和刮伤处痊愈之前，用绷带或敷料覆盖；③处理过绷带或敷料后立即洗手；④避免共用毛巾和剃须刀等个人物品。在医疗机构中，则推荐采取接触隔离措施。

MRSA 感染患者可以和有同样细菌感染的患者收住在一个房间，但不能与非 MRSA 感染患者共住一室。在急性和长期医疗护理机构，采取额外的策略可能更为有益（表 238-1）。

表 238-1　感染控制措施

- 实施 "标记" 或警示系统，以识别已被确诊的 MRSA 患者，以便在患者入院后能立即隔离
- 开发一套系统来告知接收科室和转运团队，以保证在医院内采取恰当的措施管理 MRSA 患者（阻断经手传播的途径）
- 为院外接收部门和转运机构开发一套确认 MRSA 阳性患者的系统
- 监测是否遵从手卫生，按照指示实施正确的行为
- 监测是否遵从接触隔离防护措施，按照指示实施正确的行为
- 监测是否按照推荐建议进行清洁和消毒

　　关于 MRSA 在静物和表面上存活时间的研究发现，MRSA 可以在传染后 1~56 天恢复活性。另外，MRSA 可以在塑料病历、叠层桌面和窗帘上存活 9～11 天。MRSA 通过医务人员的手传播到上述物品上，然后通过这些物品再传播给患者。

　　2007 年，感染控制与流行病学专业协会（Association for Professionals in Infection Control and Epidemiology，APIC）在美国开展了全国范围的研究来调查 MRSA 的流行情况。美国 50 个州的 1237 家医疗机构对该调查给予了回复，其中包括 21% 的急性病医院（医院规模从床位数<100 张到>300 张）和 100 多家长期照顾机构和康复机构。调查结果显示，每 1000 例患者中有 46 人有 MRSA 感染或定植（34 人感染，12 人定植）。这比过去估计的数值高出 8～11 倍。这些感染或定植部位包括皮肤和软组织（37%），血液、肺和泌尿道（63%）。

　　近年来，由于 MRSA 感染的发生率增加，特别是在医疗机构，一些医疗照顾提供者开始不以为然，好像最终每个人必然都会传播 MRSA。因此，一些指导和控制机构出版了感染控制指南（表 238-2）。该表列举的推荐建议是基于循证得出的结果，所有这些机构都建议在照护 MRSA 感染患者时采取接触隔离预防措施。

表 238-2　一些机构推荐的 MPSA 控制策略

机构	指南/建议公布时间	预防措施（隔离）		患者分类安置	非定植	积极监测培养结果	标记系统
		标准预防	接触隔离				
CDC（疾病预防控制中心）	2006		是	是	非常规，只有暴发时	是	是
IHI（医疗保健改善研究所）	12/06		感染和定植	是	非常规，只有暴发时	是	无推荐建议
SHEA（美国医疗保健流行病学学会）	2003		感染和定植	是	非常规，只有暴发时	是	是
WHO（世界卫生组织）	2002		是	是	非常规，只有暴发时	是	是
APIC（感染控制协会）	3/2007		感染和定植	是	非常规，只有暴发时	是	是

续表

机构	指南/建议公布时间	预防措施（隔离）		患者分类安置	非定植	积极监测培养结果	标记系统
		标准预防	接触隔离				
联合委员会（国际患者安全目标）	1/08		是	未制订推荐建议	是	是	
VDH（弗尼吉亚州卫生部门）	11/07	建议遵守CDC2006年多重耐药菌指南（见上）	非常规，只在极少数情况下	未制订推荐建议			
美国参议院众议院法案 S.2278（社区和卫生保健协会2007年减少感染的行为）	10/07		建议	建议	建议	建议	建议

在初步确定患者是持续定植还是感染后，预防就可以终止了。这是由从感染部位、鼻孔或腋窝处获取的培养结果决定的。指南推荐在使用抗生素后 72 小时再留取培养标本。如果上述所有部位的培养结果都是阴性，就不需要再采取隔离措施。如果任何一处部位的培养结果是阳性，则必须继续采取隔离措施。

近年来 MRSA 更加流行，它可以在静物上存活很长一段时间。如果 MRSA 成为一个单位或机构的流行病，将会很难根除。控制 MRSA 需要尽早识别，并采取积极的感染控制措施，做到严格执行。

参 考 文 献

Association for Professionals in Infection Control (APIC). Guide to the Elimination of Methicillin-Resistant Staphylococcus aureus (MRSA) Transmission in Hospital Settings. 2007.

Huang R, Mehta S, Weed D, Price C. Methicillin-resistant staphylococcus aureus survival on hospital fomites. Infect Control Hosp Epidemiol. 2006;27:1267–1269.

239 为保护患者，了解难辨梭状芽孢杆菌的基本知识

BESTY HARGREAVES ALLBEE，BSN，CIC

实施阶段

难辨梭状芽孢杆菌（*Clostridium difficile*）是一种革兰氏阴性厌氧微生物，它

可以是大肠正常菌群的一部分。3%～5%的健康成人粪便中含有难辨梭状芽孢杆菌。难辨梭状芽孢杆菌是孢子形式的芽孢杆菌，可以产生一种强力毒素。该毒素可以引起肠道炎症，导致腹泻，或更为严重的肠道疾病如结肠炎、中毒性巨结肠、结肠穿孔、败血症，甚至导致死亡。与难辨梭状芽孢杆菌相关的常见抗生素包括克拉霉素、氨苄西林和头孢菌素。在使用克拉霉素的患者中，有10%～25%的患者发生抗生素相关性腹泻；而使用氨苄西林者，则有5%～10%发生抗生素相关性腹泻。尽管频率相对较低，但是腹泻的发生也与青霉素、红霉素、新诺明、四环素等抗生素有关。难辨梭状芽孢杆菌应被诊断为疑似腹泻的诱因，尤其对于应用抗生素的患者。

难辨梭状芽孢杆菌可由粪便排出。任何被粪便污染的表面、用具或物品（如便桶、浴盆、电子直肠体温计等）都可以成为难辨梭状芽孢杆菌的藏身之处。难辨梭状芽孢杆菌主要经接触过污染表面或物品的健康人的手传播。环境文化表明，案例相关地区的环境被严重污染，而用漂白粉灭菌是最为有效的清洁方式。

难辨梭状芽孢杆菌的潜伏期通常是抗生素疗法初始的1～10天后（早发型），或者非连续使用抗生素后的2～6周（迟发型）。腹泻的严重程度从停用激发抗生素后产生的轻微腹泻到停止治疗后2～3个月每天多达20～30次的严重腹泻。

难辨梭状芽孢杆菌感染的症状包括：

——水样腹泻（持续2天以上，每天至少排便3次）。

——发热。

——厌食。

——恶心。

——腹痛和（或）腹部压痛。

难辨梭状芽孢杆菌疾病的易感人群包括：

——应用抗生素者。

——胃肠道手术或操作。

——长期住院者。

——有严重潜在疾病者。

——免疫力低下者。

——高龄者。

难辨梭状芽孢杆菌的预防和控制措施如下：

——正确使用抗生素。

——对于已知患有或疑似有相关疾病的患者采取接触性预防措施（直到腹泻停止）。

——用肥皂和水洗手，并指导患者和探视者洗手。

——血压计袖袋、听诊器等用具实行专人专用。

——进入房间和进行护理操作活动时，戴手套、穿隔离衣。

——建议用漂白粉进行环境清洁。

参 考 文 献

Johnson S, Gerding DN. Clostridium difficile. *Hosp Epidemiol Infect Control*. 2004;623–631.

Tomiczek AC, Stumpo C, Downey JA. Enhancing patient safety through the management of clostridium difficile at Toronto East General Hospital. *Healthc Quart*. 2006;9:50–53.

240　耐万古霉素肠球菌感染患者的护理

BESTY HARGREAVES ALLBEE，BSN，CIC

实施阶段

肠球菌是胃肠道和女性生殖道常驻革兰氏阳性菌。该菌也可存在于非感染的尿管上及尿液中。尽管肠球菌并不一定会对人体产生危害或毒性，但该菌可以引起严重的感染，如尿道感染、伤口感染或血液感染。耐万古霉素肠球菌（vancomycin resistance in enterococci，VRE）对青霉素和氨基糖苷类药物的抵抗持续增强，因此对于治疗被该细菌感染患者的医生造成了严重挑战。确定耐万古霉素肠球菌感染的唯一途径是进行细菌培养，培养通常需要 2～3 天。耐万古霉素肠球菌实验室诊断通常有如下名称，如粪肠球菌、乳酸球菌、球肠菌，切记患者既可能是细菌定植者，又可能是感染者。

定植——微生物在宿主体内增殖，但不引起组织侵袭或损伤。

感染——微生物在宿主组织内增殖（可出现症状或无症状）。

正常人体皮肤或体内存在多种细菌。当细菌存在但不引起感染时，称为定植。耐万古霉素肠球菌定植时无任何症状。该菌可定植在人体中长达数月至数年。被定植的个体可通过直接或间接接触（通过物品或表面）传播耐万古霉素肠球菌。

研究发现，某些患者群体是耐万古霉素肠球菌的高危人群，包括重症患者、有严重潜在疾病者或免疫抑制者，如 ICU 患者、肿瘤患者、器官移植患者；腹部或心脏大手术后患者；有侵入性管道，如留置尿管或中心静脉置管的患者；长期住院患者或接受多重抗菌治疗或万古霉素治疗的患者。

被怀疑或已证实的 VRE 感染患者需要被隔离起来。表 240-1 提供了需要对定植或感染患者采取的预防隔离措施。

表 240-1　预防耐万古霉素肠球菌在患者间传播的隔离措施

- VRE 感染者或定植者单独住或同感染者同住一室
- 无论何时都要在病房内完成操作。如果患者必须出病房治疗，指导患者洗手。用封闭衣物遮盖 VRE 感染的伤口
- 进入 VRE 感染者或定植者的病房时，要戴手套（需要清洁灭菌的手套）；一些研究表明 VRE 环境中有严重感染。在护理过程中，接触高感染危险的物品后要及时更换手套
- 需与患者频繁接触、患者失禁或有腹泻、回肠造瘘、结肠造瘘或伤口引流等情况时，进入病房时穿隔离衣（需要清洁灭菌的隔离衣）
- 离开病房前脱隔离衣和手套，立即用灭菌肥皂洗手。在患者病房内，手可能通过门把手、窗帘等被 VRE 感染
- 探视者要遵守隔离规定（穿隔离衣、戴手套）。指导探视者在探视 VRE 感染患者后不要探视医院其他患者。若要探视他人，则需先探视无感染的患者
- 听诊器、血压计、直肠电子体温计等用具需要专人专用。如上述用具要用于其他患者，则需事先进行充分的清洁和消毒
- 对与新发 VRE 感染或定植患者同室的患者，需进行粪便培养或直肠拭子培养，以确定细菌的定植状态，并采取必要的隔离措施。对病房感染控制人员进行额外筛选

　　隔离措施是否停止可根据患者是否仍存在定植或感染初步决定。从感染部位、直肠、腋下或脐部取样做培养。建议在最后一次使用抗生素 72 小时后进行细菌培养。如果所有取样部位的培养结果均为阴性，则可解除隔离。如任意一处培养为阳性，则需继续隔离。

　　VRE 的控制需要迅速的判断和积极的感染控制措施。如果 VRE 成为流行病，则极难根除。

参 考 文 献

Centers for Disease Control and Prevention. Recommendations for preventing the spread of vancomycin resistance: Recommendations of the Hospital Infection Control Practices Advisory Committee (HICPAC). *MMWR*. 1995;44.

Maryland Department of Health and Mental Hygiene. *Epidemiology and Disease Control Program.* Baltimore, MD, September 1996.

肾 脏 病 学

241　透析导管（血管-导管）中含有大量肝素

ALICE M. CHRISTALDI，RN，BSN，CRRN

评估阶段

　　目前，在很多护理单元内都会遇到 1～2 个肾脏透析患者。大部分的患者

都使用成熟的瘘管，但时不时地也会见到血管导管。这些导管放置于颈内静脉、锁骨下静脉或股静脉。通常这些导管置入只是为了在动静脉瘘或移植成熟之前暂时使用。

动静脉瘘或移植是在皮肤下通过手术来完成的用以进行血液透析的动静脉直接通路。在透析时，这种连接作为血液通路很方便。动静脉瘘或移植一旦建成，可以使用很多年，大大增加了血液流速，减少了感染的机会。不利的一面是，动静脉瘘真正成熟可使用几个月的时间。动静脉瘘管很容易被发现，因为它们经常被放置在非利手的前臂，而且一旦针头拔出便会出血。

当患者使用血管导管，而护理人员又没有注意到，这个时候就会出现问题。通常导管护理由透析人员来实施，大部分情况下会在置管部位放一个很大的橘色"停止"标志，以提醒其他人员这里有一根透析导管。为什么这一点很重要呢？因为血管导管里面会有一些肝素，以保持导管通畅。如果护士不知道有肝素，可能会在没有抽出这些肝素之前就直接用普通盐水冲管了。这样将会导致超过10 000U的肝素进入患者体内。

为了减少这种差错，负责护理这些导管的人员必须接受培训，掌握目前最新的各种类型导管的护理知识和技能。同时，护理人员必须了解这些导管的区别，尤其是导管内的液体。评估和使用任何类型的血管通路时，都必须进行正确记录。在纸质文件和计算机化自动护理处理系统上都必须做标注。

每个公司生产的导管都不同，封管所需要的肝素剂量也不一样。封管是指在使用导管后将肝素注射到导管内。大部分透析室都会清楚地标出导管的型号，更重要的是会标注封管所需的肝素剂量，并为下次使用做好准备。通常肝素的剂量会标注在血管导管的蓝色头或远端接口处（一般的透析用导管红色为动脉端接口，蓝色为静脉端接口）。

根据医院的规定，注册护士在接受培训并熟练使用后才会接触这类导管。除非患者没有其他的静脉导管使用，否则透析室以外的护理人员是不会接触这类导管的。注意检查所在医院的规章和流程中的细节。

记住接触到这类导管时，必须消毒，保证导管及连接处的清洁。首先抽出3ml液体，然后检查封管所用的肝素剂量。不要从血管导管处取血做凝血功能有关的研究，因为封管时用了肝素，不可能得到准确的结果。

每次使用血管导管后，都必须用肝素进行封管，并再次检查所需肝素的准确剂量和浓度。此时不适合用肝素冲洗，而是直接用肝素封管（通常是每毫升5000U）。为了预防患者全身肝素化，必须知道封管肝素的准确剂量。同时，必须保证导管帽与导管连接牢固。

参 考 文 献

American Association of Kidney Patients. *Understanding Your Hemodialysis Access Options.*

Available at: http://www.aakp. org/library/attachments/understanding%20your%20 hemodialysis%20access%20options%20eng.pdf. Accessed May 27, 2008.

By BARD. *Patient's Guide*. Available at: http://www.bardaccess. com/pdfs/patient/pg-hemodial-ysis.pdf. Accessed April 2, 2008.

How to Care for your Bard Long-Term Polyurethane Hemodialysis/ Apheresis Catheter Polyurethane Hemodialysis/Apheresis Catheter by Bard Access Systems. *Nursing Procedure Manual*. Available at: http://www.bardaccess.com/pdfs/ nursing/ng-hemoglide-hemosplit.pdf. Accessed April 2, 2008.

242 钾离子可能致命

MONTY D. GROSS，PHD，RN，CNE

评估阶段

钾离子（potassium，K^+）是细胞内最多的阳离子。因为它在维持细胞内外电解质的平衡中起着重要作用，故对于正常心脏和神经系统功能发挥着重要作用。正常成人的血钾浓度为 3.5～5.5mmol/L，这一范围在不同的实验室之间略有差异。K^+可以平衡血液中氯化钠的含量，能够对抗钠离子（Na^+）的升血压效应。胰岛素能够使 K^+ 移入细胞内。在新陈代谢异常的情况下，如糖尿病酮症酸中毒时，体内胰岛素水平较低，K^+ 将停留在血清中；代谢性碱中毒将导致 K^+ 移入细胞内，从而使血清中的 K^+ 浓度降低。人体内大部分 K^+ 通过尿液排出体外，约 10%通过粪便排出。

血清 K^+水平过高，即高钾血症，能够导致严重或致命的心律问题。肾或肾上腺疾病、内出血或某些升压药如血管紧张素转化酶抑制剂（ACEI）和保钾利尿药，能够导致高钾血症的产生。这些类型的药物能够使 K^+在体内蓄积。出现高钾血症时，这些药物仍然需要继续使用，可以给予山梨醇，山梨醇中的聚苯乙烯磺酸钠能够使 Na^+替换血清中的 K^+，从而促使钾随粪便排出，当然血 Na^+水平也需要调控。在较为严重的病例中，可能会用到葡萄糖酸钙或胰岛素。葡萄糖酸钙发挥作用较快，但作用时间较短；在使用胰岛素后或使用胰岛素的同时，可给予葡萄糖溶液。胰岛素能够使血清中的 K^+进入细胞内，这一过程可以持续几个小时。

当血清中钾的水平高于正常范围时，心电图的波形也会随之发生改变，出现 P 波增宽、扁平，T 波高尖。如果血钾水平继续增高，心房搏动会受到影响，从而导致心房颤动。QRS 波形比正常范围宽 0.04～0.12s，QT 间期增长，可能发展为致死性心律失常或心脏停搏。

血清钾水平过低，即低钾血症。肾脏、肝脏、心脏或肾上腺系统出现问题可导致低钾血症。呕吐、腹泻、大量出汗、服用利尿类药物如呋塞米可导致过多的钾从体内排出，从而造成低钾血症。另外，饮食中钾的含量过低也可导致低钾血症。大多数低钾血症是由于从尿液排出的钾过多导致的。低钾血症常伴有肌肉无力。可以采用小剂量口服或静脉输入等方式来补钾。

不像高钾血症，可以通过心电图等指标直接监测到，低钾血症并不能通过心电图很好地反映出来。低钾血症能导致心动过速和室性快速型心律失常，如尖端扭转性室性心动过速。在心电图上可以看到 T 波低平或倒置，U 波和 ST 段压低。

监测和维持血钾水平在正常范围内对患者来说至关重要，越早发现血钾异常，就越容易纠正，可避免发生严重的不良反应，尤其是致死性心律失常。因此，医务人员要了解患者的血钾水平，并采取相应的治疗措施。

参 考 文 献

Hoye A, Clark A. Iatrogenic hyperkalemia. *Lancet*. 2003; 361:2124.

The Merk Manuals Online Medical Library. Disorders of potassium concentration. November 2005. Available at: http://www.merck.com/mmpe/sec12/ch156/ch156f.html. Accessed June 29, 2008.

Webster A, Brady W, Morris F. Recognising signs of danger: ECG changes resulting from an abnormal serum potassium concentration. *Emerg Med J.* 2002;19(1):74–77.

243 如何识别尿潴留

MONTY D. GROSS，PHD，RN，CNE

评价阶段

留置尿管是对住院患者经常采用的一种操作。尿管可以帮助手术患者、行动不便患者及尿潴留患者排出尿液。然而，留置尿管引发的尿路感染（UTI）时有发生。因此，医疗机构提出要尽可能减少尿管的使用。研究证实，采取间歇性导尿，与留置导管一样，也可以让患者较好地排空尿液。如果患者必须要留置尿管，应尽早拔出，使其尽快恢复自然的排尿功能。

医生为患者拔出尿管后，患者应在 6 小时内自主排尿。如果患者不能排空膀胱，就要对膀胱的充盈度进行评估。在正常情况下，膀胱内的尿液至少达到 150ml 时才可触诊摸到，如果膀胱是空的或储存的尿量较少，叩诊可以听到空洞音。如果叩诊时听到低钝或较平的声音，说明膀胱内充满了尿液或出现了膀胱膨胀。当膀胱充盈时，触诊可以感觉到腹部坚实、浑圆。患者主观感觉及其排尿的欲望并不准确。尿管拔出后监测患者的自主排尿功能和排尿量很重要。应指导患者排尿后告知护士，并用尿壶测量尿量。同时，告知家属也很重要，以免他们未测量尿量就将尿液倒掉。

如果患者出现排尿困难，可协助患者坐起或站起以方便排尿。大多数患者排尿时需要安静、隐蔽的环境，维持这样的环境可以促进患者排尿。听水流声也有助于患者排尿，可以打开水龙头让水流动，以助排尿。

在医院里，使用尿管是一种很普遍的现象，避免尿管的使用或尽早停止使用可以减少感染发生率。当使用尿管或拔除尿管后，应确保患者排出足够的尿量，以免发生尿潴留。

参 考 文 献

Cavens D, Zweig S. Urinary catheter management. *Am Fam Phys.* 2000;61(2):369–375.

Smith S, Duell D, Martin B. *Clinical Nursing Skills: Basic to Advanced Skills.* Upper Saddle River, NJ: Pearson; 2008.

244　了解代谢性酸中毒患者阴离子间隙的值

ANTHONY D. SLONIM, MD, DRPH

计划阶段

当患者体内酸过量或碳酸氢盐丢失过多时，都可导致代谢性酸中毒的发生。酸可以在某些中毒的情况下由于治疗目的而通过药物的给予直接输入；也可在给予含有大量钠、钾和乙酸的氯化物的全胃肠外营养（total parenteral nutrition，TPN）后出现。在 TPN 配方中，适当平衡氯化物和乙酸盐的含量对于维持内环境平衡很有必要。体内的碳酸氢盐可通过肾脏或消化道排出。患有肾小管酸中毒等一系列疾病时，肾脏过度排出碳酸氢盐，并重吸收氯化物，导致代谢性酸中毒。鉴于这种情况通常是由血清中氯化物含量升高导致，因此这些疾病被称为高氯酸血症。经胃肠道丢失碳酸氢盐通常是由于腹泻或小肠切除术后大量粪便排出。这些离子的丢失将会导致患者出现酸中毒。

代谢性酸中毒通常分为阴离子间隙代谢性酸中毒和非阴离子间隙代谢性酸中毒。高氯酸血症代谢性酸中毒是非阴离子间隙代谢性酸中毒。阴离子间隙是血清中阴离子与阳离子之差，其计算方法为：[（钠–氯化物）+碳酸氢盐]。许多新型化学仪器能自动计算出阴离子间隙的数值，其正常值为 12±2 或 10~14。对于该类型的代谢性酸中毒，重要的是当阴离子间隙增大时，会引起小范围的代谢紊乱，如果能够迅速诊断并给予相应的治疗措施，就可以避免永久性损伤的发生。而且这种类型的代谢性酸中毒不能用增加血清中的碳酸氢钠离子来治疗。为了方便记忆，"阴离子间隙代谢性酸中毒" 通常被称为 "MUDPILES"。各字母的含义如下：M（甲醇）、U（尿毒症）、D（糖尿病酮症酸中毒）、P（三聚乙醛）、I（铁、异烟肼、局部缺血）、L（乳酸酸中毒）、E（乙醇、乙二醇）、S（水杨酸盐）。

参 考 文 献

DuBose TD. Acidosis and alkalosis. In: Kasper DL, Braunwald E, Fauci AS, et al., eds. *Harrison's Principles of Internal Medicine.* 16th Ed. New York, NY: McGraw Hill; 2005, pp. 263–271.

245 急性肾衰竭可由多种原因所致，但首先要排除泌尿系统梗阻

ANTHONY D. SLONIM, MD, DRPH

评估与实施阶段

急性肾衰竭（acute renal failure）通常分为肾前性、肾性和肾后性三种类型，常表现为近期血尿素氮、血清肌酐或滤过钠排泄分数（FENa）升高。（FENa）的计算方法为：FENa =[（尿钠×血肌酐）/（血钠×尿肌酐）]×100%。尽管肾脏容易受到其他器官功能紊乱的冲击，特别是在严重疾病的情况下，但并非所有的肾衰竭都是肾脏的问题。

肾前性急性肾衰竭通常是由血容量不足所致。这些血容量不足可能是真正意义上容量不足，如发生脱水或失血性休克；也可能是相对容量不足，如充血性心力衰竭时，患者心脏出现收缩障碍。循环血容量不足导致肾脏血流量不足。肾前性肾衰竭常导致血尿素氮与肌酐的比值高于 20∶1，（FENa）低于 1%，这两个指标有助于临床诊断。此外，胃肠道出血可导致"肾前性高尿素氮血症"，因为胃肠道内的血液可以增加氮负荷，使得尿素氮与肌酐比例失调，血尿素氮与肌酐比值接近 20∶1。肾前性急性肾衰竭的治疗方法是恢复循环血容量，通常是给予等张、等压（生理盐水）静脉输液。

肾性急性肾衰竭是指肾脏本身功能出现异常导致肾衰竭。其原因可能为药物、中毒、造影剂、休克及心搏、呼吸骤停引起的局部缺血。肾脏对缺氧性损伤非常敏感，但损害后也具有较强的代偿能力。肾性急性肾衰竭通常以血尿素氮与肌酐比值升高到 10∶1 进行诊断，这一比值低于肾前性肾衰竭。在这种情况下，FENa 通常大于 1%。治疗肾性急性肾衰竭的方法是恢复循环血容量和去除致病因素。无论是在急性期还是在慢性期，如果肾脏功能不能恢复，就需要实施其他治疗措施，如透析。

肾后性急性肾衰竭治疗较为容易，但不容忽视。肾后性肾衰竭是由于尿路梗阻、尿液无法排出引起的。当这种类型的肾衰竭发生时，应采取措施去除梗阻，

预防其对肾脏的进一步损伤。这就是为什么大多数医生建议发生急性肾衰竭的患者应留置导尿管，这样可以排除肾后性梗阻造成的肾衰竭。

参 考 文 献

Brady HR, Brenner BM. Acute renal failure. In: Kasper DL, Braunwald E, Fauci AS, et al., eds. *Harrison's Principles of Internal Medicine.* 16th Ed. New York, NY: McGraw Hill; 2005, pp. 1644–1652.

246　肾病综合征患者的护理

SAM HARVEY AND ANTHONY D. SLONIM，MD，DRPH

实施阶段

肾病综合征（nephritic syndrome）是一种难以捉摸的状况，因为它不是一种特定的肾小球疾病，而是几种症状的综合，包括蛋白尿（尿液中蛋白含量增加）、低蛋白血症（血浆白蛋白低于正常值）、水肿、高胆固醇和高脂血症。因此，肾病综合征的诊断通常比较困难。

疾病对肾小球和肾小管末端过滤血液中蛋白的一系列毛细血管造成损害，本质上造成肾小球滤过膜无法阻止血浆蛋白的丢失。肾病综合征通常是其他疾病的继发症状，如糖尿病、造成肾小球损伤的肾静脉血栓。肾病综合征主要发生于儿童，老年人也容易发病。

肾病综合征的主要临床表现是水肿，常见于眼周、脚踝、双手和腹部。情绪异常、头痛也是常见症状。其主要的诊断方法是蛋白尿中蛋白含量 > 3.5g/d。实验室检查如电泳法经常用于蛋白尿的检测。肾病综合征的并发症包括因免疫力低所致的感染和肺栓塞。

肾病综合征的治疗可通过多种方式实现，其目的是保护肾功能，限制并发症的发生：①利尿剂：用于缓解严重水肿，使用时注意血容量，以免抑制循环。②抗肿瘤药和免疫抑制剂：用于降低肾小球渗透率和抑制免疫反应。③低盐、高钾饮食：如果患者没有高钾血症，低盐、高钾饮食有助于减轻水肿。

由于肾病综合征患者需要服用不同的药物来控制疾病带来的多种症状，护士需要把每种药物的作用及必须进行的特殊饮食告知患者。虽然使用了药物，但是患者的肾功能仍然较差，因此，当患者的健康状况发生变化时，患者应及时向医生报告。

参 考 文 献

Brady HR, Wilcox CS. *Therapy in Nephrology and Hypertension,* 2nd Ed. St. Louis, MO: Elsevier Saunders; 2003.

Smeltzer S, Bare B, Hinkle J, et al. *Textbook of Medical-Surgical Nursing.* Philadelphia, PA: Lippincott Williams & Wilkins; 2008.

247 如何识别和纠正低镁血症

SAM HARVEY AND ANTHONY D. SLONIM，MD，DRPH

评估与实施阶段

低镁血症（hypomagnesemia）是指血清中镁含量＜1.3mmol/L。高镁血症是指血清中镁含量＞2.5mmol/L。低镁血症比高镁血症更为常见，因为肾脏可以有效排出血液中的镁。在美国，慢性酒精中毒是引起低镁血症的主要原因，也是治疗酒精戒断过程中最为棘手的问题。镁主要通过胃肠道丢失，通常发生在腹泻或有肠瘘时，使下消化道富含镁的消化液被排出，从而导致镁的丢失。低镁血症患者的血清镁<1.3mmol/L，表现为神经肌肉应激性增高、Trousseau 征、呕吐、反射亢进、血压升高等。而高镁血症患者的血清镁>2.5mmol/L，出现嗜睡、心搏骤停、昏迷、反射减退、低血压、皮肤潮红等症状。

神经肌肉症状是低镁血症最常见的信号，常见症状包括肌肉乏力、震颤、腕足痉挛。常有精神方面的改变，如早期出现冷漠、抑郁。体内镁离子含量失衡经常会引起钾和钙失衡，因此，有些症状也可与 3 种矿物质失衡有关。

轻度或中度的镁缺乏可以单纯通过饮食进行纠正。富含叶绿素的绿叶蔬菜、花生酱、可可都是镁的优质来源。重度低镁血症可以口服镁盐，也可以通过静脉输入硫酸镁（不要以超过 67mmol/L 的剂量输入 8 小时以上）。

因为大部分低镁血症患者是酗酒者，因此，每 2～3 天应检测一次血镁水平。如果通过静脉途径给予硫酸镁，应备好葡萄糖酸钙，以纠正可能发生的高镁血症。实施护理措施后，对患者进行健康教育，对于预防酗酒患者再次发生低镁血症或滥用利尿剂、泻药等非常重要。

参 考 文 献

Byrd R. Magnesium: Its proven clinical significance. *South Med J.* 2003;96(1):104–105.

Smeltzer S, Bare B, Hinkle J et al. *Textbook of Medical-Surgical Nursing.* Philadelphia, PA: Lippincott Williams & Wilkins; 2008.

248 如何识别和纠正低钠血症

SAM HARVEY AND ANTHONY D. SLONIM，MD，DRPH

评估与实施阶段

低钠血症（hyponatremia）是指血清钠含量不足，通常被归为一种特定的电解质失衡。低钠血症患者的血清钠＜135mmol/L，可由多种原因引起，临床表现包括恶心、呕吐、头痛、头晕、肌肉痉挛和无力、脉搏增快、血压降低。而高钠血症患者血清钠>145mmol/L，主要症状包括恶心、呕吐、极度口渴、体温升高、反射亢进、脉搏增快、血压升高。

因为低钠血症和高钠血症这两种电解质失衡具有相似的症状，所以以区分二者之间的不同尤为重要。低钠血症的特征是脉搏增快而血压降低；而高钠血症的特征是脉搏增快，同时血压升高。由于它们的治疗是采用相反的方法，因此区分这两者非常重要。

一旦确诊，应立即纠正低钠血症。由于细胞内钠、水交换的化学渗透作用，低钠血症患者的细胞呈膨胀状态。当血清钠达到极限水平115mmol/L或更少时，颅内压增高引起神经系统症状。低钠血症的治疗包括钠替代治疗和脱水治疗，以纠正细胞水肿带来的不良反应及随之发生的损害。可通过口服、胃管、非肠道途径给予高钠溶液，最安全的补钠剂量是每24小时不超过12mmol/L。脱水治疗比钠替代疗法更为安全、有效，每24小时限制脱水800ml。

由于给予高钠溶液的风险较大，因此，低钠血症的治疗应首选脱水疗法。在治疗过程中，如果低钠血症患者的血钠升到125mmol/L，但仍然有严重的神经症状时，建议使用高钠溶液缓解严重的神经症状。恢复血清钠水平至正常或超过125mmol/L，则首选脱水治疗。

参 考 文 献

Eaton J. Detection of hyponatremia in the PACU. *J Perianaesth Nurs.* 2003;18(6):392–397.

Smeltzer S, Bare B, Hinkle J, et al. *Textbook of Medical-Surgical Nursing.* Philadelphia, PA: Lippincott Williams & Wilkins; 2008.

249 了解透析患者的经历并为他们提供帮助

SAM HARVEY AND ANTHONY D. SLONIM，MD，DRPH

计划阶段

目前，有28万美国人通过透析机进行慢性血液透析。透析机是一种人工半渗透膜，可代替肾脏发挥功能。对于慢性肾衰竭的患者，定期透析非常重要，可以防止废物在循环系统中堆积，通常每周要透析3次，每次持续3～4小时。透析机可以将含氮的毒素和过多的水分从血液中安全、有效地移出，当然，透析过程中也存在着安全风险。由于透析过程中患者的血液被转移到机器内，经过滤后再回输到患者体内，因此透析过程中存在感染、出血和循环问题等风险。

透析机有3个重要的工作原理：扩散作用、渗透作用和超滤作用。每个透析机包含有上千个人工管路，它们发挥着半渗透膜的作用。血液通过这些管路朝一个方向流动，而透析液则从另一个方向流动。透析液是由碳酸氢盐和其他重要的电解质以理想的比例混合而成。利用扩散作用原理，血液中高浓度的毒物沿着浓度梯度从血液透过透析膜流向浓度低的透析液，血液中多余的水分通过渗透作用被过滤或者超滤到透析液中。如今，大部分透析机是将水从加压的血液中转移到压力较低的透析液中。当血液流经渗透膜时，透析液不断地循环流动，为血液补充必要的电解质和肝素。肝素的主要作用是防止血液在循环中凝固（图249-1）。

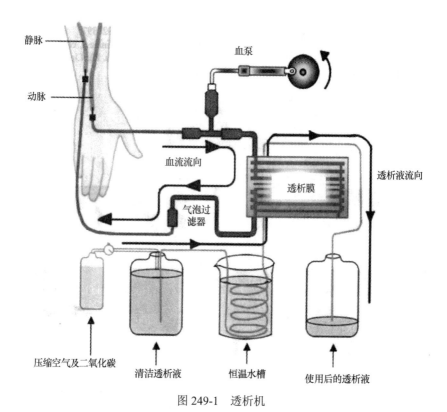

图 249-1　透析机

透析机制造商在设计透析机的过程中关注其性能和生物相容性。慢性血液透析经常发生四肢神经病变，但如果透析进程能够加快，四肢神经病变的发展就可以明显延缓。目前，透析机的工作速度每分钟可以过滤 500～550ml 的血液，相对于第一台模型来说，已经有了显著的提高。但是，由于透析机的生物相容性较差，超敏反应、过敏反应和其他有害状态时有发生。人们在尝试使用不同的材料来减少透析机与血管连接处的反应。由于工序复杂，许多透析机需巨额的购买和维护费用，且有严格的使用规则。无人监督的透析是危险的，在出现并发症时需要经过培训的专业人员进行处理。

参 考 文 献

IvyRose Holistic. Kidney dialysis. 2008. Available at: http://www.ivy-rose.co.uk/Topics/Urinary_System_Kidney_Dialysis.htm. Accessed July 24, 2008.

Smeltzer S, Bare B, Hinkle J, et al. *Textbook of Medical-Surgical Nursing*. Philadelphia, PA: Lippincott Williams & Wilkins; 2008.

250 发现患者未排尿时，先收集信息再通知医生

EDWARD HUMERICKHOUSE，MS，MD

评估与计划阶段

患者停止排尿的原因很多，在大多数情况下，经验丰富的护士可以诊断出来，并通过电话与主治医生联系使问题得到及时妥善处理。

无尿的主要原因是梗阻。患者可能主诉腹部疼痛，可能出现发热，血压可能升高或降低，这取决于是否出现感染症状。尿路梗阻通常是由良性前列腺肥大引起的（占 50%以上），还有其他多种原因，令人吃惊的是第二大病因是便秘（约占 7%），接下来是前列腺癌、尿道狭窄、肾结石阻塞尿道、前列腺手术、既往的感染或操作所致的尿道狭窄、前列腺癌感染、盆腔部位的癌症、包皮过长（阴茎包皮阻塞尿道）等。

当尿路不存在物理性堵塞时，可能是出现了其他情况，如膀胱麻痹。膀胱麻痹通常是由药物引起的，但也可能是由急性膀胱感染、手术后、膀胱神经功能失调（糖尿病、多发性硬化、脊髓压迫）、在膀胱肌肉扩张和（或）无力状态下通过静脉输液或药物给膀胱增加了额外的负担。

上述所有问题都有可能发生在透析患者身上，并且也确实有类似的案例。与大家想象的不一样的是，透析患者其实仍然能分泌一些尿液，尽管可能一天只排泄一次。许多透析患者能分泌和正常人一样多的尿量（只是尿比重较正常低）。当患者主诉耻骨上疼痛时，要考虑到以上方面的问题。

下面做个练习：作为一个训练有素的护士，你会注意到一位 73 岁的老年男性

患者在上一个班次内接受了利尿剂治疗，但仍然无排尿。凌晨 3：00，你打算通知医生，在通知医生前，你需要收集以下信息：

——患者为什么入院？

——患者在进行透析吗？如果是，下尿道正常吗？

——患者有无脱水或不舒适的征象？

——患者有主诉腹部疼痛或充盈感吗？

——患者有前列腺问题吗？

• 患者能告诉你吗？

• 在既往史中列出了吗？

• 体格检查中注明了吗？

• 家里有坦索罗辛、特拉唑嗪/多沙唑嗪、度他雄胺等药物吗？

• 在系统回顾记录有"排尿无力"吗？

——患者最后一次排便是什么时候？

——患者的膀胱扫描是否显示有大量积液？

——患者的血压是高还是低？

——患者是否从今天开始使用了可导致尿潴留的药物？

• 苯海拉明。

• 安眠药。

• 抗抑郁药。

• 治疗膀胱过度活动症的药物（托特罗定）。

——患者是否有尿分析图？结果如何？

——患者的血清肌酐是否有异常改变？

通过评估患者和回顾病历，发现患者有良性前列腺肥大病史，但症状不是很严重，没必要进行药物治疗。他是因充血性心力衰竭加重入院的，现在症状正在改善，患者看上去好多了，无发热症状，血压正常。但有轻度腹痛，考虑到患者入院以后未排便（患者只在家中才排便，他有意控制了排便）。膀胱扫描显示有大于 1000ml 的尿。在过去 24 小时内未使用任何新的药物。上午实验室检查显示患者肌酐稍有升高，但患者入院时血尿酸正常。你打电话告知值班医生上述这些情况，医生给出一个口头医嘱：为患者留置一根粗的导尿管，给予坦索罗辛，并进行通便。医生同时告诉你，患者的血压可能会稍有下降，膀胱压力解除后可能会有少量出血。值班医生给出再呼叫他的参数指标，并同意让患者的主治医生早晨第一时间来看他。

对无尿症原因的基本理解能够帮助你预测到通常医生会问哪些问题，这有助于尽早减轻患者痛苦，使患者的肾脏免受不必要的损伤。在护理文件上记录讨论及结果，有助于帮助医生及时了解患者的病情。

参 考 文 献

Barrisford G, Steel G. Acute urinary retention. April 1, 2008. Uptodate Online. Version 16.2. Accessed August 12, 2008.

Curtis LA, Dolan TS, Cespedes RD. Acute urinary retention and urinary incontinence. *Emerg Med Clin North Am.* 201;19:491.

251 准确掌握留置导尿管的适应证

EDWARD HUMERICKHOUSE，MS，MD

实施阶段

对于护士来说，留置导尿管是一把"双刃剑"。它的使用可以减少患者的如厕需求，并使患者保持清洁干爽，而且在出入量监测过程中解决了出量记录的问题。然而，留置导尿管的置入也使患者感到尴尬、不适，并且存在严重膀胱感染的潜在危险。因此，护士应何时向医生提出置入留置导尿管的建议呢？

置入尿管的明显指征包括以下情况：

第一，是为了解决膀胱出口梗阻问题。梗阻可由各种病理学原因导致，其中最常见的原因是前列腺增生症。另外一个原因与一些常用药物有关，这种情况通常在夜班时出现。病历上显示患者尿量偏少，在使用抗生素之后出现发痒的皮疹，值班医生开出口头医嘱给予苯海拉明。几小时后，患者主诉下腹部疼痛，护士发现患者未排尿，快速膀胱检查显示余尿量为 550ml。患者由于使用苯海拉明，导致膀胱无力，需要置入监测出入量的管道，直到药效消失。

留置导尿管的第二个指征是为了保护破损的皮肤。这发生于很多情况。多数患者体质虚弱，营养状况较差，长期卧床。例如，老人院的一位 88 岁的患者，入院时已因肺炎卧床一周，骶骨处有一个小的压疮，并患有严重梭状芽孢杆菌结肠炎和会阴部酵母菌感染。由于要保持这些部位的清洁、干燥，避免尿液刺激，所以在这个病例中，置入导尿管是唯一有效的解决方法。

第三个指征是为了密切监测出入量。这个指征仅限于 ICU 患者或其他病情非常严重、不能配合尿液收集和测量，但是却非常需要保持体液平衡的患者。举例来说，一名患有因体液过多所致肺水肿的患者，已进行气管插管，因应用利尿剂有效，所以未进行透析。很明显，这名患者不能协助采集尿液，需要置入导尿管。

第四，留置导尿管可以应用在姑息治疗中。例如，一名淋巴瘤晚期不能行动的患者，在家中接受临终关怀，但因不能有效地控制疼痛而入院输注吗啡，这种情况应允许置入导尿管。再如，一名患者患有多发性硬化所致的神经性膀胱功能障碍，在家中每 6 小时自行导尿一次，由于多发性硬化急性恶化而入院进行大剂量类固醇注射，这种情况下护士也应建议置入导尿管。

总之，留置导尿管是护士在与疾病和病痛斗争过程中给予患者的一个重要的武器。不幸的是，它可能因为错误的原因置入错误的患者体内，轻者导致患者不适，严重者可导致潜在感染、败血症，甚至导致死亡。作为患者权益的维护者，护士应该协助医生避免这种看似"友好"的工具带来的危害，护士应不断反思："这些患者真的需要留置导尿管吗？""他为什么需要呢？""我是否应该建议医生拔除导尿管？"

以上提及的例子并非置入留置导尿管的所有指征，如果你所护理的患者留置了导尿管，但并没有以上所述类型的问题，则应找出并记录需要留置导尿管的原因。记住，医生经常忘记患者仍然插着导尿管。

参 考 文 献

Fekete T. Urinary tract infection associated with indwelling bladder catheters. 2008. Uptodate Online version 16.2. www. uptodate.com. Licensed by Carilion Clinic. Accessed August 11, 2008.

Griffiths R, Fernandez R. Policies for the removal of short-term indwelling urethral catheters (Cochrane Review). In: *The Cochrane Library*. 2007, Issue 1. Chichester, UK: John Wiley and Sons, Ltd; 2007.

252 肾绞痛患者保留结石——证据支撑

ANTHONY D. SLONIM，MD，DRPH

实施阶段

肾结石（kidney stones）是积聚在泌尿系统的结晶集合体，会导致严重的疼痛和梗阻。在美国，约 12%的男性和 5%的女性患有肾结石。肾结石类型按发生率依次递减分别是磷酸钙结石、尿酸结石、磷酸铵镁结石及胱氨酸结石。肾结石患者通常会出现肾区周围尖锐性剧烈疼痛，并可能伴有恶心、呕吐及血尿。当结石进入尿路系统时，疼痛会立即缓解，但由于这种情况经常会再次发生，所以必须过滤尿液并保留结石做成分分析，为诊断和治疗提供重要线索。发生肾结石时，首先要采取的措施是镇痛、补充充足的水分，并进行诊断性试验以明确诊断。

结石的形成通常有一个"发源地"，开始于微粒附着，当某些物质的溶解度超过饱和状态时就容易形成结石，导致它们从液体中沉淀出来。改善结晶状态的因素有以下几个：第一，保持良好的排尿习惯，这主要靠补充充足的水分来实现。第二，尿液 pH 的调整也非常重要，根据结石种类选择进行饮食和药物治疗，调节尿液 pH 防止结石复发。最后，可以应用噻嗪类利尿剂等药物加快某些电解质（如钙离子）通过肾脏的流速，以减少沉积。

参 考 文 献

Asplin JR, Coe FL, Favus MJ. Nephrolitihiasis. In: Kasper DL, Braunwald E, Fauci AS, et al., eds. *Harrison's Principles of Internal Medicine*. 16th Ed. New York, NY: McGraw Hill; 2005, pp. 1710–1714.

253　控制血压与肾脏保护

ANTHONY D. SLONIM, MD, DRPH

实施阶段

在美国，高血压（hypertension）是一个严重的问题。但不幸的是，大多数患者引起高血压的原因并不明确，称为原发性高血压。当引起高血压的原因明确时，称为继发性高血压。继发性高血压由一系列原因导致，如心血管疾病、药物不良反应、甲状腺疾病、肾上腺肿瘤刺激交感神经系统、肾血管问题（如肾动脉狭窄）及慢性肾脏疾病。反之。高血压也会对心脏、眼睛、肾脏等器官产生一系列的不良影响。因此，肾脏在高血压疾病中扮演了一个重要的角色，既是高血压的起因，又同时受到高血压所带来的损害。

护士可以采取以下几个重要步骤，以改善高血压患者的护理。第一，护士可以为患者提供营养指导，避免患者通过饮食摄入过多的钠，如食用罐头及加钠的食品。第二，护士应确保患者能够实现自我血压监测。血压监测容易学习，且家用血压测量设备价格便宜，患者可通过记录血压变化，确保药物治疗效果。第三，向患者说明服用降压药的重要性。高血压通常没有症状，因此患者经常意识不到不遵医嘱服药的严重性。第四，建议医生开具患者负担得起的药物处方。市面上有许多药效较好、价格低廉的药物，选择一种能让患者依从的药物至关重要。最后，要鼓励患者进行常规复查、定期监测肾功能，观察是否发生并发症。

护士是帮助患者处理高血压问题的重要支持者，更重要的是通过护理可避免患者发生并发症。

参 考 文 献

Fisher NDL, Williams GH. Hypertensive vascular disease. In: Kasper DL, Braunwald E, Fauci AS, et al., eds. *Harrison's Principles of Internal Medicine*.16th Ed. New York, NY: McGraw Hill; 2005, pp. 1463–1481.

254 针对病因，制订个体化尿路感染治疗方案

ANTHONY D. SLONIM, MD, DRPH

评估阶段

尿路感染（urinary tract infection，UTI）是一种临床常见疾病，需要进行及时的治疗。然而，并非所有的尿路感染病因均相同。明确感染类型及治疗的紧迫性通常取决于患者的自身状况。患者的年龄太大或太小（如婴儿或老年人）发生感染时都会带来严重问题，尤其是发生尿路感染时。对于婴儿，如果出现反复的尿路感染，应考虑是否存在尿路先天畸形；对于老年人，尿路感染可能是由免疫力低下导致，可能很快发展为败血症。上述人群通常需要给予抗生素治疗，同时，应识别并关注任何可能的诱发尿路感染的因素，如存在尿路反流的婴儿或留置导尿管的老年人。

由于男性尿路较长，发生尿路感染的概率较小，而女性则通常会在性交后或妊娠过程中发生尿路感染。女性因性交发生尿路感染出现症状时，可以在适当的指导下自行用药。尿路感染是孕妇早产的危险因素，所以对发生过尿路感染的孕妇需要随访和定期复查。

部分患者因器官移植或长期应用类固醇等药物，存在免疫抑制，对感染源的免疫应答会减弱，可能直到感染后期才会出现症状。这类患者需要早诊断、早治疗，以防止细菌扩散。尿路系统结构异常的患者更易发生尿路感染，需要早期治疗。肾移植的患者，需要加强关注。

尿路感染通常以肾脏是否感染为区分，分为上尿路感染和下尿路感染，如果可以很好地耐受治疗，患者可在门诊就诊，但是需要密切和连续的随诊，以确保治疗效果。

尿路感染代表了一类发生在不同情况下，影响着诸多类型患者的疾病。治疗方法因人而异，但是合理的治疗可以有效预防长期并发症的发生。

参 考 文 献

Stamm WE. Urinary tract infections and pyelonephritis. In: Kasper DL, Braunwald E, Fauci AS, et al., eds. *Harrison's Principles of Internal Medicine*. 16th Ed. New York, NY: McGraw Hill; 2005, pp. 1715–1721.

255　前列腺癌患者可选择多种治疗方案

ANTHONY D. SLONIM，MD，DRPH

实施阶段

对于男性来说，无论是新发的还是复发的前列腺癌（prostate cancer），都是一种严重的疾病诊断，都令人感到恐惧。大部分男性甚至不知道前列腺在什么位置，有什么功能。因此，护士在前列腺癌患者的支持和帮助中发挥着重要作用。

有将近 25 万男性患者受到前列腺癌的困扰，死亡率约为 10%。大多数患者由于夜尿增多、排尿不畅、排尿困难等原因就诊。直肠指检和前列腺特异性抗原筛查提高了前列腺癌的早期诊断率。

男性通常不能区分前列腺肥大和前列腺癌。虽然两种疾病都出现前列腺变大，但前者是良性的，而后者是恶性的。一旦确诊为恶性，根据疾病的严重程度和扩散情况，患者有多种治疗方法可以选择，包括前列腺切除根治术、经尿道前列腺切除术、去势治疗、机器人手术等。除手术治疗之外，还包括化疗、放疗、激素治疗等多种辅助性治疗方法。大多数患者都需要在手术的基础上采取辅助性的联合治疗方法。

康复训练是前列腺手术后恢复的重要部分。患者术后一般会出现排尿功能及性功能方面的问题。护士采用直接和实事求是的态度回答患者有关勃起功能障碍及射精等方面的问题，可以避免患者尴尬。除此之外，护士可以为患者的性伴侣提供帮助，因为她们可能会面临一系列难以解决的问题。通常可以以下列方式开始谈话，"在做完这种手术之后，患者及患者的配偶通常会对两人之间的性关系存在很多疑虑，如果您认为我可以提供帮助的话，我非常乐意回答您及您爱人的任何问题"。这正是患者所期待的谈话方式。另外，一系列随访服务的提供对这些患者也非常有帮助。

新诊断为前列腺癌的患者，通常存在对一些让他们感到难以启齿的问题如排尿和性功能方面的并发症存在许多疑虑，希望能够得到直接而客观的交流，护士可以为他们及其配偶提供很多帮助。

参 考 文 献

Scher HI. Hyperplastic and malignant diseases of the prostate. In: Kasper DL, Braunwald E, Fauci AS, et al., eds. *Harrison's Principles of Internal Medicine*. 16th Ed. New York, NY: McGraw Hill; 2005, pp. 543–553.

神 经 病 学

256　头痛的多种病因

JENNIFER BATH，RN，BSN，FNE，SANE-A

评估阶段

许多患者由于头痛或偏头痛到急诊就诊，但是如何辨别患者是否真正的头痛，还是存在其他潜在的问题？偏头痛的患者常主诉头痛、恶心、呕吐、视觉障碍，对光线和噪声敏感。通常患者除主诉头痛外，多伴有一个或多个上述症状。偏头痛通常发生在单侧，并且靠近眼睛部位。当患者用脑时感觉疼痛加重，常会影响患者的日常生活。

偏头痛分为非血管性和血管性两种。非血管性偏头痛是在头颈部骨骼肌紧张时引起的一种持续的搏动性疼痛。由于剧烈的疼痛，患者的下颌、颈部及头部活动受限，最常见的非血管性偏头痛是紧张性头痛。血管性头痛表现为突发性的剧烈锐痛，患者常描述为针刺样、重击样或跳动性疼痛。血管性头痛又分为 3 个阶段：第一阶段是患者出现疼痛的先兆，通常是视觉的变化，有时也表现为听觉或味觉的变化；第二阶段是大脑血管扩张的过程；第三阶段是恢复过程。血管性偏头痛通常伴随剧烈的颞部和头颅触痛持续 4～72 小时，如果不经治疗，可能会持续几周。

硬膜下血肿（subdural hematomas，SDH）与偏头痛显著不同，它通常与外伤有关，常由血管破裂造成，血液聚集在大脑表面和硬脑膜之间，导致大脑受压，可能危及生命。年轻患者一般需要强烈的撞击才导致硬膜下血肿，但老年人可能只要轻微撞击，如仅仅是从椅子上摔下来就可能导致硬膜下血肿的发生。应用血液稀释剂、酗酒和有癫痫病史均会增加患者发生硬膜下血肿的危险。硬膜下血肿通常会有明确的损伤机制，有时在外伤后很长一段时间之后才发生，患者可能已经遗忘了外伤史。患者通常伴有暂时的意识障碍，这是由于硬膜下血肿是静脉渗血而非动脉出血，所以出血速度缓慢。同时患者可能还会有头痛、一侧肢体无力、癫痫发作、视力和语言变化，并逐渐出现意识丧失。急性硬膜下血肿发生在外伤后几分钟到几小时内，如果未被及时诊断和治疗，则会导致脑损伤，甚至死亡。慢性硬膜下血肿发生在外伤后几周到几个月，出现症状和体征非常缓慢。老年人发生慢性硬膜下血肿的危险性较大，主要是因为他们的大脑随着年龄的增长出现萎缩，从而使颅顶积存血液的空间变大，从出血到出现症状的过程变慢。治疗硬膜下血肿的方法是进行手术。由于硬膜下血肿的发病率和致死率较高，因此对于主诉头痛的患者，应详细地收集病史，区分偏头痛和危及生命的头部损伤。

参 考 文 献

Ignatavicius D, Bayne M. *Medical—Surgical Nursing: A Nursing Process Approach*. Philadelphia, PA: Harcourt; 1991, pp. 864–874, 925.

Sheehy S. *Emergency Nursing Principles and Practice*. 5th Ed. St. Louis, MO: Mosby; 2003, pp. 256–257, 519–521.

257 脊髓损伤患者的排泄护理

ALICE M. CHRISTALDI，RN，BSN，CRRN

实施阶段

在美国大约有 20 万脊髓损伤患者。随着康复医学的开展，许多年轻男性脊髓损伤患者的寿命得到延长。护士既需要与患者及其家属讨论丧失运动功能的问题，也需要加强对于维持患者生活质量和预防并发症同等重要的患者大小便管理问题。

影响脊髓损伤患者肠道功能的主要因素取决于损伤的水平和损伤神经的完整程度。如果损伤是发生在 T_{12} 水平以上，则这种肠功能紊乱称为反射型神经源性或上运动神经源性肠功能紊乱。患者可能对直肠充盈没有感觉，但在直肠充盈时排便会反射性地出现，患者无法控制排便，容易导致便秘和大便失禁。可以采用栓剂或快速灌肠，或采用固定时间、固定地点控制排便的方法处理，发生在 T_{12} 水平以下的脊髓损伤会破坏排便反射，使肛门括约肌松弛，从而使肠道丧失对机械性或化学性刺激的反应。这种肠功能紊乱称为弛缓性或下运动神经源性肠功能紊乱。护理这类患者时，更需要注意勤排空肠道，通常需要通过人工清除的方法每天清理 1~2 次又硬又干的宿便。

对于反射型神经源性肠功能紊乱，养成定时和规律排便的习惯是控制排便的关键。通常在隔日的同一时间点可选择在早晨或晚上，帮助患者排便，这主要取决于患者的生活方式或个人习惯。在脊髓损伤患者康复过程中，应及早制定并实施适当的排便计划。恰当的训练能帮助患者成功地控制排便，减少便秘，改善生活质量。

成功的排便计划可以在很大程度上减少意外排便、便秘或腹泻。同时有很多其他因素和并发症会影响患者的肠道和膀胱功能，这些因素包括用药、充分的水分摄入、避免摄入咖啡因、适当的膳食纤维摄入量、定时排便及他人的帮助。护士需要与患者及其家属进行讨论，这些对于有效实施肠道训练计划至关重要。

参 考 文 献

Ash D. Sustaining safe and acceptable bowel care in spinal cord injured patients. *Nurs Stand*. 2005;20(8):55–64.

Hoeman SP. *Rehabilitation Nursing Process and Application*. 2nd Ed. St. Louis, MO: Mosby; 1996, pp. 465–471.

Valles M, Vidal J, Clave P, et al. Bowel dysfunction in patients with motor complete spinal cord injury: Clinical, neurological and pathophysiological associations. *Am J Gastroenterol*. 2006;101(10): 2290–2299.

258 癫痫持续状态患者的护理

ANTHONY D.SLONIM，MD，DRPH

实施阶段

癫痫发作（seizure）是大脑异常放电的结果。如果发作持续时间超过 15 分钟或连续 2 次及以上发作，发作间期意识不恢复，则称为癫痫持续状态。癫痫持续状态是一种急危重症，需要护士做好紧急抢救准备，并保护患者不被其周围的物体所伤害。

导致癫痫发作时间延长的因素有多种，包括代谢性疾病、停药、中毒、感染、肿瘤。代谢紊乱包括低血糖、低钠血症、低血钙，在得到纠正之前，这些代谢紊乱均可导致顽固性癫痫发作。另外，由于癫痫患者自行停药和忘记服药非常普遍，容易导致癫痫的发生，因此可以通过测定抗癫痫药物的水平来确定患者是否漏服或停药。同时，酒精戒断是另一种可导致癫痫发作的常见原因。使用非法毒品，如可卡因，也可引起患者癫痫发作。此外，感染也是引起癫痫发作的常见原因，包括脑膜炎、脑炎、脑脓肿。最后，颅内肿瘤及肿瘤或外伤引起的颅内出血均会引发顽固性癫痫发作。

无论何种原因导致的癫痫发作，护士均必须采取以下措施，以保障患者的安全。首先，必须做好气道、呼吸、循环（As，Bs，Cs）的护理：保证患者呼吸道通畅，当患者出现呼吸道阻塞或呕吐症状时，应采用负压吸引，维持患者良好的呼吸状态；给予氧气吸入，维持循环系统正常；同时建立静脉通路。如果导致癫痫持续状态的原因已经被识别，并得到有效处理（如低血糖），采取以上护理措施即可。如果原因尚未明了，护理要点还应包括用苯妥英钠或抗惊厥药物控制癫痫发作，做好将患者转入重症监护病房的准备及尽快明确病因的诊断计划。

参 考 文 献

Fagley MU. Taking charge of seizure activity. *Nursing.* 2007;37: 42–47.

Yamamoto L, Oldes E. Challenges in seizure management. *Topics Emerg Med.* 2004;26:212–224.

259 癫痫发作后患者的护理

MELISSA H.CRIGGER, BSN, MHA, RN

计划阶段

大脑的脑电波发生异常时可引发癫痫发作。癫痫发作可导致大脑氧气和葡萄糖供给减少。通常癫痫发作会有先兆症状，提示癫痫即将发作，如视觉改变、闻到异味或听到不寻常的声音。症状通常与大脑内所涉及的特定区域相关。癫痫发作可分为部分发作和大发作。癫痫患者发作后会有恢复期，称为癫痫发作后期。那些癫痫大发作的患者，癫痫发作后期可以持续半小时至数小时。这段时期包括一个深睡期，患者还会主诉头痛、疲乏和意识混乱的症状。

照护首发癫痫的患者包括确保患者安全和增加患者的疾病知识。照护癫痫发作后期的患者时，护士必须牢记确保患者安全是首要任务。癫痫发作时，患者可能会用胳膊和腿撞击床挡，因此，应在床挡上加上软垫，以预防或减轻患者受到的伤害。将患者置于侧卧位，以避免呕吐物误吸。同时，护士应做好准备，以应对患者癫痫再次发作。确保吸引器处于备用状态，避免对患者采取约束保护，因为约束会对患者带来损伤。护士应执行本机构制订的预防癫痫发作的特定措施。

癫痫发作后期患者表现为意识混乱、昏昏欲睡。护士需要记录癫痫发作的特征，包括患者眼睛的变化、发作持续的时间、相关症状、患者发作期间表现出的所有行为及恢复的时间。同时，护士还应该观察患者大小便失禁情况，监测神经功能的变化。

对癫痫发作后的患者进行健康宣教非常重要，护士应对患者讲解下列知识。

——癫痫发作的诱因，如饮酒、忘记服用抗癫痫药物、发热、应激事件。

——有癫痫发作先兆的患者，应在先兆症状出现时寻求安全的环境。

——向患者讲解抗癫痫药物的使用剂量、不良反应、服用频率、何时联系医生。

——不能自己随意停药的重要性。

——随身佩戴腕带，提供癫痫发作信息的重要性。

——癫痫发作先兆症状的识别，包括头晕、视觉和听觉紊乱、疼痛、闻到异味。

——难以控制癫痫发作的患者不要驾驶机动车。

——向癫痫患者的家属讲解如何应对患者的癫痫发作。

——检测抗癫痫药物血清药物水平的重要性，如卡马西平和丙戊酸钠。

——癫痫患者的某些行为受法律制约，如驾驶。

以上列举的每一个宣教要点都对癫痫患者具有重要意义。护士必须评估患者的情况，准备提供安全措施，并向癫痫发作后的患者提供足够的疾病相关知识。只有这样，癫痫患者才能了解如何更好地预防癫痫发作、在癫痫发作时如何避免进一步损伤及避免死亡的发生。

参 考 文 献

Linton AD. *Neurological Disorders: Introduction to Medical-Surgical Nursing.* 4th Ed. St. Louis, MO: Saunders Elsevier; 2007, pp. 435–438.

Williams LS, Hopper PD. *Nursing Care of Patients with Central Nervous System Disorders: Understanding Medical-Surgical Nursing.* 2nd Ed. Philadelphia, PA: F.A. Davis Company; 2003, pp. 843–845.

260   重症肌无力患者用药护理

MONTY D. GROSS，PHD，RN，CNE

实施阶段

重症肌无力（myasthenia gravis）是一种自身免疫性疾病，该类患者的神经接头处缺乏神经递质乙酰胆碱，导致横纹肌无力。当肌肉活动时，乙酰胆碱释放减少，不能产生足够的刺激使冲动沿着轴突到达肌肉膜，从而使肌肉收缩。休息一段时间后，乙酰胆碱在神经-肌肉接头处重新聚集，达到维持神经肌肉功能的水平，肌肉无力症状可以得到缓解。乙酰胆碱减少是由于乙酰胆碱或其受体受到了抗体的破坏。多数情况下，头面部肌肉最先受到影响，导致所谓的"延髓征"，出现复视、眼睑下垂、口齿不清、吞咽困难，随后出现危及生命的呼吸困难。呼吸功能受损时，需要使用气管插管和呼吸机。另外，患者手臂和腿部肌力的减弱会影响患者的生活自理能力，如造成吃饭和活动困难。

重症肌无力可发生于不同的性别和种族群体。40 岁以下的女性和 60 岁以上的男性更为常见。这种疾病不具有遗传性和传染性。

由于肌肉无力也可以是其他疾病的征象，重症肌无力的诊断常被延误。因此，应全面收集患者的病史，进行全身检查和神经功能检查。同时，由于部分重症肌无力患者的抗体水平会高于正常人，故还需要进行血液检查。此外，还应该做依酚氯铵（腾喜龙）试验。依酚氯铵是一种可以暂时性阻断乙酰胆碱释放的药物，从而使神经-肌肉接头处的乙酰胆碱水平增加。重症肌无力患者注射了依酚氯铵后，在一段短暂的时间内会感到肌肉力量增强，症状有所缓解。此外，还可以做肌电图（EMG），以测定肌纤维对电刺激的反应。

吡啶斯的明（麦斯提龙）和溴化新斯的明（新斯的明）是两种用来增加乙酰胆碱水平的药物。服药后 30～40 分钟起效，药效持续 3～4 小时。如果没有及时给药，会导致重症肌无力危象。

重症肌无力危象可危及生命，当发生时，患者肌肉严重无力，以至于呼吸极度受损，需要用气管插管和呼吸机来维持。感染和应激事件、未定时服药均可引发重症肌无力危象。

对于医务人员来说，应将给药列为最应优先关注的措施。给药延迟会增加患者出现肌无力危象的风险。药物常规是片剂的，而吞咽困难是患者首先出现的问题之一，因此服药对患者来说非常困难。如果患者开始出现危象且无法吞咽，服药困难将会变得更复杂。

参 考 文 献

Mortensen Armstrong S, Schumann L. Myasthenia gravis: Diagnosis and treatment. *J Am Acad Nurse Pract.* 2003;15(2):72–78.

National Institute on Neurological Disorders and Stroke (n.d.). Myasthenia gravis fact sheet. Available at: http://www.ninds. nih.gov/disorders/myasthenia_gravis/detail_myasthenia_gravis.htm. Accessed July 1, 2008.

Tolle L. Myasthenia gravis: A review for dental hygienist. *J Dent Hyg.* 2007;81(1):12.

261 针对脑损伤患者及其家属需求的护理

MONTY D. GROSS，PHD，RN，CNE

计划阶段

每年大约有 50 万人发生创伤性脑损伤（traumatic brain injury，TBI）。对于患者及其家属来说，脑损伤是一种惨痛的经历。通常，发生脑损伤后，患者的行为会发生暂时性或永久性的改变。家属会看到他们从未预期到的行为，因此，医务人员要对家属进行宣教，并为他们提供支持。

TBI 患者会出现自我意识和社会认知功能障碍。他们可能不知道自己的行为是不恰当的。患者会对自己的行为和社会反应给出不正确的解释。因此，家庭互动也会不和谐、不愉快，造成一种紧张局势。

尽管压力很大，神经外科的医务人员发现 TBI 患者的上述行为并不少见。这些行为将持续多久通常是个未知数，因为 TBI 的恢复时间通常较长，且具有不确定性。尽管如此，仍可以采取很多护理措施来帮助这些患者及其家属。护士在保护患者免受自身和他人伤害、为患者和家属提供健康教育、帮助家属做好准备和鼓励其加入患者照护队伍方面发挥着重要作用。告知家属遭遇创伤性脑损伤的患者可能出现什么行为，帮助他们做好心理准备，为患者提供更好的支持，而非采取退缩的应对方式。

首先，要为患者提供一个安全的环境。一般来说，安静、刺激较少的环境对患者来说最佳。应移除房间内的任何危险设备或物品，如带玻璃框的画、剪刀或其他锐器、可能会使患者触电的电源。如果患者有可能坠床，可考虑安置一张矮床或铺在地板上的床垫。

其次，确保心理医生和社工的参与。心理医生可以更准确地评估和判定患者是否出现了自我意识和社会认知功能障碍。他们会为患者及其家属提供改善和处理这些问题的策略。社工会帮助安排满足患者非常广泛的照护需求。

另外，要及早并经常对患者家属进行宣教，让他们知道今后将会发生什么事情。如果可能，护士应与家属一起讨论患者潜在的行为改变和（或）活动受限；向家属讲解服药和诊断性试验相关的信息，帮助家属在与 TBI 患者互动时做好准备。护士和健康照护团队为 TBI 患者的家属提供的支持越多，他们在应对过程中感受到的压力将越少。

参 考 文 献

Bond E, Draeger C, Mandleco B, et al. Needs of family members of patients with severe traumatic brain injury: Implications for evidence-based practice. *Crit Care Nurse*. 2003;23(4): 63–72.

Centers for Disease Control and Prevention. Traumatic brain injury. 2003. Available at: ww.cdc.gov/ncipc/factsheets/tbi. htm. Accessed June 28, 2008.

262 创伤性脑损伤患者的高层次护理需求

BONNIE L. PARKER，RN，CRRN

评估阶段

创伤性脑损伤是由于头部受到撞击，脑功能受损导致的短期或长期自主功能的丧失。主要的病因是跌倒、机动车车祸、运动和人身攻击。脑损伤带来的影响也是复杂多样、因人而异的，与许多因素相关，如病因、损伤部位、严重程度、患者的年龄。

大脑可被划分为数个区域，每个区域控制不同的功能，包括运动、认知、感觉、自主功能和个性。由于大脑受损的区域不同，因此对大脑创伤的反应因人而异。此外，当脊髓神经管遭受破坏时，患者不能准确地将信息传递给大脑或从大脑传递到肌肉，会导致思维、协调运动、个性和行为的改变。认知功能改变将会导致记忆、决策、计划、判断、集中注意力、沟通交流和思维过程出现困难。运动功能改变会导致肌肉运动、协调性、睡眠、听觉、视觉、味觉、嗅觉、触觉、语言等方面的障碍，并导致疲乏、虚弱和癫痫发作。社会能力和情绪控制障碍包括情绪波动、抑郁、焦虑、易怒、激越、过度大笑或大哭等都可能与脑损伤后引发的个性或行为改变相关。

头部损伤会导致各种症状，包括癫痫发作和运动功能障碍及一些常见的症状，如记忆力下降、解决问题的能力下降及压力过大导致的情绪沮丧、易怒等。脑损伤会导致患者精神和情感发生变化，并且由于患者存在认知功能障碍，在完成多项任务时会出现困难。过度刺激通常会导致患者易怒，因此，安静、昏暗的环境有助于控制患者的行为，患者在这样的环境中表现得更好。脑损伤不但影响患者的生理，还会影响他们与周围人或事互动的方式。保持无刺激的环境与其他治疗方法同等重要。治疗计划应该包括积极治疗阶段和缓解治疗阶段，两者交叉进行。医务人员和探视者应使用沉着、平静的声音与患者交流，避免唠叨。在安排人员时要考虑一致性，尽可能安排固定的医务人员照护患者，避免改变患者的日常作息。同时，要牢记避免让患者做违背自己意愿的事。

照护脑损伤患者是一项挑战性极大的任务，但是恰当的照护会得到很多回报。将患者特殊需求谨记于心的护士将会收获最大的成就感。

参 考 文 献

Lew H, Cifu D, Sigford B, et al. Team approach to diagnosis and management of traumatic brain injury and its co morbidities. *J Rehabil Res Dev*. 2007;44(7):7–11.

Lux WA. Neuropsychiatric perspective on traumatic brain injury. *J Rehabil Res Dev*. 2007;44(7):951–962.

263　神经损伤合并硬膜外出血患者的有效监测

KATHERINE M. PENTURFF, RN, CAPA

评价阶段

对于因创伤而收住院的神经科患者来说，不管他们看起来是清醒的，还是烦躁不安的，均需要进行全程的密切监测。对烦躁的患者进行有效的监测是一项极具挑战性的任务，因为患者的病情变化非常快，生命体征的改变将标志着病情的进一步恶化。

硬膜外出血（epidural hemorrhage，EDH）是一种易于治疗、预后较好的脑部损伤。多数因头部外伤引起，出血部位多集中于颞区。头部损伤的患者有10%～20%伴有硬膜外出血。其中，在脑部损伤后意识状态由清醒变为昏迷的患者中，约17%伴有硬膜外出血。约50%的硬膜外出血患者最初表现为神志清楚，但随着出血量增加，患者颅内压不断增高，意识水平降低，并可能发生脑疝综合征。在出血的最初阶段，当患者出现颅内压增高时，监测生命体征可能预测到用标准的神经系统评估无法察觉到的病情改变。颅内压增高会导致库欣综合征，表现为血压增高、心率减慢及呼吸抑制。对于伴有神经系统退化的硬膜外出血患者，其治疗方法是减压，可以通过在出血的地方钻孔减压或者通过外科手术移除血块。

对神经科患者进行生命体征监测时，除了监测血压、脉搏、呼吸和体温外，还需要进行标准化的神经系统评估，包括意识水平、定向力、记忆力、脑干功能、认知功能、神经乳头的反应及运动功能。另外，还包括血氧饱和度及颅内压的监测。完成初始评估后，对于病情较重的患者，每5～15分钟需要再评估一次，对于病情较稳定的患者可以每2～4小时评估一次。

参 考 文 献

Acute and intermediate phase nursing in TBI. Neurological and other routine nursing interventions: Assessing vital neurological signs. Available at: www.calder.med.miami.edu/pointis/tbiprov/NURSING/neuro3.htm.

Epidural hemorrhage. Last Updated: Dec 11, 2007. Available at: www.emedicine.com/med/topic 2898.htm.

Ikeda M, Matsunaga T, Irabu N, et al. Using vital signs to diagnose impaired consciousness: Cross sectional observational study. *BMJ*. 2002;325(7368):800–802. Available at: www.pubmedcentral.nih. gov/ articlerender. fcgi? artid=128944.

Understanding the cushing reflex. Available at: www.jems.com/news_and_articles/columns/SMS/Understanding _the_Cushing_Reflex.html. Accessed July 10, 2007.

264　密切监测接受清醒镇静治疗患者的持续效应

KATHERINE M. PENTURFF, RN, CAPA

评价阶段

清醒镇静（conscious sedation）是通过运用某种药物对患者进行麻醉，但保留患者对身体刺激和语言命令的反应及呼吸道刺激反射的一种治疗方法。目的在于使患者处于一个放松、无疼痛、无焦虑的状态，通常用于短暂，但不舒适的治疗过程，一般通过苯二氮䓬与镇静剂的联合诱导实现。因为清醒镇静存在呼吸抑制和呼吸道保护性反射消失的潜在危险，所以对于接受清醒镇静的患者需要在给药过程、操作过程及操作结束之后一段时间内持续监测心电图、血压及血氧饱和度。

咪达唑仑（midazolam）是一种苯二氮䓬类的抗焦虑药，是清醒镇静常用的药物之一。由于咪达唑仑通过静脉给药时起效快，患者用药后 1～5 分钟起效，30 分钟内达到高峰，且镇静及遗忘作用短暂，其药效及遗忘效应一般持续 1～6 小时，因此成为最受欢迎的镇静选择。但是，咪达唑仑没有镇痛作用，因此经常与麻醉剂合用。有报道称咪达唑仑的不良反应有极度活跃或攻击行为。

阿片类制剂如芬太尼（fentanyl），通过静脉给药可以起到镇痛和镇静作用，起效快、代谢快，引起恶心、呕吐的发生率低。与以往的阿片类制剂相比，有安全剂量阈值大、作用时间相对短暂和镇痛剂量下呼吸抑制作用弱等优点，使得芬太尼成为静脉麻醉和镇静的首选药物。

在短暂的治疗操作过程中同时使用这些药物时，在操作结束后需要对患者进行密切监测。当患者受到伤害性刺激后，可能醒来并能与医生进行交流；然而一旦伤害性刺激停止，患者即进入深睡眠状态，甚至进入轻度麻醉状态。因为药物作用时间比镇静时间长，患者有可能出现呼吸道保护性反射消失。

参 考 文 献

Midazolam Hydrochloride Syrup, RxList. Available at: www. rxlist.com/cgi/generic/versedsyr_ids.htm.

Waring JP, Baron TH, Hirota WK, et al. Guidelines for conscious sedation and monitoring during gastrointestinal endoscopy. *Gastrointest Endosc.* 2003;58(3):317–322. Available at: www.guideline.gov/summary/summary.aspx?ss=15&doc_id= 4141&nbr=3177.

265 神经压迫综合征的预防

JEANNIE SCRUGGS GARBER, DNP, RN

计划阶段

神经压迫综合征（nerve compression syndrome）的发生率越来越高。常见的神经压迫综合征有腕管、臂丛及尺神经压迫。主要表现为麻木、刺痛和运动功能改变。在日常生活中，可能因为组织过度使用而发生神经压迫综合征。另外需要注意的是，为不能活动的患者安置体位不当也可能导致身体某部位的神经受压。

因此，护理人员应了解神经受压的常见部位、体征和症状，采取适当的抬高和固定肢体等护理措施来预防或改善症状。

腕管是手腕的一部分，神经、韧带及肌腱从腕管内部穿过到达手部。因此，腕管综合征表现为手的麻木和刺痛，多发生在晚上。其他症状有颈部疼痛及由手腕放射至肩膀的锐痛。腕管综合征常见于中年女性。身体评估及神经传导测试可以辅助诊断腕管综合征。在治疗措施中，首先要休息或固定腕管，同时使用消炎药减轻肿胀和疼痛。如果保守治疗无效，则必须进行手术。

臂丛受损常常涉及肩部、手臂及手，多因外伤引起，如运动、车祸或者手术台上姿势不当。这种受损引起的症状包括从手到肩膀的任何部位出现的麻痹、麻木、刺痛。由于这些症状都可能因手术过程中手臂外展而导致，所以术后评估具有重要意义。

尺神经支配小指及环指的感觉及一些手部肌肉，从颈部发出加入三大主要神经沿着胳膊到达手部。当通过手腕时，尺骨神经和动脉从尺管穿过，之后发出分支，支配小指和半个环指的感觉，以及手部的小肌肉群。典型的尺骨神经压迫症状是手指麻木及手部肌肉无力。常规治疗是局部固定和休息，如果保守治疗无效，则需要进行手术治疗。

参 考 文 献

Nerve compression syndromes. Available at: http://www.merck. com/mmhe/sec05/ch071/ch071d. html. Accessed August 16, 2008.

266 脑卒中患者的护理

ANTHONY D. SLONIM, MD, DRPH

评估阶段

急性脑卒中患者可分为缺血性脑卒中和出血性脑卒中两种。大多数为缺血性脑卒中，约占85%。一旦患者被诊断为脑卒中，不管何种类型，都将给护理带来巨大的挑战，如果不能及时应对便会严重影响患者的安全。

由于活动能力改变，脑卒中患者在住院期间及院外康复阶段，自主运动能力的减弱会引发多种并发症，包括压疮、深静脉血栓、患肢肌肉挛缩。因此，要确保患者在患病及康复期进行有效活动、勤翻身、使用夹板固定，并采取措施预防深静脉血栓。同时，也可以选择辅助活动设备，但是这些设备通常存在安全隐患。

脑卒中患者通常会出现语言表达、语言加工及记忆力的改变。对于这些问题的主要治疗方法是语言训练。另外，由于吞咽功能会受到影响，所以需要评估患者是否可以独立进食，以免发生误吸。需要注意的是，由于患者正常交流及自理能力的丧失通常使患者及家属感到非常沮丧，社会心理支持的提供和干预可以有效改善他们的心理状况。

发生脑卒中后，患者的日常生活活动包括如厕和洗浴通常会受到影响。患者可能会出现尿潴留或便秘、尿路感染或腹胀等并发症。因为感觉难以启齿，患者通常不会主动寻求帮助，可能会尽自己最大努力尝试自立，但却经常失败，从而可能使情况变得更加糟糕。

脑卒中在临床上对护理的依赖性是非常大的，护理可以预防并发症，并帮助患者保持最佳的身体功能状态和生活质量。

参 考 文 献

NINDS stroke information page. Available at: http://www.ninds. nih.gov/disorders/stroke/stroke.htm. Accessed August 16, 2008.

267　自主神经反射异常的脊髓损伤患者的护理

ALICE M. CHRISTALDI, RN, BSN, CRRN

实施阶段

平均每年有 1.1 万例脊髓损伤患者。其中 48%由机动车事故引起，23%由跌伤引起，80%的脊髓损伤患者为男性。其伤残等级取决于损伤平面、引起损伤的原因及损伤的严重度。

颈髓损伤是最常见的脊髓损伤类型。颈髓损伤可能导致四肢部分或全部瘫痪，而胸髓或腰髓的损伤可能导致下肢部分或全部瘫痪。一半以上的脊髓损伤患者表现为四肢瘫痪。

在脊髓损伤中，危及生命的一种紧急情况是自主神经反射异常（autonomic dysreflexia），这是一个用来描述损伤平面以下不良刺激反应的概括性词。自主神经反射异常发生于 T_6 或 T_6 以上平面的脊髓损伤。回顾一下胸椎的基本解剖结构：胸神经支配胸部、背部部分肌肉及腹部部分肌肉。胸段有 12 块椎骨，T_1 支配前臂的内侧；$T_2 \sim T_4$ 损伤可能导致双下肢和躯干瘫痪，也可能导致自乳头以下失去知觉；$T_5 \sim T_8$ 损伤影响下肢和低位躯干功能，并可能导致胸腔以下部位失去知觉；$T_9 \sim T_{11}$ 损伤导致下肢瘫痪，并导致脐以下部位失去知觉；T_{12} 损伤导致腹股沟以下瘫痪并失去知觉。因为胸椎的脊髓结构比颈部和腰部小，所以胸髓受损的风险更高。

自主神经反射异常是交感神经对脊髓损伤平面以下有害刺激做出的过度反应，可导致血管收缩和阵发性高血压。这些有害刺激可能是膀胱充盈、需要排便、疼痛、压疮、对皮肤的压力或性兴奋等。自主神经反射异常的症状发生迅速，可表现为严重高血压、大量出汗、损伤平面以上发红发冷、损伤平面以下皮肤湿冷伴汗毛立起、严重头痛等，也可能出现心动过缓。

对于自主神经反射异常的患者，必须迅速采取措施，预防脑卒中、心搏骤停、颅内出血、癫痫，甚至死亡等严重后果，并快速确定和排除诱发因素。可通过抬高床头至完全直立，尝试通过体位改变使血压下降。尿潴留是自主神经反射异常的首位诱因，所以首先要制订计划给患者插导尿管，并使用利多卡因进行局部麻醉，以防止病情进一步恶化。如果患者已留置导尿管，为防止其发生扭曲或堵塞，需要尝试冲洗导尿管。

如果症状持续存在，则继续寻找其他可能的诱因，如粪便嵌塞。此外，下肢衣物过紧及使用有皱褶的床单也可能是诱因，可以尝试更换体位来辨别。如果不能迅速查明诱因，则需要使用药物，包括口服硝苯地平、局部涂抹硝酸甘油软膏以控制高血压，也可使用可乐定或肼屈嗪。

累及胸椎的脊髓损伤引起的自主神经反射异常是一个值得讨论的重要问题，了解其相关症状和体征具有重要意义，疾病的预防和出现症状后的快速处理是护理的关键。

参 考 文 献

Krassioukov AV, Karlsson AK, Wecht JM, et al. Assessment of autonomic dysfunction following spinal cord injury: Rationale for addition to International Standards for Neurological Assessment. *J Rehabil Rese Dev*. 2007;44(1):103–112.

The Merck Manual of Diagnosis and Treatment Online Medical Library. Available at: http://www.merck.com/pubs/. Accessed April 1, 2008.

268 警惕吉兰-巴雷综合征患者出现呼吸衰竭

SAM HARVEY AND ANTHONY D. SLONIM, MD, DRPH

评价阶段

吉兰-巴雷综合征（Guillain-Barre syndrome）是自身免疫功能紊乱导致神经系统髓鞘受损的疾病。髓鞘是一种特殊的绝缘物质，它包绕着神经，并促进信号传导。周围神经系统的髓鞘由施万细胞构成。吉兰-巴雷综合征导致细胞介导的免疫对髓鞘发起攻击，从末梢开始并沿受损的神经向上逐步发展。幸运的是，闲置的施万细胞在疾病康复阶段可以使髓鞘再生。因此65%～75%的患者能够成功康复。

关于吉兰-巴雷综合征的病因学，有几种理论解释，较为常见的是在发病之前存在病毒感染。许多病毒含有与外周神经髓鞘类似的氨基酸，免疫系统无法识别引起感染的外界病毒氨基酸与自身髓鞘。与吉兰-巴雷综合征的发生有关的病毒包括EB病毒、HIV、巨细胞病毒及肺炎支原体。

吉兰-巴雷综合征表现为从下肢开始的肌无力和反射障碍。典型特征是症状逐渐上升至躯干，甚至头部。症状因损伤区域的不同而存在特殊性，如脱髓鞘影响到视神经则引起失明，更严重的是累及肺部可引起呼吸衰竭。如果不进行治疗，最终会引起脱髓鞘，进而导致肌肉完全麻痹。如果病因得到去除，患者可以达到完全康复，有时康复时间长达2年，有时脱髓鞘可导致永久性伤害。

因为其潜在的对肺及大脑的快速损害，使得吉兰-巴雷综合征成为一个医学急症。患者经常需要机械通气来维持呼吸功能，直至开始康复。吉兰-巴雷综合征的常规治疗是静脉输注免疫球蛋白，它可以成功减少血流中髓磷脂的抗体。也可以选择血浆置换疗法，但由于静脉输注免疫球蛋白的并发症及不良反应较少，因此常常是首选的治疗方法；一旦病情被控制到恢复了相对正常的肌肉功能，应该对受累系统进行康复治疗（图268-1）。

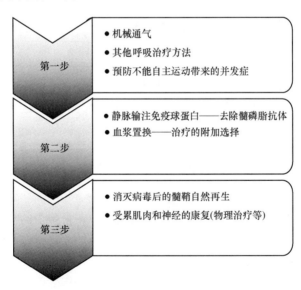

图 268-1　吉兰-巴雷综合征的治疗流程

参 考 文 献

Smeltzer S, Bare B, Hinkle J, et al. *Textbook of Medical–Surgical Nursing*. Philadelphia, PA: Lippincott Williams & Wilkins; 2008.

Winer JB. Treatment of Guillain–Barre syndrome. *Int J Med*. 2002;95(11):717–721.

269 进行性神经功能恶化的疾病——克–雅病

SAM HARVEY AND ANTHONY D. SLONIM, MD, DRPH

评价阶段

克-雅病（Creutzfelet-Jakob disease，CJD）是一种罕见的神经功能紊乱性疾病，属于传染性海绵状脑病的一种。每100万人中会有1人发病。克-雅病有两种类型，即偶发型和变异型。偶发型克-雅病的主要症状包括神经功能退化、失读症、记忆丧失、瘫痪和缄默症。变异型克-雅病本质上是一种发生在人身上的牛海绵状脑病，通常也被称为"疯牛病"，患者出现感染性症状、肌肉痉挛、不协调、感觉障碍等（图269-1）。

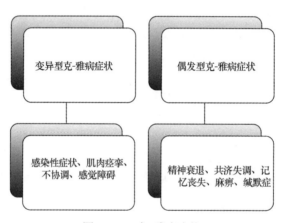

图 269-1 克–雅病症状

克–雅病的病原体是朊病毒。这种病原体很独特，与细菌和病毒不同，朊病毒没有核酸。在克-雅病中，朊病毒事实上是脑组织中正常蛋白的变异体。目前尚无治愈克-雅病的有效方法。致病的朊病毒在引起神经功能衰退之前，可以在感染个体的血液中潜伏长达数年。

个体通过直接接触克–雅病朊病毒而感染。这种接触可以是摄入被感染的肉类，接触被污染的物品，也可以通过角膜移植等方式获得感染。克–雅病的症状十分明显，并且随着病情的进展不断恶化。一旦朊病毒进入脑组织，脑组织的正常蛋白结构将会转变为不正常的结构，脑组织纤维快速变性。在生理结构上，脑组织中将会出现一个个空泡，脑部呈现一个海绵状的外观。

克-雅病的朊病毒结构十分稳定，能够耐受现有的蛋白酶。因为朊病毒没有核酸，也不依靠核酸传播疾病，因此，所有的抗感染药物对它均无效。当遇到偶发型克–雅病疑似病例时，必须进行脑组织活检。免疫学检查显示当感染的组织出现一种蛋白激酶抑制剂时，表明神经细胞已经死亡。脑电图检测的结果显示出特异性的脑组织活动周期性峰值减弱，在疾病后期，脑组织活动几乎或者完全停止，而变异型克-雅病患者则在 MRI 扫描中显示丘脑部存在高信号区。此外，朊病毒也会积聚在扁桃体中，因此也可以做扁桃体的活检。

克-雅病通常是致命的，因此对克-雅病患者的照护同临终关怀。为防止血源性传播，医护人员及患者家属应采取标准防护措施。考虑到朊病毒结构的稳定性和对传统消毒方法的耐受性，受污染的物品必须经过严格地多途径灭菌处理。

参 考 文 献

Belkin N. Creutzfeldt–Jakob disease: Identifying prions and carriers. *AORN*. 2003;78(2):204–208.

Smeltzer S, Bare B, HinkleJ, et al. *Textbook of Medical–Surgical Nursing*. Philadelphia, PA: Lippincott Williams & Wilkins; 2008.

270 单侧面部症状可能是贝尔麻痹或三叉神经痛

SAM HARVEY AND ANTHONY D. SLONIM，MD，DRPH

评估阶段

脑神经和脑干维持着人体重要的、不自觉的运动、感觉和自主神经功能。许多功能异常是由脑神经功能紊乱引起的。因此，脑神经功能异常时应严密监测。脑神经功能异常的两种常见疾病是三叉神经痛（trigeminal neuralgia）和贝尔麻痹（Bell palsy）。这两种疾病各涉及一条特定的脑神经。贝尔麻痹是由第Ⅶ对脑神经功能异常引起的，而三叉神经痛是由第 Ⅴ 对脑神经功能异常引起的。这两种疾病的症状虽有不同，但均影响单侧的面部功能。这两种疾病均没有明确的病因（图 270-1）。

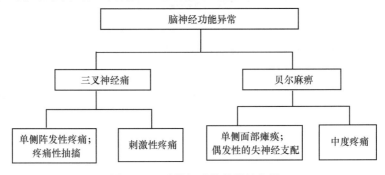

图 270-1 脑神经功能异常的分类

这两种疾病的治疗也不相同。贝尔麻痹的病因可能是由病毒引起的或者是一种压迫性麻痹。到目前为止，唯一的治疗措施是使用中等强度的镇痛剂。大多数患者通常在 3～5 周时间内完全康复。贝尔麻痹的好发人群是老年人和妊娠晚期的孕妇。而三叉神经痛通常发生于 50～60 岁的人群，且预后较差。由于三叉神经痛通常由于脑神经受到刺激而引发，因此，患者通常应尽量避免对面部的刺激，如避免咀嚼、洗脸、刷牙等。年龄越大的患者发作越频繁。有效的治疗方法在于控制三叉神经痛发作过程中伴发的痉挛，可使用卡马西平等抗癫痫药物。外科手术治疗也可以缓解三叉神经痛，同时也可以长时间缓解疼痛。3 种常见的外科手术治疗方法见图 270-2。

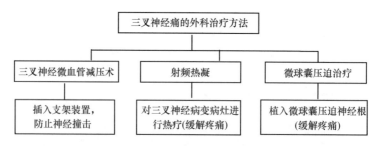

图 270-2　三叉神经痛的外科治疗方法

但是，有报道显示这些外科手术治疗方法后 5 年内复发率很高，所以它们只能作为一种暂缓疼痛的方法。因此，应对接受外科手术治疗的患者进行健康教育，指导他们寻求其他方法进一步治疗，否则三叉神经疼痛症状将会复发。

参 考 文 献

Filipchuk D. Classic trigeminal neuralgia: A surgical perspective. *J Neurosci Nurs.* 2003;35(2):82–86.

Smeltzer S, Bare B, Hinkle J, et al. *Textbook of Medical–Surgical Nursing.* Philadelphia, PA: Lippincott Williams & Wilkins; 2008.

呼吸系统疾病

271　充分氧合，预防并发症

ANTHONY D. SLONIM, MD, DRPH

评估阶段

人类机体细胞、器官、组织正常功能的维持在很大程度上依赖于氧气的供应。

呼吸系统是保障氧气和二氧化碳正常交换的器官。这种交换功能的实现依赖于上呼吸系统和下呼吸系统共同协作。上呼吸系统包括鼻腔、口腔及气管隆突处以上的气管部分。气管在气管隆突处分为左、右支气管。从气管隆突开始，下呼吸系统分支为肺叶段支气管、亚段支气管、细支气管，并最终到达下呼吸系统的终端，即肺泡。这些结构是组成呼吸系统的基本要素。但是，切记真正的气体交换或通气并不仅依赖于呼吸系统本身，还依赖于胸肌和肺的收缩性。

空气中含氧量约为 21%，空气从鼻腔吸入，到达肺泡进行气体交换的过程对于个体的生存具有重要意义。当气体与肺泡毛细血管壁接触时，气体沿着浓度梯度从肺泡扩展到血液中。氧气以两种形式进入血液：溶解于血液中及与血红蛋白结合。大部分的氧气通过与血红蛋白的结合进入血液。在临床上，溶解的氧气以氧分压（PaO_2）的形式体现，而与血红蛋白结合的氧则以氧饱和度（SaO_2）的形式体现。

出现低氧血症时，患者的临床症状不仅仅表现在呼吸系统，也体现在需氧量较大的其他器官系统。早期症状的识别可帮助护士及早发现低氧血症，以防患者发生危险。从中枢神经系统症状来看，发生低氧血症时，患者可出现焦虑、烦躁、激惹、意识模糊至昏睡等一系列的行为改变。当出现这些行为改变时，护士应意识到这代表着患者存在生理的不适，需要及时解决。从呼吸系统来看，患者的呼吸出现增快，甚至在休息的时候呼吸也会加快。患者会感到气短，即通常所说的呼吸困难。随着低氧血症的加重，患者会使用辅助呼吸肌进行呼吸，使肋间隙出现凹陷。这些都是呼吸困难的重要体征，应引起护士的关注。从循环系统来看，患者的心率及血压开始上升，以致心肌缺氧，出现心律失常。护士应能识别这些都是低氧血症的早期表现，并及早采取护理措施，以帮助患者恢复氧分压。

除临床检查以外，护士还可以通过其他方法确定患者是否出现缺氧。其中，氧饱和度提供了个体含氧水平的客观数据，通过测量含氧与不含氧血液光波的长度来反映氧饱和度是一种非侵入性的测量血液中氧含量的方法。另外一种侵入性的测量方法是测量动脉血气。通过动脉血气分析，不仅可以大体测量出含氧量，同时也可以给出确切的氧分压和氧饱和度的数值。这两种方法结合，可让护士客观地评估患者的氧合情况，明确患者是否出现了低氧血症。

参 考 文 献

Nursing diagnosis: Impaired gas exchange, ventilation or perfusion imbalance. Available at: http://www1.us.elsevierhealth.com/ MERLIN/Gulanick/Constructor/index.cfm?plan=23. Accessed August 20, 2008.

272 呼吸系统疾病体征和症状的评估

ANTHONY D. SLONIM，MD，DRPH

评估与评价

呼吸系统的评估对于发现患者存在的健康问题有重要意义。感到窒息或呼吸费力是一种极为不舒适的感受，也就是我们通常所说的呼吸困难，可伴随着呼吸系统或循环系统功能的异常，如充血性心力衰竭、肺炎、哮喘、不断加重的慢性肺部疾病等。单纯的呼吸困难没有特异性，需要结合呼吸系统及循环系统的症状寻找潜在的问题。通常护士很难直接评估呼吸困难，但是可以通过在评估时与患者交流其感受而得知。

其他一些特异性症状的观察包括咳嗽、喘息、胸痛、咳痰、咯血等对于帮助护士发现和诊断潜在的心血管和呼吸系统疾病有重要意义。除关注这些症状是否出现以外，观察其动态变化也具有重要意义，尤其是对于一些慢性疾病患者。

咳嗽是每个年龄段都会出现的症状。作为一个普遍存在的症状，咳嗽通常为做出正确的诊断提供线索。咳嗽有急性的（持续几个小时至几天）、慢性的（通常持续数周），通常是上呼吸道、下呼吸道及心脏疾病的临床表现之一。咳嗽可能是由肺炎、充血性心力衰竭或者其他上呼吸道感染等造成的。干性咳嗽通常由上呼吸道的刺激或者感染引起。分泌物稀薄或者呈"犬吠样"咳嗽，通常是由于喉炎或会厌炎影响到了声带。

当咳嗽伴随着咳痰或咯血时，护士可以通过痰液的性质、颜色、量、气味获得更多的潜在诊断信息。正常的痰液稀薄无色。黄色痰液的出现常代表发生了感染，如肺炎、支气管炎等。但是慢性肺部疾病的患者和上呼吸道分泌物较多的患者也会出现黄色痰液。咳出大量黄色痰液，并伴有痰液性质改变的患者，如痰液黏稠、伴有恶臭，应考虑下呼吸道感染；咳有大量粉红色泡沫样痰的患者，应考虑充血性心力衰竭。

咯血是一种重要的临床表现，有时可能是急危重症的一种表现。咯血可表现为痰中带有血丝，也可以表现为咳出大量的血液。前者通常出现在支气管炎、肺炎和肺癌等疾病，而后者主要出现在一些感染性疾病，如肺结核、支气管扩张等。

哮鸣音是伴随呼吸出现的一种高亢的声音，有时不用听诊器也可闻及。哮鸣音可以出现在呼吸系统疾病或心脏疾病患者身上。部分充血性心力衰竭患者会出现所谓的心源性哮喘。在大多数情况下，哮鸣音通常代表着呼吸系统的改变，包括肺炎，特别是在出现位置固定的哮鸣音时。而哮喘患者由于气管痉挛，可在呼气、吸气时闻及哮鸣音。此外，哮鸣音还可出现在肺囊性纤维化、肺气肿及慢性支气管炎等疾病加重的情况下。

胸痛是由于胸壁组织或胸腔内部组织病变而出现的症状。了解胸痛的性质、是否伴有放射性疼痛、胸痛的诱发因素及加重因素等，可以帮助护士鉴别胸痛的原因，是由胸壁组织（如外伤）、胸膜（如胸膜炎）、肺（肺炎或脓胸）还是心脏（如缺血性心肌病）病变引起的。

护士应了解呼吸系统常见的症状及体征，以全面评估患者的呼吸系统状况，进而了解患者的健康状况。

参 考 文 献

Symptom: Cough. Available at: http://www.wrongdiagnosis. com/sym/cough.htm. Accessed August 20, 2008.

273　单纯二氧化碳分压升高的临床判断

ANTHONY D. SLONIM，MD，DRPH

评价阶段

急性酸碱平衡失调是住院患者实验室检查中较常见的异常状况。正常的 pH 在 7.35～7.45。当 pH 低于这个范围时，即为酸中毒；当 pH 高于这个范围时，即为碱中毒，通常是通过测定 pH 或动脉血气中的二氧化碳分压和碳酸氢钠的增减来确定。

对于酸中毒患者，应该明确是呼吸性酸中毒，还是代谢性酸中毒。呼吸性酸中毒时，二氧化碳分压（PCO_2）高于正常范围 35～45mmHg。代谢性酸中毒时，血气中的碳酸氢钠低于 20～24mmHg。每种酸中毒又因它们的持续时间和代偿程度分为急性和慢性。当出现急性酸中毒时，呼吸系统通常是首要的代偿器官。但是在慢性酸中毒的情况下，肾脏则是主要的代偿器官。

当二氧化碳呼出减少，血液中的二氧化碳分压增高时，就会发生呼吸性酸中毒，常见于阻塞性或限制性肺部疾病，如支气管炎、哮喘、脓胸等，是造成呼吸性酸中毒的常见病因。此外，急性呼吸性酸中毒也可出现在呼吸道急性梗阻或心搏骤停引起的呼气障碍的情况下。此时二氧化碳分压升高，引起 pH 降低，导致急性酸中毒。在重症监护室，当这些患者病情严重时，可以采取机械通气。如果酸中毒持续存在超过几天，肾脏将会潴留碳酸氢钠，使 pH 维持在正常范围。

对于慢性疾病患者来说，二氧化碳分压持续升高几天以上时，肾脏在较长时间内发挥代偿功能。这些患者来医院就诊时，虽然二氧化碳分压升高，但是呼吸系统可能并无异常表现，也没有表现出 pH 降低或酸中毒。这些患者虽然没有急性呼吸功能受损的临床表现，但可能会有潜在的慢性呼吸系统疾病。尽管体内化学物质的改变代表着他们存在代谢紊乱的情况，然而由于肾脏的代偿功能，虽然二氧化碳分压升高，但 pH 却处于正常范围内，可能并不需要紧急的干预。

有一些公式或计算方法可以帮助我们确定患者的酸碱平衡是否处于完全代偿状态。在紧急情况下，二氧化碳升高 10mmHg，碳酸氢钠升高 1 个单位。对于慢性患者，二氧化碳每升高 10mmHg，碳酸氢钠升高 4～5 个单位。

举例来说，一位哮喘急性发作的患者在你当班时来到呼吸科就诊，动脉血气分析显示 pH 为 7.1，二氧化碳分压为 60mmHg，氧分压为 100mmHg，碳酸氢钠为 27 个单位。这位患者处于酸中毒的情况，因为二氧化碳分压出现升高，所以是一种呼吸性酸中毒。同时，我们还可以看出肾脏未能起到完全代偿作用，因为碳酸氢钠比正常水平的 25 个单位高出了 2 个单位。这预示着患者正处于急性呼吸性酸中毒的情况，需用采取紧急的护理干预。而隔壁的一位患者因蜂窝组织炎入院，有肺气肿的既往史。急诊动脉血气分析显示，pH 为 7.4，二氧化碳分压为 75，碳酸氢钠为 38 个单位。因为这是一位慢性疾病患者，肾脏有足够的时间充分发挥功能，进一步潴留碳酸氢钠，从而维持 pH 的正常水平。因此这位患者在治疗蜂窝织炎的过程中仅需继续监测呼吸状况即可，并不需要除常规治疗以外的紧急呼吸支持措施。

参 考 文 献

http://books.google.com/books?id=x9bvh6RyBwC&pg=PA78&lpg=PA78&dq=elevated+pco2+nursing&source=web &ots=ViG0uJyWfK&sig=WpKTrfH07tWGYsRW-4hxhkRQJc& hl=en&sa=X&oi=book_result &resnum=5&ct=result#PPA79,M1. Accessed August 20, 2008.

274　听诊的技巧

ANTHONY D. SLONIM，MD，DRPH

评估阶段

护士通常会花费很多时间去学习评估技巧，这些技巧在患者的护理中有很重要的作用。学习评估的重点在于学习不同疾病状态下的阳性症状和体征。但是，有时候一些正常体征的消失对于患者的护理也同样重要。其中有一种"阴性"体征的消失对呼吸系统疾病患者十分重要。

胸部听诊是一种帮助检查者确定空气进出肺部的技巧。通过胸部听诊，检查者也可以听到正常呼吸音和附加音，基于听诊的结果，列出可能的疾病诊断。例如，对于患者来说，正常呼吸音的消失与异常呼吸音的出现同样重要，需要引起重视。

气胸是指气体进入肺与胸壁之间的胸腔区域，通常提示有部分或全部的肺泡破裂。气胸通常在外伤情况下发生，也可发生在非外伤的情况下，如机械通气或中心静脉置管等医护干预过程中，也可在肺气肿、哮喘、卡氏肺孢子虫肺炎、α胰蛋白酶缺乏症等疾病过程中自发产生。

经验丰富的护士不仅会注意听诊肺泡、支气管肺泡和支气管呼吸音，同时也会注意某个部位的正常呼吸音是否消失，对于疾病诊断来说，这与异常呼吸音的出现同等重要。将上述体征与患者的临床表现结合在一起进行综合考虑，并通过氧分压等客观指标加以确认，最后还需要做一个胸部 X 线片进行确诊。

参 考 文 献

Nursing bulletin notes on pneumothorax. Available at: http://www.slideshare.net/seigelystic/nursing-bulletin-notes-onpneumothorax. Accessed August 20, 2008.

275　类固醇药物是治疗哮喘的关键

ANTHONY D. SLONIM，MD，DRPH

实施阶段

哮喘是一种肺部的炎性疾病，可发生在任何一个年龄段，导致许多患者急诊就医、住院或者死亡。在缓解期，哮喘患者能够健康有序地生活，但是哮喘急性发作时却存在很严重的危害性和潜在的风险，如果不能得到有效的处理，可能会导致突然死亡。美国卫生部发布了《哮喘的阶梯治疗》指南，按症状体征出现的频率和呼气峰流量测定值水平，将哮喘的严重程度分为了四级。这一指南为哮喘的规范和长期治疗提供了指导，同时也为急性患者的治疗提供了指引。

哮喘有许多诱发因素，包括环境因素和职业因素。其中，呼吸系统感染、环境中的烟雾和空气污染是主要的诱发因素。哮喘的主要临床表现包括咳嗽、哮鸣音和可逆性的限制性呼吸困难。气道炎症是哮喘患者的主要病理改变。在哮喘急性发作过程中，如果未得到及时有效的治疗，气道炎症会继续恶化。治疗哮喘的常用方法包括长效及短效的支气管扩张剂、白三烯受体拮抗剂及呼入性或全身性类固醇。在缓解期，支气管扩张剂和类固醇可有效预防哮喘急性发作，但在急性发作期，这些治疗均需要加强。

指南列出了急性哮喘发作时应采取的一系列干预措施，这将会使很多急性哮喘发作患者从中获益。除使用长效支气管扩张剂和吸入类固醇药物外，急性哮喘发作患者还需及时到医院就诊，接受其他治疗，以加强疗效，通常包括短效的 β 受体拮抗剂和类固醇。短效支气管扩张剂可以缓解支气管痉挛，而类固醇则能控制炎症，消除急性发作的病因。如果没有出现感染，不需要使用抗生素治疗。

急性哮喘发作通常是由于炎症的发生造成气道的高反应性，从而限制了空气的流入。治疗炎症是帮助患者康复的关键。

参 考 文 献

Guidelines for the Diagnosis and Management of Asthma: Update on Selected Topics 2002. NIH Publications # 02–5074. Bethesda, MD: National Institutes of Health, National Heart, Lung and Blood Institute.

Kavuru MS. *Diagnosis and Management of Asthma.* 4th Ed. West Islip, NY: Professional Communications Inc; 2008.

276 气管切开患者的护理

MONTY D. GROSS，PHD，RN，CNE

计划阶段

气管切开（tracheostomy）是通过外科手段在气管上打开切口，并插入管道，以维持气道通畅的方法。通常用于喉癌手术、紧急开放气道、长期使用呼吸机或需要在上呼吸道建立支路以减少气道压力等情况。通过气管切开的通道，还可以进行吸痰。

当患者的气管套管发生错位或者受到污染时，需及时更换无菌的气管套管。通常的做法是在患者床头等显眼的地方放置新的气管套管备用。

当空气流经上呼吸道时，上呼吸道组织可以加热、过滤和湿化空气。由于气管套管为上呼吸道建立了旁路，因此痰液会变得干燥、黏稠。此时，需要通过吸痰来去除这些分泌物，以保持呼吸道通畅，提高氧分压。在吸痰前后，应给予高浓度吸氧。在吸痰前，先给予高浓度吸氧 1 分钟，然后再开始吸痰，以预防低氧血症的发生。在向外撤出吸痰管时，开始采用间歇式的方式吸出痰液，注意时间不要超过 5～10 秒。通常吸痰管的大小应小于气管套管内径的 1/2。为了估算出吸痰管的最大型号，可将气管套管的内径大小乘以 2，即如果一个气管套管的内径是 8mm，$8 \times 2 = 16$，那么吸痰管的最大型号就是 16 号。吸痰时，把吸引负压调到 $100 \sim 120$mmHg。

由于气管切开有感染的危险，因此吸痰时应注意严格执行无菌技术。切记在吸痰前后洗手；如果进行气管切开护理前接触了身体其他部位，应该更换手套。如果患者使用了呼吸机，应该避免呼吸机管道中凝结的水进入气切口。

通常会使用发音阀，如 Passey-Muir，放在气管套管的开口处，训练气管切开的患者发声。当患者开始呼气时，肺部呼出的气体使发音阀一单向的阀门关闭，从而恢复经过鼻—口—咽通道的正常气流，气流通过声带呼出，从而发出声音。而当患者吸气时，阀门打开，新鲜的氧气进入肺部。

当使用发音阀时，应该放松气管套管气囊，因为气管切开管道的开口处被发音阀罩住，如果气囊处于充气状态的话，患者的气道会被堵塞。建议当患者佩戴发音阀时在床上挂上醒目的标志，写上"患者佩戴发音阀，请勿向气囊内充气"。在患者睡觉之前应将发音阀移除，不使用时，应将发音阀装在一个干净的带盖容器内，放置于患者床头。

气管切开是在医院内经常使用的使患者呼吸道保持通畅的一个必要手段。了解如何安全管理气管切开的患者是一项重要的护理技能。其护理的关键在于遵守无菌技术，控制吸痰时间，将吸痰负压调节至 120mmHg 以下。如果使用发音阀，注意保证气管套管的气囊处于放松状态。

参 考 文 献

Smith S, Duell D, Martin B. *Clinical Nursing Skills: Basic to Advanced Skills*. Upper Saddle River, NJ: Pearson; 2008.

277　为患者吸痰时的防护

BONNIE L. PARKER，RN，CRRN

计划阶段

气管切开是切开二、三、四气管环状软骨建立的一个开口，气管插管从这里插入，以维持患者的呼吸。当患者病情危重、所需的机械通气时间长于气管插管能够维持的时间时，就需要气管切开。另外，出现喉部梗阻、患有喉癌、严重的感染引发咽喉肿胀、口腔外伤或因长期插管导致狭窄症等情况时，也需要气管切开。其他一些不能有效清除呼吸道分泌物或因呼吸深度不够不能清理呼吸道的患者，也需要气管切开，如胸肌或膈肌瘫痪、头部损伤伴昏迷或半昏迷状态、肋骨或胸骨骨折、因药物引发昏迷的患者。此外，由于烟雾吸入造成肺损伤，或者面颈部烧伤的患者，也需要气管切开。

气管切开为清除气道分泌物、维持气道通畅提供了一个良好的通道。通常在气管切开初期，每隔几分钟就需要吸痰一次，几天后可以每隔 3～4 个小时吸痰一次。对于气管切开已经保留一段时间，可以自主咳嗽并排出痰液的患者，可不用吸痰，以防外伤或者黏膜损伤。

从气管切开处吸痰时，要求使用小于气管内径一半大小的吸痰管，口径越小的吸痰管损伤越小，并严格遵守无菌原则。由于吸痰会刺激咳嗽反射，黏液可以咳出较远的距离，所以护士在吸痰之前，应备好个人防护用品。除佩戴无菌手套外，还需佩戴面罩、护目镜、口罩等防护用品。在吸痰时避免倚靠在患者身边。在吸痰之前，可使用人工气囊增加患者的通气量，或在吸氧的同时，嘱患者进行 3 次深呼吸，以提高氧浓度。开始吸痰时，将吸痰管插入气道直到遇到阻力，不能继续插入为止，然后将吸痰管向外拔出 1～2cm，使吸痰管进入气管支气管，旋转着向外提拉吸痰管持续吸引分泌物，时间不能超过 10～15 秒。在吸痰过程中应随时观察患者反应。在插入吸痰管和吸痰结束之间，可以再次给予吸氧。在吸痰操作结束之后，给患者吸氧。

部分患者在气管切开处带有 Passey-Muir 发音阀。这一发音阀有一个单向的阀门可以帮助患者发音。吸痰时，取下发音阀，在吸痰结束后再重新装上。安装发音阀通常会使气管套管发生移动，从而引发咳嗽反射。黏液通过单向阀门，分解成细小的气雾颗粒，可以扩散到较大的范围内，因此，在处理发音阀时，护士必须佩戴面罩和手套。

参 考 文 献

Butler T, Close J, Close R. *Laboratory Exercises for Competency in Respiratory Care*. Philadelphia, PA: FA Davis; 1998.

Endotracheal suctioning. Available at: http://www.umdnj.edu/rspthweb/rstn2250/et_suctioning.htm. Accessed August 13, 2008.

278 识别典型和非典型肺栓塞的症状和体征

MELISSA H.CRIGGER, BSN, MHA, RN

评估阶段

肺栓塞（pulmonary embolism，PE）的症状和体征可能是不典型的。当外源性物质通过血液循环进入肺血管时，就会发生肺栓塞。栓子可能是血栓、脂肪、空气、肿瘤、骨髓或细菌体。近期有手术史、肥胖、制动或凝血功能异常的患者是发生肺栓塞的高危人群。栓塞造成的后果取决于肺部灌注的受限程度，因此，与大栓子阻塞肺部大血管造成的后果相比，小栓子造成的危害则小得多。

肺栓塞的典型症状包括：患者主诉突然胸痛，严重者会累及呼吸，通常会有呼吸频率加快（呼吸急促）和呼吸困难。同时，可能出现心动过速、低氧血症、咯血及肺部听诊闻及湿啰音。某些患者还可能出现一些非典型的症状和体征，如意识模糊、恐惧等，有些肺栓塞患者可能很少或根本没有任何症状。这些都需要当班护士高度警惕。

护理肺栓塞的患者时，护士应牢记要充分收集患者的病史，包括现病史、任何关于疼痛和呼吸困难的主诉、既往史，尤其是近期手术史。同时，要完成呼吸系统的评估，包括：①一般检查，外观、面部表情、语言、明显不适的体征；②生命体征、脉搏、血氧饱和度；③缩唇呼吸的征象和嘴唇的颜色；④呼吸形态和辅助呼吸肌的使用；⑤肺部呼吸音；⑥四肢/循环末端的颜色、水肿情况、发绀、杵状指或 Homan 体征。

除进行呼吸系统评估外，护士还需观察患者心力衰竭的症状和体征，听诊心音并观察周围水肿情况，及时查阅实验室检查结果，尤其是直接反映组织灌注情况的动脉血气分析结果。同时，由于抗凝因子通常为主要的治疗手段，护士还应监测抗凝指标，如血小板、凝血酶原时间。

肺栓塞患者由于呼吸困难及疼痛症状加剧，可能变得焦虑。护士必须牢记时刻保持冷静，并向患者解释每项操作的步骤，鼓励患者参与提问。必须告知接受抗凝治疗的患者，应及时向主管医生和护士报告出血征象，如血尿、皮肤发绀、活动性出血等。告知患者应避免使用手动剃须刀，建议选用电动剃须刀。

肺栓塞是需要立即治疗的急症。了解肺栓塞的典型及非典型症状和体征，可帮助护士迅速评估患者，并给予及时的干预。

参 考 文 献

Linton AD. Acute respiratory disorders. *Introduction to Medical–Surgical Nursing.* 4th Ed. St. Louis, MO: Saunders-Elsevier; 2007, pp. 509–547.

Williams LS, Hopper PD. Understanding the respiratory system. *Understanding Medical Surgical Nursing.* 2nd Ed. Philadelphia, PA: F.A. Davis Company; 2003, pp. 457–459.

279　过度氧疗可导致 COPD 患者呼吸衰竭

ELIZABETH A. GILBERT，AND，BA-CS

评价阶段

在美国，慢性阻塞性肺部疾病（chronic obstructive pulmonary disease，COPD）是导致患者死亡的第四大死因。导致 COPD 的危险因素包括吸烟或吸入二手烟、空气污染、长期肺部疾病等。COPD 通常指两大类肺部疾病，即慢性支气管炎和肺气肿，以肺通气阻塞、慢性咳嗽、黏液分泌增加、气短为主要特征。患者主诉活动受限、活动耐力下降。COPD 通常是逐渐发病，常常会被忽略，直至造成肺部不可逆性损伤才被重视。

照护 COPD 患者富有挑战性，其治疗和管理均以控制症状、预防并发症为目的。COPD 病情恶化的患者通常表现为焦虑、主诉气短，一般依赖氧疗，并常规使用气管扩张剂，如沙丁胺醇。同时，也可依赖抗生素和激素治疗，以减轻气管炎症。面对 COPD 急性发作的患者，护士必须保持冷静，并安抚患者。若能预见性地观察到患者的需求，并在患者焦虑加重前给予支持，如向患者解释治疗的步骤和缓解气短的方法，可以帮助患者安静下来。

当患者主诉气短时，护士第一反应通常是加大给氧的流量。但是，由于 COPD 患者对低氧饱和度的耐受远高于非 COPD 者，高流量、长时间的吸氧可导致患者的二氧化碳分压升高，引起二氧化碳中毒，反而弊大于利。因此，有缺氧症状的患者应严格按医嘱给氧，并注意监测是否发生了呼吸衰竭，以便及时给予恰当的干预。

应及时与其他医护人员沟通患者的以上情况，尤其是需要转运患者时，护士应确保能够及时给予患者静脉输注激素类和抗生素类药物，同时给予抗焦虑药物，以缓解患者的窒息感。另外，应鼓励患者戒烟，并根据需要给予患者及家属必要的支持。

参 考 文 献

American Lung Association. Chronic obstructive pulmonary disease fact sheet, August 2006.

280　阻塞性睡眠呼吸暂停的危险因素

KATHERINE M. PENTURFF，RN，CAPA

评估与评价阶段

睡眠呼吸暂停是指在睡眠期间，呼吸暂停达 10 秒以上的现象。阻塞性睡眠呼吸暂停（obstructive sleep apnea，OSA）是指一小时内睡眠呼吸暂停或缺氧发生 5 次以上，并伴随由睡眠呼吸障碍引起的相关症状。据估计，外科手术患者中睡眠呼吸暂停的发生率高达 9%，导致其术后并发症的发生率明显增加，提示医务人员应尽早识别睡眠呼吸暂停患者，并及时给予干预，以改善手术的预后。大约 80% 的睡眠呼吸暂停患者被漏诊。因此，对于麻醉师来说，了解睡眠呼吸暂停的临床表现和诊断知识非常必要。虽然一项睡眠研究显示睡眠呼吸监测是诊断该病的金标准，但不一定一直适用。根据患者睡眠时的异常呼吸，如大声打鼾、呼吸暂停、频繁憋醒，以及白天睡眠过多、BMI>35，男性颈围>17in（43cm）、女性颈围>16in（41cm）、存在其他合并症等，都有助于睡眠呼吸暂停综合征的初步诊断。美国麻醉师学会的操作指南推荐对患者进行症状打分，以判断患者是否存在麻醉并发症的危险因素。

——睡眠呼吸监测结果中显示的患者的呼吸暂停的严重程度。

——手术和麻醉方式的侵入性。

——术后使用阿片类药物的需求。

围术期危险性的大小取决于以上项目的总评分。睡眠呼吸暂停患者更易发生上呼吸道阻塞、气管插管困难、术后呼吸抑制和气道阻塞，其术后并发症通常包括气道阻塞、血氧饱和度下降、插管滑脱、高血压、心律失常等。因此，具有上述严重风险的患者不建议进行门诊手术。夜间睡眠期间持续正压给氧是目前非手术治疗睡眠呼吸暂停的主要方法。对于反复发作的低氧血症患者，持续正压给氧的治疗效果比单纯给氧效果要好，并且围术期持续正压给氧可以降低患者术后并发症的发生风险。对于围术期发生睡眠呼吸暂停高风险的患者来说，应持续给氧，直至正常呼吸可使血氧饱和度维持在正常水平。术后呼吸系统的功能恢复可通过观察无刺激环境下患者的睡眠状况，以其在正常呼吸状态下能够维持正常血氧饱和度为判断标志。

参 考 文 献

Joshi GP. Are patients with obstructive sleep apnea syndrome suitable for ambulatory surgery? *ASA Newslett*. 2006;70(1). Available at: www.asahq.org/Newsletters/2006/01–06/joshi01_06.html. Accessed August 13, 2008.

Kaw R, Michota F, Jaffer A, et al. Unrecognized sleep apnea in the surgical patient: Implications for the perioperative setting. *Chest*. 2006;129:198–205. Available at: www.chestjournal.org/cgi/content/full/129/1/198. Accessed August 13, 2008.

Practice guidelines for the perioperative management of patients with obstructive sleep apnea: A report by the American Society of Anesthesiologists Task Force on perioperative management of patients with obstructive sleep apnea. *Anesthesiology*. 2006;104:1081–1093. Available at: www.asahq. org/publicationsAndServices/sleepapnea103105.pdf. Accessed August 13, 2008.

281 为插管患者剃须时，避免损坏气囊

FRANCINE B.YATES，RRT，RN，BSN

实施阶段

在医疗机构中，患者安全一直是头等大事，尤其是在重症监护室。在过

去的 10 年中，医疗领域的患者安全和人为错误一直是关注的焦点，不良事件发生率被列为衡量医疗质量和安全的重要指标。Beckmann 等（1996）将 ICU 事件定义为任何计划外的事件及结果可能导致或已经导致患者安全受到威胁的事件。

通常，入住 ICU 的患者均不能完成其日常生活活动。ICU 护士的部分角色即是实施这种日常生活护理，为患者洗澡、剃须、做口腔护理。即使是协助患者完成日常生活活动，患者安全问题也不容忽视。即使是给插管患者剃须这样简单的操作，也可能导致一系列不良事件的发生，进而延长患者在 ICU 的住院时间及总的住院时间，很多患者因常规护理中的不良事件而受到伤害。

不幸的是，不良事件每天都在发生。一项在全球 205 个 ICU 开展的影响患者安全的不良事件的研究表明，在 1913 例人工气道患者中，有 47 例由于不良事件发生气道阻塞、气囊漏气，甚至造成死亡。当气道受到损坏时，无论是气管插管气囊在剃须过程中被切破，还是气管插管突然滑脱，护士都必须掌握如何应对，并意识到由此可能引发的并发症。

护士要牢记 ABCs 原则。首先是开放气道（airway），保护并维持气道通畅。注意在气管插管和气管切开患者的床旁时刻备有一个加压气囊。对于气管插管的患者，确保其床旁备有另外一套带有闭孔器的气管切开管，因为患者时刻有插管移位或滑脱的危险。其次是检查呼吸（breathing），要确保患者呼吸通畅。如果气道被分泌物堵塞或气管切开功能不正常，患者将无法呼吸。必要时，可采用加压气囊辅助患者呼吸，直至其他有效的支持手段到位。如果患者出现气道堵塞，可吸痰以清除分泌物或重新置管。最后一点是保证循环（circulation），确保呼吸暂停的患者仍有脉搏。若没有，应即刻启动心肺复苏术。在患者气道受损时，要监测其脉搏。需要注意的是，此时监护仪中显示的脉搏通常是不准确的。

患者安全永远是头等大事，重症监护病房的患者病情严重，需要更为频繁的照护，这也使错误和不良事件的发生机会增加了很多。ICU 护士必须尽力减少这种错误的发生，并为患者提供舒适的护理。

参 考 文 献

Beckmann U, Baldwin I, Hart GK, et al. The Australian Incident Monitoring Study in Intensive Care: AIMS-ICU. An analysis of the first year of reporting. *Anesth. Intens. Care.* 1996; 24:320–329.

Patient safety in intensive care: Results from the multinational sentinel events evaluation study. Available at: http://dx.doi.org/10.1007/s00134–006–0290–7. Accessed August 13, 2008.

282 医院设备标志

JEANNIE SCRUGGS GARBER，DNP，RN

评估阶段

大多数医院拥有气体输出装置，其中绿色口为氧气出口，黄色口为空气出口。尽管这已成为标准，但在设置氧气和空气输出系统时，仍有可能出现混淆和差错。氧气压力表和空气压力表在计量上非常相近，其形状和外观也极为类似，仅有颜色差异。两个出口通常相距在几英寸以内，在视觉上极易引起混淆。有些医院为了防止差错，对流量计也进行了标记。

转换器的两个接口分为黄色和绿色，但其流量计功能相同，内科医生可能习惯了将任一种颜色的接口与流量计相连接，进而削弱了以颜色区分的安全性标志的作用。

氧气在常规和紧急状况下都会使用，但压缩空气通常在计划性呼吸治疗时才使用。为保证随时可用，氧气和空气流量计通常都保持在连接状态，以维持设备的可用性，并提高工作效率。

氧气和空气出口的安全性在考虑接管接错时最常提及，这种错误若不能及时纠正，可能会使患者受到损伤，特别是在抢救患者的临床情况下。越南中心管理办公室在 2002 年提出以下建议，即"购买标志清晰的转换器，以防黄、绿混淆，如果买到的压缩空气管道不需要转换器，则不再使用该空气转换器。在不使用空气流量计时，建议将其移除，以使因颜色混淆导致差错的概率降低到最小。这种非官方的规范需通过培训和奖励的方式来落实。同时，制作更为明显的空气和氧气出口标识需要呼吸治疗师、护理人员和药剂师的通力合作，以促进培训和重新设计标识的顺利实施"。

教育培训、警惕意识的提高和加强沟通是防止黄、绿出口标志混淆，为患者创造更为安全的环境的关键因素。

参 考 文 献

VA Central Office (2002). Confusion between oxygen and compressed air wall outlet. Available at: http://64.233.167. 104/search?q=cache:cNkS9yjkijIJ:www.va.gov/NCPS/ curriculum/Teaching Methods/Work_Rounds_Modullette_Format/Material/Modulette1_O2_Air_Handout.doc+oxyg en+is+green+air+is+yellow&hl=en&ct=clnk&cd=1&gl=us. Accessed August 12, 2008.

283 气胸的多样性临床表现

EDWARD HUMERICKHOUSE，MS，MD

评估阶段

气胸（pneumothorax）是指在肺部和胸膜之间存在空气。在正常情况下，这个空隙被一层薄薄的液体填充，当其滑过肋骨和其他组织时对肺组织起到润滑作用。胸膜腔内存在空气是不正常的，并可以出现致命的体征。下面通过几个实例介绍一下气胸的症状和体征，以及护士应如何正确处理气胸。

第一个病例是一位 57 岁、身材偏瘦的白种人男性，有每年 250 包烟的吸烟史，患有肺气肿，需要持续家庭氧疗。今年已是因 COPD 恶化第三次入院。入院后经雾化吸入、氧疗和静脉输注类固醇药物后，病情得到稳步改善。今天已转为口服类固醇药物治疗，医生计划让他明天出院。此时，患者将你叫到床边，主诉左胸在剧烈咳嗽后剧痛，而且随呼吸加重。你对其肺部进行听诊，发现与你接班时相比，患者左肺呼吸音减弱。同时，你注意到在与患者接触的几分钟内，患者存在呼吸过度，且有气促的表现。进一步观察后发现患者的气管开始偏向右侧。于是你呼叫同事监测其生命体征。此时患者的情况急剧恶化，表现为缺氧、气管进一步偏移、心动过速、低血压、意识模糊。你意识到患者可能发生了张力性气胸，此时患者肺储备为零，必须马上救治。急救人员立刻用 18 号针从患者第二肋骨下穿刺于左肋间隙，有气鸣声产生。患者情况立即得到缓解，为患者插完胸管，病情稳定后转至 ICU。这位患者有气肿性肺大疱的破裂。

第二个病例是一位 70 多岁的白种人女性，因泌尿系统感染继发感染性休克刚刚收入 ICU。ICU 医护团队几次尝试在其颈内静脉放置中心静脉导管，都因找不到静脉而失败，直至患者采取头低脚高位才置管成功，为此医生为其预约了静态胸片，拍完胸片 5 分钟后，影像科医师告知患者其右侧有小气胸。你马上打电话向 ICU 住院医生报告该患者病情，目前患者血氧饱和度良好，静脉输注几升液体后精神转好，无明显呼吸窘迫。尽管血氧饱和度正常，但医生仍为患者开了 24 小时 100%面罩吸氧的医嘱，并为患者预约了次日的胸片，告知护士密切监测患者的病情，住院医师将于一小时后来看患者。第二天上午的胸片结果提示患者气胸痊愈，血液中的高浓度氧帮助吸收了肺外的空气。

第三例患者是一位 25 岁的吸烟男性，因右侧胸部锐痛来急诊室就诊，并主诉"我感觉我的气胸又犯了"。患者因疼痛而伴有轻度痛苦表情、有轻微的心动过速、血压轻度升高、无气短、血氧饱和度正常。胸片平扫显示右侧有小气胸。与第二个病例相同，你为患者实施了氧疗，但当你向患者解释其需要住院，并于次日上午要接受一个复杂的手术时，患者显得相当惊讶。"上次，他们只给我 4 个小时的氧疗，然后又做了一次胸片，发现气胸没有变大，就让我出院了。"原来这名患者患有原发性自发性气胸，并且有家族史。大多数原发性自发性气胸患者在 20 多岁时发病，罕有在 40 岁以上首次发病的。初发时，症状可能相当轻或很快进展为张力性气胸，但会复发。一旦初犯之后，其复发率高达 50%。第二次复发后，必须采用胸膜固定术。一般而言，胸膜固定术可将复发率降低 50%。某些固定术甚至可将复发率降低至 5%。另外，需要重点指出的是，无论患者是否有肺部原发疾病，吸烟都会增加气胸的发病风险，因此，戒烟是预防气胸非常重要的干预手段。

以上实例涵盖了气胸的常见表现，特别值得注意的是任何肺部疾病的既往史均会增加继发性自发性气胸的发病风险。需要提醒照顾者的是，即便是看似良性的气泡都有可能在几秒内发展为张力性气胸而致命。气短、生命体征不稳定、气道偏移、肺野内呼吸音消失都是急症的表现，需要迅速采取正确的处理措施。压力性气胸不是每天都有，但是护士必须加强防备，尤其是在护理有肺部疾病的患者时。

参 考 文 献

Light R. Primary spontaneous pneumothorax in adults. Uptodate Online version 16.2. June 6, 2008. Available at: http://www. uptodate.com/patients/content/topic.do?topicKey=~wtt 3ricasnY9e/. Accessed August 20, 2008.

Light R. Secondary spontaneous pneumothorax in adults. Uptodate Online Version 16.2. September 21, 2001. Available at: http://www.uptodate.com/patients/content/topic.do?to picKey=~cZPcV7O4 FMHBQw& selected Title=1~12&sour ce=search_result. Accessed August 20, 2008.

284 氧疗对慢性肺部疾病患者二氧化碳分压的影响

EDWARD HUMERICKHOUSE, MS, MD

评价阶段

内科大夫和护士都有一个共识：给予 COPD 患者氧疗有可能会导致其嗜睡，甚至呼吸停止。其原理为：慢性肺部疾病患者对二氧化碳的刺激敏感性降低，呼吸的动力来自低血氧水平。从这种意义上讲，如果接受过多的氧气，患者则失去了呼吸的驱动力，从而使得二氧化碳累积到中毒的水平，甚至死亡。因此，给高碳酸血症患者过多的氧气，会导致其二氧化碳水平升高，当二氧化碳水平升高到 90～100mmHg 时，患者就会出现意识的改变。

出现二氧化碳浓度升高的原因有 3 种。首要原因是通气/血流灌注异常。肺部存在一种调节机制，即肺部某些区域，如病变部位，由于不能进行气体交换为血液提供氧气，因此没有血流灌注。通过提高氧流量可以提供足够的刺激，使病变部位恢复血供，但是并不能进行气体交换，即有灌注但无通气，这就造成了大量的二氧化碳潴留。

第二个原因是高流量氧疗时，血液中氧气水平升高。血红蛋白在结合氧气将其转运至组织的同时，还可以转运二氧化碳。在有氧气存在时，血红蛋白结合二氧化碳的能力减弱。在健康的肺中，血红蛋白与氧气结合，以释放二氧化碳，并排出体外，这是机体正常的生理功能。而患病的肺接受高流量氧疗时，二氧化碳则被直接释放于血液，由于前面提到的通气/血流灌注异常，二氧化碳在体内潴留的时间会更长。

最后一个导致氧疗时产生二氧化碳麻醉的原因是呼吸频率降低。可能会有人提出质疑，并没有什么"低氧"驱动，呼吸频率的降低是由以上两个原因所致的二氧化碳麻醉引起的。但是，无论如何，呼吸频率的降低确实是导致二氧化碳浓度升高的原因之一。

既然我们知道肺部疾病患者的二氧化碳水平会随氧流量的升高而升高。那么，二氧化碳浓度升高是如何对患者产生影响的呢？二氧化碳浓度的升高使得大脑中γ-氨基丁酸及其他神经递质的水平升高。而 γ-氨基丁酸对大脑的作用如同酒精、苯妥拉明和苯巴比妥。当二氧化碳分压上升 20mmHg 时，患者出现意识模糊，但仍能配合治疗，并且能在之后的 12 小时内降至正常水平。当二氧化碳分压每小时上升 30mmHg 甚至更高时，若仍未得到恰当的治疗，患者会很快丧失意识，发生呼吸暂停，甚至死亡。

在氧疗过程中，护士需要时刻关注血氧饱和度的变化，预防患者发生二氧化碳中毒。一般而言，血氧饱和度需维持在 87%～93%，若血氧饱和度超过 93%，并不能提高组织的氧合度，反而会造成组织的通气/血流灌注异常，使血红蛋白释放更多的二氧化碳，从而造成不良后果。另一方面，血氧饱和度过低导致的组织缺氧同样会带来危险，因为大脑缺氧 4～6 分钟就会造成不可逆的损伤。

最好的给氧方式是通过文氏面罩，它能严格控制并更好地保证患者实际吸入的氧气比例。在开放气道时，通过逐渐提高氧气浓度，将血氧饱和度维持在 87%～93%。若患者已表现出意识模糊或丧失反应，应立即转至 ICU 进行气管插管，或给予无创机械通气。当你接管一位接受高流量氧疗，并且逐渐嗜睡的患者时，你要做的应该是降低患者的吸氧流量，但不能为患者停止供氧。一旦停止供氧，会导致患者血氧饱和度突然降低，甚至比治疗之前更低。

需要注意的是，一定要为需要氧气的患者及时供氧，因为缺氧比高碳酸血症危险更大。可以通过文氏面罩缓慢给氧，使其血氧饱和度维持在 87%～93%。如果这种给氧方式不能达到无嗜睡症状的目标，患者至少需要接受无创机械通气治疗或可能接受气管插管和机械通气。同样，如果患者已经接受高流量氧疗，且现在已经出现高血氧饱和度和昏睡状态，不要简单地停止给氧，而是要逐渐降低氧流量。

参 考 文 献

Feller-Kopman D, Schwartzstein R. Use of oxygen in patients with hypercapnia. Uptodate Online vs 16.2. February 13, 2008.

Available at: http://www.uptodate.com/patients/content/ topic.do?topicKey=~vCpu.rbRZk&selected Title=2~143&sou rce=search_result. Accessed August 20, 2008.

Panettieri R, Fisman A. Chronic obstructive pulmonary disease disorders. In: Fishman A, ed. *Fishman's Manual of Pulmonary Diseases and Disorders*. 3rd Ed. New York: McGraw-Hill; 2002, pp. 105–109.

285 肺炎的抗生素治疗

ANTHONY D. SLONIM，MD，DRPH

评估阶段

肺炎（pneumonia）是导致患者住院的最常见病因之一，也是许多研究的研究对象。尽管肺炎通常被认为是一种可以治愈的疾病，但有时肺炎却可以导致严重的后果，甚至死亡。根据特定的分类标准，肺炎可分为社区获得性肺炎和医院获得性肺炎两种。

从临床特征来看，肺炎患者可表现为发热、气短、呼吸困难、胸痛及咳嗽。查体时患者存在诸如皮肤发热、喘息、干啰音等体征，如果存在胸腔积液，还可能出现叩诊浊音。实验室检查可有白细胞计数升高，影像学检查表现为肺部改变。以上表现都是肺炎的典型症状和体征，对于那些特殊年龄段的人群及免疫力低下的患者，可能表现为白细胞计数减少，不引起发热。免疫力低下的患者因中性粒细胞的缺失而不产生痰液。

肺炎患者可表现为不同的症状和体征，但均应予以足够的重视，并及时采取干预措施。首先，要确保存在呼吸功能障碍的患者得到呼吸支持，以保证足够的氧气，并监测患者的血氧饱和度。患者出现循环功能受损并发脓毒血症时，需要给予静脉输液治疗，同时根据情况使用血管活性药物。最后也是最重要的一点是，需要及时给患者输注抗生素。

抗生素的使用通常是根据患者的年龄和病史，凭经验判断出常见的入侵微生物，进而选择抗生素的种类。一些基于最常见病原体的抗生素使用指南可以为医务人员选择抗生素提供指引。抗生素的应用一定要及时。

肺炎是一种需要及时应用抗生素治疗的常见疾病，与患者的生命密切相关。

参 考 文 献

Mandell LA, Wunderink RG, Anzueto A, et al. Infectious Diseases Society of America/American Thoracic Society consensus guidelines on the management of community-acquired pneumonia in adults. *Clin Infect Dis.* 2007;44:S27–S72. Available at: http://www.journals. uchicago .edu/ doi/pdf/10.1086/ 511159? cookieSet=1. Accessed August 20, 2008.

Misdiagnosis of Pneumonia. Available at: http://www. wrongdiagnosis.com/p/pneumonia/ misdiag. htm. Accessed August 20, 2008.

F. 外科护理

术前护理

286 对患者及其家属的术前宣教

JEANNIE SCRUGGS GARBER，DNP，RN

计划阶段

帮助患者及其家属做好充分的围术期准备非常重要，能使他们减少焦虑，促进患者更好的康复。患者及其家属可能会因为先前的手术经历影响其对手术过程的信心和态度。护士要扮演患者和家属的教育者角色，使他们了解术前相关知识及术后预期效果。

术前宣教应涉及手术的每个细节，包括手术实施过程中的技术相关信息和手术的预期结果。术前宣教应规范，在进行术前讨论时，最好将患者及其家属召集在一起，让每个人都参与到教育过程中，因为他们会从各自的角度出发询问各种问题。例如，患者可能最关心的术后疼痛的控制问题，而家属也许更关注何时能够出院，共同讨论的形式能够促使他们提出更多的问题，并在解答问题过程中使他们得到更深刻的认识。

讨论的其他话题包括术中家属在哪里等候、何时可以看望患者、多久能够探视一次、出手术室后患者身上可能有什么仪器设备、患者身体会是什么状况、何时能够出重症监护室、何时能够出院、从哪个科室出院等问题。同时，患者及其家属也关注如何控制术后疼痛、饮食和营养问题（何时能够恢复正常饮食）及何时能够恢复到术前的活动水平。这些讨论超越了常规的术前解释内容，但对满足患者及其家属的情感和认知需求非常重要。

以患者为中心的术前宣教对患者术后的转归有着正性影响。目前已得到广泛认同的是：对患者进行充分的围术期宣教，使他们了解预期的护理效果，会对患者的治疗结局产生积极影响，如减少术后感染率、提高患者及家属满意度、提高治疗依从性、减少住院天数等。St Jacques 及其同事（2006）研究发现，对患者进行关于麻醉、手术过程、术后疼痛控制、饮食及辅助支持的宣教，能够缩短术后住院时间。

教育和认知是预防差错及保证有效沟通的重要因素。良好的护患关系有助于创造安全、无障碍的沟通，从而减轻患者的恐惧，促进康复。

参 考 文 献

Hawes D. Integrated Preoperative Patient Care. Prompte improving the convenience of quality care. 2006. Available at: http://www.prompte.com/integrated_preoperative_ patient_care.pdf. Accessed August 6, 2008.

287 术前全面评估患者用药情况，包括中草药

KATHERINE M . PENTURFF，RN，CAPA

评估阶段

大多数患者已经认识到告知医生他们正在服用处方药的名称、剂量、服用频次等详细信息的重要性。但是，有多达70%服用中草药或维生素的患者认为中草药和维生素属于天然的保健品，而非药品，因此没有告诉医生这些药物的信息。近年来，中草药在美国的使用增加。一方面，高昂的药费使患者不得不考虑更加低廉的选择。另一方面，旅游的开放及外来文化的渗透使古老的传统药物复苏。在美国这个人人都关注安全的国家，被冠以"安全""纯天然"的中草药更受到大众的青睐。中草药可以从花、灌木、树、藻类、蕨类植物、菌类、海藻、草中提取，可以鲜用、干用、酒制（如酊剂）、像茶叶一样浸泡后使用、熬煮（汤剂），或使用醋、糖、植物油或蜂蜜加以炮制后使用。

海胆、麻黄、银杏叶、人参、醉椒、圣约翰草、颉草都是一些常用的中草药，但在术前要对其给予关注。有个快速的小诀窍对医务人员很有用，即名称以字母G开头的中草药都会导致手术风险。例如，会直接导致出血的中草药有菊花、蒜、姜、银杏叶、人参；可引起心血管功能失调的中草药有麻黄、颉草、白毛茛、甘草；能加强麻醉镇静作用的中草药有醉椒、圣约翰草、颉草；会导致高血糖的中草药有人参。

目前关于中草药的加工、效力、纯度及对健康促进的作用等尚存在很多争议。美国食品药品监督管理局对于中草药产业并没有一个标准化规范。尽管1994年颁布的食品补充剂健康与教育法案对保健品生产商就安全问题提出了要求，但食品药品监督管理局有责任证明产品是否安全。如果怀疑某种产品不安全，只能责令其下架。

由于患者术前使用中草药存在潜在风险，美国麻醉师协会建议在择期手术前

2～3周停用所有的中草药。如果患者不清楚他所服用的中草药名称，则需要携带所有的药瓶来鉴定药物成分。如果是急诊手术，应通过患者本人或其亲属获得服用包括中草药和维生素在内的所有药物的情况，以便采取适当的措施来预防并发症。

参 考 文 献

Ang-Lee MK, Moss J, Yuan C-S. Herbal medicines and perioperative care. *J Am Med Assoc.* 2001;286:208–216.

Herbal Medicines and Anesthesia. Available at: www. utsouthwestern.edu/utsw/cda/dept 20768/files/ 78782. html. Accessed August 6, 2008.

Tsen LC, Segal S, Bader M, et al. Alternative medicine use in presurgical patients. *Anesthesiology.* 2000;93(1):148–151.

288 术前全面评估患者用药情况，包括减肥药

KATHERINE M. PENTURFF，RN，CAPA

评估阶段

肥胖症是一种困扰很多人的慢性疾病，有些人会通过服药来减肥。当这些患者需要做手术时，必须提前干预，以避免潜在危险的发生。麻醉师建议：减肥药须在术前1～2周内停用，需特别注意以下两种常见的抑制食欲的处方药，即西布曲明和苯丁胺。同时某些具有减肥作用的非处方药也是禁忌的。

西布曲明是一种经美国食品药品监督管理局批准的限用药物，可长期用于欲将体重降低30磅的肥胖患者。由于西布曲明同时作用于5-羟色胺和儿茶酚胺，因此，会出现血压升高和脉搏加快的不良反应。如果西布曲明与其他药物，如麻醉药相互作用，会导致血清素综合征，这是一种以意识混乱、肌阵挛、反射亢进、疲劳、共济失调、肌肉僵硬、恶心等为主要表现，具有潜在生命危险的综合征。多数患者起初症状轻微，早期症状往往被认为是由麻醉引起的，诊断和治疗的延迟会导致病情很快恶化，造成更加严重的后果。血清素综合征的病死率约为11%。因此，西布曲明应在手术前停药2周以上。

苯丁胺氢氯化物是一种拟交感神经胺类物质，类似安非他明，这种药物也可用于减肥。它是一种中枢神经兴奋剂，不良反应主要包括心悸、心动过速、高血压、低血压、循环系统障碍等。在术前10～14天应予以停药。

麻黄和麻黄碱是从中药麻黄中提取出来的，是用于减肥的非处方药，2004年被食品药品监督管理局禁止作为减肥和增加体力的药物使用。尽管目前这类药物

的使用不像之前那么普遍，但麻黄类药物如麻黄碱和伪麻黄碱作为支气管扩张剂还是能在其他国家的市场上买到。手术前，应与麻醉师共同讨论这些药物的使用和停用问题。术前停药也许需要，但不能突然自行停药。

考虑到关于中草药的安全性和纯度的相关研究尚不充分，很多麻醉师要求患者在术前2～3周停止服用一切有减肥作用的中草药。充分的术前访视有助于避免服用减肥药的患者发生麻醉并发症。

参 考 文 献

Boyer EW, Shannon M. The serotonin syndrome. *N Engl J Med*. 2005;252(11):1112–1120.

Heyneman CA. Preoperative considerations: Which herbal products should be discontinued before surgery. *Crit Care Nurse*. 2003;23(2):116–124.

MERIDIA® (sibutramine HCl monohydrate) Capsules C-IV Use and Safety Information, MERIDIA_net. Available at: www. meridia.net/dsp_consumer_safety.html. Accessed August 6, 2008.

Nolan S, Bowld WJ, Scoggin A. Serotonin syndrome recognition and management. Available at: www.uspharmacist.com/ oldformat.asp?url=newlook/fi les/feat/acf2fa6.htm.

Phentermine—Official FDA information, side effects and use. Available at: www.drugs.com /phentermine.html.

Tiner J, Miles R, Newland M. Recommendations and guidelines for preoperative evaluation of the surgical patient with emphasis on the cardiac patient for non-cardiac surgery. University of Nebraska Medical Center. 2006. Available at: webmedia.unmc.edu/anesthesia/ Anesthesia% 20Guide.pdf. Accessed August 6, 2008.

WIN Publication. Prescription medications for the treatment of obesity. Available at: win.niddk. nih.gov/publications/ prescription.htm#meds. Accessed August 6, 2008.

289 关于术前停药

KATHERINE M. PENTURFF，RN，CAPA

实施阶段

当询问患者病史时，不但要了解患者正在服用的药物，也要询问曾经服用过的药物及2～3周停服的药物情况。患者往往认识不到医生了解既往用药史的重要性，并可能疏于向医生提及近期用药情况。当询问用药史时，很多患者会回答近2～3天没有继续服用特殊药物，并认为药物在体内已经失去了作用且不会产生不良反应。实际上是，一些药物如肾上腺皮质激素、利尿剂、单胺氧化酶抑制剂和某些减肥药物会在人体吸收后对循环系统和电解质平衡产生持续的影响长达数周。肾上腺皮质激素是一类与可的松相似的合成药物，是由肾上腺分泌的激素，能抑制炎症及免疫系统的活动。当患者服用药物超过 2～3 个月后，肾上腺自然分泌的可的松处于被抑制状态，当患者突然遭受应激事件，如手术时，可能不能有效地刺激肾上腺分泌激素。这种肾上腺皮质分泌不足会促使血压下降，甚至死亡。因此，当患者每日服用肾上腺皮质激素类药物大于 10mg 并持续超过 3 个月时，必须告知麻醉师。在实施较小手术时可维持原有剂量，进行较大的手术时，需增大剂量。

如果患者正在或曾经服用过利尿剂，医务人员应了解患者为什么要用利尿剂及为什么停药。询问是医生根据患者病情停药，还是患者因不能及时上厕所而自己停药，其中不能及时上厕所是进行外科关节置换的患者经常主诉自行停药的原因。对因偶发坠积性水肿而服用利尿剂的患者而言，术前保留用药所造成的影响可能不如其对一位充血性心力衰竭患者所造成的影响。因充血性心力衰竭患者更容易在术中发生体液过多而造成严重后果，而研究证实，利尿剂能够降低充血性心力衰竭患者的死亡风险，延迟心脏功能退化，改善活动能力。

单胺氧化酶抑制剂是一种用来治疗抑郁症的常用药。该药与其他药物（尤其是麻醉剂）同时服用时会出现潜在的致命性反应，因此，麻醉师必须了解患者在术前 2～3 周是否服用过该类药物。

作为一种食欲抑制剂，西布曲明会导致高血压和心动过速的不良反应，会与包括麻醉药在内的药物发生相互作用，从而导致血清素综合征——一种以精神、自主神经和神经肌肉改变为主要表现的潜在的致命性综合征。

参 考 文 献

Boyer EW, Shannon M. The serotonin syndrome. *N Engl J Med.* 2005;252(11):1112–1120.

Corticosteroids and corticosteroid replacement therapy. Available at: www.patient.co.uk/showdoc/40025317. Accessed August 6, 2008.

Monoamine oxidase inhibitors (MAOIs). Available at: www. mayoclinic.com/health/maois/MH00072. Accessed August 6, 2008.

Stevens LM. Diuretics reduce risk of death from congestive heart failure. Health Behavior News Service. Available at: todaysseniorsnetwork.com/diurectics_help.htm Accessed August 6, 2008.

What you need to know about corticosteroids. Available at: www. clevelandclinic.org/arthritis/treat/facts/steroids.htm. Accessed August 6, 2008.

290　服用治疗性功能障碍药物的患者术前准备

KATHERINE M. PENTURFF，RN，CAPA

评估阶段

勃起功能障碍（erectile dysfunction，ED）是指 3 个月以上不能形成及维持勃起或不能射精以完成满意的性活动。过去，人们认为 ED 要么是由心理问题所致，要么就是由衰老造成的。目前，认为 ED 主要是由器官功能障碍所致，与血管、激素、神经系统有关。在美国，至少有 1000 万～2000 万未成年人发病。ED 的流行病学调查显示：在 40～70 岁的男性中，约 50%存在部分或完全 ED，并随年龄的增加而呈上升趋势。由于该疾病的敏感性，很多患者并不愿意向他人透露患病的事实，包括医生，因此常得不到恰当的治疗。

目前对于 ED 的治疗方法包括服用口服药、手术治疗、注射治疗及仪器治疗。1998 年，一种 5-磷酸二酯酶抑制剂的口服特效药出现，使得其他治疗方法失去了市场。这种 5-磷酸二酯酶抑制剂的药品名包括西地那非（伟哥）、伐地那非（艾力）、他达拉非（力士），其作用机制是在性兴奋时抑制海绵体内 5-磷酸二酯酶的分解，但不适用于服用硝酸甘油和硝酸盐化合物（如硝酸异山梨酯、舌下含服的硝酸甘油片或喷雾剂等）的患者，5-磷酸二酯酶抑制剂可与上述药物相互作用，引起冠状动脉舒张并加重低血压，要间隔 24 小时以上才能服用。因此，对于服用 5-磷酸二酯酶抑制剂的患者要特别注意告知麻醉师用药情况，以防其在不知情的情况下同时使用降压药物而增加危险。同时让患者了解到不要隐瞒服用治疗性功能障碍的药物也非常关键。当患者入院时，护士要认真收集患者完整的用药资料，包括正在服用的药物及最近服用的药物情况。对于正在服用 5-磷酸二酯酶抑制剂的患者，至少应在术前 24 小时内停药。

参 考 文 献

Anawalt BD. Male sexual dysfunction. Last full review/revision June 2007. Available at: www.merck.com/mmpe/sec17/ ch227/ch227c.html?qt=Vardenafil&alt=sh. Accessed August 6, 2008.

Lakin M. Erectile dysfunction. Available at: www. clevelandclinicmeded.com/medicalpubs/ diseasemanagement/ endocrinology/erectile/erectile.htm. Accessed August 6, 2008.

291 确保患者术前禁食

KATHERINE M. PENTURFF，RN，CAPA

实施阶段

很多患者都知道术前禁食对预防手术过程中出现恶心、呕吐的重要性。而很少有患者认识到在术中实施全身麻醉、局部麻醉甚至镇静时，如果没有做到术前禁食，所导致的后果远不止不舒服那么简单。那些认为禁食只是为了防止恶心、呕吐的患者，很可能不遵从术前禁食的要求。

手术前一天晚上 0 时后禁食的要求大概始于 60 年前，目的在于保持术中胃部处于排空状态，以防止术中由于呕吐而引起窒息死亡及因吸入胃内容物而导致的吸入性肺炎。过去的禁食要求过于刻板，且没有满足患者的个体需求。多数医院实施手术前一天晚上 0 时后禁食的方案，而不考虑患者的具体手术时间、年龄或手术方式，以试图确保胃部排空。然而，对于一些特殊患者，特别是新生儿、婴幼儿，在禁食时间过长后会很快发生脱水。

目前，美国麻醉师协会工作组建议在确保患者安全的同时，采取满足患者需要舒适要求的更为灵活的禁食方案，推荐对于所有年龄段、无特殊疾病的患者，无论术中是全身麻醉、局部麻醉，还是镇静，均应在术前禁食液体食物或非母乳（包括婴幼儿配方奶粉）6 小时以上。6 小时之前如要进食，也应该是清淡饮食，如吐司面包和清水，因为含脂肪和蛋白质较多的食物会延迟胃内排空时间。对于母乳喂养的婴幼儿，应禁食 4 小时。同时，工作组建议麻醉及镇静前 2 小时禁止饮用任何流食，即使是清淡饮食，但不包括水、不含果肉的果汁、碳酸饮料、清茶和黑咖啡。以上建议适用于无特殊疾病的择期手术患者，不建议在其他会影响胃排空或胃容量的情况下使用：如妊娠、肥胖、糖尿病、食管裂孔疝、贲门松弛、肠梗阻、急诊患者及完全鼻饲的患者。

以上这些指导原则不是强制性的，特别是遇到因特殊原因而要求患者延长禁食时间的情况。在对患者进行健康宣教时，不但要告诉他们要怎样做，更要让他们知道为什么这样做。这有助于改善患者对术前禁食的依从性，进而提高手术中麻醉的安全性。

参 考 文 献

Margolis S. To fast or not to fast before surgery? *Yahoo Health News*. 2006. Available at: health.yahoo.com/experts/ healthnews/123/to-fast-or-not-to-fast-before-surgery.

Practice guidelines for preoperative fasting and the use of pharmacologic agents to reduce the risk of pulmonary aspiration: Application to healthy patients undergoing elective procedures — A Report by the American Society of Anesthesiologists Task Force on Preoperative Fasting. Available at: www.asahq.org/publicationsAndServices/NPO.pdf.

292　术前取下首饰，避免肢体肿胀与灼伤

JEANNIE SCRUGGS GARBER, DNP, RN

实施阶段

医疗机构常规规定患者手术过程中不能佩戴任何首饰，从而使患者受到伤害

的风险降到最小。如果首饰没有被取下，将会增加佩戴首饰部位发生肿胀和灼伤的危险。

手术过程中造成的组织损伤及静脉输液会引起肢体肿胀，而佩戴首饰会加重这种情况。如果首饰在术前没有被取下，术后的肿胀将使首饰难以摘除，甚至不得不使用工具钳开。

术中使用电烙止血时会增加灼伤的风险。电烙的使用主要依靠电流，一旦接触到患者佩戴的金属首饰，则可能发生电灼伤。尤其注意近年来流行的镶嵌在身体某些部位的首饰。需要强调的是，必须在术前取下首饰，包括这些镶嵌类的首饰。

这些首饰被认为是一种表达自我个性的方式，但目前文献中几乎没有关于佩戴这种首饰患者的特殊护理报道。避免患者发生安全风险的方法，就是严格遵守医院的规定，特别是在术前，应认真核对患者是否取下首饰，以避免伤害的发生。通过术前护患之间简单直接的沟通能够保证规定的有效实施。一些人为因素，如是否提醒患者、做出恰当的解释、评估患者对这些要求的接受程度等是影响患者手术遵守规定的主要因素。

参 考 文 献

Jacobs VR, Morrison JE, Paepke S, et al. Body piercing affecting laparoscopy: Perioperative precautions. *J Am Assoc Gynecol Laparosc*. 2004;11(4):537–541.

Sheehan K. Communicating pre-operative instructions. *Can Oper Room Nurs J*. March 2005. Available at: http://fi ndarticles. com/p/articles/mi_qa4130/is_200503/ai_n13639421. Accessed August 30, 2008.

293 评估患者是否存在乳胶过敏

JEANNIE SCRUGGS GARBER，DNP，RN

评估阶段

乳胶在医疗环境中随处可见，如手套、管路、胶带、注射器、电极板、通风设备等。目前，乳胶过敏的发生率处于增加趋势。因此，识别和治疗乳胶过敏对于护士来说是首要的。Behrman（2007）研究发现，1%～5%的人群对乳胶过敏，那些患有脊柱裂、经历过多次手术或在医疗事件中曾暴露于乳胶环境的患者，存在着更高的乳胶过敏风险。该研究还报道称一些热带水果能增加乳胶过敏的风险。Agarwal 和 Gawkrodger（2002）报道，医务人员乳胶过敏的发生率约为 17%，因此必须针对高风险人群采取必要的预防措施。

　　医务人员应该了解乳胶过敏在患者群体和医务人员中的普遍性及其风险。对患者进行评估和询问过敏史时，护士应询问患者是否对乳胶过敏。同时，还应观察患者是否佩戴了可能导致过敏的手镯或珠宝首饰。应注意评估皮肤的完整性、颜色及是否有皮疹或过敏迹象。

　　如果已知患者对乳胶过敏，为患者提供照护时必须使用无乳胶成分的手套和设备。很多医疗机构制定了为防止过敏患者暴露于乳胶环境的"无乳胶手术室"标准。同时，对患者进行健康教育是预防和治疗乳胶过敏的最好方法。对于那些已确认对乳胶过敏的患者，应该佩戴警示腕带，并时刻备好肾上腺素。乳胶过敏是一个错综复杂的问题，尚需进一步的医学研究。新产品的研发、制造和脱敏方法的研究都是将来要进一步做的工作。

参 考 文 献

Agarwal S, Gawkrodger D. Latex allergy: A health care problem of epidemic proportions. *Eur J Dermatol*. 2002;12(4):311–315.

Behrman A. Latex allergy. 2007. Available at: http://www.emedicine. com/emerg/topic814.htm# section~AuthorsandEditors. Accessed August 29, 2008.

294　知情同意：患者真的知情吗

JEANNIE SCRUGGS GARBER, DNP, RN

评估阶段

　　知情同意是保证患者权利的一个重要发展。这个概念最早源于 1947 年提出的纽伦堡法典，后被列为人体试验的基本伦理准则之一，目前被广泛用于内外科的治疗中。法典中医生在询问患者是否同意接受治疗之前，应充分告知患者相关的信息。在字典中，对"知情同意"一词的定义包括："在被正确地告知相关医学事实和所涉及的风险后，患者达到充分理解后自愿接受一项内科或外科治疗程序或参与一项临床研究"。

　　临床医生无疑地同意以上解释和法律中关于知情同意的含义。然而，患者真的知情吗？"患者有能力、并获得了足够的信息做决定，而不是在被强迫的状态下"，只有在上述情况下，患者的知情同意才是有效的（卫生部，2001，引自 Anderson&Wearne，2007），但很难确保符合上述所有标准。

　　护理人员正处于这种困境中：患者签《知情同意书》了吗？患者接受到所需的足够信息了吗？作为患者的代言人，护士有责任确保患者被告知了有关治疗程序的充分信息，并获得了《知情同意书》，然而护士可能不太知晓医生获得《知情同意书》时的实际过程。护士的职责是评估患者是否真正理解即将接受的治疗程序，是否理解可能的风险、获益和有无其他可供选择的治疗方法。医生的职责是决定应采用何种方式、将哪些信息告知患者。而不应该由护士代替，如果这样做，就危及了护士在知情同意过程中的代言人角色。因为护士不能为患者就风险、获益和可供选择的其他治疗方法提供充分的指导。而且知情同意的过程有助于促进医生、护士和患者共同合作，以指导决策过程，并最终改善患者的结局。在获取了患者的《知情同意书》后，最为理想的做法是护士通过随访患者，并询问诸如以下形式的开放式问题，确定患者是否理解了相关信息。

——请跟我讲讲您与医生针对手术知情同意书是怎么讨论的。

——请跟我讲讲您是否与医生讨论过其他的可替代手术的治疗方法。

——对于手术和术后康复，您还有什么问题需要问我吗？

上述问题及相关讨论将引导护士发现任何可能需要医生向患者做出更深入解释的地方，以便患者能被充分告知。临床医生应该避免省略知情同意过程——这也许节省了时间，但是代价是什么？

参 考 文 献

Anderson O, Wearne M. Informed consent for elective surgerywhat is best practice? *J R Soc Med.* 2007;100:97–100.

Informed consent. (n.d.). *The American Heritage® Dictionary of the English Language.* 4th Ed. Available at: http://dictionary. reference.com/browse/informed consent. Accessed August 6, 2008.

295　了解内镜检查前与肠道准备相关的问题

JEANNIE SCRUGGS GARBER，DNP，RN

实施阶段

2006 年 5 月 5 日，美国食品药品监督管理局（FDA）向医务人员及消费者通报了一例使用口服钠磷酸盐（OSP）用于肠道清洗而引起的一种罕见，但严重的急性肾衰竭——急性磷酸盐肾病。对于老年人、肾病患者、血容量减少的患者和使用影响肾功能药物的患者，其罹患急性磷酸盐肾病的风险更高。一旦发生急性磷酸盐肾病，可能会导致永久性肾损伤，需要长期透析治疗。

美国 FDA 建议当为患者选择肠道清洗剂时，应考虑以下几个注意事项。

——对于患有肾病、肾功能受损、灌注不足、脱水、电解质异常的患者，避免使用钠磷酸盐。

——避免使用超过推荐剂量的钠磷酸盐及与含钠磷的泻药同服。

——对于正在服用利尿剂、血管紧张素转换酶抑制剂、血管紧张素受体阻滞剂（ARB）和非甾体抗炎药（NSAIDs）的患者，慎用钠磷酸盐。

——指导患者服用正确剂量的钠磷酸盐，清洁肠道时指导患者喝足够量的清淡液体。

——对于有急性磷酸盐肾病高危因素的患者，如存在呕吐和（或）脱水征象，应获取患者基线和口服钠磷酸盐之后的实验室检查结果（电解质、钙、磷酸盐、血尿毒氮和肌酐）。

——对于不能摄入充分液体或居家无人照护的虚弱患者，在肠道清洗期间推荐住院和给予静脉水化治疗。

医务人员必须识别并监控下列与钠磷酸盐治疗相关的危险因素。

——脱水。

——腹痛或腹胀。

——恶心。

——呕吐。

——头痛。

——头晕。

医务人员应将以下评估事项作为患者肠道清洁准备和教育的一部分。

——饮食情况。

——用药情况（尤其是利尿剂、中草药等）。

——近期使用的缓泻剂。

——肾脏疾病史。

——现存的其他治疗情况。

为了预防急慢性肾脏损害成为内镜检查准备程序的并发症，医务人员必须对患者进行详细的风险评估，密切监测患者的情况，并对患者做好宣教。

参 考 文 献

FDA (n.d.). Food and drug administration science background paper: Acute phosphate nephropathy and renal failure associated with the use of oral sodium phosphate bowel cleansing products. Available at: http://www.fda.gov/cder/drug/infopage/osp_ solution/science_background.pdf. Accessed July 12, 2008.

FDA (n.d.). Patient information sheet: Oral sodium phosphate products for bowel cleansing. Available at: http://www.fda. gov/cder/drug/InfoSheets/patient/OSP_solutionPIS.pdf. Accessed August 6, 2008.

FDA. Information for healthcare professionals: Oral sodium phosphate products for bowel cleansing. 2006. Available at: http://www.fda.gov/cder/drug/InfoSheets/HCP/OSP_solutionHCP.pdf. Accessed August 6, 2008.

National Guideline Clearinghouse. (n.d.). Preparation of patients for GI endoscopy. Available at:

http://www.guideline.gov/ summary/summary.aspx?ss=15&doc_id=5680&nbr=3818. Accessed August 6, 2008.

296 为患者做好围术期护理

JEANNIE SCRUGGS GARBER, DNP, RN

计划阶段

术前宣教对术后的成功恢复有着至关重要的作用。患者肯定希望能够从不同的医务人员那里有效地获取有益、一致、能理解的信息。患者及其家属获得的信息越多，患者越可能配合术后的护理计划。当前患者和家属使用互联网已成为一种普遍现象，很多患者来到医院时，已经从互联网上获取了很多关于手术过程、可能存在的并发症和术后治疗过程的信息。医务人员有责任充分评估患者及其家属对预期照护的理解水平，并向患者及其家属进行解释，提供其所需的额外信息。

同时，应鼓励患者向护士、医生、麻醉师、呼吸治疗师、理疗师等询问问题。知情同意的内容应包括对风险、获益和可供选择的其他治疗方法有关的信息。能提供必要信息的详细病历和评估对预防术后并发症十分必要。例如，乳胶过敏、药物过敏等问题如果在术前未被发现，在手术期间可能会威胁生命。术前评估和宣教的另一个重要部分是讨论戒烟戒酒的问题。由于吸烟和酗酒可能导致手术潜在的并发症，如果发现患者吸烟和饮酒过度，医务人员可能需要改变照护计划。此外，应鼓励患者在他们自己愿意的情况下，重复提醒照护自己的医务人员，告知他们自己存在哪些问题。

在对患者进行术前宣教时，应该向患者总体介绍术前、术中和术后预期情况，包括身体外观的变化、床旁可能出现什么设备、生理症状（如疼痛、震颤、发冷）等。患者和家属必须参与到手术部位的核对中，以降低手术部位错误的风险。

同时，护士应告知患者有关手术的潜在并发症、正确洗手的方法、预防伤口感染的方法及进行深呼吸、使用疼痛管理方法和其他一些术后指导的重要性。

降低与手术应激事件相关的焦虑是提供术前宣教最重要的原因之一。Mitchell（Durling et al.，2007）研究发现，提供术前宣教可有效降低患者的焦虑水平。患者和家属获得手术相关的信息后，他们就成为术后照护团队的成员，仅这一点就有可能改善患者的预后。

参 考 文 献

Durling M, Milne D, Huton N, et al. Decreasing patient's preoperative anxiety: A literature review. *Aust Nurs J.* 2007; 14(11):35.

[no authors listed] Patient education series: Tips for a safe operation. *Nursing*. 2007;37(8):43.

297　拔除胸导管之前避免穿孔，做好宣教

JULIE MULLIGAN WATTS，RN，MN

计划阶段

意外事件在医疗过程中通常不是什么好事，为患者做好恰当的准备有助于避免意外事件的发生。美国绝大多数医院已经建立了术前评估门诊、患者健康宣教部门和印刷了医疗程序书面说明书。这些都是患者术前准备的好方法。患者宣教应做到及时、有效。门诊的术前准备程序协助完成术前的书面性工作和入院程序，有助于简化入院。同时，可帮助患者减轻因办理住院手续和即将面临的手术带来的焦虑。对这些程序做了更好准备的患者会感到更少焦虑，也能更好地参与到自己的照护计划中来。研究证明，较短的等待时间、更少的焦虑和恐惧、更好的疼痛管理、更积极的态度及对自身病情更多的掌握可以减少术后并发症的发生。

一旦患者进入医院，就必须依赖医务人员，协助完成术前准备工作。患者的准备工作取决于他所在的护理单元、医务人员、患者的期望及医生的指导。

胸腔导管的使用在医院很普遍。拔除胸管的标准包括引流液减少、无气体泄漏、呼吸窘迫症状消失、呼吸音正常或者呼吸音恢复到患者的基线水平、水密封腔不波动、胸片 X 线显示肺复张。拔除胸腔导管前 15～30 分钟应遵医嘱给予患者镇痛药物，以预防疼痛和焦虑。同时，准备好缝合工具箱、凡士林纱布、普通纱布和胶带。注意向患者解释拔除胸腔导管的步骤，以指导患者的配合和参与。在拔除胸腔导管过程中，指导患者吸气和呼气，在呼气达顶峰时拔除管道。通过向患者解释拔除胸腔导管的步骤，并实施术前用药，患者将不会因胸管被迅速拔除而感到意外，同时也避免了不良意外事件的发生及给患者和医生带来的困扰。

参 考 文 献

Coughlin A, Parchinsky C. Go with the flow of chest tube therapy. *Nursing*. 2006;36(3):36–42.

McConnell E. Assisting with chest tube removal. *Nursing*. 1995;25(8):18.

Persaud D, Dawe U. Effects of a surgical pre-operative assessment clinic on patient care. *Hosp Top*. 1992;70(4):37–40.

Smeltzer S, Bare B. *Brunner & Suddarth's Textbook of Medical-Surgical Nursing*. 10th Ed. Philadelphia, PA: Lippincott Williams & Wilkins; 2004.

298 术前电话访问的重要性

ANTHONY D.SLONIM, MD, DRPH

计划阶段

随着越来越多的手术转移到门诊，术前与患者接触的机会变得越来越少。因此，需要设计新的工作流程，以确保患者的需求能得到满足。假如患者是住院进行手术，那么这个问题就不会成为什么大问题了。患者能够享受一个对于门诊手术患者而言很难得到的手术前宣教，术后也能得到一个重症监护室的床位。但是，如果手术是在门诊中心进行的话，情况就大不相同，除了急救车转送患者到医院外，患者能得到的支持很少。这无论对工作人员还是患者而言都不利，此时患者或许可通过术前电话访问来解决一部分问题。

术前电话访问通常在术前准备区域进行，在患者次日晨进行手术之前，满足患者可能出现的需求，并确保手术室医务人员已完成所有的术前准备工作。术前电话访问可用于提醒患者什么不能吃或喝、需要携带什么、确认将要进行的手术及确认患者是否准备好了必需的术前检查结果。患者可以问一些关于去哪儿、什么时候去、需要带什么人或东西去之类的问题。

在门诊手术室，电话访问能起到另外一个重要作用，即确认门诊是否在不需要医院额外援助的情况下也能做好手术照护，并满足患者的需求。作为电话访问的一部分，尤其重要的是了解患者的内外科病史、既往的麻醉并发症、新诊断的疾病和正在服用的药物名单。门诊手术中心及麻醉团队可能之前从来没有见过将要做手术的这位患者。门诊手术中心必须尽力满足特定人群和疾病患者的需求，包括有能力确保有规范的流程保护患者，尤其是婴儿或儿童。另外，门诊手术中心应确保流程到位，以保证很好地应对慢性的，通常不表现出症状的，像阻塞性睡眠呼吸暂停之类的疾病患者，以确保他们能在手术后安全回家。

很多门诊手术中心都是复杂的，能保证在低并发症发生率的基础上完成各种各样不同类型的手术。但是，应设计规范的程序，以识别出一些特殊患者的需求是否超出了门诊手术中心所能提供的服务范围。这一点非常重要，因为没有什么比在手术期间或术后早期出现危机事件并发展到门诊手术中心的医务人员无法处理的状况更糟糕的了。

一个术前电话访问不能识别所有的潜在问题或让需要紧急转运患者的需求全部得到满足，但它确实有助于识别一些在医院的外科系统中易于处理的较为普遍的问题。

参 考 文 献

Federated Ambulatory Surgery Association. Available at: http://www.ascassociation.org/ about/ press/june2.pdf. Accessed August 30, 2008.

Frequently asked questions about ambulatory surgery centers. Available at: http://www.ascassociation. org/faqs/faqaboutascs/. Accessed August 30, 2008.

Sleep apnea. Available at: https://www.ascassociation.org/ resources/sleepapnea.pdf. Accessed August 30, 2008.

299 帮助患者做好术前生理和心理准备

JEANNIE SCRUGGS GARBER, DNP, RN

计划阶段

当护士为患者做术前准备时，他们经常关注技术、任务和流程的完善。护士也要记得必须做好基本的术前准备，不仅仅是完成流程上的准备，使患者及其家属做好充分的术前准备也同样重要。而所有患者在术前必须保持清洁。这听起来很简单，却至关重要。术前必须清洁患者的皮肤，以最大限度地促进患者舒适，并去除引流液或分泌物，从而预防感染或刺激。干净的病号服、口腔卫生可保持舒适，也不容忽视，因为患者术后将会有很长一段时间不能经口进食。其他需要注意的是取下所有的头发配饰（如夹子、发带），以便于头部位置的摆放；预防电灼伤的危险；患者进手术室之前，必须佩戴一次性帽子。

同时，应该清除化妆品和指甲油，便于进行恰当的身体评估，监测血氧饱和度和循环状况。取下义齿、助听器、隐形眼镜或其他假体也很重要。但取下这类东西会影响患者的形象和自尊，所以护士要留意患者的感觉和情绪变化。此外，保护好隐私和提供安慰也很必要。

必须保护好患者的贵重物品。护士必须遵循医院制定的相关规定，要记住任何物品的价值是对患者而言，而非护士。患者觉得有价值的东西就有价值，所以要注意保护好它们。

所有的患者在进入手术室之前必须排空膀胱，他们可能会很焦虑，因此提供充分的如厕时间，满足患者的需求非常重要。

护士必须测量患者的生命体征，并记录患者的术前准备情况及术前评估和计划。同时必须知晓患者的过敏情况，并适当调整术前计划以满足患者及其家属的个性化需求，对患者进行健康教育。拟定术前准备清单非常必要，但必须明确，护士才是那个为手术成功完成而进行准备的人。

参 考 文 献

Shallom L. Care of surgical clients. In: Potter P, Perry A, eds. *Fundamentals of Nursing*. Toronto, ON: Mosby-Elsevier; 2009, pp. 1387–1389.

300　确保手术患者接受手术带来的改变

JEANNIE SCRUGGS GARBER，DNP，RN

计划阶段

当患者做手术之前，会脱掉所有的衣服，取下配饰、指甲油、体毛、义齿，头上戴上一顶滑稽的帽子，身上穿上薄薄的、毫无吸引力的病号服，这些大大改变了患者平时的形象。手术后，患者看起来与平时大不相同，肿胀的脸、肿胀的手、说胡话、干燥的嘴唇、干涸的眼睛、引流体液的各种管道、敷料，甚至有时都不能起床去洗漱间。这对于一个平时很独立的人来说会是一种怎样的经历呢？

手术经历可能会短期或长期地影响患者身体形象。如果患者的形象会因手术带来长期影响，护士必须密切观察和评估患者与自我概念有关的行为。一些迹象显示患者在跟自己的身体形象做斗争，如不敢照镜子、不敢看伤口、拒绝探视。另一个令患者担忧的问题是他们如何返回工作岗位、照顾家人及参加以前喜欢的活动。护士必须与患者讨论他们担忧的问题，必要时转诊给社工和心理学家。患者家属在患者自我概念评估中起着很重要的作用。此外，术前评估也能帮助护士及时发现患者因手术而导致的自我概念改变。

Shalom 建议采取以下措施帮助患者保持自我概念。

——保护隐私。

——保持患者清洁。

——及时清空引流液。

——保持患者周围环境的干净与整洁。

——与患者谈论他所担忧的问题。

——与患者家属进行交谈，并给予他们支持，使他们更好地帮助患者。

无论手术在医务人员看来多大多小，对患者来说都是重大的。因此，护士的评估和干预是很重要的，可能改变患者将来的生活经历。

参 考 文 献

Shallom L. Care of surgical clients. In: Potter P, Perry A, eds. *Fundamentals of Nursing*. Toronto, ON: Mosby-Elsevier; 2009, pp. 1405–1406.

手术护理

301 手术室安全隐患：富氧环境和电灼

JEANNIE SCRUGGS GARBER，DNP，RN

计划阶段

手术室安全和火灾的预防虽然已经取得了很大进展，但外科手术过程中依然存在发生火灾的风险。使用电灼可以用于止血，但手术室的富氧环境是产生安全风险的重要原因。在局部麻醉的过程中，当通过面罩或者管路给氧时，氧气的使用可能相对不密闭，从而导致更多的氧进入空气中。

Batra 等曾报道手术室着火很少发生，但是一项急症护理研究所的研究提出，"富氧环境已被证实会促使火灾的发生，并且70%这类火灾的发生与使用电动手术设备有关"。

美国外科学院围术期委员会提出采取以下预防措施来预防手术室火灾的发生。

——当电刀头不使用时，将其放在皮套内。

——只有在使用时，才调至高强度光源。

——做接近气管的手术时，才使用适当的保护性气管内导管。

——在麻醉气体中，使用空气或空气和氧气的混合物。

——避免使用能使氧气或其他可燃性气体积聚的帐篷式手术巾。

——使用水溶性物质而不使用油性物质覆盖胎毛和身体其他易燃部分。

——使用阻燃的手术巾。

其他建议包括对手术室所有员工进行消防安全培训，并明确火灾发生时每个人的角色和职责。

Barker 和 Polson 通过模拟再现了一个真实的手术室火灾事件，并且推测富氧环境是手术室发生火灾的一个关键因素。他们提出以下建议来改善手术室的消防安全。

——确定燃料氧化剂组合不在外科手术区域内或附近。

——当患者没有使用气管插管，通过面罩或其他方式给氧时，应避免在外科手术巾围成的密闭空间内积存有大量氧气。

——如果可能，塑料面罩吸氧时使用流动的空气而非100%的氧气。

——如果需要补充氧气，只使用在可接受范围内的最低量来保持氧的水平。

——对可燃性溶液要提高警惕，尤其是应用于头颈部时。

减少手术室火灾的关键是做好教育和宣传，以增进手术室工作人员火灾预防和火灾发生时的应对技能。同时，需要进一步的研究，以获得最终提高手术室环境安全的新知识。

参 考 文 献

Barker S, Polson J. Fire in the operating room: A case report and laboratory study. *Anesth Analg.* 2001;93:960–965. Available at: http://www.anesthesia-analgesia.org/cgi/content/full/93/4/ 960. Accessed August 6, 2008.

Batra S, Gupta R. Alcohol based surgical prep solution and the risk of fire in the operating room: A case report. *Patient Saf Surg.* 2008;(2):10. Available at: http://www.pssjournal.com/ content/2/1/10. Accessed August 6, 2008.

Podnos Y, Williams R. Fires in the operating room [Electronic version]. *Bull Am Coll Surg.* 1997;82(8).

302 预防昏迷患者发生角膜损伤

JEANNIE SCRUGGS GARBER，DNP，RN

计划、实施与评价阶段

昏迷患者处于一种受损的健康状况，并且存在发生多系统并发症的风险，眼部护理常被忽略。眼部护理是一个简单的工作，但尚缺乏对危重患者眼部护理的研究。Joyce 的系统文献回顾显示，昏迷患者眼部损伤的风险大大增加，如结膜炎、角膜溃疡及溃疡和瘢痕造成的长期视觉损伤。对于危重症患者来说，角膜炎也是一个潜在的问题。关于昏迷患者的潜在并发症及为其提供最佳护理方法的研究还较少。

如果患者处于昏迷状态且正持续使用呼吸机，用过受污染材料护理眼部或有呼吸道感染发生眼部并发症的风险就会更大。使用呼吸机的患者存在另一个可能的问题是出现结膜水肿或"呼吸机眼"。Joyce 提出，机械通气患者使用的药物和压力能导致眼内压升高和液体潴留，从而导致眼睛肿胀，并增加角膜干燥和擦伤的潜在风险。

对于危重症患者眼睛的最佳护理方法还存在争议，现存多种预防眼睛损伤的方法。Sivasankar 等比较了对昏迷患者使用眼部润滑剂与使用护目镜和无菌湿纱布的效果，结果显示，后者对于预防角膜擦伤更有效。Joyce 的文献综述表明湿敷眼睛比滴注更好，但无论何种措施，都比不采取措施要好。

对危重或昏迷患者进行评估，并预防眼睛损伤是护士的职责。当自然瞬目反射无效或不存在时，应该注意提供水分或覆盖眼睛。护士应了解医院的相关制度和流程，告知并鼓励其他卫生保健人员注意做好昏迷患者的眼部护理。Howell 提出，角膜损伤通常愈合快，并且视力能完全恢复，通过共同努力来制定相关的制度，进行实践和研究，可将昏迷患者的眼睛损伤程度降到最低。

参 考 文 献

Howell R. Corneal abrasion. eMedicine. Article Last Updated: Jul 27, 2007. Available at: http://www.emedicine.com/emerg/ TOPIC828.HTM. Accessed June 18, 2008.

Joyce N. Eye care for intensive care patients. A Systematic Review No. 21. *Adelaide: The Joanna Briggs Institute for Evidence Based Nursing and Midwifery*. 2002;6(1).

Sivasankar S, Jasper S, Simon S, et al. Eye care in ICU. *Ind J Crit Care Med.* 2006;10:11–14. Available at: http://www.ijccm. org/text.asp?2006/10/1/11/24683. Accessed August 6, 2008.

303　对手术部位进行正确标记

JEANNIE SCRUGGS GARBER，DNP，RN

实施阶段

联合委员会组织的一篇综述发现，手术部位错误的最常见原因是手术医师多、手术多、时间紧张及患者不寻常的生理特征等。联合委员会（1998）对案例进行更深入的回顾显示，医务人员之间的交流是手术部位错误最常见的关键因素。

手术部位错误、手术类型错误和手术患者错误的发生是可以预防的。联合委员会制定了一个标准程序以消除这个问题。联合委员会（2003）与各领域的相关人员就该问题相关的意见和原则达成共识（表 303-1）。表 303-2 中总结了根据上述原则制定的步骤。

表 303-1　美国医疗机构评审联合委员会制定的与手术部位错误、手术类型错误和手术患者错误有关的基本原则

- 手术部位错误、手术类型错误和手术患者错误是可以，并且是必须预防的
- 需制定一些政策以消除手术部位错误、手术类型错误和手术患者错误
- 手术团队中成员之间的交流是预防手术错误成功的关键
- 患者或医生应该成为流程的一部分
- 整个流程必须规范化，并且按程序进行
- 此程序应灵活使用，以满足患者个体化的需要
- 做记号时应该重点关注左、右或其他描述身体部位的信息
- 此程序适用于所有手术和其他侵入性操作

表 303-2　美国医疗机构评审联合委员会制定的标准程序

应采取的措施	目的
术前核对人、部位和手术名称	确保所有的文件都在场，并被翻阅；确保团队中的每个人、患者的期望，以及手术团队对于患者、手术类型、部位及移植物（如果使用）的理解是一致的
标记手术部位	确定切口部位
手术之前进行最后核对	进行最后的检查，以确保患者、手术类型和手术部位正确

资料来源：Joint Commission，2003。

　　不幸的是，手术部位错误、手术类型错误和手术患者错误以每月新增 5～8 例的速度持续存在，且成为最近在联合委员会警讯事件资料库中最经常报道的事件。随着时间的推移，需要回顾和修订相关的标准程序，以确保医务人员在解决这一复杂的医疗问题时，为患者提供最佳、最新及以证据为基础的照护。

参 考 文 献

The Joint Commission (1998). Lessons learned: Wrong site surgery. Available at: http://www.jointcommission.org/ SentinelEvents/SentinelEventAlert/sea_6.htm. Accessed August 6, 2008.

The Joint Commission (2003). Universal Protocol for Preventing Wrong Site, Wrong Procedure, Wrong Person Surgery™. Available at: http://www.jointcommission.org/PatientSafety/ Universal Protocol/. Accessed August 6, 2008.

The Joint Commission (n.d.). Facts about the Universal Protocol for Preventing Wrong Site, Wrong Procedure and Wrong Person Surgery™. Available at: http://www.jointcommission. org/Patient Safety/UniversalProtocol/up_facts.htm. Accessed August 6, 2008.

304　加强手术室紧急气管插管的培训

FRANCINE B，YATES，RRT，RN，BSN

计划阶段

　　当患者呼吸或心脏窘迫时，首要的任务是开放气道。护士、呼吸治疗师、麻醉师、医生等所有人员都有义务确保尽可能快而安全地为患者开放气道。如果工作人员没有做出恰当的反应，患者遭受的后果可能是致命的。

　　如果第一次插管操作是在手术室的可控环境下或在仿真实验室进行的，患者的预后可能会改善。培训指导应该包括怎样手握喉镜、管子从哪边放进去及需要为患者进行哪些监护。参加了理论和模拟实践练习的培训课后，再跟从一位麻醉师在手术室里轮转是非常必要的。这有助于操作者学习正确的插管及保持呼吸道通畅的方法。手术室对这种类型培训的优势在于它提供了一个可控的环境。

目前已经建立了为医疗专业人员培训的仿真中心。模拟人能够呼吸，告诉训练者目前的症状，并且能呼出二氧化碳来证明置管位置是否正确。在模拟人身上，可使用医疗器械和设备，并能在不对真人造成伤害的情况下进行心肺复苏术（CPR）的练习。这些中心还注重沟通和团队合作的培训。

放置人工气道时，如果没有充分准备，会发生很多错误。最常见的错误是未将导管插入气管里，而误入了食管，这将导致胃部充满空气而膨胀，导致患者呕吐和误吸。随后的后遗症包括吸入性肺炎、机械通气时间延长和院内感染，从而延长患者的住院天数，并加重病情。

其次，由于缺乏正确的插管培训而造成的严重并发症还有气管穿孔。放置气管插管时，操作者必须能够识别声带，看到它们，并知道参照它们将气管插管放置在什么地方。盲插和强行插入可造成气管穿孔，导致胸部、颈部、面部皮下气肿。患者得不到有效的通气，导致一些其他的严重事件，如紧急气管切开、缺氧性脑损伤或死亡。

任何一个无经验的操作者在没有接受恰当的理论和实践培训（包括跟从麻醉师在手术室轮转）的情况下，是没有资格为患者进行气管插管的。

参 考 文 献

Carlson KK, Lynn-McHale, Weigand DJ. Endotracheal intubation (perform). In: *AACN Procedure Manual for Critical Care*. 5th Ed. Philadelphia: Elsevier; 2005;9–20.

Davis C. The perfect patient. *Nurs Stand*. 2005;19(20).

305　手术室患者满意度

JEANNIE SCRUGGS GARBER，DNP，RN

评价阶段

手术室患者的满意度测评通常是针对术前和术后，因为在手术过程中患者通常是采取了镇静的措施。然而，随着局部和区域麻醉技术越来越多地被使用，针对患者对手术中护理的满意度测评比过去更加容易。在手术过程中，患者可能是清醒的，能够看见手术过程，见证医务人员之间的互动。尽管没有几个研究证实照护质量与患者满意度之间的联系，但是，患者满意度是手术室照护质量评价的一个方面。医务人员渴望在提供符合道德规范、合格和技艺娴熟的照护时，提供给患者高质量的医护服务。在手术室，设备和技术使医务人员与患者之间的互动具有挑战性。这种挑战将给患者对于照护者的看法带来负面影响，而事实是照护者是极富同情心的。手术室的气氛是无菌、冰冷、刺眼的，不是温暖、舒适、受欢迎的。

根据 Hankela（1996）的观点，以下列出的是用来测量患者对手术室经历看法的一些潜在概念。

——手术是否成功（是否达到预期的结果？）。

——完整性。

——自我决定的能力。

——环境。

——手术室护士的行为。

——手术室护士的操作。

以上每一个方面都会影响患者对手术室经历的看法，最重要的是护士在患者面前所表现出的行为和动作。患者需要在整个手术期间感到安全和支持。护士应该在手术持续进行的同时，随时用爱心和同情心倾听患者，并做出回应。

关于手术室患者满意度测评有很多研究的空间。现有的信息都集中在患者对手术前护理及手术后护理的看法上，当然，下一步应该去研究和更好地弄清怎样最好地去满足患者手术过程中的期望。

参 考 文 献

Hankela S, Kiikkala I. Intraoperative nursing care as experienced by surgical patients. *AORN J.* 1996;63(2):435–442. Available at: http://findarticles.com/p/articles/mi_m0FSL/is_n2_ v63/ai_ 19128844/pg_7?tag=artBody;col1. Accessed August 8, 2008.

306 手术室的住院医师了解医学毕业生认证委员会提出的应该具备的能力吗

JEANNIE SCRUGGS GARBER DNP, RN

评价阶段

1999 年，美国医学毕业生认证委员会（ACGME）提出了住院医生必须具备的 6 个能力，并将其作为住院医生教育评估内容的一部分。内科住院医生经常进行手术室轮转，外科住院医生则大多数时间在外科科室。手术室护士处于一个能对手术室住院医生能力的发展进行支持和评价的独特位置。表 306-1 列出了医学毕业生认证委员会提出的这 6 个能力的名称及定义。

表 306-1　医学毕业生认证委员会提出的能力

能力	定义
患者照护	能为患者和家属提供恰当的照护
医学知识	能够运用最新的认识和利用科学信息做出诊断和治疗
以实践为基础的学习和改进	能够系统地评价患者的照护和分析治疗效果，以改进工作
人际关系和沟通技巧	能够与患者、家属和其他卫生保健人员进行有效的沟通
职业化	能够履行岗位职责，坚持道德原则
以系统为基础的实践	能够在工作时具备与更大的系统相适应的全局意识

在住院医生培训项目的整个过程中，应始终关注和评估上述 6 个能力。在住院医生逐步成长为具备更高层次的独立性医生进程中，护士是为其提供教学、指导和评价的重要资源。住院医生们的共同声明是，"当你的实习期开始时，找到一个你信任的护士并与其建立紧密的合作关系——他将是你最好的朋友。如果你不发展这种关系，他最终可能会成为你最可怕的敌人"。这些话确实在某种程度上是正确的。新的住院医生处在一个被称为医生，却没有独立做出患者照护决策经验的尴尬位置。明智的住院医生会寻找一个护士作为资源，并与之相互信赖，从而为患者做出决策，最终为患者创造更加积极的治疗效果。不幸的是，那些害怕听取建议或完全独立做决策的住院医生增加了使患者出现负性结局的风险，或者说，肯定会使他们自己陷入不必要的困境。

手术室护士有大量与住院医生面对面接触的时间，并且能够针对其 6 个能力给上级医师提供反馈。住院医生培训项目主任和上级医生可以使用护士的评估，提供优秀的特殊案例和改进的机会，从而创建一种合作和跨专业的学习环境。

参 考 文 献

Greenberg JA, Irani JL, Greenberg CC, et al. The ACGME competencies in the operating room. *Surgery*. 2007;142(2): 180–184.

307　手术室中产生过敏反应的因素

JEANNIE SCRUGGS GARBER, DNP, RN

评估阶段

过敏反应是一种对药物严重的过敏或不可预测的反应。这种情况可危及生命，表现为：

——突发呼吸困难（支气管肌肉收缩和喉头水肿）。

——严重的气促。

过敏反应是一个渐强的过程，可能是致命的。组胺迅速释放到系统中，影响心血管的灌注和氧合。

在手术室中，由于麻醉过程中的支持通气，患者被手术巾覆盖且不能主诉任何与过敏反应有关的感觉，这些症状可能不太明显。确定过敏反应的原因相当困难，手术室里过敏反应最常见的原因是：

——神经肌肉阻断剂。

——乳胶。

——抗生素。

——各种药物，如巴比妥类、阿片类、鱼精蛋白、缩宫素。

对手术室中过敏反应的治疗通常包括以下内容：静脉输液、给予肾上腺素、吸氧或气管插管。对过敏反应进行早期干预将决定治疗是否成功。出现过敏反应时，需要给予紧急干预，以防止对患者造成长期影响，甚至死亡。术后必须告诉患者在手术室中出现的过敏反应，指导患者是否需要做进一步的过敏试验，以及在将来如何将过敏反应告知所有的卫生保健人员。

确定过敏反应是否真的发生时必须考虑到一些其他的诊断，如：

——哮喘。

——心律失常。

——出血。

——心肌梗死。

——药物过量。

——败血症。

过敏反应在手术室不是经常发生，然而，发生过敏反应时，其管理非常复杂，因为患者已经受到伤害，并且可能同时接受多种药物。患者外科医生、麻醉师和护士必须共同努力，以评估过敏反应的潜在原因，并提供恰当的照护使患者度过危机。

参 考 文 献

Buckner S. Medication administration. In: Potter P, Perry A, eds. *Fundamentals of Nursing*. Toronto, ON: Mosby-Elsevier; 2009, pp. 691–692.

Reisacher WR. Anaphylaxis in the operating room. *Curr Opin Otolaryngol Head Neck Surg.* 2008;16(3):280–284.

308　如何定义围术期护理

JEANNIE SCRUGGS GARBER DNP，RN

计划阶段

围术期护理和其他类型的护理一样是不断变化的。目前进行质量评估、执行日常工作及衡量护理标准的方式已与过去有所不同。一直以来，手术室总是依赖科学技术的发展，但是日益进步的科技也给设备的使用及患者的照护带来新的挑战。

围术期护士有其更传统的名字，如手术室护士及注册护士。围术期护士与医疗团队及患者、家属共同合作，以确保患者手术护理的质量。围术期护士的各种角色可能包括：

——洗手护士。

——巡回护士。

——注册护士助手。

——手术室主任、护士长或督导。

——顾问。

——教育者。

——研究者。

——医疗专业销售。

——麻醉护士。

围术期护士的工作场所多为医院、门诊手术室和医生办公室。护士承担这些角色时，在患者需求与对技术和设备的关注之间很难达到平衡。

然而，有些人却认为手术室护士比其他科室的护士缺少关心、同情心，更不受欢迎。Bull 和 Fitzgerald（2006）在文章中描述了澳大利亚注册护士对手术室护士的看法，"手术室护士常被贴上'你不是一个具有人性的护士，你不是一个具有人性的人，所以你喜欢手术室'之类的标签。手术室护士们说这种说法不对，我们与患者也有相当紧密的联系，只不过持续时间很短，即使我们的患者都处于沉睡状态，他们仍然被照护着，就像他们是清醒的和能交流的一样。照护患者是所有事情中最重要的事情。来到手术室的患者正经历着一场个人危机，这是他们生命中非常紧张的时刻。在手术室，有很多患者在整个手术期间都是清醒的，在这种时候，你必须为他们提供全方位的照护，无论是从技术层面还是关爱层面"。

与手术室护理观念有关的问题研究可能包括对技术的高水平关注与患者安全之间的关系是什么？术中护士对患者的结局更具有关爱性，还是更具有技术性？

两者是两个完全独立和不同的类别吗？大多数关于手术室护理的研究都集中在术前和术后阶段，而对术中阶段关注较少。目前术中护理研究更多关注的是与手术室工作人员的感受、任务和护理程序有关的问题，而不是与患者结局有关的问题。

如同其他领域的护理，围术期护理或术中护理也在不断发展。手术室是一个独特的环境，它需要高标准的安全、能力和同情心。Bull 和 Fitzgerald（2006）认为，在手术室护理中，护士必须要把传统意义上的护理和快速引进的手术室技术融合在一起，为患者创造更安全的环境。

参 考 文 献

Bull R, Fitzgerald M. Nursing in a technological environment: Nursing in the operating room. *Int J Nurs Pract*. 2006; (12): 3–7.

Hankela S, Kiikkala I. Intraoperative nursing care as experienced by surgical patients. *AORN J*. 1996;63(2):435–442. Available at: http://findarticles.com/p/articles/mi_m0FSL/is_n2_v63/ai_19128844/pg_7?tag=artBody;col1. Accessed August 8, 2008.

309 手术中的自体血回输

JEANNIE SCRUGGES GARBER，DNP，RN

实施阶段

术中失血回收，或者说自体血回输是一种术中弥补患者血液丢失的方法。收回的血液被再输注入患者体内。HIV、肝炎和其他血液系统疾病增加了输注血液制品的担忧，而自体血回输可消除这些问题。目前失血回收已广泛用于心胸手术和血管手术中，因为这些手术过程中往往丢失大量的血液。

用来收集和处理手术中患者失血的方法有很多种，包括收集、洗涤和储存血细胞，收集失血后直接再回输的方法，以及进行超滤的过程。为了达到上述目的，医生及其手术团队需要决定哪一个对患者是最好的。自体血回输的优势是使有害的输血反应降到最低，降低了输血过程中发生人为错误的概率，总体上保存了血库中捐献的血液库存。一些人为的过失如输错患者，会造成比严重输血反应更大的危害。

如果库存血比以前利用得少，失血回收还会降低医疗成本。值得关注的是，"耶和华见证教派"的教徒也许会接受自体血回输，但他们不会接受其他血液制品或者传统的输血方式。使用失血回输似乎能减少对传统输血的需求，近几年实践的改变已经戏剧性地使输血者数量明显减少。

减少血液丢失和输血需求的选择包括最低限度地使用侵袭性手术技术、手术前使用促红细胞生成素以产生更多的红细胞、扩容或使用血液替代品及自我捐献或自体血回输的应用。不管患者和医务人员的选择如何，患者自体血液的再输注的确是一个可以降低输血反应风险的选择，并且可以改善外科手术的总体结局。

参 考 文 献

Freischlag JA. Intraoperative blood salvage in vascular surgery—worth the effort? *Crit Care.* 2004;8(S2):S53–S56. Available at: http://ccforum.com/content/8/S2/S53. Accessed August 10, 2008.

310 做正确的事，实现医护合作

JEANNIE SCRUGGS GARBER, DNP, RN

评价阶段

医生是博学、有能力的专家，他们一直被教授如何去管理和指导患者，以及如何评估各种疾病状况。但他们在医学院校没有常规接受如何进行有效的沟通，以及如何进行团队合作以促进和改善其工作和患者的预后。你曾经听到过这样的问题吗：有什么事能满足他们的期望吗？或者说，如果我（护士）表现出这种抱怨，我会被解雇！

大多数护士可能都经历过以下情况：当他们完成了所有的任务，为患者提供了恰当的护理干预后，医生却对护士工作中的一些行为和缺点感到不满。同样的情节也可以从护士管理层那里听到。护士们通过讨论和计划完成了任务，但是医生仍然对结果不满意，并且很安心地用一种有损人格或严厉的方法表达这种不满。

我们对医生品行的期望通过我们的生活逐渐形成，如通过观察患者对医生的看法。无论对医生的第一印象是那时他检查你的耳朵寻找失踪的玩具碎片，还是电视上演的关于医生的角色，我们关于医生举止行为的看法在童年就已固定下来。当我们成为一名医务人员时，我们童年时的印象要么被证实，要么被考验。医生的形象究竟是友善、有同情心和让人舒适的，还是苛求、充满优越感和爱评判的？

在很多场所中，当我们履行专业角色时，医生和护士必须密切合作，以提供领导力和对患者的照护。医生和护士的临床角色是由执业资格证及临床任务决定的，医生的责任是医疗诊断，而护士的责任则是护理诊断和照顾患者。各专业之间的协作是影响患者照护质量和预后的关键因素。近期的研究表明，医护合作的质量与患者的预后及医务人员的工作生活质量密切相关。

鉴于护士对医生持先入为主的看法，同时医生也会将自我意象带到工作中来，医生和护士应该建立开放性的交流，以让患者达到最好的预后非常重要。当患者

的预后或者组织结构受到影响时，那么就没有自我或者权力斗争的空间了。

近些年，护理教育内容已发生改变，对护生增加了以下内容的课程，如自信、有效的口头和文字性沟通、患者的权益、医护关系等。一些医学院校已经将上述内容纳入到课程设置中。不幸的是，传统的层级医院组织仍然存在，护士们仍需努力奋斗以达到医生的期望。

也许护士必须引导医生们走向一种新模式——一种崭新的合作方式，为了努力达到医生的期望，可以用和蔼、富于同情心的方式去做正确的事情，表达清楚，尊重他人，并且希望得到他人的尊重。医生和护士在一起要有共同的目标——为患者的康复而努力合作。

参 考 文 献

Baggs JG, Gedney J. Overview and summary. Partnerships and collaboration: What skills are needed? *Online J Issues Nurs.* 2005;10(1):56–59. Available at: http://web.ebscohost.com/ ehost/detail?vid =3&hid=115&sid=399b8baa-0270–4e80–9a9a-ed7861bb1c4e%40sessionmgr102&bdata=JnNpdG U9 ZWhvc3QtbGl2ZQ%3d%3d#db=byh&AN=16508342. Accessed August 8, 2008.

311 手术室中的团队合作——"讨论"和"总结"

JEANNIE SCRUGGS GARBER，DNP，RN

实施阶段

患者的安全、沟通及团队工作：他们在手术室中是如何相互影响的呢？护士和医生既作为个人又作为团队中的一员来执行工作。在手术室中，当每个个体对手术过程和患者的预后有可分享的观点和共同的期望，并且大家相互尊重时，那么彼此就形成了一个团队。一个称为"聚拢"（huddle）的简单技术就是在手术开始前聚在一起协商，以促进观点的统一和创建一种团队协作的氛围。总结报告（debriefing）可以对一个案例进行系统回顾，包括哪些部分很顺利、哪儿可以有不同的处理方法、哪些错误是可以避免的，以及结果是否达到最初的目标等。上述方式在足球比赛中经常用到。

聚拢——团队在比赛开始前聚在一起讨论能够取胜的策略和计划。

总结报告——比赛结束后，团队聚在一起讨论比赛进行得如何，并评价出最好的表现和最差的表现，然后探讨以后如何改进。

医疗团队可以从这种方式中进行学习，然后在以后的医疗护理中有所突破。

在手术室中"聚拢磋商战术"可以避免医疗事故的发生。当所有的手术室团队成员聚到一起讨论对一个案例的计划时，这种战术就用上了。团队讨论的内容可以从医生与大家分享一个新技术，到学生与大家分享今天的学习目标。这种形式促进了开放性沟通，也为安全检查、讨论、设备审查、新技术总结和分享患者的某一独特特征提供了机会，同时也提供了提问和澄清的机会。

医生的领导力是实施"聚拢"的关键。如果医生重视沟通和计划，那么整个团队会依照促进患者安全和增进团队协作的最终目标而前行。在队员聚拢的过程中，可以发现潜在的问题，并提前制订解决问题的方案，以免待问题发生后再进行干预。"聚拢"或"汇报"已被非正式地应用于很多组织机构和实践场所，使沟通成为一种系统化、正式的程序而渗透到组织文化中，有利于促进开放性沟通和发现错误，共同承担患者预后的责任，使出现的问题不再是"某些其他人的错误"。

手术室中的总结汇报发生于手术进程结束后，提供了执行反馈、手术过程回顾和团队工作评估的平台。总结汇报在手术结束后越早进行越好。团队成员们将会有一个真正的时间去分析手术过程，使问题得到解决，以避免在下次案例中发生同样的错误。

参 考 文 献

Edmondson A. Speaking up in the operating room: How team leaders promote learning in interdisciplinary action teams. *J Manag Stud*. 2003;40(6):1419–1452. Available at: http://www3.interscience.wiley.com/journal/118870438/abstract. Accessed August 11, 2008.

Medscape Today. Teamwork in the operating room. 2007. Available at: http://www.medscape.com/viewarticle/562998_2. Accessed August 11, 2008.

312　手术室工作人员必须具备评判性思维

JEANNIE SCRUGGS GARBER，DNP，RN

实施阶段

手术室作为一个复杂的微系统存在于一个复杂组织系统中。在为患者提供照护的过程中，人力资源、患者、医疗专业人员、管理者及流程是互相依存的。手术室护士必须有能力在各种各样复杂的情境中进行评判性的思考，为手术患者创造一个安全的环境。

护士会使用"评判性思维"这个词，但是这个词真正意味着什么呢？关于评判性思维的定义，目前在护理领域尚未达成一致意见。评判性思维的概念频繁地与如何进行护理决策，如何处理信息以做出理智、符合临床实际情况的决策相联系。

评判性思维通常是指分析、评价信息以做出评判性判断的思维过程。一个人要想成为一个评判性思维者，就必须从大量的资源中收集信息，然后基于对所发现事物的理性评估而做出决策。评判性思维是一种以解决问题或者创造一个全新的局面为目的的评判过程。逻辑思维、经验、个人偏见、环境、情境都是评判性思维的组成部分。评判性思维究竟是个人先天的特性，还是可以经过后天学习获得的，目前尚存在争论。是人们先天就具有这种认知能力，并倾向于做出评判性思维的行动，还是说人们学会了如何处理信息于是引导了自己的行为？

一个评判性思维者会经常：

——询问为什么。

——寻求解释。

——挑战现状。

——考虑可以解决问题的其他选择。

——与他人交流他是如何思考的，他想的是什么，以及为什么这样想。

Reavis、Sandidge 和 Bauer（1998）提出，系统论中的基本论点支持"评判性思维模式是复杂的，且超出了简单的信息处理方法"这种说法。手术室护士每天都在印证评判性思维的实例。他们在术前、术中、术后都在做出判断，以避免伤害；他们为患者提供指导，以消除患者的担心、焦虑和误解；他们将操作标准与组织的期望整合在一起。

护士在很多时候都是患者与其安全环境的联系者。评判性思维和处理大量数据资源和情境的能力是保证安全的关键。护士有时必须像电脑那样工作——从大量资源中输入信息、解码，然后做出支持患者需求的判断。

目前在手术室中关于评判性思维及其可能与患者安全相关联的研究少之又少。关于患者安全的话题对于护士来说是十分重要的——护士如何思考、解决问题也许正是提升患者安全的关键。

参 考 文 献

Reavis C, Sandidge J, Bauer K. Critical thinking's role in perioperative patient safety outcomes. *AORN J.* 1998;68(5): 758–772.

313 评估手术患者的风险

JEANNIE SCRUGGS GARBER, DNP, RN

评估阶段

外科手术会对患者带来一定程度的风险。患有疾病的患者有更高发生并发症的风险。因此，护士必须进行全面的术前评估，将风险降低到最小。这些风险因素包括：年龄、营养状况、肥胖、体液及电解质平衡、妊娠、心脏病、糖尿病、疾病、药物、过敏、吸烟、酗酒、感染等。在术前，应对这些风险因素进行充分讨论和评估，尽可能将患者手术的安全性提到最高。

完成术前评估的最重要原因是确立基线水平，以便于监测该患者任何不同于"正常"的变化。如今，在门诊进行手术和入院当天就做手术的情况非常普遍，由于时间有限，给术前评估带来了很大的挑战。目前，护士通过电话进行术前访问，等患者入院时进行身体评估，这种情况已经越来越普遍。这需要护士具备出色的沟通技巧，以收集所需的信息，并且允许患者一定程度地询问与手术有关的风险或其所关心的问题。

对于手术风险的术前评估可以让手术室的医务人员提前预料到可能发生的并发症并做出应对计划，婴儿和老年患者手术的风险最大。这两类人群在某些方面本来就很脆弱，手术经历会给患者增加更多的压力和伤害。老年患者的术前评估应该包括对心血管、皮肤、肺、肾、神经及新陈代谢系统的评估。对于任何涉及这些系统范围内的问题，护士都应与其他手术室团队的其他成员进行交流。如果将问题告知团队中的每个人，那么每个人都可以成为进行性评估的一分子，评估出一些预示着患者严重问题的早期微小迹象。这种意识将会成为预防差错、降低风险和（或）早期干预以提高患者安全的关键。

同时，评估患者的营养状况也很重要。除非情况十分紧急，否则营养不良的患者应在术前接受营养支持和干预。肥胖也会增加并发症的风险，如高血压、行动困难、耗氧量增加、伤口愈合问题等。进行肺部评估时，应包括常规的身体检查，以及询问是否有睡眠障碍、是否使用睡眠呼吸暂停相关设备、是否有吸烟史等。对睡眠问题和吸烟情况的了解有助于麻醉师对镇静、插管和麻醉方案做出计划。

其他需要收集的信息包括患者的用药史，包括既往规律的用药史及其原因、药物滥用史、平日酒精摄入量、任何药物过敏史或药物反应。这些信息可以为手术室团队选择何种药品和如何合理地通过镇静与恢复来管理患者提供非常好的指导。

手术室患者容易受手术过程和环境的影响，因为它们改变了患者的"正常"状态，这种经历也增加了手术中和手术后患致命性并发症的风险。护士对于患者的术前评估是缩小风险及创造安全环境的关键，由此，整个手术才会成功。

参 考 文 献

Shallom L. Care of surgical clients. In: Potter P, Perry A, eds. *Fundamentals of Nursing.* Toronto, ON: Mosby-Elsevier; 2009, pp. 1368–1373.

314 识别医务人员出现的不佳健康状况

ANTHONY D. SLONIM, MD, DRPH

评估阶段

患者的安全主要取决于医务人员及其之间的相互合作。医护人员想要为患者努力做好工作,但有时当他们的能力由于健康损伤而受到影响时却无法做到。其健康受损可能是由药物、麻醉药或者酒精所致,也可能与睡眠剥夺有关。护士需要知道如何识别这些"处于风险中"的医务人员,并且知道做些什么以确保患者不受到伤害。

医务人员由于药物、麻醉药或者酒精而导致健康受损并不是一个新现象。据估计,10%~15%的医务人员会因成瘾问题而影响工作能力。他们正处于伤害患者,扰乱自己的生活、家庭及事业的风险之中。幸运的是,大多数医务人员接受治疗后会得到恢复。州医学委员会监控项目及对这些工作人员采取无批判性的接近,对促使他们成功恢复起了很大作用。但是,如果医务人员自己没有意识到,并且并不相信他们自身有问题时,困难就出现了。

通常,有滥用和成瘾高风险的特殊人群是麻醉师、急诊医务人员、精神病学家。上述人群具有两个重要特征,即易于接触到成瘾药物和高压力的工作环境。其他高风险的科室包括外科和重症监护室的工作人员,他们也符合上述标准。因此,护士处在一个有能力在患者受到伤害之前识别出这些受损工作人员的重要位置。

健康受损医护人员的一个警告性标示是他们与之前相比有很大的变化。这有可能表现为外表变得与平时不同。他们可能看起来很疲惫、忘记修饰、昏昏欲睡;平时很乐观的人会变得很低落,他们对细节的关注能力下降。通常这些医护人员的注意力会出现下降,并且很容易分心。他们也许会有行为上的暴发。有些人会在工作时呼吸中带有酒精味,或者明显受到酒精的影响。

当护士察觉到异常情况时,应立即对其给予关注。这包括发现受伤的医务人员。当这些情况出现时,护士可以尝试与他们进行交谈,以评估他们当前的状态。以诚恳的关心去接近他们是不错的方法。在这些工作人员进入手术室之前,护士可以下列方式开始交谈,"你好,你感觉怎么样?你看起来比平时疲惫",或者"昨晚不顺心"等。如果这些医务人员出现自我防御,护士不要感到惊讶,可通过下列问题继续进行评估:"哦,那我很担心,因为你今天看起来气色不太好。"这些话会为进一步直接会谈敞开大门。但是,如果这种交流达不到效果,护士就要准备在允许这些受损工作人员见到患者之前,与自己的上级或护理主管部门讨论后,按照医院的规章制度进行处理。

一些人为的因素,或人们如何与其所处的环境(包括医疗环境)相互作用,对患者安全具有很大影响。医务人员是人,也需要吃饭、睡觉和如厕。如果这些行为得不到满足，会导致他们在照护患者时分心，并且潜在性地危害患者的安全。疲劳是人为因素中最好的例子，近几年对这一课题也有很多关注，包括最近医学史中有积极性影响的课题之一——住院医师工作时间的限制。尽管如此，对这一积极性措施还有两个方面需要关注。首先，是将工作时间限制在 80 小时是否合适。80 小时对于一个经验不足，却要执行高技术性操作的实习生来说还是太多了。其次，当这一规则应用于住院实习医师时，其他医务人员，尤其是主治医师，并不服从这一规则，当你是出于为患者利益考虑时，他却有可能跳出来反对。这些人员是护士需要特别关注的人群，因为他们也许还没有意识到自己的工作能力是受损的。

在手术室，平凡而单调的工作，特别是那些持续时间很长的手术，可能会容易导致一些问题。在历时较长的手术中，麻醉师尤其容易受到疲劳的影响。然而，手术室护士可能会发现他们自己正处于一个困难的处境中，尤其是持续时间很长的手术而疲劳正好来临时。知道如何恰当地改善这些状况以保护患者对于护士和患者来说都很重要。

医护人员与其他学科的专家一样，他们也需要吃饭、喝水和睡觉。有些人会沉溺于药物和酒精，也有些人会工作到筋疲力尽。护士应知道如何识别这些健康受损的工作人员，并且知道应该怎么做，以保护患者的安全。

参 考 文 献

Baldisseri MR. Impaired healthcare professional. *Crit Care Med*. 2007;35(2 Suppl):S106–S116.

Biller CK, Antonacci AC, Pelletier S, et al. The 80-hour work guidelines and resident survey perceptions of quality. *J Surg Res*. 2006;135(2):275–281.

Boisaubin EV, Levine RE. Identifying and assisting the impaired physician. *Am J Med Sci*. 2001;322(1):31–36. Review.

Jagsi R, Weinstein DF, Shapiro J, et al. The Accreditation Council for Graduate Medical Education's limits on residents' work hours and patient safety. A study of resident experiences and perceptions before and after hours reductions. *Arch Intern Med*. 2008;168(5):493–500.

Luck S, Hedrick J. The alarming trend of substance abuse in anesthesia providers. *J Perianesth Nurs*. 2004;19(5):308–311.

315　别让破坏性行为对患者造成伤害

ANTHONY D. SLONIM, MD, DRPH

实施阶段

几十年来，在医疗保健系统，尤其是手术室，对于破坏性行为的认知和容忍在出版物、电影和电视中已经很轰动了。在这些地方，医务人员很清楚这些事会对医疗团队的功能和患者的预后带来负面影响。当医务人员无法一致地应对这些问题和挑战时，管理者会站出来，以保证患者的安全。最近，联合委员会通告了一项警讯事件，提醒大家重视那些与破坏性行为有关的问题及其对患者的影响，以及相关机构和医务人员需要做些什么来确保这一状况得到改善。

破坏性行为倾向于出现在那种独特的文化氛围中，如具有高压力特征的医疗环境中。这些行为可以表现在从口头上的辱骂（包括叫喊、污损人格、取笑他人），到身体上的攻击（包括丢掷物品或推人等）方面。不管这些行为的表现形式如何，所有的医务人员都有责任确保这些行为在医疗机构是不能被容忍的。

为了实现上述目标，可采取以下几个重要的步骤。首先，医务人员需要承诺不允许任何一个同事被其他人欺负。每个人都参与其中并传播这种承诺，这正显示了团队的支持。如果不能够安全地实施这种承诺，或者会伤害到患者时，就需要对其进行跟踪随访了。其次，医务人员都有一个行为准则，尤其强调医生们在医院环境中作为团队成员应如何表现。再次，团队教育对于建立和维持这种承诺尤为重要。很多医生没有接受过任何的团队教育或训练，或是指导者与同事传递给他们的模范行为。最后，一个追踪动态趋势并且提供支持的报告系统，也是消除这些行为的重要步骤。

破坏性行为在医疗机构中是不能容忍的，处于战斗前线的护士应为患者和其他团队成员提出合理的倡议。了解你所在医院的规章制度和程序很重要，它能为你提供指导，而且有助于判断某人的行为是否"越线"。不要让这些行为表现出来，以免给患者带来不良后果。

参 考 文 献

Rosenstein AH, O'Daniel M. Disruptive behavior and clinical outcomes: Perceptions of nurses and physicians. *Am J Nurs*. 2005;105(1):54–64. Available at: http://www.jointcommission. org/sentin-elevents/sentineleventalert/sea_40.htm. Accessed August 29, 2008.

VHA Research Finds Disruptive Behavior Common in Operating Rooms; Behavior Linked to Adverse Events, Medical Errors, and Mortality. Available at: http://www.surgicenteronline.com/hotnews/67h613463885025.html. Accessed August 29, 2008.

术 后 护 理

316　造瘘术患者的健康指导非常重要

MELISSA H. CRIGGER, BSN, MHA, RN

评估与实施

造口患者的护理涉及造瘘口护理、更换造瘘袋和饮食指导等多方面。造瘘术是将身体打开一个被称为造口的切口，适用于肠道手术、胃肠道损伤、严重的炎症或感染及肠癌或膀胱癌患者。粪便分流是造瘘术的常见形式，包括回肠造口术和结肠造口术。回肠造口术（回肠的开口）用于由于癌症而切除全结肠的情况，而结肠造口术（结肠的开口）取决于手术的位置，用于将粪便排出。

在造瘘术后患者的护理中，护士通过对造口情况进行恰当评估，并开展有针对性的健康教育非常重要。护士需要经常检查造口是否呈现牛肉般的鲜红色，苍白、蓝色或者发黑均提示血供不足。患者和护士应将造口颜色的变化及时报告给医生。同时，护士应向患者宣教：由于手术的原因，造口最初将出现水肿，而随着造口的愈合，造口处会呈现出玫瑰色，并且在术后 6~8 周水肿消失。患者需要知晓最初的造口排泄物可能包含一些血液和黏液；需要注意观察排泄物，回肠造口术的患者应该知晓排泄的粪便在术后 48 小时出现。

恰当更换造口袋是必须与造瘘术后患者讨论的另一个问题。患者必须知道，更换造口袋时，必须有一个带有皮肤隔离垫的造口袋及粘胶、瘘口关闭装置和黏合去除剂。

护士必须向患者讲解造口袋需要定期更换，最短 3 天更换一次，最长 14 天更换一次。如果造瘘袋泄漏，则需要重新更换，以防止粪便刺激造成皮肤破溃。更换造口袋时，造口和造口袋都需要测量，并且要根据造口大小对造口袋进行裁剪，尤其是在术后最初的 6~8 周，即造口水肿期。水肿一旦消退，造口大小应该保持不变。患者应该在造口袋的内容物达到 1/3～1/2 时及时排空造口袋。如果造口袋内容物多于上述标准，密封的效果则会打折扣。当造口袋有异常气味时，护士应该指导患者使用除臭剂来控制气味，另外一个技巧则是在卫生纸上滴几滴清新剂。

对于造瘘术后患者来说，饮食管理是健康教育的另一方面。提倡患者最初进食软食，并逐步过渡到正常饮食。但是，患者必须知晓术后初期应避免摄入高纤维食物，这些食物包括：芹菜、椰子、玉米、卷心菜、凉拌菜丝、柑橘类水果、青豌豆、玉米花、菠菜、果脯、坚果、泡菜、种子、果蔬皮。应提倡患者规律进食，细嚼慢咽，补充适量水分。另外，应避免进食产气食物，并控制体重。

无论患者是进行了回肠造瘘术还是结肠造瘘术，护士必须牢记皮肤评估、更换造口袋和饮食指导的重要性。牢记造口应该是肉红色，否则应通知医生。接受过健康教育的患者将会更好地管理造口。

参 考 文 献

Linton AD. The patient with an ostomy. In: *Introduction to Medical-Surgical Nursing*. 4th Ed. St. Louis, MO: Saunders-Elsevier; 2007, pp. 396–401.

Williams LS, Hopper PD. Nursing care of patients with lower gastrointestinal disorders. In: *Understanding Medical Surgical Nursing*. 2nd Ed. Philadelphia, PA: F.A. Davis Company; 2003; pp. 525–529.

317 术后患者活动前应先坐起休息片刻再缓慢活动

MELISSA H. CRIGGER，BSN，MHA，RN

实施阶段

由于存在直立性低血压的危险，患者活动量要缓慢逐步增加，且在下床活动之前应在床边坐起片刻。术后患者需要悉心护理。曾接受侵入性治疗的患者存在有手术后机体活动能力受损的风险。对于所有的术后患者而言，护士应依据医嘱，帮助患者实施适量的活动。对于可以下床活动的患者，护士应该始终牢记让患者在下床活动之前，先在床边稍坐片刻。

当患者体位改变时，心脏收缩压急剧下降，就会出现直立性低血压。直立性低血压是指当患者的体位由卧位转为立位或者由坐位转为立位时，心脏收缩压至少下降 20mmHg。发生直立性低血压的患者可能会主诉有轻微的头痛和眩晕感。

对于有活动医嘱的患者，护士在协助其首次下床时，应牢记缓慢进行活动的重要性。在患者下床活动之前，护士应先缓慢摇高床头，以使患者适应体位的改变。如果患者此时有头晕目眩的主诉，护士应将床头摇低，测量生命体征，并且让患者休息 1 小时。待患者休息好后，护士再尝试将患者的床头摇高。

如果患者能够适应坐位，并且没有头晕目眩的主诉，护士可尝试让患者移动到床的一边，坐起休息片刻。让患者在床边坐起至少 1~2 分钟后，如果患者能够耐受，护士才可以试着让其下床活动。患者在起立时，应该保持双眼平视前方，并且缓慢站起。由于外科手术所致的损伤及患者自身原因，可能需要 2 名照顾者协助患者下床活动，也可以使用步行安全带协助活动。

护士应识别直立性低血压的体征，包括头晕目眩、感觉乏力、皮肤苍白等主诉。对于有上述任何主诉的患者，应该让其恢复坐位，然后恢复卧位。护士需要测量术后患者首次尝试步行时的生命体征，坐位和站立位时生命体征同样值得关注。若患者发生直立性低血压，护士应协助其卧床休息（如患者的坐位血压为 120/80mmHg，而站立之后，患者的血压下降至 80/40mmHg）。

如果患者感到眩晕，安全问题是护士需要考虑的首要问题。若在一名护士协助患者下床活动期间发生上述症状，护士应立即帮助患者躺在床上或坐在椅子上。如果没有床或椅子，护士应使患者缓慢移动，坐在地面上，以防止受伤。如果有 2 名护士协助患者下床活动，其中一名护士可以推着轮椅跟随其后。如果患者感到头昏或眩晕，轮椅可为其提供一个安全的坐位。如果发生晕厥，应记录患者的生命体征，并立即通知医生。

护士应切记核对医生开出的活动医嘱。对于长期卧床或手术患者来说，活动前在床边坐起片刻，对调节其心血管系统的适应力至关重要。下地活动前应在床边坐起片刻，也有利于预防直立性低血压的发生。

参 考 文 献

Linton AD. Surgical care. In: *Introduction to Medical-Surgical Nursing*. 4th Ed. St. Louis, MO: Saunders-Elsevier; 2007, pp. 274–276.

Williams LS, Hopper PD. Nursing care of patients having surgery. In: *Understanding Medical Surgical Nursing*. 2nd Ed. Philadelphia, PA: F.A. Davis Company; 2003, pp. 170–171.

318 防止肥胖患者伤口破裂

MONTY D. GROSS，PHD，RN，CNE

实施阶段

肥胖患者术后存在较高的伤口破裂风险。即使术后伤口看起来正常，仅有轻微疼痛和中等量的引流，但有些患者在术后伤口愈合方面仍存在困难。多数伤口缝合线或"U"字钉可将皮肤缝在一起保持 7～10 天。因患者肥胖导致伤口压力增加，过早拆线将破坏缝合处皮肤的完整性。这些高风险的患者包括肥胖症、营养不良及服用类固醇药物影响伤口愈合者。下床活动的医嘱开出后，护士应先协助患者移动到床旁椅上，给患者束上腹带，并提供呼叫器，以便于其求助。

肥胖患者的腹部伤口破裂是致残和致死的原因之一。感染是引发伤口破裂的常见原因。肥胖是导致伤口出现并发症的一个独立的风险因子。伤口愈合延迟和感染很可能是由皮下血液供应不足所致。

真空辅助伤口愈合装置能够减轻伤口水肿，缩短愈合时间，减少伤口菌群数量。伤口的真空状态为伤口提供了一个负压封闭的状态，有利于促进伤口愈合。由于伤口敷料更换频次减少，中断了新组织生成并减轻了疼痛。

肥胖患者需要特别注意腹部伤口。缝合线不应过早拆除，伤口愈合期间需要使用腹带来保护伤口，这在患者活动增加的时候尤其重要，而真空辅助伤口愈合装置是一种促进伤口愈合的有效方法。

参 考 文 献

Heller L, Levin S, Butler C. Management of abdominal wound dehiscence using vacuum assisted closure in patients with compromised healing. *Am J Surg*. 2006;191(2):165–172.

Kore S, Vyavaharkar M, Akolekar R, et al. Comparison of closure of subcutaneous tissue versus non-closure in relation to wound disruption after abdominal hysterectomy in obese patients. *J*

Postgrad Med. 2000;46(1):26–28.

319 麻醉引起的恶性高热

JEANNIE SCRUGGS GARBER，DNP，RN

评估阶段

恶性高热（malignant hyperthermia，MH）是由于使用麻醉剂而导致产热失控，这种情况与遗传有关，可在麻醉过程中或麻醉后产生。术后 1 小时最容易发生这种致命性并发症。

二氧化碳水平升高是恶性高热的先兆，此时应该考虑是否发生了恶性高热，这种状况可能出现在麻醉时及手术后。恶性高热的其他症状和体征包括呼吸急促、室性早搏、血压不稳、发绀、色斑和肌肉僵直。一旦出现，应立即进行诊断和治疗，以预防发生危及生命的并发症。

恶性高热的治疗大多是支持性的治疗，但也有一些特殊的治疗方法。首选药物是丹曲林钠。丹曲林钠的使用和避免再次使用麻醉剂可大大降低恶性高热的死亡率。其他治疗措施包括使用冰毯、冰袋、降压药及其他对症治疗的药物。

预防恶性高热的最佳措施是术前评估患者是否具有恶性高热的风险。有在全身麻醉过程中死亡家庭史的患者、在麻醉过程中或麻醉后体温升高的患者最有可能发生恶性高热。护士在术前准确收集个人史和家族史，在预防恶性高热中发挥着重要作用。患者也可以佩戴医用报警装置提示危急情况的出现。对于恶性高热患者和研究者来说，美国恶性高热协会是一个重要的信息来源，网址是 www.mhaus.org，或拨打 24 小时热线 800-644-9737。

这些麻醉并发症的机制尚未完全清楚，当前的研究可能在今后为挽救术后患者生命提供希望。

参 考 文 献

Litman R, Rosenberg H. Malignant hyperthermia: Update on susceptibility testing. *J Am Med Assoc.* 2005;293(23): 2918–2924.

Malignant Hyperthermia Association of the United States (MHAUS) (n.d.). Available at: www.mhaus.org.

320 严密监测术后患者病情变化

JEANNIE SCRUGGS GARBER, DNP, RN

评价阶段

对于术后患者来说，需要进行严密监测，并评估早期并发症和可能导致不良后果的病情变化。经历手术并接受麻醉的患者最有可能产生呼吸道、循环系统和神经系统并发症，麻醉护士是预测和识别这些威胁生命的并发症的最佳人选。

术后护理随着患者病情的变化错综复杂，为了能够及时发现患者的病情变化，护士必须对麻醉术后患者的各个系统进行严密的观察和监测。首先应评估患者的呼吸道情况。舌后坠是引起术后气道梗阻的最常见原因，因此为保持呼吸道通畅，护士应该协助患者保持合适的体位。保持气道通畅后，护士应注意观察患者的呼吸状况，包括呼吸频率、呼吸方式、呼吸音和血氧饱和度。另外，意识水平和皮肤颜色的改变同样值得关注。术后患者的循环系统也存在隐患，需要对某些循环参数进行监测，包括心率、心律、血压、毛细血管灌注、脉搏和肢体末端颜色。另外一个循环系统的并发症是内脏或手术部位出血，护士必须严密监测患者的血压，心率和呼吸频率的变化，脉搏强度，皮肤温度、湿度、颜色的变化，突然的躁动。气道、呼吸、循环都稳定后，护士可以更多地关注其他方面的评估。

护士应监测患者的体温，以识别其是否发生了低体温、潜在感染及恶性高热。术后应立即评估液体及电解质的平衡，最好采用实验室检查，皮肤充盈程度、心脏和神经系统评估等综合方法，并记录出入量。护士应该评估患者的皮肤状况，观察其是否出现皮疹、皮肤颜色的改变，这些可能提示血流动力学的改变或是由于术中体位改变和受压遗留下来的。胃肠和泌尿生殖器也是评估的一部分，可以通过检查肠鸣音、出入量进行评估，并排除腹部胀气。术后恢复期还应及时评估及处理疼痛。

在术后恢复期，应通过严密监测和护理评估来快速识别和预防术后并发症的发生及其所致的不良后果。

参 考 文 献

Schallom L. Care of surgical clients. In: Potter PA, Perry AG, eds. *Fundamentals of Nursing*. Toronto, ON: Mosby-Elsevier; 2009, pp. 1393–1399.

321 肺切除术患者留置的胸导管不能连接壁式负压引流器

FRANCINE B. YATES, RRT, RN, BSN

实施阶段

吸烟、慢性阻塞性肺疾病、脓胸、肿瘤和包块使得肺部手术的发生率持续上升。胸科医生及多学科团队共同协作为胸部手术患者提供术后护理。在术后护理过程中，需要快速识别和处理呼吸衰竭、快速性心律失常、肾衰竭等多种并发症，以有效减少或避免不良后果。医务人员应熟知各种手术类型、手术解剖位置，哪些系统最先受影响、如何使用胸导管和液体替代疗法。

肺切除术并不像楔形切除术、肺叶切除术和胸腔镜那么常见，在某种程度上来说肺切除术的术后管理更为复杂。液体替代疗法和血压控制是护理此类患者的两个挑战。对于肺切除术患者，在手术室应该尽量控制输液量，以减轻术后发生肺水肿的危险。行肺水肿进展迅速，突然发生的气短和渗出提示水肿累及健侧肺。肺切除术患者术后常发生低血压，应优先使用正性肌力药物来升压，而不是采用液体疗法。如果水肿加重，则应该限制液体入量，并使用利尿剂。

肺切除术后的另外一个挑战是胸导管的管理。了解肺切除术的解剖和生理功能对于放置胸导管至关重要。行肺切除术的患者需要采取术后卧位，纵隔会向患侧偏移，由于肺组织被切除了，气体可以从切除的部位向胸膜腔溢出。积气和积液会使纵隔朝着健侧偏移。如果在胸部闭合后气体积聚过快，就会发生多种并发症，如心律失常、低血压、术后肺水肿。大范围纵隔偏移会阻碍静脉回流，损害残余肺的功能。胸导管用于引流血液和胸膜渗液，应当持续保持水封状态。如果将胸导管连接到壁式引流器，纵隔移动就会迅速发生。随着咳嗽的发生，气体也随之排出，进而加剧纵隔移动。反过来，这会导致健侧肺的过度膨胀，增加肺水肿的发生率。将胸导管连接吸引器也可能因心包膜破损而引发心脏疝或者因支气管胸膜瘘而导致猝死。

掌握对胸外科手术后患者胸导管的护理是所有护理人员必须具备的能力，护理人员需要接受相关的培训。从某种程度上来说，每种肺部手术可能都需要胸导管。了解胸导管的置入、管理、故障排除技巧和注意事项对于确保患者安全和促进康复有着重要意义。

参 考 文 献

Deslauriers J, Mehran R. *Handbook of Perioperative Care in General Thoracic Surgery*. St. Louis,

MO: Mosby; 2005, pp. 241–242, 264–267, 318–319.

Lynn-McHale Weigand DJ, Carlson KK. Closed chest drainage system. In: *AACN Procedure Manual for Critical Care*. 5th Ed. Philadelphia: Elsevier; 2005, pp. 151–169.

322　全髋关节置换术后患者的功能护理

MELISSA H. CRIGGER, BSN, MHA, RN

实施阶段

接受全髋关节置换术（total hip arthroplasty）的患者关节活动度会降低。全髋关节置换术是将生物假体（由一个臼杯和一个股骨柄组成）插入骨盆关节窝和股骨。这种手术最常见的并发症是髋关节半脱位和全髋脱位，因此，患者和护理人员应意识到术后保持正确体位的重要性。

有多种护理措施可以帮助全髋关节置换术患者保持正确体位。例如，可在患者两腿之间放置软枕来保持正确体位，应用软枕的主要目的是防止髋内收。无论患者何时翻身，软枕都应该置于患者两腿之间，以预防股内旋和内收。护士同样应该牢记翻身时要将髋和腿同时翻动，以预防脱臼。术后护理工作的要点是预防髋内收。

在体位方面，还应注意预防关节过度屈曲（关节弯曲在 90°以上）和内旋。应告知患者不要将关节弯曲到 90°以上。一些医生最初建议患者坐位时角度不应超过 60°，需使用躺椅。随着康复的进展，患者关节活动度现在可以达到 90°。患者应避免弯腰捡东西的动作，因为弯腰会导致关节过度弯曲，发生关节半脱位。另外一个导致半脱位的潜在原因是患者尝试自己穿鞋、穿袜。至少在术后 6 周到 2 个月内，建议患者不要自行穿鞋、穿袜。如果患者需要捡物体，应该使用某些护理辅助工具如握器，这有助于解决因弯腰而导致关节过度屈曲的问题。

出院患者应准备一个可控马桶座，这种马桶座可避免患者在如厕时髋关节弯曲 90°以上。为了预防关节内收内旋，护士应告知患者不要双腿交叉。同时，应告知患者识别半脱位及全脱臼的症状，包括关节的疼痛、功能缺失、末端畸形和患肢短缩。

全髋关节置换术后的另一个问题就是卧床。医生鼓励患者在术后第一天就开始下床活动。卧床会增加患者关节僵硬、皮肤破损和肺部问题的风险。护士须遵医嘱至少每 2 小时为患者更换一次体位，并且检查受压部位或皮肤破损情况。同时，应该遵医嘱指导术后患者进行咳嗽、深呼吸练习及呼吸功能锻炼仪的使用。护士必须经常通过听诊来评估患者的呼吸音，如果出现肺部杂音，则提示出现了分泌物潴留及肺不张。

健康教育对全髋关节置换术患者而言尤其重要。正确的体位和呼吸功能锻炼对于患者是否发生半脱位、全髋关节移位、肺不张、皮肤破损等并发症关系密切。

参 考 文 献

Linton AD. Connective tissue disorders. In: *Introduction to Medical-Surgical Nursing*. 4th Ed. St. Louis, MO: Saunders- Elsevier; 2007, pp. 893–899.

Williams LS, Hopper PD. Nursing care of patients with musculoskeletal and connective tissue disorders. In: *Understanding Medical-Surgical Nursing*. 2nd Ed. Philadelphia, PA: F.A. Davis Company; 2003, pp. 774–777.

323 应用石膏固定的安全措施

MELISSA H. CRIGGER，BSN，MHA，RN

评价阶段

石膏的护理包括严密观察和健康教育。石膏可促使骨折处骨骼成型，其目的是固定骨折处骨骼的位置，以促进患者早期活动和减轻疼痛。石膏还可用于纠正畸形及支撑关节。目前，有多种物质可以用来制作石膏。其中，熟石膏和玻璃纤维是最耐用的材料。由于湿石膏的化学反应，30 分钟后石膏就会发热，通常需要烘干 24～72 小时。在这期间，必须小心保护石膏，以免因压力点作用而产生压痕。干燥之后，石膏会变得很坚硬，外表具有带光泽的白色涂层。玻璃纤维所需要的待干时间较短，通常在 10～15 分钟内即可变硬，30 分钟内即可承重。使用熟石膏的患者必须接受石膏护理的健康教育，避免石膏变湿；而使用玻璃纤维石膏的患者则可以弄湿石膏。其他可用来制作石膏的材料包括不耐热塑料和热塑性树脂。

石膏的术后护理包括石膏处肢体的观察。护士必须牢记评估骨折肢体末端的水肿状况，并检查末端的神经血管，同时与另一侧肢体进行对比。在术后第一个 24 小时内，应每隔 1～2 小时评估一次，之后可每 4 小时评估一次。评估内容包括：患肢末端的搏动情况、皮肤颜色、毛细血管充盈时间、肢体感觉。骨折后常会出现水肿，在最初的 24～48 小时，护士应评估石膏侧肢体是否发生水肿。为了消除水肿，可在石膏侧肢体使用冰块。护士必须评估石膏的松紧度，防止因石膏过紧引起骨筋膜室综合征。发现石膏过紧时，应立即报告医生，遵医嘱切开石膏（将石膏切成两半）达到减压目的。护士还必须观察石膏内部产生的分泌物和气味，这是发生感染的征兆。如果在伤口上应用石膏，医生可能会在石膏上切一个开口，以便观察伤口及进行伤口护理。任何切口都必须妥善固定，以免暴露皮肤。

由于石膏很粗糙，护士必须注意维持患者的皮肤完整性。应评估石膏周围的皮肤是否出现发红和刺激症状。如果石膏边缘刺激到了皮肤，则必须修平边缘或采用花瓣方式（即为防止刺激皮肤，可将软布或创可贴放于石膏边缘）进行预防。指导患者不要向石膏内塞入任何异物，更不要在石膏周围的皮肤涂抹任何液体及粉剂。这不仅会导致组织损伤，还会为微生物的生长提供媒介。患者应该学会识别感染的体征，包括石膏引流物和气味的识别，并且学会评估体温。

参 考 文 献

Linton AD. Fractures. In: *Introduction to Medical-Surgical Nursing.* 4th Ed. St. Louis, MO: Saunders-Elsevier; 2007, pp. 914–922.

Williams LS, Hopper PD. Nursing care of patients with musculoskeletal and connective tissue disorders. In: *Understanding Medical-Surgical Nursing.* 2nd Ed. Philadelphia, PA: F.A. Davis Company; 2003, pp. 782–786.

324 牵引护理需要密切观察牵引系统和牵引线

MELISSA H. CRIGGER，BSN，MHA，RN

评价阶段

牵引（traction）就是通过施加一个牵引力，对骨折起到适当的校准作用。牵引可用于皮牵引或通过铁头针或铁丝直接黏附于骨骼。皮牵引也称为巴克牵引，需要尼龙绳或是吊带附着于皮肤，这种类型的牵引用于控制骨折后肌肉痉挛所引发的疼痛。皮牵引也经常应用于臀部骨折的术前准备。其重量一般为5～10磅（1磅=0.45千克），以防止拉伤周围正常组织。骨牵引的重量可以稍微高一些，可为15～30磅。骨牵引是通过手术将铁头针、螺丝钉、铁丝、钳子等用具置入骨骼而起作用。

在牵引过程中，护士应当谨记并发症可随时随地发生，这些并发症包括循环障碍、皮肤破溃、软组织损伤、骨折校准不当。护士应注意观察穿刺点有无感染，对于骨牵引的患者，还应观察骨髓炎的发生。护士应经常进行神经血管功能检查，包括评估患侧与健侧肢体动脉搏动情况、皮肤颜色、毛细血管灌注时间及有无感觉丧失等。骨折处牵引应持续进行，牵引过程中的评估内容和护理要点如下：

——为保证牵引系统完整，一旦移动位置至少要检查结点、滑轮、牵引线和砝码重量。

——负重系统应该保持正常、无障碍状态，而且牵引物不应落在地上。

——牵引物在使用过程中不应被挪动或提起。

——患者在床上的位置应当与牵引物呈一条直线，脚不应触及地板。

——为患者重新摆放体位时，护士应该与其他护理人员协同进行，以防在移动患者过程中因负重而出现损伤。

——对于骨牵引的患者，注意观察穿刺部位有无发红、引流液、气味，这些可能是发生感染的征兆。

——对于皮牵引的患者，严密观察皮肤破溃的征兆及由于牵引装置对皮肤产生的压力和刺激。

骨牵引常伴发穿刺部位感染和骨髓炎。护士应严密监测患者的生命体征，一旦出现体温升高，应及时通知医生。注意老年患者更容易出现压疮，尤其是足跟处，因此皮肤评估非常重要。牵引过程中另一个值得关注的问题是牵引导致长时间的卧床，应向患者讲解咳嗽和深呼吸的重要性，以防发生坠积性肺炎。

参 考 文 献

Linton AD. Fractures. In: *Introduction to Medical-Surgical Nursing*. 4th Ed. St. Louis, MO: Saunders-Elsevier; 2007, pp. 914–923.

Williams LS, Hopper PD. Nursing care of patients with musculoskeletal and connective tissue disorders. *Understanding Medical-Surgical Nursing*. 2nd Ed. Philadelphia, PA: F.A. Davis Company; 2003, pp. 782–786.

325 确保正确置入鼻胃管

MONTY D.GROSS，PHD，RN，CNE

评价阶段

鼻胃管是为患者提供营养支持或药物治疗的通道，在某些情况下，还可作为引流胃内容物的通道。但是不恰当的置入方法和保留时间可能对患者造成严重的损伤。

大型号的胃管，如单腔 Levin 胃管或双腔带有蓝色瓣状抗反流的（Salem）胃管，能注入物质及引流出胃内容物。这类鼻胃管尤其有助于去除毒物、毒素或药物吸收，只要将胃管连接至间断或持续低压的抽吸管就能达到上述目的。但要注意需要保持蓝色瓣状胃管的管路通畅，无胃内容物和胃液堵塞，以防止胃内产生过多真空压力。如果蓝色瓣状胃管发生堵塞，可以用 20ml 的空气冲管使其畅通。一旦将蓝色瓣状胃管的堵塞物移去，其尾端的高度应该保持在高于胃的位置，以防虹吸作用的发生。反流阀门的蓝色端插入蓝色瓣状管路中共同实现抗反流功能。

小型号的胃管更灵活，对患者的刺激更小。抽吸胃内容物时，胃管可能会塌陷，再加上小型号胃管的灵活性，使得抽吸胃内容物不太可能。管腔内的导丝线将有助于打开通道，使胃管从口咽结构置入胃或小肠。为了防止对患者造成损伤，在置入胃管之前，应通过突出的导丝来检查胃管是否通过管壁。当确认胃管正确插入后，再将导丝小心撤出。

在注入药物或食物前，确认胃管的位置正确是非常重要的。一旦因疏忽而没有确认胃管的位置，将食物或药物注入肺，后果将是致命性的。因此，务必要按照医院关于胃管位置确认的规章制度进行核实，以确保无误。一般来说，可将 20～30ml 气体注入胃内，同时听诊气过水声来判断胃管的位置，但是听诊的方法也不可靠。目前有更多更可靠的方法来评估胃管的位置。

胃内 pH 试验是确定胃管位置的方法之一。通常，胃内 pH<5，但是置入 24 小时后，胃管经常会移动至小肠处，小肠内正常的 pH 为 6～8。可使用 50ml 的注射器抽出 5～10ml 的分泌物，正常的胃液通常是绿色或棕褐色，呼吸系统的分泌物通常是淡黄色的黏液，而且 pH>6。在给药或注入食物 1 小时后，应测定胃内 pH，以防止胃 pH 对食物或药物的影响。但是对于持续鼻饲的患者，这种方法并不可行。鼻饲营养液会使胃内 pH 升高，首次胃管置入后，不能确定胃管的位置时需要通过 X 线来判断。

在注入任何药物或物质之前，务必要确定胃管正确的位置。多样化设计的胃管应用于临床，医院应当采取相应措施，进行胃管使用相关的培训，并制订相应的使用指南，以确保胃管的安全使用。

参 考 文 献

Smith S, Duell D, Martin B. *Clinical Nursing Skills: Basic to Advanced Skills*. Upper Saddle River, NJ: Pearson; 2008.

326 预防骨外科患者发生感染是每个医务人员的职责

JULIE NULLIGAN WATTS，RN，MN

计划阶段

预防医院感染需要每个人的努力。医院承担不起由于不遵守预防医院感染的推荐建议和标准所致的后果。在美国，每年约有 200 万起院内获得性感染，至少花费 300 亿美元。每年用于治疗医院感染的平均花费是 1.5 万美元。由于骨科手术患者易发生严重且难以治疗的骨髓炎感染，因此，骨科手术患者感染的预防非常迫切。

临床上常采用预防性抗生素及其他感染控制措施，以减少骨科手术患者发生感染的风险。骨髓炎是一种需要长时间使用抗生素治疗的骨组织感染。通常，发生骨髓炎时，需要重新打开手术部位，并需要去除骨头、假肢及内固定物。

很多医务人员及管理机构制定了一些预防医院感染的推荐建议和标准，包括美国医疗机构评审联合委员会（JCAHO）、外科护理改进项目（SCIP）、世界卫生组织（WHO）等。SCIP 是一个致力于减少外科术后并发症的全国性合作项目，其目标是到 2010 年全国减少 25% 的外科术后并发症发生率。

SCIP 推荐术前 1 小时使用预防性抗生素，无须用剃须刀进行备皮，将结肠直肠手术术后患者体温维持在正常水平。术后伤口感染需要在住院期间进行诊断。直接为患者提供照护的人必须严格执行洗手、无菌技术及隔离等措施。同时，作为一个团队，医院其他部门的工作人员也要意识到他们在预防感染中的角色。

有些医院已经转向以患者为中心的护理模式，或通过其他方式使医务人员更多地关注患者需求，以促进团队合作，其目的是提供贴近患者的优质护理服务，同时让患者和工作人员之间的互动更加简单。良好的沟通、员工个人发展及合作是一支高效团队的特点。在预防医院感染方面，员工培训及设立新的岗位角色有助于提升护理工作环境。骨科工作人员，包括患者的直接照护者、配膳员及清洁人员，都应团结协作来保持病区环境干净，以避免骨科患者发生伤口感染。

参 考 文 献

Hagenstad R, Weis C, Brophy K. Strike a balance with decentralized housekeeping. *Nurs Manage*. 2001;31(6):39–43.

McGaughey B. Saving lives and the bottom line. Hospitals must answer growing pressure to act on homegrown infections. *Mod Healthc*. 2006;36(5).

Medicare quality improvement community. Surgical Care Improvement Project: A national quality partnership. Available at: http://www.medqic.org. Accessed May 10, 2008.

Smeltzer S, Bare B. *Brunner & Suddarth's Textbook of Medical- Surgical Nursing*. 10th Ed. Philadelphia, PA: Lippincott Williams & Wilkins; 2004.

327 预防烧伤患者发生感染

JEANNIE SCRUGGS GARBER，DNP，RN

实施阶段

根据 Murray 的报道，"美国每年约有 50 万人因为烧伤就医，其中，约 4 万人需住院治疗。通常，每年有 4000 人死于火灾和烧伤，将近 75% 死于事故现场或首次转运过程中，在这些得到医疗救助的患者中，感染是导致其致残和致死的重要原因"。皮肤是人体最大的器官之一，是人体预防感染的生理屏障。烧伤破坏了这个屏障,导致微生物能直接进入内脏器官,为感染创造了良好的环境。烧伤创面感染的典型症状包括伤口颜色的改变、发红、发热、压痛增加、体温升高、心率加快、呼吸急促、血糖升高等。

Murray 列出了引起烧伤创面感染的高危因素,包括:

——年幼者和年老者。

——合并肥胖和糖尿病。

——免疫抑制者。

——体内有侵入性装置。

——烧伤面积大于 30%。

——全层烧伤。

——伤口覆盖不全或皮肤移植失败导致烧伤伤口暴露时间延长。

——早期烧伤护理不当。

烧伤患者的医疗和护理重点是预防感染。一旦发生感染,需要立即清创和使用局部抗生素治疗。Church 等建议,应先将局部抗生素直接敷在伤口敷料上,再敷在伤口上,以避免烧伤伤口周边的菌群污染抗生素的容器。由于局部抗生素具有较好的治疗效果,可不必使用全身性抗生素。应根据烧伤组织细菌培养的结果,选择恰当的窄谱抗生素。如果烧伤患者出现发热、心动过速及其他系统性感染的征象,这意味着机体对烧伤存在应激性反应,并不需要抗生素治疗。在照护烧伤患者时,还需要考虑传染病管理、整形手术、饮食服务、物理治疗、职业治疗等方面。

感染对于烧伤患者来说是一个关键性问题,医务人员必须高度重视预防院内感染,包括关注洗手、患者病房的安排及适当的隔离措施。感染控制工作人员是医疗保健团队的核心力量,他们在监测、教育、预防及烧伤护理科研方面发挥着重要作用。

参 考 文 献

Church D, Elsayed S, Reid O, et al. Burn wound infections. *Clin Microb Rev.* 2006;19(2):403–434.

Murray C. Burn wound infections. eMedicine from WebMD. 2008. Available at: ttp://www.emedicine. com/med/topic258. htm. Accessed July 9, 2008.

328 高压氧疗在复杂伤口护理中的应用

JEANNIE SCRUGGS GARBER, DNP, RN

实施阶段

高压氧疗(hyperbaric oxygen therapy,HBO)是在高气压条件下传输 100%的

氧进行治疗的一种方法。在慢性伤口管理的研究中，高压氧疗已被证实能促进伤口愈合。在高压氧疗的过程中，能够使细胞达到氧饱和状态，从而加快愈合过程。

组织内高氧状态及一氧化氮的产生是高压氧有效治疗的两个关键因素。氧气对于伤口的愈合是必需的，通过血管扩张，一氧化氮能调节微循环和内皮细胞。高压氧疗对治疗因外周血管病变、糖尿病、放射性坏疽、复杂性软组织感染、难治性骨髓炎等所致的慢性伤口及其他创伤性伤口非常有效。而气胸、近期做过静脉窦手术、化疗、癫痫发作、幽闭恐惧症、发热的患者不适于进行高压氧疗。

高压氧疗一般需要进行 20 次，每次为 1～2 小时，但是高压氧疗的频率和持续时间需要根据患者的诊断和自身状态来决定。在高压氧疗过程中，患者处于全程监护状态，护士需掌握隔离环境中物理压力学的相关知识及如何进行护理。

高压氧疗患者的护理重点是患者教育、监测、伤口愈合情况的持续评估。护士必须与由医生、营养师、技术人员组成的多学科团队，以及患者及其家属进行合作，共同商讨决定患者的教育需求及干预方案。

参 考 文 献

Boykin J. Hyperbaric oxygen therapy helps heal chronic wounds. *Nursing*. 2002. Available at: http://findarticles.com/p/articles/ mi_qa3689/is_200206/ai_n9128200. Accessed August 7, 2008.

Hyperbaric oxygen therapy. Available at: http://altmed.creighton. edu/o2tx/hbot.htm. Accessed August 7, 2008.

329　背部手术失败综合征

JEANNIE SCRUGGS GARBER，DNP，RN

评价阶段

背部手术失败综合征（failed back surgery syndrome，FBSS）是指背部或脊椎手术失败后所致的一系列症状。由于尚未出现其他外科手术失败综合征，因此对于患者和医护人员来说，背部手术失败综合征是一个独特且复杂的问题。

虽然背部或脊椎手术改变了正常的解剖结构，但是尚未解除背痛。典型原因是疼痛不是背部生理解剖所引发的，而是其他因素所致。据 Talbot 和 Asher 报道，关于背部手术失败综合征的原因虽然尚未清楚，然而造成手术失败及术后持续背痛的潜在原因可能包括：

——融合或置入失败、脊椎融合术后病灶转移。

——反复性椎间盘狭窄或突出，神经根解压不当，未治愈的术前神经损伤及减压术中出现的损伤。

——瘢痕组织（妨碍了正常神经的功能）。

——术后康复（另一疼痛源所致的持续疼痛）。

——手术技术的失败。

——手术部位错误。

——不必要的手术。

——患者自身条件不适合手术（患者选择不当）。

——诊断错误。

——出现手术并发症。

背部手术失败综合征能引发长期功能障碍和疼痛，由于目前尚无有效的外科及药物治疗方案，很多背部手术失败综合征患者常存在因长期疼痛和不适所引发的心理社会、及工作问题。目前可采用保守康复治疗（运动疗法、物理治疗和刺激疗法）或术后置入止痛泵进行治疗。背部手术失败综合征最佳治疗方案的选择需要依据影像学检查、患者的手术史及身体检查等全方位的评估。对于首次进行手术的患者来说，应重视患者自身的选择，医生应与患者共同讨论，以做出决策。患者的既往史及症状出现的时间是诊断背部手术失败综合征最为重要的依据。患者最常见的主诉是日常活动困难或障碍。通常的治疗手段是使用麻醉剂，但是使用麻醉剂与疼痛一样常令人难以忍受。

除了进行反复手术及终身使用麻醉剂外，可考虑采用脊髓电刺激术（SCS）或采用椎管内药物灌注疗法。神经性刺激可出现痛觉到麻刺感的变化，与之相比，椎管内药物灌注疗法更具有侵入性，但是全身不良反应少。Colella（2003）提出，医务人员应考虑到由于背部手术失败综合征尚无有效的治疗方案，或许患者愿意去尝试采用脊髓电刺激术来缓解症状。椎管内药物灌注疗法可能出现的问题有导管移位、泵的机械故障和感染。护士应鼓励背部手术失败综合征患者坚持身体锻炼，并提醒患者应用人体力学保持恰当的日常姿势。由于是慢性疾病，患者常伴有焦虑或抑郁症状。医务人员发现具有该症状的患者时，需要对其进行持续性地健康教育、抚慰及再评估，进而提供具有针对性的治疗方案。

参 考 文 献

Asher A. What is failed back surgery syndrome? About.com: Back and neck pain. 2006. Available at: http:// backandneck.about. com/od/faqs/f/failedbackfbss.htm. Accessed August 7, 2008.

Colella C. Understanding failed back surgery syndrome. *Nurse Pract*. 2003;28(9):31–43. Available at: http://www.tnpj.com/pt/re/nursepract/fulltext.00006205–200309000–00005.htm; jsessionid=L7v Nws24ynGJ9nbj7pTVGxzsJ0XjpFxhy4cz31gSG9J2J1QsD4ZY!536197444!181195628!8091!-1. Accessed August 7, 2008.

Talbot L. Failed back surgery syndrome. *Br Med J*. 2003;327:985–986. Available at: http://bmj. bmjjournals.com/cgi/content/ full/327/7421/985. Accessed August 7, 2008.

Ulrich P. Failed back surgery syndrome: What is it and how to avoid it. Spine-health. 2003. Available at: http://www.spine-health. com/treatment/back-surgery/failed-back-surgery-syndromewhat-it-and-how-avoid-it. Accessed August 7, 2008.

330 术后酒精戒断综合征

JEANNIE SCRUGGS GARBER，DNP，RN

评估与评价阶段

对医务人员来说，很难识别患者是否酗酒，因为他不会向医务人员坦白自己的酗酒史。同时，医务人员也很少问及患者酒精滥用的相关问题。但是，缺乏对患者酗酒史的了解对于患者的术后护理康复造成的影响可能是致命性的。

酒精滥用是一个全球性问题，可导致死亡及其他致命性疾病。酒精中毒者既往史的询问和筛查对于降低其术后风险非常关键。酒精使用史的评估包括每天饮酒量的评估、既往酗酒史及因酗酒导致的行为改变。医务人员还应询问患者是否存在以下高危行为，如酒后驾车、交际性饮酒及有无既往戒酒的尝试。

目前已研发出一些供医务人员使用的筛查工具，以判断患者酒精依赖的程度，其中一个是CAGE问卷，共4个条目：

——你是否曾觉得有必要减少饮酒量？

——是否有人批评过你的酗酒行为，且让你感到很愤怒？

——你是否对醉酒后所做的事情抱有负罪感？

——你是否曾为舒缓神经或克服宿醉而饮酒？

如果有两个及以上的问题回答"是"，那么其特异性为89%以上，提示该患者很可能有酗酒行为。

酒精戒断综合征（alcohol withdrawal syndrome），以前也被称为震颤性谵妄（delirium）。酒精戒断症状和体征如下：

——发热（通常为低热）。

——出汗。

——心动过速。

——震颤。

——定向障碍、幻觉、睡眠紊乱。

——激越和焦虑。

——癫痫发作。

癫痫发作通常发生在停止饮酒后的数小时内，但是该症状不会持续数天。

医务人员应识别与酒精戒断症状相混淆的其他诊断，如：

——睡眠剥夺、感觉剥夺及处于陌生环境中。

——使用药物（复方用药：激素类、镇静催眠剂、麻醉剂、阿托品、西咪替丁、地高辛等）。

——感染（胸部感染、手术部位感染、泌尿系统感染）。

——水电解质紊乱。

——神经系统疾病。

——低血压。

——器官功能衰竭。

——内分泌系统疾病。

医务人员还应关注酒精戒断综合征患者是否合并有其他疾病，如营养不良、维生素缺乏、心脏疾病、肝脏疾病及胃肠系统症状，这些合并症常使得酒精戒断症状综合征的诊断和治疗更复杂。同时，镇静剂的使用可导致呼吸抑制、插管及增加感染的风险。因此，对患者进行评估在预防酒精戒断综合征过程中出现合并症具有关键性的作用。为预防术后并发症的发生，医务人员应了解酒精戒断综合征患者的筛查方法和治疗方案。

参 考 文 献

Alcohol and Other Drugs: A Handbook for Health Professionals (n.d.).Chapter 16: Surgery and substance abuse. National Centre for Education and Training on Addiction (NCETA) Consortium. Australian Government Department of Health and Ageing. 2004. Available at: http://www. aodgp.gov.au/internet/aodgp/ publishing.nsf/Content/handbook/$FILE/chap16.pdf. Accessed August 7, 2008.

Hopley & Schalkwyk. Alcohol withdrawal syndrome. Anesthesist. com. 2006. Available at: http://www.anaesthetist.com/icu/ manage/drugs/ethanol/aws/Findex.htm#index.htm. Accessed August 7, 2008.

331　早期识别术后患者认知能力下降

JEANNIE SCRUGGS GARBER，DNP，RN

评估与评价阶段

谵妄（delirium）是意识混乱的急性状态，是可逆性的。症状通常突然出现，没有任何征兆，而且在不同时间出现的症状，其严重程度是不同的。谵妄可能只发生在一时，也可能成为终生性的健康问题。谵妄发生的生理性原因包括电解质紊乱、脑缺氧、低血糖、药物、肿瘤、硬膜下血肿、脑血管性感染、脑梗死、脑出血。大部分谵妄的患者对周边环境分辨不清，并且常伴有短暂性失忆。谵妄患者显著的特征是思维混乱和言语困难。据 Monk 报道，10%～15%的老年术后患者经历过谵妄。重症监护室中更容易发生谵妄。对患者术前、术后及时、持续地评估和早期干预是识别患者认知能力下降或谵妄和治疗成功的关键。

短期内认知能力下降的治疗着重关注患者的安全及对引发谵妄潜在原因的识别。其长期关注点在个体心理及能力方面，以使患者身体活动能力达到之前的水平。

Monk 提出，心胸手术及骨外科手术患者术后发生谵妄的风险更大。曾为大手术患者提供服务的医护人员表示，接触过许多术后患者认知功能发生暂时或永久改变的案例。在过去的 10 年中，越来越多的临床研究致力于改善术后患者认知能力下降的情况。

术后认知功能的下降虽然不仅限于老年患者，但在老年患者群体中却最常见。值得注意的是，在临床上，医护人员却很少意识到或关注到患者术后认知功能的下降。

今后的研究应关注术后认知功能下降的机制、术后认知功能下降对认知功能的远期影响、术中麻醉剂的使用对术后认知功能下降的风险性及麻醉剂的改变是否与认知功能下降相关等。对患者术前认知功能的评估为医务人员提供了最重要的信息，有助于识别患者术后认知功能的改变，以进行早期治疗，从而降低远期影响，改善患者结局。

参 考 文 献

Ballard C, Clack H, Green D. Postoperative cognitive decline, dementia and anesthesia. *Br J Hospital Med*. 2007;68(11): 576–577.

Lueckenotte A. Older adult. In: Potter P, Perry A, eds. *Fundamentals of Nursing*. Toronto, ON: Mosby-Elsevier; 2009, pp. 201–202.

Monk T. (2003). Postoperative cognitive dysfunction: The next challenge in geriatric anesthesia. Emery A. Rovenstine Memorial Lecture. Available at: http://10085.hostinglogin. com/saga1/ Rovenstine2.ppt#1.

332 老年患者的术后疼痛管理

JEANNIE SCRUGGS GARBER, DNP, RN

评估和评价阶段

当评估和处理老年患者的术后疼痛时，需考虑到老年人的特殊性。通常老年人自身已经存在许多健康问题或服用多种药物，而且他们可能会将一定程度的疼痛认为是正常衰老过程中所不可避免的。另外，老年患者也可能会有感知觉方面的改变，如听力或视力下降，这会影响护士与患者的交流及护士对患者疼痛的评估。在评估老年患者时，我们要注意另一个问题，即他们认知能力受损的可能性。

对术后老年患者来说，需进行频繁的疼痛评估及治疗效果的持续评价。应关注止痛药的累积效应。因此，医嘱中常规镇痛药的用法需根据老年患者的需求做出调整。

对护士来说，了解老年患者可能会用不同的方式来表达他们的不适非常重要。他们大多不会直接说出哪里"痛"，而用"不舒服""难受"，或者"压痛"来代替。对老年患者进行疼痛评估时，首先要让患者用自己的语言描述他们的感受，或者使用现有的疼痛评估工具或量表进行评估。另外，患者家属或照护者在患者的术后疼痛评估中也很有帮助。他们也许会观察到患者的一些行为，提示患者正处于疼痛状态。最后，护士应将疼痛治疗解释为"镇痛药"，而不是简单地用"药物"一词，这一点也非常重要。

另外，护士要考虑到老年患者及其家属会害怕对止痛药产生依赖性。由于老年患者对镇痛药的剂量或镇痛效果持续时间的敏感程度等不了解，护士应向他们提供用药指导和健康宣教，保证他们能够正确用药，从而缓解短期疼痛，促进康复。对所有患者来说，疼痛的控制非常重要，只有这样，他们才能积极参与术后的康复治疗，如下床活动、改变体位、有效咳嗽、深呼吸锻炼等，从而促进疾病恢复，减少术后并发症的发生。因此，减轻患者的术后疼痛是疾病恢复过程中的关键。

另一个管理老年患者术后疼痛的重要因素是他们对照护者在照护他们时所扮演的角色的认知程度。如果他们认为医生和护士是在竭尽所能地帮助他们康复，他们可能不会意识到自己积极地参与到日常诊疗活动中对于控制他们自身疼痛的重要性。术前评估和术前教育对于疼痛管理非常重要，这能确保患者了解他们在寻求疼痛治疗及自我管理疼痛时所承担的角色。与患者及其家属进行术前讨论，可以帮助他们减轻焦虑，达到良好的预期结果。由于许多老年患者的感知觉发生改变，外界干扰越少，护患之间的沟通就越有效果。所以，应尽量在一个相对安静、噪声少、不会被打扰的地方为患者提供术前健康教育。另外，在与老年患者沟通时，要吐字清晰、语速放慢，在说完每一个关键点后，都要评估他们是否真正理解。最后，要记住老年患者理解问题可能会需要较长的时间，所以在进行下一话题前，要给他们充足的时间来理解和消化。

对于老年患者来说，术后最常见的一个问题是止痛药带来的对呼吸道的抑制作用。由于他们对麻醉剂的代谢会比年轻人需要更长的时间，所以他们对常规应用的止痛药更为敏感。因此，护士应关注止痛药对老年患者产生的不良反应，监测患者的呼吸频率、呼吸模式，观察是否有缺氧的征兆。如果药物剂量需要调整，应及时通知医生。

术后老年患者的照护具有一定的挑战性。由于老年患者的术后疼痛是很复杂的，需要护士具备熟练的评估技能。文献证明，恰当地管理患者的术后疼痛，会产生更好的手术预后效果。

参 考 文 献

Buckner S. Medication administration. In: Potter P, Perry A, eds. *Fundamentals of Nursing*. Toronto, ON: Mosby-Elsevier; 2009, p.1386.

Lauzon C, Laurie M. An ethnography of pain assessment and the role of social context on two postoperative units. *J Adv Nurs*. 2008;61(5):531–539.

McDonald DD. *Postoperative Pain Management for the Aging Patient Geriatrics Aging*. 2006;9(6):395–398. Available at: http://www.medscape.com/viewarticle/537057_3.

Pasero C, McCaffery M. Pain in the elderly. *Am J Nurs*. 1996;96(10):38–45.

333 准确清点手术中使用的敷料

JEANNIE SCRUGGS GARBER，DNP，RN

评价阶段

患者在手术间的安全当今备受关注。其中一个主要问题是在手术中将异物遗留在患者体内。敷料、缝针、手术器械等异物被遗留在患者体内虽然罕见，但确实发生过。据 Gwande 等报道，敷料是最常被遗留在患者体内的异物。然而，因为医院并没有此类不良事件的上报要求，实际发生的案例可能会更多一些。

手术中将异物遗留在患者体内的原因包括手术因素、患者因素及人为因素，其中包括一些特殊情况，如在急诊手术中，医生常会进行非常规操作；或在手术中医生发现患者过于肥胖，或有相关并发症时，医生会不自主地将注意力转移到这类事件上。资料表明，术后因体内异物所致的最常见的后果有败血症、伤口感染、二次手术、住院时间延长、再次住院，甚至死亡。手术室的医生和护士通过制订和实施手术室细则，努力完善手术流程，以避免将异物遗留在患者体内。但不幸的是，此类事件还在不断发生，带来了医疗成本的增加和相关法律问题。在医院，传统的安全措施是对手术敷料、缝针、器械等进行人工清点和记录。当清点敷料数量与记录不符时，许多医院都采取了以下措施：

——停止手术伤口的缝合。

——再次清点敷料数量。

——保持患者处于麻醉状态。

——在照 X 线后，可暂时缝合手术伤口。

——由放射科医生读取 X 线结果。

——如果找到敷料，将患者推回手术间，取出敷料。

——如果没有找到敷料，记录下此过程，并密切观察患者是否出现相关并发症。

减少风险发生的最简单办法是严格按照规程操作。准确按规程操作并处理好细节是防止遗留异物的第一步。但因为这里存在许多不可避免的人为因素，单纯依赖这一点来防止所有错误的发生也是不可能的。

在过去几年里，虽然采取了很多技术手段来减少这种风险的发生，但医务人员仍对这些技术的使用存有困惑。在如何提高患者安全这一问题上，急需更多的临床研究。

以下措施有助于解决医务人员将敷料遗留在患者体内这类安全问题。

——评价手术室内每位工作人员（巡回护士和洗手护士）在清点敷料和器械时所用的时间。

——关注每个清点环节，如手术前清点、手术中清点、手术后清点等。

——记录找回敷料使用的时间，或是总结解决清点问题的最快方法。

——记录在寻找敷料时手术间内发生的其他事情。

——评价团队合作和沟通效果，这是解决清点问题的影响因素。

参 考 文 献

Pelter MM, Stephens KE, Loranger D. An evaluation of a numbered surgical sponge product. *AORN J.* 2007;85(5): 931–936,938–940.

Sugicount Medical (n.d.). Surgical sponge counting techniques: Fast facts. Available at: http://www.surgicountmedical.com/ fastfacts.cfm. Accessed August 7, 2008.

334　激发性肺量测定以防止术后并发症

JEANNIE SCRUGGS GARBER，DNP，RN

实施阶段

术后患者发生肺部并发症非常普遍。事实上，无论是胸部，还是腹部的手术切口，都会使患者感到不适，直接影响其深呼吸的能力，这是造成术后患者发生肺部并发症的主要原因。其中最常见的并发症是肺不张。胸部运动的减少、表浅的呼吸、肺表面活性剂的失活、胸壁功能及术后生理的改变都会引起肺不张。术后进行激发性肺量测定（incentive spirometry）的目的是使肺活量最大化，使肺泡保持开放状态，以进行最理想的气体交换。

激发性肺量测定还能促进分泌物的排出，从而降低肺部感染的发生风险。护士应在术前对患者进行激发性肺量测定的健康教育。医护人员需要了解患者术前的肺活量，才能对患者术后的恢复做出准确的评价。另外，对患者术后疼痛的评估也是术后呼吸功能评估的重要组成部分。在使用激发性肺量测定之前，可以先给予患者适当剂量的止痛药，以保证其做肺部运动时使肺活量最大化。

Pullen 为医护人员帮助患者进行激发性肺量测定提出了以下指导建议。

——向患者解释激发性肺量测定改善肺部通气的原理。

——向患者解释剂量仪上的指数越高，对肺功能的恢复越有帮助，因此应尽量做深呼吸，让指数升高。

——进行术后疼痛评估，必要时给予患者止痛药，使呼吸功能最大化。

——尽可能协助患者采取直立体位。

——指导患者正确进行激发性肺量测定。

——鼓励患者在清醒状态下尽可能多地进行激发性肺量测定，最好每小时进行 5 次以上深呼吸及咳嗽。

——拔管后尽快进行激发性肺量测定。

——指导患者适当减少伤口处的运动，以减少不适。

激发性肺量测定是一种简单有效地协助肺部运动的方式，可以预防手术患者肺部并发症的发生。因此，医护人员应重视激发性肺量测定在患者术后康复中的作用。

参 考 文 献

Harton S, Grap M, Savage L, et al. Frequency and predicators of return to incentive spirometry volume baseline after cardiac surgery. *Progr Cardiovasc Nurs*. 2007;22(1):7–12.

Pelus S, Kaplan D. What the new guidelines offer for preoperative risk reduction. *Patient Care*. 2006;40(10):18–25.

Pullen R. Teaching bedside incentive spirometry. *Nursing* 2003;33(8):24.

Westwood K, Griffin M, Roberts K. Incentive spirometry decreases respiratory complications following major abdominal surgery. Available at: http://www.thesurgeon.net/site/CMD= ORA/ArticleID =24b618 a6-b33f-4ae1–9558–9371ad26ab7d/0/default. aspx. Accessed August 18, 2008.

335 心胸手术后患者的活动进程

JEANNIE SCRUGGS GARBER，DNP，RN

实施阶段

心胸外科手术技术在近十年中取得了显著进展。通常术后置管的保留时间是术后一天或更长，近年来，医生会根据患者血液循环的稳定性来确定其术后置管的保留时间。目前临床工作的目标是在术后 4～6 小时内尽快为患者拔管。这样可以有效地减少患者肺部并发症的发生，促进早期呼吸功能的恢复，保证血液循环稳定。尽早拔管有助于患者进行自主翻身、咳嗽、深呼吸和尽早活动，这些都是影响患者早日康复的重要因素。

大多数心胸外科手术后拔管的患者，术后第一天可以进行室内活动。术后第二天，在适量吸氧的情况下，在照护者的协助下患者可在走廊内走动。而有些患者由于自身的疾病史，如慢性阻塞性肺疾病、脑卒中或肥胖，通常需要比预期更长的机械通气时间，从而影响其术后的早期活动。

如果影响患者术后早期活动的首要原因是为了预防肺部并发症的发生，那么应适当延长机械通气时间，给予用药、吸痰等对症治疗，促进痰液排出。肺炎是影响术后早期活动的最主要原因。尽早拔管就能尽早进行激发性肺量测定，从而促使患者做深呼吸和有效咳嗽。

许多因自身疾病史而影响术后早期活动的患者会进行二次手术。最常见的情况有慢性阻塞性肺疾病、压疮、关节炎，以及生活自理和运动平衡的问题。

影响患者术后早期活动成功的另一个最重要因素是对疼痛的管理。医护人员须对患者进行充分的疼痛评估，并采取相应措施，以保证患者术后尽早开始活动。

综合给予护理干预、药物治疗、呼吸治疗及其他治疗方法是保证心胸外科患者术后早期活动的关键。同时临床操作常规、合理的医嘱及临床路径也为患者的术后活动提供了较大帮助。术后早期活动可以促进患者康复，减少术后并发症的发生，从而缩短住院时间。

参 考 文 献

Bojar R. Manual of Perioperative Care in Adult Cardiac Surgery. 4th Ed. Boston, MA: Blackwell; 2005.

336　心脏手术后：低心排血量综合征

JEANNIE SCRUGGS GARBER，DNP，RN

评估与评价阶段

目前，由于心脏手术已很少作为冠状动脉疾病的一线治疗方案，所以患者在进行心脏手术前已经接受过其他治疗是很普遍的。患者在手术前，心脏已经受到由疾病或治疗所带来的伤害，这种状况大大增加了其术后并发症的发生概率，其中最常见的并发症是低心排血量综合征（low cardiac output syndrome）。

低心排血量综合征是指组织灌注不足、心脏指数小于 $2L/(min \cdot m^2)$ 的复杂症状。低心排血量综合征在一定程度上增加了严重并发症如肾衰竭、神经损害和呼吸衰竭等的发生概率。医护人员必须及时给出诊断和干预措施，以保证患者的心排血量。低心排血量综合征患者因血液循环的改变，导致组织灌注不足，会出现如低血压、心动过速、体温过低、皮肤湿冷、呼吸过快、烦躁不安，甚至出现神经精神症状。对这样的患者应该进行全方位的治疗，如给予升压药、正性肌力药，以及必要的机械支持，如主动脉内球囊反搏等。

护士应密切监测患有多发性心肌梗死，做过支架、搭桥手术，射血分数降低等患者的并发症的发生。目前由于以下原因，低心排血量综合征的发生率已有所下降：

——心脏起搏器的应用。

——患者早期下床活动。

——手术时间的大大缩短。

——使用心脏起搏器的患者，起搏时间缩短。

——心脏停搏液温度的改变（由冷变温）。

目前，医护人员可以运用很多具有标准章程和指导建议的辅助措施来对患者进行评估，并提供术后相关干预措施。床旁护士是最直接的照顾者，也是最可能第一时间发现患者血液循环发生变化的人员。医护人员必须经过严格的培训，从而掌握这些症状和体征的评估方法，以防止更严重并发症的发生。

参 考 文 献

Bojar R. *Manual of Perioperative Care in Adult Cardiac Surgery*. 4th Ed. Boston, MA: Blackwell; 2005.

Kučukalic'F, Kulic'M, Pandur S, et al. Management of low cardiac output syndrome. HealthBosnia.com. 2001. Available at: http://www.healthbosnia.com/cvsa/abstracts/131.htm. Accessed August 7, 2008.

337 心脏手术后：出血量的观察

JEANNIE SCRUGGS GARBER，DNP，RN

评估阶段

心脏手术后最严重的并发症是出血或血栓。术前评估有助于潜在出血风险的识别，而术后评估有助于在发生出血时及早采取干预措施。服用阿司匹林或使用其他抗凝治疗的患者，术后出血的风险会增加。根据手术类型的不同，置管位置和吻合口位置都会成为潜在的出血部位。其他影响出血的因素包括泵血时间、体温过低及术中肝素的使用情况（Jennings，2008）。由于肝素对出血有一定影响，最多可以在脂肪组织中存留 4 个小时，所以在使用肝素后，对其在有效时间内的监测十分重要。

护理心脏手术后患者时，首先应密切监测和评估出血征兆，如低血压、心动过速、胸导管置入位置的渗血、伤口出血情况、尿中是否有血等。其次，还要密切监测实验室检查指标，以及早发现内出血。各个医院对此类患者的治疗方法也各不相同，主要表现在硫酸精蛋白、抗纤维化药物及新鲜血浆的用法与用量上。

如果心脏术后出现了较难控制的出血，可能会发生心包填塞。医护人员必须知晓心包填塞的症状和体征，包括胸导管引流液减少、低血压、脉压减小、心动过速、颈静脉怒张、中心静脉压降低和心音消失（Urden et al.，2002，引自 Martin & Turkelson，2006）等，并及时采取干预措施。同时，应进行血流动力学评估，包括心排血量的测量、血气分析、凝血时间和体格检查。如果各种治疗都不能控制出血，需立即进行急诊手术。

参 考 文 献

Bojar R. *Manual of Perioperative Care in Adult Cardiac Surgery*. 4th Ed. Boston, MA: Blackwell; 2005.

Martin C, Turkelson S. Nursing care of the patient undergoing coronary artery bypass grafting. *J Cardiovasc Nurs*. 2006; 21(2):109–117.

338　患者术后呼吸功能的评估指征——动脉血气分析

JEANNIE SCRUGGS GARBER，DNP，RN

评估与评价阶段

从宏观上看，手术影响患者肺与大气的正常气体交换。而微观上看，手术改变了肺泡-毛细血管膜的通透性，影响了机体从肺泡运送氧气到血红蛋白的过程。会增加患者发生术后呼吸系统并发症如肺不张、呼吸衰竭、痰潴留和肺炎等的概率。心脏术后患者更容易出现以上症状，30%～60%的心脏术后患者表现为低氧血症。另外，患者术后可能也会出现其他并发症。因此，了解患者的手术史是预防、发现和处理这些并发症的关键。

术前需进行评估的内容包括：

——吸烟史。

——影响呼吸功能的其他因素（心力衰竭、胃肠疾病等）。

——慢性阻塞性肺部疾病病史。

——类固醇药物的用药史。

——营养状况。

——可能影响肺功能的药物（如胺碘酮）。

——环境中的刺激物。

当患者回到术后恢复区时，有些患者会插着气管插管进行机械通气，有些则处于低氧状态。

护士应密切监测气管插管患者的呼吸功能，以争取尽早拔管。患者插管的时间越长，发生并发症的概率就越高。很多医院正在尝试在术后当天拔管，以鼓励患者尽早下床活动，缩短住院时间。保证机体其他系统的正常运转是拔管的先决条件。拔管与否不能只单纯根据动脉血气分析的结果。这就要求医护人员严密监测并维持患者的血氧饱和度、神经功能和血液循环的稳定。

患者术前和术后的状况对保持正常的气体交换起着至关重要的作用，然而，术中的因素也会导致患者呼吸功能的改变和术后并发症的发生。这些因素包括：

——手术的时间。

——手术中使用麻醉药的剂量。

——手术中患者的体位。

患者术后呼吸状况的常用管理方法如下：

——密切监测生命体征。

——进行动脉血气分析。

——监测血氧。

——经气管插管吸痰。

——协助患者翻身、咳嗽和深呼吸。

——拔管后进行激发性肺量测定。

——早期活动。

——给予止痛药。

——维持体温。

——术后 X 线检查，保证插管位置的准确。

适时拔管对减少患者呼吸系统并发症十分重要。患者拔管越早，就可以越早下床活动、咳嗽、深呼吸和进行激发性肺量测定。准备为患者拔管的公认标准包括：

——患者容易被唤醒。

——对指令有反应。

——血流动力学稳定。

——在无机械支持情况下能保持正常呼吸频率。

护理此类术后患者既复杂又具有挑战性，医护人员必须明白呼吸功能的稳定对患者的术后恢复起着重要作用。同时患者应尽早拔管，使其尽快进行自主呼吸，这可以有效地减少术后并发症的发生，缩短其住院时间。

参 考 文 献

Bojar R. *Manual of Perioperative Care in Adult Cardiac Surgery*. 4th Ed. Boston, MA: Blackwell;2005.

Martin C, Turkelson S. Nursing care of the patient undergoing coronary artery bypass grafting. *J Cardiovasc Nurs*. 2006;21(2): 109–117.

Teba L, Omert LA. Postoperative respiratory insufficiency. American Family Physician. Available at: http://fi ndarticles. com/p/articles/mi_m3225/is_n6_v51/ai_16874737. Accessed August 18, 2008.

339 重视围术期心肌缺血

JEANNIE SCRUGGS GARBER，DNP，RN

评估与评价阶段

冠状动脉疾病（coronary artery disease，CAD）是成年人患病和死亡的主要原因。冠状动脉疾病患者进入手术室前可能已经接受了其他治疗方案，如血管扩张成形术、支架治疗和多种药物治疗。虽然围术期缺血和梗阻的发生率为 20%～60%，但确切的发病原因的确定通常比较困难。急性心肌梗死对术后患者恢复的影响可以很微小，但也可以是致命的。就非手术的心肌梗死患者来说，其血流越不稳定，长期生存率越可能受到影响。因此术前评估对于患者围术期缺血和心肌梗死的风险识别有重要作用。

术前评估需要考虑的因素包括：

——冠状动脉疾病发生的位置（左冠状动脉主干或冠脉三支血管）。

——心肌梗死病史。

——缺血范围。

——左心室功能。

——心脏手术史。

——颈动脉相关病史。

——手术时间及分流术时间。

手术期间，特别是在麻醉诱导及拔管过程等关键环节，护士和其他医务人员需要密切关注术前危险因素的变化，并监测相关指标，如血压变化、心动过速、组织灌流变化和氧合状态，由于患者即将接受体外循环，有出现再灌注心肌梗死的可能性。这些生理改变是排除伴随手术应激发生的更为常见的凝块生成、移植物改变及血管痉挛等之外的问题。

术后早期，患者不能表达疼痛，所以心肌缺血和心肌梗死主要通过心电图改变和血流动力学检查来诊断。当判断心脏术后患者出现心肌梗死时，其治疗方案与非手术患者相同。但如果是由于移植物的改变导致急性心肌缺血伴有血流动力学改变时，可能需要将患者转诊至心导管室或重新推回手术室。

心肌缺血和梗死是患者术后最需要注意的问题，它们在很大程度上影响着患者的长期生存率。护理人员需加强术后患者的评估，注意检测患者心电图上的缺血改变、疼痛控制、体温测量和贫血状况，同时给予冠状动脉疾病患者常规的 β 受体阻滞药物治疗。

参 考 文 献

Bojar R. *Manual of Perioperative Care in Adult Cardiac Surgery.* 4th Ed. Boston, MA: Blackwell; 2005.

Priebe HJ. Triggers of perioperative myocardial ischemia and infarction. *Br J Anaesth.* 2004;93 (1):9–20. Available at: http://bja.oxfordjournals.org/cgi/content/full/93/1/9. Accessed August 18, 2008.

340　心脏手术的神经系统并发症

JEANNIE SCRUGGS GARBER，DNP，RN

评估与评价阶段

接受心脏手术的患者容易发生神经系统并发症，如脑卒中。心脏手术伴发脑卒中最常见的原因是术中或术后血流灌注的减少和血栓的形成。心脏手术患者伴发脑卒中的危险因素包括：

——血管疾病史。

——术前抗凝治疗。

——术中主动脉操作。

——年龄。

——脑卒中史。

——颈动脉杂音。

——高血压。

——短暂性脑缺血发作病史。

如果患者存在以上任何一项危险因素，就需要在心脏手术前进行进一步的诊断试验，明确症状产生的病因，以减少术后并发症。

神经系统评估技巧的掌握在患者的术后护理中非常重要。其中术前评估为护士提供了评价患者神经系统的基线水平。另外，评估时还需要注意其他可引起神经系统改变的疾病或原因，包括：

——酗酒及潜在的酒精戒断。

——痴呆。

——精神疾病。

——低血糖。

——低氧血症。

由于术后插管和镇静剂的作用，患者不能讲话，因此护士必须进行除了人物、地点、时间定向能力以外的神经系统评估。当患者清醒时，护士需要评估瞳孔大小及对光反射。因此护理人员需了解随着麻醉剂代谢瞳孔反射恢复的正常变化过程。

神经系统评估的结果同样也是拔管的关键指征。这些指征包括患者能够遵循简单指令，如握手、点头、活动脚部。同时，护理人员还需要判断患者肢体两侧的肌力是否一致，告知患者及其家属术后神经系统逐步恢复正常的过程。

参 考 文 献

Bojar R. *Manual of Perioperative Care in Adult Cardiac Surgery.* 4th Ed. Boston, MA: Blackwell; 2005.

Martin C, Turkelson S. Nursing care of the patient undergoing coronary artery bypass grafting. *J Cardiovasc Nurs*. 2006;21(2): 109–117.

341 心脏手术后并发心律失常

JEANNIE SCRUGGS GARBER, DNP, RN

评估与评价阶段

心脏手术术后患者需加强监测，特别是应严密监测心率和心脏节律，因为它们是反映血流动力学是否稳定和患者是否能顺利康复的关键指标。由于术后心律失常经常发生，因此进行实时监测具有重要意义。

心脏手术后最常见的心律失常是心房颤动；在术后康复早期，主要是心室节律失常；在康复后期，则以室上性心律失常为主。

与心脏手术术后心律失常相关的因素包括：

——体温过低。

——使用麻醉剂。

——水电解质紊乱。

——代谢紊乱。

——心肌机械受损。

——心肌缺血。

——疼痛。

——焦虑。

——使用镇静剂。

心律失常的治疗因患者的临床症状不同而各不相同。护士除观察心电监护仪外，还需要评估患者的具体状况，其中最关键的评价因素是循环稳定性，如血压、心排血量和神经系统的组织灌注情况，以协助医生确定恰当的治疗方案。

有些医院会在手术结束时给患者插入心外膜起搏导线，在患者发生术后心律失常时为心脏提供临时起搏。由于瓣膜手术患者术后易发生心脏传导阻滞，所以术中安置起搏导线更为常见。但是，大多数心律失常的主要治疗手段还是药物治疗，具体的药物由外科医生和医院根据其使用习惯来决定。

大多数医院在进行心脏手术患者术后护理时采取标准方案，方案的实施由护理人员具体负责。

参 考 文 献

Bojar R. *Manual of Perioperative Care in Adult Cardiac Surgery.* 4th Ed. Boston, MA: Blackwell; 2005.

Martin C, Turkelson S. Nursing care of the patient undergoing coronary artery bypass grafting. *J Cardiovasc Nurs.* 2006;21(2):109–117.

342 术后粘连可能是造成患者腹部疼痛的原因吗

JEANNIE SCRUGGS GARBER，DNP，RN

评估阶段

粘连（adhesions）是指使两个组织或器官连接在一起的瘢痕组织。其厚薄不一，有可能给患者带来健康问题，也有可能对患者没有任何影响。通常发生于术后、感染、外伤或放射疗法的正常愈合过程中，最常发生于腹部、盆腔和心脏。最常见的粘连发生部位和种类见表342-1。

表 342-1　粘连的常见部位和种类

腹部粘连	常为术后并发症
	多数无痛
	并发症为小肠梗阻或骨盆疼痛
	数月或数年后出现相关症状
	除非出现梗阻，否则一般不需手术治疗
	如果患者出现剧烈的腹部疼痛、发热、恶心、呕吐或大便减少，将需要进一步的治疗（手术即是导致粘连的原因，也是治疗粘连的方法）
盆腔粘连	常为术后并发症
	可累及盆腔任何器官，如子宫、膀胱、卵巢
	可能会引起盆腔炎症
心脏粘连	瘢痕组织形成于心包腔
	多源于手术、风湿热或感染
	可引起心脏功能降低

　　遗憾的是，目前还没有预防粘连的系统方案。因此，严谨细致的手术过程和术后活动常被认为是预防粘连发生的重要措施。粘连可以表现为疼痛、梗阻，可能导致妊娠问题。患者及医护人员应该注意，对于接受腹腔镜检查或开腹手术的患者，术后粘连可能是导致患者腹部疼痛的原因。

参 考 文 献

Ellis H, Moran BJ, Thompson JN, et al. Adhesion related hospital readmission after abdominal and pelvic surgery: A retrospective cohort study. *Lancet.* 1999;353:1476–1480.

Johns A. Evidence based prevention of post-operative adhesions. *Hum Reprod Update.* 2001;7(6):577–579. Available at: http://humupd.oxfordjournals.org/cgi/reprint/7/6/577. Accessed August 18, 2008.

Post-operative adhesions. SyntheMed, Inc. Available at: http:// www.synthemed.com/post-op_adhesion.htm. Accessed August 16, 2008.

343　术后麻痹性肠梗阻：不要让它成为延缓患者康复的因素

JEANNIE SCRUGGS GARBER, DNP, RN

评估阶段

　　麻痹性肠梗阻（paralytic ileus）是由于肠麻痹而导致食物不能顺利通过肠道从而形成肠道堵塞的现象。麻痹性肠梗阻常为一种术后并发症，也可以是某些药物治疗或是受伤、疾病的结果。

麻痹性肠梗阻的主要症状是肠鸣音消失、便秘和腹胀。肠梗阻或麻痹性肠梗阻的发生机制是肠蠕动的停止。肠蠕动是肠道的节律性收缩，也是带动肠内容物在肠道内移动的动力。另外，感染也可以引起肠梗阻，这是婴幼儿肠梗阻的最常见原因。

引起肠梗阻的另一个可能原因是腹腔血供减少。手术过程中对肠道的相关手术操作可以引起肠蠕动停止。正常情况下这种状况在术后只持续几天。几天后肠蠕动会自动恢复，不会遗留任何并发症。

麻痹性肠梗阻的常见症状有：

——腹痛。

——腹胀。

——恶心。

——呕吐。

——便秘。

——停止排气。

——肠蠕动停止。

——肠鸣音消失。

麻痹性肠梗阻的诊断需要腹部检查，包括听诊肠鸣音、腹部 X 线检查或腹部超声检查。根据症状的严重程度，治疗方案包括经鼻胃管胃肠减压（缓解呕吐和胃胀）、静脉输液、禁食除少量水或冰块以外的任何食物及结合实验室检查判断水电解质平衡。下一步的治疗方案取决于保守治疗的效果。进一步的检查包括结肠镜检查和开腹探查。

麻痹性肠梗阻的漏诊可以引起危及生命的并发症，因此医护人员必须了解麻痹性肠梗阻的症状和体征，做好腹部的持续性评估，以便给予早期诊断和治疗。

参 考 文 献

Medicine.Net (n.d.). Defi nition of ileus: paralytic. Available at: http://www.medterms. com/script/ main/art.asp?articlekey =7208. Accessed August 7, 2008.

WD. Misdiagnosis of paralytic ileus. 2008. Available at: http:// www.wrongdiagnosis. com/p/ paralytic_ileus/misdiag.htm. Accessed August 7, 2008.

344　术后泌尿系统并发症

JEANNIE SCRUGGS GARBER, DNP, RN

评价阶段

术后最常见的泌尿系统问题是尿潴留，但是像无尿、泌尿系统阻塞、感染、肾衰竭这样的严重并发症也可能发生。这些并发症会延长患者的住院时间，增加医疗费用。目前医院正致力于改善患者预后，减少医疗费用，为实现这一目标，必须重视术后泌尿系统并发症的预防。

尿潴留多由手术过程中引起调节排泄的神经系统发生临时紊乱而形成。感染也有可能是导致尿潴留的因素之一。通常在持续时间长达数小时的手术中会留置导尿管，以预防术后膀胱充盈引起尿潴留。根据手术类型，一般患者麻醉苏醒后6~8小时能够恢复排尿控制能力。如果使用硬脑膜外麻醉和脊椎麻醉，膀胱的充盈感觉将受到干扰。医护人员在评估时需进行膀胱叩诊与触诊，同时还需要评估患者的舒适度和疼痛感。如果已经留置导尿管，评估内容应该包括尿管是否通畅、尿液的颜色和气味。

另一个术后可能的并发症是无尿，多出现在术后休克、药源性肾损伤、泌尿道堵塞等情况。需要给予快速诊断和治疗，一旦被诊断，需要严密监测输液量。

术后尿道感染是手术后另一个常见的并发症，常表现为尿频、尿痛，尤其多见于女性。原因可能有留置导尿管、排尿减少、膀胱排空不全。早期诊断和治疗效果很好，症状可以迅速消退。

尿道梗阻可由手术操作、尿道狭窄或长时间留置导尿管（男性患者多见）引起，表现为尿痛、尿量减少和尿流减小。

另外，术后并发症还包括急性肾衰竭，分为肾前性衰竭、肾性衰竭和肾后性衰竭。肾前性衰竭是最常见的类型，是反映血容量减少的一个直接表现，肾性衰竭主要由原有疾病引起，如高血压、药物使用，而肾后性衰竭则由堵塞引起。

参 考 文 献

Belt E. Acute urinary tract complications following general surgical procedures. *West J Med*. 1949;71(2):126–129.

Merchant R, Sui K, Ismail N, et al. The relationship between postoperative complications and outcomes after hip fracture surgery. *Annals Acad Med*. 2005;34:163–168.

345 所有的手术部位均要警惕术后感染的风险

BETSY HARGREAVES ALLBEE，BSN，CIC

评估与评价阶段

手术部位错误是经常报道的不良事件。手术部位错误泛指患者错误、身体部位错误或者身体方向错误。2005年，美国发生了88例手术部位错误的差错事件。手术室护士协会和手术室护士联合委员会制订了预防手术部位错误事件的相关政策和方案。

手术部位错误的发生是严重的事故，会给患者带来生理和心理的伤害。患者往往需要在本应该接受手术的部位进行再次手术。发生手术部位错误后，术后要给患者提供方方面面细微的照顾。通常健康状况良好能进行择期手术的患者，术后感染的发生率较低。据估计，在美国每年有 4000 万患者接受手术，2%～5%发生术后手术部位感染。这些统计数据表明，手术部位错误并不能使患者免受术后感染的风险。

手术破坏了皮肤的生理结构，打破了身体抵抗感染的第一道防线。在美国，手术部位感染位于医院感染的第三位。手术部位感染增加了死亡率和再入院率，延长了住院天数，平均增加了 7.3 个术后住院日，并且增加了花费。在临床上，当手术切口有脓性分泌物时，便可以认为是发生了感染，局部还可出现红肿、压痛、切口裂开或者形成脓肿。有时候感染的发生并不伴随局部症状和体征的出现，局部症状体征的出现也并不一定是由感染引起的。因此，手术部位感染被广义地定义为手术部位出现脓性分泌物。

疾病控制与预防中心对手术切口进行了定义，并且其广泛地应用于世界各地。根据手术部位的不同，手术部位感染可分为 3 类：浅表切口、深部切口、器官或组织。表浅手术切口感染仅涉及切口部位的皮肤或皮下组织；深部手术切口感染涉及切口的深部软组织，如筋膜层和肌肉层。手术器官或腔隙感染包括手术过程中开放的或者操作过的任何一个器官或腔隙感染。一般来说，如果手术相关部位的感染发生在手术后 30 天内，即可被认定为手术部位感染。但需要注意的是移植物的植入手术，如果移植物植入后发生感染，通常被认为与手术过程有关。如果这种感染发生在术后 12 个月内，那就可以认为是院内感染。移植物是指非生物来源的外来物体（如人工心脏瓣膜、非生物血管支架、人工心脏、人工关节等）在手术过程中被永久地植入患者体内。

患者自身的很多因素，如年龄、肥胖、营养状况和一些疾病，如糖尿病、恶性肿瘤、周围性血管疾病，以及手术前存在的感染，也是导致手术部位发生感染的危险因素。同时，术前住院时间长，包括微生物的增殖，将使手术部位的污染加重，医疗干预（如机械通气和中心静脉导管的应用）可以促使微生物进入体内，抗生素的应用可以导致机体菌群失衡，增加多重耐药病菌的感染概率。另外，手术时间的长短也是手术部位发生感染的重要危险因素。漫长的手术过程可以增加伤口污染的机会，并可增加因干燥造成组织破坏的机会，延长牵拉的时间，增加操作失误的概率。

预防手术部位感染发生的建议包括：

——合理使用抗生素。

——适当剪去毛发。

——彻底清洁切口部位。

——维持术后血糖稳定。

——维持术后体温处于正常范围内。

——在择期手术前存在的感染，推迟择期手术时间直至感染治愈。

——尽可能缩短术前住院日。

——医务人员的手卫生。

术后治疗护理期间的建议有以下几点：

——术后用无菌敷料覆盖伤口 24～48 小时。

——在换药前后，接触手术部位前要洗手（当有一个以上的手术部位或切口时，对不同切口进行操作前后也要洗手）。

——伤口换药时应采用无菌技术。

——教育患者及家属关于伤口护理的正确方法、识别手术部位感染的症状，并向医务人员报告相关症状的发生。

在医院，不良事件的发生已经超出了能够容忍的范围。手术部位错误及手术部位感染都是可以预防的，此外，更应该采取措施阻止两起不良事件发生在同一患者身上。医疗团队的积极参与及坚持循证指导方针可以有效保护患者安全。

参 考 文 献

Mangram AJ, Horan TC, Pearson ML, et al. Guideline for prevention of surgical site infection. *Am J Infect Control*. 1999;27:97–134.

Martone WJ, Jarvis WR, Cluver DH, et al. Incidence and nature of endemic and epidemic nosocomial infections. In: Bennett JV, Brachman PS, eds. *Hospital Infections*. 3rd Ed. Philadelphia, PA: Lippincott-Raven; 1992, pp. 577–592.

The Joint Commission. Universal protocol: Facts about the universal protocol for preventing wrong site, wrong procedure and wrong person surgery. 2003. Available at: http://www. Jointcommission.org/PatientSafety/UniversalProtocol/.

346　术后疼痛管理

JEANNIE SCRUGGS GARBER，DNP，RN

实施阶段

大多术后患者都会经历疼痛。由于手术类型不同，疼痛由轻微疼痛到剧烈或者严重疼痛程度不等。护士应对患者进行术后疼痛评估，采取干预措施来帮助患者保持舒适，减少氧耗，防止并发症的发生。

患者必须接受术前健康教育，了解术后将经历何种疼痛及如何管理疼痛。同时患者需要了解疼痛管理方案及如何参与到疼痛管理中，以使疼痛控制效果更好。患者还需要知道有哪些镇痛药物可以使用，以及如何使用可以最大化缓解疼痛。另外，对患者的术前教育应该使其主要照顾者参与进来。当患者不能进行交流时，照顾者将是医务人员疼痛评估过程中或交谈过程中提供患者相关信息的主要信息来源。

对镇痛药物产生依赖可能是患者及其家属担心的问题。护士需提供准确的信息，告知患者及其家属短期疼痛控制对于促进术后康复的重要性。只有有效地控制了疼痛，患者才能全身心地参与到术后下床活动、变换体位、咳痰、深呼吸等康复锻炼中，以促进伤口的愈合，最大限度地预防并发症的发生。因此，减轻患者的疼痛是术后恢复的关键。

护士进行疼痛评估时，应包括以下内容：

——患者对疼痛的语言描述或使用疼痛评估工具（如 1～10 级评估量表）进行评估。

——评估患者疼痛行为（怪相、躁动、大哭、大笑等）。

——观察疼痛对患者行走、说话和呼吸等的影响。

——讨论何种疼痛管理措施有效、何种措施无效，并与患者先前的疼痛控制经历相比较。

——帮助患者树立疼痛控制的信心，并制订计划以达成目标。

护士还应知道放松技术、音乐治疗、想象疗法及冷热疗法等其他干预可以辅助增加止痛药物的有效性。疼痛管理对术后患者来说非常关键，它可以直接影响患者的康复时间和手术经历的感受。护士在这些人群的教育、评估、诊断、实施阶段充当着重要角色，通过有效的疼痛管理可以改善患者结局。

参 考 文 献

Buckner S. Medication administration. In: Potter P, Perry A, eds. *Fundamentals of Nursing*. Toronto, ON: Mosby-Elsevier; 2009, p.1386.

Lauzon C, Laurie M. An ethnography of pain assessment and the role of social context on two postoperative units. *J Adv Nurs*. 2008;61(5):531–539.

347　减少患者术后肺部并发症，术后深呼吸和激发性肺量测定 vs 胸部物理治疗

ANTHONY D. SLONIM, MD, DRPH

实施阶段

术后患者需要注意很多细节，以确保器官系统恢复至正常的功能状态。这不

仅增加了护士的负担，同时对患者而言也不舒适或者是痛苦的。但是，如果在麻醉后忽略这些锻炼，会使患者发生很多并发症，其中最常见的就是肺不张。肺不张或肺泡塌陷经常发生，表现为术后发热、呼吸急促或呼吸窘迫。值得注意的是，肺不张可能是手术后的并发症，也可能是由术后活动减少引发的。

采用全麻的患者术中会进行气管插管及机械通气，通过正压通气帮助呼吸机将气体送入肺中。这与正常情况下刚好相反，无机械通气的患者通常是通过呼吸肌收缩形成胸腔的负压，从而使气体进入肺部。这种正压通气的模式及麻醉气体可导致术后肺不张。

预防术后肺不张最重要的方法是进行深呼吸锻炼和激发性肺量测定。但是，伤口疼痛、疲劳及术后全身情况失调等往往会限制患者进行深呼吸和激发性肺量测定的能力。护士不要陷入认为患者现在的状况不允许他们进行这些活动的误区。护士可以通过为患者提供止痛药物，做好患者的鼓励动员工作，教育患者使用术后伤口夹板的方式来改善患者的状况，必须要求患者进行深呼吸和激发性肺量测定。

此外，护士常忙于照顾那些需要关注的患者，注重吸痰这些操作，而忽视深呼吸锻炼。呼吸治疗师可在深呼吸锻炼中起到重要作用，以防止术后肺部并发症的发生。

深呼吸和激发性肺量测定对于促进患者术后呼吸功能的康复非常重要。胸部物理治疗给术后患者带来很大痛苦，但是对于减少术后肺部感染的作用甚微。对于护士来说，了解哪些行为是无效的非常重要。同时护士应将工作按优先次序划分，这不仅有利于自己工作，而且能为患者提供更好的服务。

参 考 文 献

Pasquina P, Tramèr MR, Walder B. Prophylactic respiratory physiotherapy after cardiac surgery: Systematic review. *Br Med J*. 2003;327:1379.

Shea RA, Brooks JA, Dayhoff NE, et al. Pain intensity and postoperative pulmonary complications among the elderly after abdominal surgery. *Heart Lung*. 2002;31(6):440–449.

Stiller K, Montarello J, Wallace M, et al. Efficacy of breathing and coughing exercises in the prevention of pulmonary complications after coronary artery surgery. *Chest*. 1994;105: 741–747.

Westerdahl E, Lindmark B, Eriksson T, et al. Deep-breathing exercises reduce atelectasis and improve pulmonary function after coronary artery bypass surgery. *Chest*. 2005;128: 3482–3488.

348 术后早期并发症的发现——肺部听诊

EDWARD HUMERICKHOUSE, MS, MD

评估阶段

如果你了解基础生命支持里的"ABCs"，就会清楚地知道，假如没有充分的呼吸，一切都是徒劳。护士必须注意听诊患者的肺部情况，并做好记录。患者术后返回病房时，对其进行肺部的初步评估至关重要，它能为其他护士发现患者的病情变化提供基线资料，并就此与外科医生进行沟通。

进行术后肺部听诊时，嘱患者采取端坐位或侧卧位，张嘴呼吸，注意不要让患者过度呼吸，嘱其在每次呼吸之间屏气几秒钟。然后，将有温度的听诊器紧贴在患者皮肤上，从肺尖开始听诊（后面从斜方肌开始，前面从锁骨右上方开始），依次向下听诊，在进行更低部位的听诊前要进行左右两侧对照，也就是听完每侧肺尖后再向下听诊。在背部听诊时，听诊区为脊柱和肩胛骨之间的区域，而非肩胛骨上。另外，不要忘记听诊侧胸部。在患者前胸部听诊时，同样按照背部听诊的方法，沿着胸骨两旁的肋骨间隙向下听诊。听诊女性患者时，可能需要将乳房上推。对于胸部术后患者，因为有敷料或者胸导管，进行肺部听诊时可能相对复杂。听诊完后要进行记录。

进行肺部听诊时，通常听到的主要声音是"肺泡音"，这是气流正常进出肺泡的声音，吸气相比呼气相更长、更响亮。如果某个部位出现呼吸音消失或减弱，可能是术后患者的正常表现，这取决于患者呼吸的深度和手术方式。但要把这些表现记录下来，并与医生的体格检查进行比较。如果患者存在积液或已形成气胸，这些发现则可能是异常的表现，所以对患者进行持续的术后评估十分重要。

另一种常见的肺部呼吸音是"气管"或"支气管"呼吸音，这种呼吸音本质上是没有经过过滤的白噪音。如果在气管处听到则是正常的，在吸气相和呼气相都能清晰地听到，但是吸气相比呼气相的时间稍长。如果在外周听到气管呼吸音则是不正常的，提示呼吸音已经绕过了由肺泡产生的"过滤器"，通常发生在肺泡萎缩或肺实变的时候，常见于肺不张、肺肿瘤、肺炎或心力衰竭的情况。

哮鸣音是一种高音调的类似"音乐"的呼吸音，提示呼吸道阻塞。一般在呼气相可听到，如果在吸气相听到哮鸣音，要比单纯在呼气末听到哮鸣音更为严重。哮鸣音大都伴随哮喘和肺气肿，但在发生肺炎和充血性心力衰竭时也能听到。术后出现哮鸣音可能是以上疾病发生了恶化，是疾病对手术的应激反应。当哮鸣音在一个特定部位最响亮，并且随距离变远而减弱时，应考虑吸入了固体异物。

喘鸣音类似哮鸣音，只是声音十分响亮，且在气管处听诊最清晰，是由上呼吸道阻塞引起的。呼气时的喘鸣音一般与气管下段或主支气管的损伤有关。吸气时的喘鸣音病变部位距离上腭较近。术后出现的喘鸣音可能提示有严重的、需要立即给予处理的术后呼吸道并发症。

爆裂音、水泡音和捻发音说的是一回事，与下气道和肺泡的病理改变有关，声音听起来像"爆裂音"，通常见于肺炎和充血性心力衰竭，在慢性肺部疾病中也可听到，如特异性肺纤维组织病。伴有有力的咳嗽或者深呼吸的清脆爆裂音通常是良性的，提示有肺泡暂时性闭合（如清晨发生的暂时性部分肺不张）。对于其他类型的爆裂音，需要记录声音的大小和部位。

护士必须了解术后常见的肺部呼吸音，只有这样才能根据病情变化给予恰当的评估，明确发生的原因，并在需要治疗时通知手术医生。

参 考 文 献

Odom-Forren J. Postoperative patient care and pain management. In: Rothrick JC, ed. *Care of the Patient in Surgery*. 13th Ed. St. Louis, MO: Mosby; 2007, 246–270.

Orient J. *Sapira's Art & Science of Bedside Diagnosis*. 3rd Ed. Baltimore, MD: Lippincott Williams & Wilkins; 2005, pp. 307–317.

349　关注儿科患者术后的特殊需求，保证其安全

ANTHONY D. SLONIM, MD, DRPH

实施阶段

对于特殊人群的术后护理，护士应给予特别关注。儿科患者是众多具有特殊需求的患者人群之一。由于儿科患者具有不同的身高和体型，护士除了要针对患儿年龄掌握特殊护理技能外，还需要关注手术后患儿的一系列慢性改变。

早产儿经历的问题与他们的器官发育不成熟有关。并且这种不成熟的器官功能障碍贯穿于新生儿期，表现为患者呼吸系统对麻醉剂的敏感性增强。

儿童也可能发生许多先天性畸形，包括缺血性心脏病、气道异常及发育迟缓，这些疾病都需要专业的治疗及术后护理。最常见的是术后血氧饱和度的监测，如果是发育迟缓的儿童，护士需要了解患儿所能耐受的血氧饱和度范围，可能最低不能低于 70%～80%。对待患有先天性综合征的气道问题时，需进行特殊监测，包括通气状况及其保持通气的能力。

对于手术后患儿的护理来说，另一个主要的挑战是儿童术后的生长发育问题。正常状态下，儿童在不同的生长周期具有不同的发育能力，但是手术应激通常会导致儿童退回到术前的发育水平，并体现在儿童的行为上。家长可能会因此变得焦虑，这时护士要对家长给予关注和支持。

当患儿父母来到术后病区时，护士实际上要照顾 3 个患者，因为患儿家长和患儿的需求都非常重要。护士首先要向家长解释术后可能发生的情况，嘱其协助做好患儿术后疼痛的护理，并以关怀的语气客观地解答他们的疑问及所关心的事情。

患儿及其家属的术后护理充满了挑战，但同时也富有意义。术后护理可以有效提高患儿及其家属的应对能力，帮助他们成功地度过这个特殊时期。

参 考 文 献

Stow J. Pediatric surgery. In: Rothrick JC, ed. *Alexander's Care of the Patient in Surgery*. 13th Ed. St. Louis, MO: Mosby; 2007, pp.1066–1142.

350　关注老年患者术后的特殊需求

ANTHONY D. SLONIM，MD，DRPH

实施阶段

影响老年患者术后健康问题的因素包括生理系统老化、药物耐受性降低及感觉运动功能下降。另外，老年患者相比年轻人更容易发生其他脏器的并发症，如心肌梗死、休克。

老年患者生理系统的老化影响其在围术期的麻醉恢复、伤口愈合及药物管理的能力。由于老年人新陈代谢减慢，药物排泄时间延长，因此，为减少由于药物使用而引起的相关并发症，老年患者药物的选择和用量就显得尤为重要。

老年患者视力和听力的下降在很大程度上限制了他们在日常生活中对环境的定向能力。同时，因为使用药物和未配戴眼镜及助听器等合适的辅助设备，老年患者的不适感会更加严重。此外，术后电解质紊乱还可以引发谵妄，加重定向障碍。通常，这些患者会变得焦虑不安、定向混乱，患者试图起床活动，但临床上可能会给予身体约束或使用药物使其安静下来，这就进一步削弱了他们的自主活动能力。护理人员可以通过协助患者再定位、提供适当的视听辅助设备、保证病室环境安全及将镇静药物用量最小化来提高患者的舒适度。同时，视听障碍异常的患者往往表现出与药物使用和定向障碍相关的步态异常，所以给予患者活动指导时应为卧床患者安装床挡，这可以有效预防术后跌倒和坠床的发生。

最后，由于老年患者生理系统出现老化，手术的应激增加了患者各脏器的功能负荷，护士需要时刻监测其脏器有无失代偿的发生。最常见于围术期缺血性疾病、充血性心力衰竭及脑卒中等心血管系统病变的发生。另外，脏器如肾、肺和肝的失代偿可能引起与手术和药物有关的新问题。这种情况下，糖尿病和高血压患者可能需要加大用药剂量才能将血糖和血压控制在基线水平。

老年患者是围术期护理的重要人群，他们的特殊需求和术后并发症使护理工作充满挑战性。

参 考 文 献

Allen SL. Geriatric surgery. In: Rothrick JC, ed. *Alexander's Care of the Patient in Surgery*. 13th Ed. St. Louis, MO: Mosby; 2007, pp. 1143–1164.

G. 急诊护理

351 适时正确使用输血输液加温仪

DORIS S.DUFF，BS，RN IV，CEN

实施阶段

体内平衡是机体维持内环境稳定的方式，包括体温、pH、血糖水平和血液渗透压，以保证机体细胞、组织和器官的正常运作。体温调节作为机体的重要调节机制，其变化主要受创伤和其他重要疾病的影响。体温过低是威胁生命的常见问题之一，多发生于创伤和休克的恢复阶段，可影响机体的凝血功能。体温过低的首要治疗方案是防止热量进一步散失，可以通过使用床头灯、室内恒温器、热毛毯和其他辅助加热设备来升高患者的体温。

加热的液体可用于常规输液，也可作为升高体温的干预措施。对于需要进行急性输液或大量液体复苏的患者，应该输注经过预先加热的液体。为维持机体内环境的稳定，在急诊室和重症监护病房，可使用输血输液加温仪来提高输注的血液和液体的温度。需要注意的是，只有熟练掌握输血输液加温仪使用方法的人方能使用这些仪器，如一级输液加温仪及 Thermo 900 系列加温仪等。使用时，须将仪器使用指南和医院相关规定附在仪器上。另外，由于这些仪器的使用频率较低，护理人员应时常回顾仪器的使用方法，并参加仪器使用相关知识及能力的年度考试。仪器的安全设置可预防患者和操作者受伤，如果操作时避开安全设置，患者和操作者将处于危险状态，甚至引起损伤。

许多新型的输液和灌注加温仪都是需要接电的设备、有外延的静脉电极，可以输注大量的加温液体。这些仪器在病房内占用了较大的空间，外延的静脉电极及电源线为处于匆忙环境中的工作者带来了潜在危险。对患者来说，仪器周围意外溢出的血液和电解质可引发导电，给患者带来安全隐患，并使危重症患者丧失一定的药物资源。另外，血液加热过度会损伤血细胞，破坏其携氧能力；同时液体加热过度也会损伤血管。最后，护理人员对大容量灌注器的评估能力也十分重要，其可有效预防患者液体超负荷的发生。

参 考 文 献

Environmental emergencies: Hypothermia. In: Jenkins J, Braen GR, eds. *Manual of Emergency Medicine*. 5th Ed. Philadelphia, PA: Lippincott Williams & Wilkins; 2004, p. 488.

Soreide E, Smith C. Hypothermia in trauma victims–Friend or Foe? *Int. Trauma Crit Care Symp*. 2005;18–20. Available at: http://www.itaccs.com/traumacare/archive/05_01_Winter_2005/friendorfoe.pdf. Accessed August 8, 2008.

352 上呼吸道病因导致的呼吸窘迫，应考虑发生会厌炎的可能性

DORIS S. DUFF，BS，RN IV，CEN

评估阶段

会厌炎（epiglottitis）是一种威胁生命的情况，指会厌和会厌周围覆盖物的肿胀。会厌炎的最常见病因是感染，创伤和化学物质也是其主要的致病因素。3～7岁儿童是最易感的人群，在成人中，20～40岁者是最常见的患者群。通常大多数病例都为B型流感嗜血杆菌感染（由于该种病原体疫苗的使用范围扩大，目前该类感染已显著降低）。自1973年以来，由于早期识别、治疗措施的改善，以及免疫接种制度的实施，成人的死亡率已由32%降至7%。热型会厌炎是成人会厌炎症中的另外一种类型，是由摄入热的液体或固体食物，或者在吸毒过程中吸入了破裂的可卡因烟斗或大麻烟尖端的金属碎片所引起。无论如何，发生于成人的会厌炎经常被误诊为咽喉链球菌感染，因此，护士需要对这种严重的疾病保持高度警惕。

发生会厌炎时，严重的咽喉疼痛和发热症状会迅速进展，继而出现流涎、不能吞咽和无法解释的心动过速，儿童通常采取"三脚式"或"吸气式"体位。此时，必须采取护理措施使儿童尽可能保持安静，并允许家长或照顾者陪伴在患儿身边。无论年龄大小，患者房间中均应备有紧急呼吸装置，在症状加重或出现喉头痉挛时使用。完全的呼吸道阻塞只发生于发病6小时之内，立即进行双侧颈部X线检查对医生做出诊断具有重要意义。应避免使用压舌板进行气道检查、建立静脉通路或获取咽培养物等容易诱发呼吸道阻塞的干预措施，对患者进行密切监测，除非可能引起呼吸道的刺激，否则均需对患者进行湿化的氧疗。应紧急请麻醉科和耳鼻喉科医生会诊，最好在手术室建立人工气道。一旦发生完全的气道阻塞和呼吸停止，应立即进行喉镜引导下的经口插管后行简易呼吸器辅助呼吸或由团队里最有经验的医生进行甲状环骨切开术。

记住，尽管会厌炎发生率逐渐降低，但如果没有早期识别及处理，其所导致的后果也可能是致命的。应备好紧急气道管理装置，在患者需要时即刻进行插管。除了气道管理，有助于诊断的颈部 X 线检查也非常重要。

参 考 文 献

Epiglottitis. eMedicineHealth: Practical Guide to Health. Available at: http://www.emedicinehealth. com/epiglottitis/article_em.htm. Accessed May 5, 2008.

Jordan K, ed. *Emergency Nursing Core Curriculum*. 5th Ed. Philadelphia, PA: WB Saunders; 2000, pp. 568–569.

353　不要忽视视线以外的信息

DORIS S. DUFF，BS，RN IV，CEN

评估阶段

做一名优秀的分诊护士是急诊护理的终极挑战之一，这需要经验丰富、机智灵敏、富有同情心、知识渊博，并拥有大量常识和天生直觉的专业人员。有些急诊科患者有非常罕见的主诉，或者自述使用了超出分诊护士临床经验之外的独特的家庭疗法。但无论如何，都需要对这些患者进行恰当地评估和治疗，这一过程从分诊的评估技巧开始。

子宫托的并发症不是常见的急诊主诉，但也不应对其放松警惕。子宫托是治疗子宫脱垂的非外科手段，是一种置于阴道内的可移除的装置，用于支撑盆腔器官或纠正其他妇科状况，如子宫位置异常。子宫托通过对阴道的支撑，增加组织和肌肉的张力，有助于纠正和减缓子宫脱垂的进展，妇女使用子宫托可改善甚至完全消除症状。但是，使用子宫托存在出血、阴道壁开放性溃疡和阴道撕裂的潜在危险。目前有各种不同类型的橡胶、塑料或硅胶材料的人造子宫托，最常见的是膨胀圈形的 Gillhorn 牌子宫托，其尺寸大小不同，应由医生仔细确定大小适宜并且不引起疼痛的子宫托，以有效支撑盆腔器官。子宫托应定期移除并进行清洁，清洁的时间间隔取决于盆腔器官脱垂的类型和子宫托的品牌。

有时，患者会选择尝试历代传承下来或其文化起源的治疗方法，对急诊科分诊护士而言，遇到体腔内使用异种材料的患者不是什么新鲜的经历，但头脑中一定要重视，有些患者甚至会使用家庭自制子宫托，如曾见过使用马铃薯、海绵等物品的情况。患者只是简单地想缓解身体不适的状况，如子宫脱垂，但可能由于觉得过于尴尬而不来就诊。因此，他们可能考虑在阴道中置入自制的子宫托，以期解决其问题。一旦置入，患者可能忘记或由于尴尬，在来到急诊室后，不承认他们已经在子宫内置入物体。

患者不能理解医疗措施或装置的复杂性。他们可能使用家庭疗法处理其健康问题，由此导致并发症。有时，他们可能忘记在其体内有异物，特别是该异物不被看见时。全面评估（包括倾听患者主诉，进行全面地体格评估，并考虑到文化敏感性，关爱而又不缺乏理性地进行治疗）能帮助那些由于使用家庭疗法出现不良后果的患者。

参 考 文 献

Grossman VGA. *Quick Reference to Triage*. 2nd Ed. Philadelphia, PA: Lippincott Williams & Wilkins; 2003, p. 5.

Vaginal Pessaries, Incontinence & Overactive Bladder Health Center. WebMD. Available at: http://www.webmd.com/urinary-incontinence-oab/vaginal-pessaries. Accessed May 5, 2008.

354　对患者要全面评估

DORIS S. DUFF，BS，RN IV，CEN

评估阶段

"Triage"是一个法语词，意思是"分类"，是急诊医疗系统的主要组成部分，也是急诊护理实践的期望。急诊科护士需要具备丰富经验、专业技术、敏锐的洞察力和关爱之心。分诊的主要目的是对紧急的、有生命威胁的患者进行快速识别，协调患者急诊就诊的流程。为实现这一目的，分诊护士要与患者及其家属进行沟通与协调，在全面评估收集信息之后，根据紧急程度的分类，排列症状的优先顺序，加快症状处理的速度，使患者得到及时、恰当的治疗。

分诊的环境使得护士通常不能对患者的主诉进行全面评估，因此，这种全面评估通常是在患者进入处置室后由初级护士完成的，但分诊护士对患者进行初步的评估，确定其呼吸道的通畅及循环的有效性非常必要。这些评估必须快速进行，一旦确定问题，马上实施干预措施。常用的检查方法是全身检查，即从头、上身和肢端开始，以获得整体评估。同时，不要忘记收集来自患者主观方面的信息，询问患者一些感觉方面的问题，如是否有视力或听力改变、麻木或刺痛、气促和疼痛等。通过检查血氧饱和度和外周动脉搏动，评估氧合和灌注情况。

针对患者特殊主诉进行重点评估也很重要。当患者出现呼吸窘迫时，重点对呼吸系统进行评估非常必要。当患者有胸部出血伤口时，应优先进行以胸部为中心的评估，当然，这种评估通常在全面的身体检查之后进行。

收集资料时，要注意保护患者的隐私。全面的身体评估包括普通的视诊（包括隐藏在患者衣物下的损伤或疾病的视诊），以及询问一些可能会引起患者尴尬的私人问题，尤其是在朋友或者家属在场的情况下。即使是在繁忙的急诊科，也应该以尊重与关爱的方式来评估患者。

急诊科的分诊应该迅速、有效，并且在尊重患者隐私的情况下完成。记住：有礼貌地脱去患者的衣物以进行全面评估，包括视诊、收集主观信息及对伤口进行快速处理。同时以专业化的方式快速、准确地收集信息，这有助于加快急诊患者的就诊程序，提高患者满意度。

参 考 文 献

ENA orientation to emergency nursing. *Assessment and Priority Setting Module*. Des Plaines, IL: Emergency Nurses Association; 2000.

Grossman VGA. *Quick Reference to Triage*. 2nd Ed. Philadelphia, PA: Lippincott Williams & Wilkins; 2003, pp. 3–7.

355　似乎常见实际上却罕见的情况——坏死性筋膜炎

DORIS S. DUFF，BS，RN IV，CEN

评价阶段

一位患者来到分诊台，主诉近几天出现流感样症状和手臂疼痛。患者提到在症状出现的前几天，曾在雨中更换轮胎时损伤了手臂。护士注意到患者高热，将患者安排到处置室。医生开出医嘱抽取血液培养进行化验，以确定感染源并进行治疗。在急诊科留观的几个小时内，尽管静脉输注了液体和止痛剂，但患者的症状仍没有改善。在等待实验室检查结果的过程中，护士注意到患者手臂上出现了红色，通知医生后，护士又注意到患者皮肤上的红色加重，并出现光泽。急诊科医生开出医嘱，给予患者抗生素治疗，在发红皮肤部位采样进行细菌培养，并请外科会诊。护士告知患者其病情状况，同时对患者进行紧急有序的治疗。患者皮肤红色进展迅速，需要进行密切监测。

坏死性筋膜炎（necrotizing fasciitis，NF），通常被称为"食肉细菌"感染，是沿着筋膜迅速传播的软组织感染，感染细菌通常为 A 型链球菌，可由表浅或深部感染的局部损伤所致，也可以出现在手术后。坏死性筋膜炎的临床症状包括发热、心动过速、皮下组织发黑及与局部感染或损伤不相称的剧烈疼痛。晚期的体征包括恶臭和窦道。如果治疗不及时，可能导致死亡。另外，条索区域的评估对感染进展速度的判断很有帮助。

对患有坏死性筋膜炎的患者需要隔离，并密切监测生命体征。因此，有必要将患者收入重症监护病房。通常的治疗包括应用广谱抗生素和反复进行外科清创术。坏死性筋膜炎的并发症包括，需进行截肢的坏疽、组织和功能的丧失，甚至死亡。记住：坏死性筋膜炎通常出现与损伤不相称的疼痛，传播极为迅速，必须用抗生素和外科手术进行冲击治疗。

参 考 文 献

Necrotizing Fasciitis. In: Nettina SS, ed. *Lippincott Manual of Nursing Practice*. 8th Ed. Philadelphia, PA: Lippincott Williams & Wilkins; 2006, p. 1103.

Necrotizing Soft Tissue Infection, Medline Plus Medical Encyclopedia. Available at: http://www.nlm.nih.gov/medlineplus/ency/article/001443.htm. Accessed August 3, 2008.

356 外源性因素可能会引起中毒性休克

DORIS S. DUFF, BS, RN IV, CEN

评估与评价阶段

中毒性休克（toxic shock）是由毒素导致的综合征，这种毒素通常由链球菌产生，也可由其他细菌如污泥梭菌产生，这种细菌感染通常与人工流产失败有关。中毒性休克综合征是败血症休克的一种形式，可发生于儿童、月经期使用月经棉塞的妇女、绝经后妇女及男性。危险因素包括外源物品的置入（如鼻腔托和月经棉塞）、月经期、使用屏障避孕器具、分娩、填塞纱布的外科伤口及已有金黄色葡萄球菌感染。

机体对中毒性休克的特征性炎性反应包括：高热、恶心、呕吐、腹泻及犹如晒伤的广泛皮疹。起初 1～2 周，皮肤开始出现手掌和脚底的脱屑。患者可表现为意识混乱、头痛、肌肉疼痛、低血压和惊厥。另外，可能出现肝肾衰竭征象，其他任何器官如果灌注受累，均可出现退行性表现。治疗方法主要包括识别和移除月经棉塞、鼻腔托等外源材料；外科伤口需进行引流；支持性治疗包括静脉输液、用于维持血压的血管加压素治疗、器官支持治疗（如透析）及抗生素治疗。

作为预防性手段，应对女性患者进行健康指导，避免使用高吸收性的月经棉塞，同时经常更换月经棉塞。记住：中毒性休克是一种机体空腔内外源物品导致的细菌感染，处理该综合征的第一步就是识别和清除这些外源物品。

参 考 文 献

Harvath, CA. *Emergency Nurse Core Curriculum*. Lippincott Williams & Wilkins, Philadelphia;

2006.

Medical Encyclopedia. Toxic shock syndrome. Available at:http://vsearch.nlm.nih.gov/vivisimo/
cgi-bin/query-eta?v%3Aproject=medlineplus&query=toxic+shock+syndrome &x=44&y=5. Accessed
August 3, 2008.

357 常见主诉可能与用药如口服避孕药的不良反应有关

DORIS S. DUFF，BS，RN IV，CEN

评估阶段

在急诊科，评估妇女口服避孕药的使用情况很重要。由于口服避孕药增加了发生某些病症的危险性，因此，评估患者避孕药的使用情况可能有助于确定患者主诉的病因。例如，使用含有雌激素的口服避孕药能引起头痛。

口服避孕药会产生许多并发症，高血压妇女如果服用口服避孕药，其罹患脑卒中的可能性会增加 1.5 倍，避孕药中雌激素剂量越大，妇女罹患脑卒中的危险性越高。对于 35 岁以下、不吸烟、血压正常的妇女，其罹患口服避孕药有关的缺血性脑卒中的可能性较低，但这种危险随着年龄的增加而增加。

对于使用口服避孕药的妇女，常见的严重问题是静脉血栓栓塞症。当纤维蛋白、红细胞、血小板、白细胞在心血管系统聚集成团时，就发生了静脉血栓症。肺栓塞和深静脉血栓是其两种不同的表现形式。有静脉血栓栓塞症的患者，其罹患脑血管意外的危险性也较高。在口服避孕药的第一年，这种危险性最高，而且与目前使用的雌激素避孕药剂型无关。尽管静脉血栓栓塞症的危险性不随年龄、肥胖及近期手术史而增加，但与没有口服避孕药的妇女相比，口服避孕药的妇女发生静脉血栓栓塞症的危险性更高。

孕激素的剂量和类型也可能影响口服避孕药对脂质代谢、凝集因子和纤维蛋白原标志物的作用。因此，含有去氧孕烯、二烯酮的口服避孕药与其他避孕药相比导致静脉血栓栓塞症的危险性更高。

口服避孕药有严重的不良反应，因此评估患者使用口服避孕药的情况及使用何种类型的避孕药非常重要。否则，患者罹患头痛、脑卒中或深静脉血栓的危险性就可能被低估。

参 考 文 献

Aegidius K, Zwart J-A, Hagen K, et al. Oral contraceptives and increased headache prevalence.
Neurology. 2006;66:349–353.

Cerel-Suhl SL, Yeager BF. Update on Oral Contraceptive Pills American Family Physician 11/1/99;

1–14. http://www.aafp.org/afp/991101ap/2073.html. Accessed on August 2, 2008.

Snyder JA. *Emergency Nurse Core Curriculum*. Lippincott Williams & Wilkins, Philadelphia; 2006.

358 考虑上消化道出血患者食管静脉曲张的可能性

DORIS S. DUFF，BS，RN IV，CEN

计划阶段

食管静脉曲张位于食管下段，由门静脉高压所致，可延伸至食管上段和胃部。门静脉高压最常由酒精中毒性肝硬化所引起。当这些血管破裂时，会导致威胁生命的急症。约 10%的上消化道出血由食管静脉曲张破裂所致，并且食管静脉曲张破裂更常发生于男性。护士迅速识别患者可能有食管静脉曲张的危险，对于制订患者的治疗与护理计划至关重要。如果护士没有意识到，可能导致严重后果，如对这类患者插入鼻胃管，可增加曲张血管破裂的危险性，从而引起出血。

食管静脉曲张的症状包括呕血、低血压和心动过速。患者血细胞容积出现下降，可通过其病史和血小板计数降低做出诊断。患者可能主诉一种血液充满口腔的感觉，但通常他们不会强迫呕吐。此时应由经验丰富的医生准备插入三腔管进行局部止血。另外，通过内镜进行硬化治疗可有效控制出血，这种方法在 90%的病例中均有效。急诊科护士控制上消化道出血的传统方法是胃灌洗，但是，由于这种方法可能阻止正常的凝集机制或破坏正在形成的凝块，因此并不是控制食管静脉曲张的最好方法。需注意，在这个过程中护士与医生的沟通很重要，护士可以协助患者做好准备，进行其选择的治疗，主要是使患者血流动力保持稳定的措施，如吸氧、心电监测、置入大口径静脉置管。对于急性出血患者，需给予常规盐溶液和血制品，以维持血管容量。奥曲肽是控制曲张静脉出血的主要用药之一，有助于增加凝集、降低局部压力和通过降低内脏血流以促进止血。

需要注意的是如用力拉拽、提举重物、打喷嚏、呕吐等行为通常会增加局部静脉的压力，因此，护士应指导患者避免这些动作，以降低自发破裂和出血的机会。同时，还应鼓励患者戒酒和戒烟。一定要牢记：在插入胃管或鼻胃管之前，通常要评估患者食管静脉曲张的情况。

参 考 文 献

Cumming SP and Cummings PH. Abdominal Emergencies. In:Sanders Jordon K. *Emergency Nurse Core Curriculum*. Lippincott Williams & Wilkins, Philadelphia; 2006.

359　蜂蜜可能会给人带来伤害

DORIS S. DUFF，BS，RN IV，CEN

计划阶段

肉毒杆菌由神经毒性的芽孢发育而来，以细菌的形式存在于粪便中，可通过空气、开放性伤口或者食物传播，摄入机体后可导致视物模糊、发音不清、吞咽困难、进行性肌肉无力等症状。不恰当的家庭罐装食品、未煮熟的食物是肉毒杆菌的常见摄入来源，也可见于枫树糖浆、小麦糖浆和蜂蜜中。特别是蜂蜜，它对人体有很多好处，包括减轻过敏反应，被认为具有抗菌特性，传统上还被用作治疗胃病。新的研究证据表明，蜂蜜还有助于预防幽门螺杆菌，可能改变致癌因素，此外，还有将蜂蜜局部用于坏疽和烧伤部位的报道。

但是，正如前面所提到的，蜂蜜中也存在肉毒杆菌。婴儿胃肠道发育不成熟，当摄入肉毒杆菌芽孢时，芽孢就会开始发育，产生肉毒杆菌毒素。极少量就能导致呼吸肌麻痹、呼吸衰竭，如果不及时治疗，甚至有致命的危险。因此，12 个月以下的婴儿不应食用蜂蜜。小儿肉毒杆菌中毒通常是在摄入蜂蜜后 3～30 天以便秘起病，婴儿表现为无精打采、哭声弱、喂养情况差。随着疾病的进展，婴儿开始出现流涎，随后呕吐反射和吸吮反射降低。先前能进行头部运动的婴儿，通常头部活动能力丧失，这是一项重要的临床体征。呼吸停止可以逐渐发生或突然发生。病重患儿通常需进入儿科监护病房进行机械通气，平均住院时间长达 1 个月，甚至更久，在普通儿科病房住院的周数也较长。患儿接受正确的诊断和恰当的支持性治疗后，预后通常较好。如果发现疑似病例，应联系疾病控制中心，并对患者进行吸氧和机械通气。幸运的是，该病致死率不高，记住最重要的一点：由于新生儿有肉毒杆菌中毒的危险，不要给 12 个月以下的孩子食用蜂蜜。

参 考 文 献

Honey and infant botulism. Available at: http://www.drgreene.org/body.cfm?id=21&action=detail&ref=825. Accessed May 9, 2008.

360　早期治疗筋膜间隔综合征，保持肌肉的功能

DORIS S. DUFF，BS，RN IV，CEN

评估与评价阶段

试想这样一个场景：一个前臂受伤的患者出现在分诊台，分诊护士刚触其手

臂测量脉搏，他就退缩回避，可能是什么原因呢？筋膜是覆盖四肢各隔室肌肉、神经和血管的一层坚硬无弹性的膜。当由于外部力量（如投掷）或者由于内部力量（如外源性物品的快速注射）导致骨筋膜室内压力增加时，血管和神经结构就会受压。微循环最初被阻塞，导致水肿，反过来水肿也会使压力增加。此时，动脉依然搏动，直到压力超过血管收缩压时，动脉搏动也会消失。前臂和小腿是最容易被累及的部位，手、手指和脚也可能罹患。

筋膜间隔综合征（compartment syndrome）的症状包括与损伤不相称的疼痛（pain）、皮肤感觉异常（paresthesia）、苍白（pallor）、麻痹（paralysis）、脉搏异常（Pulse），这就是评估血管充盈不足和筋膜间隔综合征的"5P"法。患者会出现剧烈的疼痛，筋膜触诊会使疼痛加剧；脉搏通常存在，但沿着受累筋膜的神经走行出现皮肤感觉减退。苍白与微循环受阻及受累的运动神经缺血导致的虚弱有关。可采用压力计测定筋膜间隔的压力，若压力小于 10mmHg，则为正常。此外，还可进行实验室检查，测定患者尿肌球蛋白，并请骨科医生会诊。应对患者进行严密监测，记录监测结果，以便需要时进行反复评价。治疗措施包括紧急筋膜切开术，去除所有形式的外源性压迫及避免阻碍循环的任何干预措施。对该类患者来说，不应使用冰块，因为这会加重血管的持续收缩；不应过度抬高肢端，以免阻碍动脉血流。同时应持续评估患者的疼痛情况，并给予止痛剂。

参 考 文 献

Semonin–Holleran R. Environmental Emergencies. In: Sanders Jordan K. *Emergency Nurse Core Curriculum*. Lippincott Williams & Wilkins, Philadelphia; 2006.

Walker J. Specific Life Threatening Complications Associated with Orthopedic Injuries. In: Sanders Jordon K. *Emergency Nurse Core Curriculum*. Lippincott Williams & Wilkins, Philadelphia; 2006.

361　不是所有有躁狂举动的患者都患有精神病，要注重控制和治疗原发疾病，如韦尼克脑病

DORIS S. DUFF，BS，RN IV，CEN

计划阶段

韦尼克脑病，即韦尼克-科尔萨科夫综合征（Wernicke-Korsakoff syndrome），是由硫胺素缺乏所致的脑部异常，表现为特定脑功能的缺失。韦尼克脑病既损伤中枢神经系统的神经，也损伤周围神经系统的神经。营养不良的酗酒者（由于缺乏硫胺素，又称维生素 B_1）发病危险较高，酒精会干扰体内硫胺素的降解，而

硫胺素是机体利用葡萄糖所必需的物质。硫胺素缺乏会导致中枢神经葡萄糖利用降低，出现的症状与损伤的特定区域有关。脑干部位的损伤会导致动眼神经体征，患者可能出现复视、眼睛运动异常、上眼睑下垂。运动失调是小脑损伤的体征，导致步态和姿势的异常，步态通常不稳和不协调，发生共济失调综合征，患者在没有协助的状态下不能站立或行走。因为神经细胞没有损伤，通过给予硫胺素药物，患者的症状可得以改善。

科尔萨科夫综合征是在韦尼克综合征消退之后出现的精神症状。由于有关记忆的大脑区域被损伤，患者通常会细致地讲述一些故事情境或经历，以试图掩盖记忆力的丧失（称为虚构症），患者相信这些故事是真实的，并将这些故事强加于照顾者。下列情况也会导致科尔萨科夫综合征：持续呕吐（如妊娠剧吐症、胃恶性肿瘤、肠梗阻和肥胖减症手术）、全身疾病（如恶性肿瘤、肺结核、艾滋病、尿毒症）、饥饿（如厌食症或战争囚犯）及因治疗而引起的情况（如长期血液透析、过度饥饿后进食、静脉输注高营养液）。对科尔萨科夫综合征患者的治疗目标是控制和预防症状进展。静脉输注硫胺素是最常用的治疗方法。对意识丧失或昏睡的患者，应进行严密监测。意识混乱、精神错乱和视觉症状会随着硫胺素的输入而有所改善，但不会改善由于科尔萨科夫精神症状所导致的记忆缺失。

参 考 文 献

Wernicke-Korsakoff syndrome. Medline Plus. Available at: http://www.nlm.nih.gov/medlineplus/ency/article/000771.htm.Accessed August 3, 2008.

362 知道如何和何时插鼻胃管，何时避免它

DORIS S. DUFF，BS，RN Ⅳ，CEN

计划阶段

为急诊患者插鼻胃管通常是为了去除胃内空气和胃内容物，以解除胃内压力。胃管通过鼻腔或口腔插入胃内，可通过其进行胃灌洗，以清除胃肠道的血凝块和血液。外伤患者插鼻胃管可辅助预防呕吐和引流胃内容物。对胃内容物的分析可辅助临床诊断。插胃管的其他用途包括去除有毒物质、预防胃扩张和引流胃内容物，以及注入造影剂。应根据放置胃管的原因确定胃管的型号和尺寸，治疗用的最小胃管可预防对食管括约肌产生压力。确定胃管放置位置的方法有：吸出胃内容物，使用 CO_2 检测试纸，用注射器注入空气在上腹部听诊气过水声，或做胸部X线检查。

插胃管时必须谨慎。对于有可能存在颈椎损伤的患者，在插胃管过程中应采用人工制动的方法，以免使颈椎移动；对于严重面部创伤、头部损伤或颅骨骨折的患者，应经口插入胃管，以防止胃管经过筛状软骨板或筛骨进入大脑；食管静脉曲张患者插管时有破裂出血的危险；摄入腐蚀性物质的患者插胃管能加重对食管的损伤。口胃管可能插入邻近的弧形气管内，因此，在使用之前，必须用前述方法确定胃管位置。对儿科患者，放置鼻胃管是为了胃内减压，因为儿童大哭时会吞咽大量空气，导致胃过度膨胀影响通气。对于婴儿，应选择口胃管，而不应置入鼻胃管，因为他们用鼻呼吸。给儿童插鼻胃管时必须小心，因为其气道直径较小，而舌头相对口腔比例较大。

参 考 文 献

Rossoll L. Insertion of orogastric and nasogastric tubes. In:Proehl JA. *Emergency Nursing Procedures*. 4th Ed. Philadelphia:Saunders, 2009.

363　蛇咬伤患者的处理

DORIS S. DUFF，BS，RN Ⅳ，CEN

评估、实施与评价阶段

被蛇咬伤的患者通常会把蛇一起带到急诊室，这给医务人员和其他患者带来了风险。但有些急诊室允许患者把死蛇带入，以协助辨别是否为毒蛇，并通过观察蛇的大小估计需要摄入的毒液量。

被毒蛇咬伤后，皮肤上会有 1～2 个伤口，而被非毒蛇咬伤，皮肤上最多留有 4 行上牙印和 2 行下牙印，甚至不会有任何痕迹。蛇的唾液中含有抗凝集素，叮咬部位可能几小时出血不止。对于蛇咬伤患者，不应采用在叮咬处倾倒大量煤油或酒精等家庭式处置方法。患者前来就诊时，通常在叮咬上方扎止血带减缓血流速度，以阻止毒素进入心脏。但是，并不鼓励使用止血带，通常建议在叮咬处紧密包扎绷带，绷带与皮肤之间的空隙以可插入两指为宜，这些绷带通常可坚持 1～1.5 小时，这样被蛇咬伤的患者可有较长的时间到达急诊科。对于蛇咬伤患者，不建议使用抽吸装置，也不建议在来院前切开伤口，因为这可能导致神经、肌腱和血管的损伤，并增加感染的风险。

被蛇咬伤后，应使患者保持平静，尽可能保持伤口处不动，并迅速送达急诊科。活动过多、恐惧、摄入液体和食物都会加快血液循环，导致毒素更快起作用。应避免在受伤区使用冰块，因为这可能导致组织损伤和截肢的风险。对蛇咬伤的治疗方法主要包括：预防破伤风、静脉输液、使用血液制品、根据毒素类型进行抗毒素治疗（铜头蛇咬伤通常不需要抗毒素治疗）。患者的年龄、病史、伤口的数量等信息对计划治疗方案很重要。转院或出院前，患者应在急诊科留观数小时。

参 考 文 献

Snakes—the good, the bad and the beautiful. Mother Earth News. Available at: http://www.motherearthnews.com/Nature-Community/2006–06–01/Snakes-The-Good-the-Bad-and-the-Beautiful.aspx. Accessed August 3, 2008.

364　要快速评估和确定导致患者昏迷的原因，尽快采取恰当的护理措施

DORIS S. DUFF，BS，RN IV，CEN

计划阶段

昏迷（coma）是指意识状态改变，很多原因均可导致昏迷，包括急性创伤、糖尿病酮症酸中毒（diabetic ketoacidosis，DKA）、脑卒中、酒精滥用、低血糖等。在急诊科快速识别病因和治疗的过程中，最重要的是保持气道开放，维持呼吸和循环。

糖尿病酮症酸中毒是指由于胰岛素不足导致的代谢性酸中毒、高血糖和酮症，常见于 1 型糖尿病患者，2 型糖尿病患者也可发生。胰岛素不足会导致很多生理改变，包括细胞水平葡萄糖摄入降低、自由脂肪酸释放和肝糖原增加。发生低血糖时，渗透性利尿会导致脱水、高渗透压和电解质丢失。加压素有抗胰岛素作用，刺激自由脂肪酸的释放，自由脂肪酸被转化为酮体，释放氢离子，导致代谢性酮症酸中毒。酸中毒影响心肌收缩和中枢神经功能。紧张、感染、未注射胰岛素、糖尿病新发病例都是常见的糖尿病酮症酸中毒的原因。糖尿病酮症酸中毒的症状包括乏力、恶心、呕吐、多尿、烦渴。如果不给予治疗，会进展为昏迷。确定气道通畅、保持呼吸和循环之后，需对患者使用等渗溶液进行扩容，应用胰岛素治疗高血糖和代谢紊乱。

很多与糖尿病无关的原因也可导致昏迷，如脑血管意外。脑血管意外是大脑脉管系统受损导致的神经损伤。血凝块、血管狭窄或血管破裂可阻断中枢神经血流，临床表现与累及的血管、损伤程度、受损区域可获得的侧支血流等有关。具有发生脑血管意外高危因素的患者包括糖尿病、高血压、有吸烟和药物滥用史的患者。这些患者可能有单侧肢端无力、发音模糊不清或无法讲话等症状。对于急性缺血性脑卒中导致的昏迷患者，可考虑使用溶栓治疗，对脑卒中患者最重要

的治疗是支持性治疗。

酒精是美国药物滥用中最常见的一种。酒精中毒是一种慢性疾病，其特征是由于过度饮酒导致控制能力受损。酒精是在肝中代谢的。酒精中毒的患者可能出现斗殴、苛求、执拗和危险性增加现象，因此，护理这些患者很有挑战性。中毒和戒断症状可能是假象，会掩盖其他可能威胁生命的疾病。酒精摄入过多的患者可表现为言语含糊不清、意识混乱和共济失调。水合疗法和确定患者是否有维生素 B_1 缺乏对患者来说非常重要。

低血糖是指血糖水平低于 50mg/dl，是最常见的内分泌急症之一。一旦血糖水平低于 35mg/dl，就会出现脑损伤。发生低血糖的原因有很多，但糖尿病和酒精中毒是最常见的两大病因。低血糖患者会出现与脑卒中患者相似的表现，如单侧肢体无力、言语含糊不清或不能说话。因此，对于意识改变的患者，应紧急检测是否是低血糖。

无论昏迷的原因是什么，对护士来说，只要患者一来，马上评估患者的血糖水平很重要。在急诊科，低血糖和与酒精中毒相关的低血糖是可以迅速治疗以预防并发症的。有脑血管意外的患者通常有糖尿病，而低血糖通常会因对脑血管意外的紧张情绪而加重。因此，应给予积极治疗。糖尿病酮症酸中毒表现为高血糖，所以，它的诊断相当明显。对前来急诊科就诊的昏迷患者，在确定气道通畅、维持呼吸和循环之后，第一步就是进行血糖监测，同时做好其他护理措施。

参 考 文 献

Jordan KS, ed. *Emergency Nursing Core Curriculum*. 5th Ed. Philadelphia, PA: Saunders; 2000, pp. 263–265, 409–411, 625–627.

365 皮肤是体表的第一道防线，出现皮疹可能是全身性疾病的一种表现形式

DORIS S. DUFF，BS，RN IV，CEN

评估阶段

皮疹是一种常见的主诉，出现皮疹后患者会很害怕，所以通常都会来急诊科就诊。很多皮疹都是良性的，使用抗组胺药物或类固醇药物治疗后，在几天内即可迅速缓解。但是，皮疹可能提示患者患有很严重的疾病，忽略这一点可能意味着患者错失发现严重感染或器官衰竭的机会。出血点是血管破裂时在皮肤上出现的极微小的、边界清晰的红色皮损，按压皮肤时不会褪色，通过这一点可以鉴别出血点与其

他良性皮疹。紫癜是血液积聚在大块皮下，不凸出于皮肤，压之不褪色。出血点和紫癜同时出现时，可能是某些严重疾病的体征，当伴有发热时可能预示着医疗急症，如严重的败血症或脑膜炎。很多种微生物都会引起败血症或脑膜炎，包括嗜血流感杆菌、脑膜炎双球菌、肺炎双球菌。不管致病病原体是什么，机体都会表现为相似的症状，即以出血点起病，随着其他表现逐渐明显时，进展为紫癜。

由于这些疾病进展迅速，几小时内就会导致死亡，因此，对发热患者应去除所有衣物，进行全面评估，以确定是否存在预示着严重疾病的皮肤体征。在获得血培养和脑脊液检查结果之后，应尽早开始针对某种细菌的特异性治疗。对于这些病例，医务人员应戴口罩进行个人防护，防止可疑病原体的传播。

参 考 文 献

Pierce-Peabody S. Meningitis. In: Sanders Jordon K. *Emergency Nurse Core Curriculum*. Lippincott Williams & Wilkins, Philadelphia; 2006.

366 对急诊就诊的精神病患者进行全面检查（包括安全因素）

ELIZABETH A. GILBERT，ADN，BA-CS

计划阶段

随着社区医疗资源的减少，患急症前来急诊科就诊的精神病患者越来越多。与来急诊就诊的普通患者相比，精神病患者有很多需要特殊注意的问题。在对存在暴力行为或自我伤害倾向的患者进行治疗和护理时，如果没有注意到其可能导致的伤害，那么急诊科常用的仪器或者器械对于这些精神病患者来说可能都会造成危险。

因此，急诊科医务人员切记要去除任何可能对医务人员或患者造成威胁的物品。例如，在急诊科病床旁通常能见到的心脏监护的电线，精神病患者可能用它自缢或使医务人员窒息。另外，要检查其他常用的物品，包括锐器（如剪刀、手术刀、针）及药物。

切记要查阅所在机构针对精神病患者进行身体搜查的规章制度或指南。在急诊科，通常要让精神病患者换上病号服，检查患者的物品，移除所有可能有危险的物品，包括患者携带入院的武器、药物、火柴和打火机。

另外，需要对急诊科本身的环境进行设计，以避免患者可能隐藏伤害自己或他人的物品。精神病患者通常表现为冲动、控制力较差，可能在医务人员不注意的时候携带物品离开急诊室。对精神病患者来说，可能有危险的物品还包括腰带、鞋带、银餐具、苏打易拉罐、医务人员颈部携带的物品（如听诊器或胸牌系带），精神病患者可能会用这些物品攻击医务人员或用于自杀。诸如漱口水和剃须刀等化妆物品、紧急呼叫灯的绳索、淋浴帘的挂钩等都可能导致危险。

最后，护士应了解常见的精神疾病诊断，这有助于提供恰当的治疗程序和安全的环境。例如，护士必须记住在双向障碍患者躁狂期时，患者更容易出现判断力下降，不能控制冲动行为；精神分裂症患者通常会有幻听和幻视指引其伤害自己或他人。与急诊科医生和精神科合作，使患者在治疗期间情绪保持稳定，这对保护患者和医务人员都至关重要。此外，医院所有的工作人员对情况都有所了解也有利于提供安全的环境，并对患者提供满足其需要的特殊护理。

参 考 文 献

Manton A. Psychiatric patients in the ED—How can the system respond? *ENA Connection Online*. April 2004; 28(3).

367 在急诊科应用清醒镇静麻醉面临的挑战

ELIZABETH A. GILBERT，ADN，BA-CS

计划阶段

在急诊科，清醒镇静麻醉（conscious sedation）已普遍应用于一些会给患者带来巨大痛苦的治疗操作中（如骨折复位），无论是对成人还是儿童。护士必须接受气道管理方面的培训，知晓镇静药物及其不良反应，识别可能导致患者不良反应的危险因素。清醒镇静是指通过给予药物，产生一种记忆缺失的状态，但患者保护性气道反射仍然存在，仍然能够完成一些简单的指令，但不能回忆该过程。

护士应向患者及其家属解释清醒镇静的过程，尤其是对于儿童患者的家长。在实施该过程时，患者可能会大声哭喊，这可能被家属认为是治疗无效，所以安抚家属非常重要。护士还应向患者及其家属解释所用药物的作用，因为有很多药物的作用会使人感到惊恐。例如，氯胺酮通常会引起眼球震颤或治疗结束后的梦魇，家属会很担忧。护士必须熟悉医院关于清醒镇静疗法的规程，确保房间内备有急诊器械，如气囊面罩、供氧装置、吸引装置，并检查其功能是否正常，以确保一旦出现紧急需要，可以立即使用。在实施清醒镇静的过程中，应将药物、抢救药物、医疗病历、护理记录等携至患者床旁，并一直陪在患者身边，直到镇静过程结束，患者从镇静状态中充分恢复。

在实施清醒镇静之前，采集患者的既往病史非常重要，包括：慢性病、目前正在服用的药物、吸烟和饮酒情况、最后一次饮水和进食的时间、过敏史、对麻醉的不良反应等。护士应对患者进行全面的身体评估（特别是气道、肺、心血管系统），监测生命体征，进行心电监护和持续的血氧饱和度监测，以协助确定患者的心肺功能和氧合情况，并监测药物的不良反应（如呼吸减慢、低血压、血氧饱和下降）。护士还必须通过给氧、鼓励患者深呼吸等方法，帮助患者恰当管理呼吸道。同时，应避免用药过量，以防削弱患者的自主呼吸。

在患者完全清醒，能经口进水而没有恶心、呕吐及生命体征平稳之前，必须对患者进行持续的监测。生命体征平稳，尤其是体温恢复正常，通常是患者出院的一条必要标准。患者和家属要能正确复述和理解出院指导的内容，包括当出现关于治疗过程或镇静状态的任何疑问时，如何与急诊科取得联系等。

参 考 文 献

Pascarelli P. The role of the nurse during intravenous conscious sedation. *Orthop Nurs*. 1996; 15(6):23–25.

368 如何收集患者私密的病史信息

ELIZABETH A. GILBERT，ADN，BA-CS

评估阶段

所有前往急诊科就诊的患者都要经过分诊这一程序，这可以帮助急诊科医务人员获得患者信息，确定治疗的优先顺序。护士需要具备通过简短的主诉和现病史获得准确信息的能力，能够实施快速的体格检查，并能确定疾病的严重程度。患者应该提供准确的医疗信息，包括目前所使用药物的详细清单，以便给予恰当的治疗。然而，有些患者不完全真实地告知自己的病史或目前服用的药物，他们会觉得忧虑或尴尬。

万艾可（即伟哥）就是这类药物的一种。万艾可是磷酸酯酶抑制剂，用于治疗多种疾病（如心脏病、糖尿病、心理压力、肥胖、睾酮水平低、酗酒、吸烟、药物滥用等）导致的勃起障碍。另外，还包括西力士和艾力达等治疗勃起功能障碍的壮阳药。

对于因胸痛来急诊科就诊的患者，应仔细询问并让其提供所服用药物的准确清单，特别是过去24~36小时所服用的药物。磷酸酯酶抑制剂禁忌与硝酸盐联合使用，这会带来严重低血压和灌注改变。如果胸痛患者正在服用磷酸酯酶抑制剂，则需要调整治疗方案。α受体阻滞剂（如降压宁、坦洛新、多沙唑嗪）也禁忌与磷酸酯酶抑制剂合用，因为这会导致严重低血压。多种药物联合使用的患者发生不良反应的危险性更高，应进行更密切的监测。

急诊科护士可以通过采取以下措施，以获得全面的病史：①确保患者提供信息时的私密性，但通常分诊室里的帘子不能满足患者回答带有侵犯性问题时所需要的私密性。②在开始询问敏感问题时，确保使患者感觉舒适。关于其工作、家庭的非正式会谈能够"破冰"，有助于在询问比较困难问题之前建立专业的护患关系。③告知患者提供关于其疾病特殊信息的重要性。例如，"很高兴您能在感到胸痛后来就诊，这有利于您得到彻底的检查。我们需要知道您所服用的所有可能影响这次治疗的药物，这一点特别重要。我们发现很多患者现在都会服用万艾可之类的药物，你服用这类药物了吗？"④保持镇静。急诊科很繁忙，而分诊室可能更加忙乱。在这段时间内，让患者知道你的关注点在他身上。患者不想成为负担，尽管我们不会这么说。但在繁忙的夜晚，我们一个不耐烦的眼神便会传递出这样的信息。⑤询问信息时，要就事论事，不掺杂感情色彩。如果患者觉得你询问问题让他感觉不舒服，他也会给出一些令你不满意或不舒服的回答。

参 考 文 献

Erectile dysfunction. MayoClinic.com. Available at: http://www.mayoclinic.com/health/erectiledysfunction/
DS00162/DSE CTION=treatments%2Dand%2Ddrugs. Accessed August 3, 2008.

369　不要忽略患者家庭用药情况

ELIZABETH A. GILBERT，ADN，BA-CS

评估阶段

人们使用补充剂和替代药物已经有很多个世纪，这些疗法盛行的原因之一就是大家普遍相信它们是天然的，因此也是安全的。但这是公众的错误观念，会导致很多人使用含有未知成分和剂量的补充剂进行自我治疗。在目前可用的补充剂中，很多尚未在孕妇或儿童身上进行试验，也没有检验其与处方药的交叉作用。在美国，将草药作为食品来管理，而不是作为药物管理，这意味着中草药可以不用具备与药物相同的安全标准和生产过程，这种标准化的缺失导致其疗效不统一和潜在的器官损害（特别是对肝脏的损害）。因此，护士要了解患者常用的一些自我治疗的方法、不良反应及与处方药的交互作用，并为患者提供恰当的健康教育。

芦荟（aloe）是常用的草药之一，通常被认为是治疗烧伤的典型药物，可在烧伤部位产生镇痛和消炎作用，也常被口服用作缓泻剂。但是，应避免长期使用芦荟作为缓泻剂，而且禁忌用于孕妇和儿童。芦荟与抗心律失常药物、强心苷、环利尿剂、噻嗪类利尿剂、类固醇等会发生交叉作用，增强其药效。如果患者患有不明原因的腹痛、克罗恩病、溃疡性结肠炎或可疑肠梗阻时，不应使用芦荟作为缓泻剂。

黑升麻（black cohosh）是另外一种常用的草药，常被妇女用作治疗更年期或更年前期综合征，也常与圣约翰草（小连翘）联合使用治疗情绪失调和抑郁症状。黑升麻不应用于孕妇或儿童，它会与降压药物发生交互作用，增强其药效，而导致严重的低血压。大剂量使用黑升麻时，可引起呕吐、头痛、头晕和四肢疼痛。黑升麻有减缓绝经前期综合征和绝经期综合征的作用，但不能连续使用超过 6 个月。注意不要把黑升麻与蓝升麻相混淆，蓝升麻是抗惊厥和止痉挛药物，可增加月经血量，而且通常有胃肠道和心脏不良反应。

对黑升麻只进行过少数有限的临床研究，证实其可用于缓解焦虑和抑郁情绪。它与处方药物有明显的交叉作用，不应与单胺氧化酶抑制剂一起使用（有诱发高血压危象的危险），与免疫抑制剂联合使用会降低其血药浓度，也不应与某些 5-羟色胺抑制剂共同使用，这会增加其药效，甚至引起血清素症候群。

紫锥花（echinacea）是另外一种常用的草药，可用于缓解冻伤和急性、慢性呼吸道感染。由于紫锥花有改变免疫抑制药物的作用，因此服用免疫抑制剂的患者和自主免疫功能障碍的患者禁忌服用紫锥花。紫锥花的应用时间有限制，建议不超过 8 周，长期使用会增加肝脏毒性。

以上列出的是最常见的补充剂及其作用。护士切记要询问患者正在服用的所有药物，包括在药店可买到的非处方药和草药。如果护士没有特别询问，患者可能就不会提供这些信息，因为他们通常不认为草药是药物治疗的一部分。

参 考 文 献

Decker GM, Myers J. Commonly used herbs: Implications for clinical practice. *Clin J Oncol Nurs*. 2001;5(2):13.

National Center for Complementary and Alternative Medicine. Herbal supplements: Consider safety, too. Available at: http://nccam.nih.gov/health/supplement-safety/. Accessed August 3, 2008.

370　建立急诊标准化流程是确保安全文化的基础

ELIZABETH A. GILBERT，ADN，BA-CS

计划阶段

不断核对患者身份是避免差错的必要方法之一，患者身份错误可能导致患者错误治疗或不良反应。在繁忙的急诊科，很有可能同时出现两个或更多有相同或相近名字或其他人口统计学信息相近的患者。由于一位患者通常由多名医务人员提供治疗和护理，所以护士在执行操作、给药或输血等治疗前，一定要确定患者的身份。

急诊科优质护理服务的两个要素是医务人员之间的明确沟通及建立安全的氛围。医务人员之间明确的沟通必不可少，护士一定要在有任何需要的情况下，如在 2 名护士交班或在与其他学科的医务人员（如药剂师与护士）沟通过程中，留出质疑和澄清的时间。质疑可疑情况很有必要，如护士查看患者的实验室检查结果时，如果与期望的不一致，就应该花些时间来核查该检查在收集和检测过程中是否正确。花些时间确定检查结果可确保患者能得到正确的治疗。

安全的氛围对护患关系、护士与医院的关系都很重要。护士应遵守如核对患者身份等程序，对患者安全做出自我承诺。在与患者及其家属沟通，使他们获得治疗信息时，允许其提出问题。当患者提问时，护士不应觉得"受到挑战"，应感觉舒适，并避免不恰当的行为或治疗。目前很多医院都强调医疗团队，以保证医务人员之间的沟通和团队工作的有效性，这不仅有助于增进患者对护士的理解，还可增加对护士专业技能的认可。

最后，在医院中建立不良事件的报告系统也很重要。报告不良事件，并对其根本原因进行分析，可以评价并修改现存的、可能导致不良事件的流程。不断地评价培训，以保证护士具备相应的技能，并知晓现行政策。鼓励医务人员共享信息和关注潜在的问题也非常必要，护士有必要知道医院非常乐于倾听他们的声音与诉求。

建立安全的氛围应从护士及其能力开始，以确保其自身的临床行为是准确的，是有证据可循的，并在与医院其他医务人员的互动过程中不断改进。如果医务人员能够共同协作，患者将收获最佳的照护体验。

参 考 文 献

Making Healthcare Safer. *A Critical Analysis of Patient Safety Practices Promoting a Culture of Safety*. Available at: http://www.ahrq.gov/clinic/ptsafety/. Accessed August 3, 2008.

TeamSTEPPS: National Implementation. About the National Implementation Plan. Available at: http://teamstepps.ahrq.gov/aboutnationalIP.htm. Accessed March 8, 2008.

371 经尿道前列腺电切术后患者会留置 Foley 尿管——请一定保留

ELIZABETH A. GILBERT, ADN, BA-CS

实施阶段

急诊科护士需要掌握必要的术后护理措施，尤其是对于那些手术当天就因术后并发症而来急诊就诊的患者。经尿道前列腺电切术（TUPR）是针对由各种男性疾病，如前列腺癌、良性前列腺增生、前列腺增大导致反复尿路感染、膀胱结石、膀胱无力或损伤或无法排空膀胱导致肾脏损伤而进行的手术。术后常规留置 Foley 尿管进行术后冲洗和预防尿潴留，在术后第一个 24 小时进行持续膀胱冲洗以预防血凝块导致尿潴留。一旦冲洗结束，尿液会形成小的凝结块，这些凝结块通常可以通畅地通过导尿管，但有时导尿管发生堵塞，会造成尿潴留，特别是当患者没有摄入足够的液体量时，这种情况更容易发生。

尿潴留患者会来急诊就诊，主诉尿液排出减少和下腹疼痛。进行体格检查时，护士会发现患者的膀胱膨胀，患者感到明显不适。护士必须知晓这一特殊的术后过程，避免拔除或更换尿管。一旦拔除尿管，护士可能需要更换新的尿管或引起患者尿道出血增加。因此，护士切记要与手术医生取得联系，确定患者的治疗方案。尿管堵塞的常规治疗方案是用无菌生理盐水进行人工冲洗，以去除堵塞的凝块，这可能需要 10～15 分钟的时间来帮助患者成功解除尿管堵塞，排空膀胱。一旦成功，护士应避免短时间内快速大量放尿，因为这会导致膀胱痉挛疼痛，因此护士应记录尿液排出量。确定尿管通畅后，需将尿管与集尿袋重新相连，并监测尿液引流情况。护士还应教育患者摄入充足的液体，以防止尿管堵塞，并确保医生对患者进行随访。

参 考 文 献

Transurethral resection of the prostate. Available at: http://www.swedish.org/body.cfm?id=7. Accessed August 3, 2008.

372 根据适应证调整氟哌利多的使用剂量

ELIZABETH A. GILBERT，ADN，BA-CS

实施阶段

药物依据患者的适应证不同而有不同的使用方法、使用间隔和剂量。因此，确保药物使用的正确剂量很重要。小剂量（0.625～1.25mg）氟哌利多是最常用于治疗术后恶心的止吐剂，而大剂量（5～10mg）使用最常用于治疗精神疾病。氟哌利多属于多巴胺受体阻滞剂，同时也具有组胺和 5-羟色胺拮抗特性。由于氟哌利多可导致 QT 间歇延长和尖端扭转型室性心动过速，2001 年，氟哌利多获得"黑框警告"（即在说明书中加黑框警示）。随着其他止吐药物的出现（如昂丹司琼，其缓解恶心的效果在儿童中更好，在成人中与氟哌利多相同），氟哌利多在急诊科中的应用不再普遍。

但是，正是因为使用减少，护士就更应注意，在给予氟哌利多药物时，一定要询问患者的心脏病史和相关用药史。有冠状动脉疾病、高血压、充血性心力衰竭、电解质紊乱、心律异常的患者，不应使用氟哌利多。氟哌利多可能与很多心脏用药产生交互作用，如果医生知晓患者的病史，而仍然给予氟哌利多药物，则护士需要对患者进行心电监护，并且减少用药剂量。护士要告诉使用氟哌利多的患者，随时报告可能出现的不良反应，如头晕、心率加快或心悸。另外，应监测患者是否出现锥体外束不良反应，如肌张力异常和抗精神病药物恶性症候群。如果发生了这些不良反应，护士需立即进行处理。在急诊科，恰当评估和正确使用的前提下，氟哌利多是可以被安全使用的，但护士要知道该药物不同剂量会产生不同效果，尤其是在目前该药物较少被使用的情况下。

参 考 文 献

Domino K, Anderson E, Polissar N, et al. Comparative efficacy and safety of metoclopramide for preventing postoperative nausea and vomiting: A meta-analysis. *Anesth Analg.* 1999; 88:1370.

Droperidol. Available at: http://www.providence.org/healthlibrary/contentViewer.aspx?hwid=d00219a1 &serviceArea=generic. Accessed May 8, 2008.

373 病理性水中毒患者的急诊处理

ELIZABETH A. GILBERT，ADN，BA-CS

评估阶段

在急诊科可见到水中毒患者，这些患者常伴有低钠血症。水中毒最常发生于高强度运动（如耐力运动项目）的运动员，持续大量的出汗使运动员更容易出现血钠平衡的紊乱。水是一种低渗溶液，只喝水不能补充运动中出汗丢失的钠。这些患者通常出现恶心、肌肉痉挛和意识模糊，如果不给予恰当的治疗，低钠血症会导致患者癫痫、昏迷，甚至死亡。

急诊科护士可能见到病理性水中毒的另外一种表现形式，即精神分裂症患者也有水中毒的危险，但这种形式通常会被忽略，直到症状后期才被意识到。精神分裂症患者抗利尿激素高于正常水平，这种高水平的抗利尿激素再加上精神分裂症患者常出现的摄水过多行为，会导致患者体重因水的重量而增加20～30磅（1磅=0.45kg）。因此，护士要记住精神分裂症患者是水中毒的高危人群，当他们来急诊科就诊时，要监测其对水分的摄入，对于此类患者，护士往往需要使用一些较为特殊、有创意的方法来限制其水分的摄入。护士要能识别低钠血症的细微变化，如肌肉痉挛、恶心、意识模糊加重，从而进行恰当的干预。尽管目前还没有完全弄清楚病理性水中毒的发病机制，但研究者们正在努力探索对该类患者可能有效的药物，以延长患者的生命。急诊科护士应了解水中毒发生的危险因素、出现症状的时间及不加以治疗可能产生的危险。

参 考 文 献

Goldman M. UIC researchers to study new drug for schizophrenic patients. University of Illinois Psychiatric Clinic, Department of Psychiatry. Available at: http://www.psych.uic.edu/news/new_schizophrenia_drug.htm. Accessed August 3, 2008.

Goldman MB, Luchins DJ. Prevention of episodic water intoxication with target weight procedure. *Am J Psychiat*. 1987;144:365–366.

Goldman MB, Robertson GL, Luchins DJ, et al. The influence of polydipsia on water excretion in hyponatremic polydipsic schizophrenic patients. *J Clin Endocr Metab*. 1996;81: 1465–1470.

374　护理文件信息化——护理工作安全保障

ELIZABETH A. GILBERT，ADN，BA-CS

计划阶段

很多医院逐步开始使用电子医疗病历来记录和储存患者的健康信息，以提高患者就诊的安全性和整体性。电子病历在改善医疗效果方面有下列优点：医疗护理记录很清晰，并且标记了时间，而且无法被其他医务人员改动；医生的医嘱很清晰，且是按照规范所要求的格式设计好的；所有照护患者的医务人员都能书写患者记录，而且每个人同时可以获取到这些记录，使不同专业之间的沟通更加方便。很多电子病历已经建立了安全性能和决策支持系统，如医嘱界面的互动检测系统，当开出两种同类药物时就会发出警告，可以大大降低医疗差错。

尽管电子病历有很多优点，但也有一些缺点，护士在应用电子病历时应加以注意。首先，机密性是个问题。护士只应获取那些由于专业原因需要阅读的记录，违背保密原则可能会受到严厉的处罚。如果患者患有精神疾病，处罚可能更为严格。设置密码对于保密非常重要，而且当不再使用时应退出屏幕。其次，电子病历的另一个缺点是图表模板的使用。虽然模板能节省时间，并且使护士能集中处理与患者主诉相关的问题，但模板并不能代替临床判断，也不能代替护士询问模板中没有的信息。再次，护士要避免只关注完成电子病历，而忽略患者。患者需要被关注，而这只有专业的护士才能够给予。最后，护士必须注意不能过度依赖电脑，有时错误的剂量和药物会被电脑认为是正确的。电脑是由人设计和操作的，有时程序也会出现错误，应及时加以改进。尽管电子病历是一种很有价值的工具，可以提高护理质量，但护士必须记住：要不断记录护理评估、护理行为和观察结果，以使患者获得持续高质量的护理。

参 考 文 献

Likourezos A, Chalfin DB, Murphy DG, et al. Physician and nurse satisfaction with an electronic medical record system. *J Emerg Med*. 2004;27(4):419-424.

375　曼陀罗和其他致幻剂中毒患者的护理

ELIZABETH A. GILBERT, ADN, BA-CS

实施阶段

急诊科会有很多由于摄入致幻剂前来就诊的患者。一般来说，这些患者会由于怪异行为、激惹状态或幻觉而被朋友或亲戚送来医院。有些患者能告诉急诊科医务人员他们摄入了什么，但有些则不能。对这些患者的诊治过程通常从一般性调查开始，同时开始实施 ABC 心肺复苏。致幻性毒物可通过各种途径进入机体，如吸入、吸烟、吸毒或口服。

曼陀罗（jimson weed）已被使用了几个世纪，是一种常见的毒物。它是颠茄类家族的一员，具有较强的抗胆碱能特性。它自行生长在道路两侧或牧场里，农场主和园艺人员可能长时间无意接触到这种毒物而导致中毒，但更常见的是青少年有意滥用这种物质，以产生幻觉和欣快感。护士必须从患者或其朋友那里尽一切努力知晓患者可能摄入了何种物质。同时，护士必须识别患者阿托品中毒的表现，即瞳孔散大、面颊绯红、皮肤温暖干燥、口腔干燥、心动过速、高血压或低血压、伴有幻觉的谵妄、阵挛性肌肉挛缩和体温过高。可使用下列口诀："瞎如蝙蝠，疯似帽匠，红如甜菜，热如野兔，干如骨头，内脏和膀胱没了声音，只有心脏依然跳动"描述其症状。对曼陀罗中毒的治疗主要是支持性疗法。通过提供安全的环境，以保证处于幻觉和激惹状态的患者的安全。同时，应密切监测生命体征，必要时可使用冰毯降温。根据摄入量的不同，症状通常在 24～48 小时缓解。此外，护士对患者及其家属进行曼陀罗及其他致幻剂所致危险的健康教育也很重要。

参 考 文 献

Chan K. Jimson weed poisoning: A case report. *Permanente J*. 2002;6(4):28–30.

Jimson Weed Fast Facts. Available at: http://www.doitnow.org/pages/525.html. Accessed August 3, 2008.

376 知晓所用胰岛素的类型

ELIZABETH A. GILBERT，ADN，BA-CS

实施阶段

胰岛素是一种救命的药物，很多糖尿病患者每天都必须注射胰岛素。急诊科储存着很多类型的胰岛素，每种都有不同的起效时间和峰值效果，因此，护士在给予胰岛素时可能存在一定风险，要定期检查这些药物及其效果。因糖尿病前来急诊科就诊的患者通常是由于高血糖、糖尿病酮症酸中毒或低血糖，低血糖很容易控制，高血糖则通过应用胰岛素等药物进行治疗。

急诊科储存的胰岛素类型通常为常规胰岛素、鱼精蛋白锌胰岛素和甘精胰岛素（来得时）。急诊科通常不会储存长效胰岛素，因为患者不会在急诊科待太长时间。常规胰岛素是短效胰岛素，30～60 分钟起效，1～5 小时达到峰值，持续时间为 6～10 小时。常规胰岛素在急诊科最常见的用法是：对高血糖患者静脉给药，对糖尿病酮症酸中毒患者可能会混入其输注液体中给药，还可通过皮下、肌内注射或静脉方式给药。鱼精蛋白锌胰岛素只能皮下给药。来得时是长效胰岛素，起效时间为 1 小时，无峰值，持续时间为 24 小时，在急诊科不常使用。皮下注射是胰岛素的最佳给药方法，因为经脂肪组织吸收胰岛素更有效，腹部是最常用的皮下注射部位。

护士要关注给予胰岛素的原因，以获得预期效果。同时，护士应使用恰当的注射器抽取胰岛素，在为患者进行注射前，需知道胰岛素的类型，并确认正确的剂量。

参 考 文 献

Hodgson BB, Kizior R. *Saunders Nursing Drug Handbook*. Philadelphia, PA: W.B. Saunders; 2008, pp. 618–620.

Insulin preparations. *FDA Consum Mag*. 2002. Available at: http://www.fda.gov/fdac/features/2002/chrt_insulin.html. Accessed August 3, 2008.

377 为急诊科患儿给药时要谨慎

ELIZABETH A. GILBERT，ADN，BA-CS

实施阶段

与成人相比，因为儿童的一些特殊性，其更容易发生给药错误，这些特点包括体型、体重、发育状况、药物吸收情况等的不同。给药过程的任何一个环节都有可能发生差错，包括开医嘱、分发药物、给药和记录等。最常见的儿童给药差错是剂量的计算。持续进行检查和设立规范的实践标准可以降低发生这类错误的危险。

护士必须记住，儿童给药的剂量是根据体重计算的。应准确测量儿童的体重，并且确定使用了正确的单位（是磅还是千克）。在可能的情况下，护士应避免使用其父母所说的患儿体重。护士应具备一定的药物知识，在计算剂量和准备给药的过程中尽可能集中注意力。对于"高危险性"药物的计算，包括胰岛素、镇静药物和肝素类药物，应由另一名护士进行二次核对。护士要对因字迹模糊难以辨认或看上去没有道理的医嘱进行核实。严格遵守规范和医院的规定有利于确保患者的安全。获得药物信息、使用恰当的物品进行药物准备和给药过程也很重要，如口服给药的针管只在给予口服液体时使用，不能再用于静脉给药；静脉给药应用恰当的注射器抽吸药液；用结核菌素专用注射器比用 1ml 注射器能获得更准确的剂量，因为其在十分位水平有更多的刻度；应使用胰岛素注射器来吸取胰岛素，因为在胰岛素注射器上有胰岛素单位的专用刻度线。

急诊科儿童给药很重要，护士应时刻谨记各种给药设备（如输液泵）的安全使用原则，并且要通过继续教育不断更新药物知识，并通过加强实践技能来确保高危患者的安全。

参 考 文 献

Hughes R, Edgerton E. Children's health: Nurses can take steps to prevent pediatric medications errors associated with dosing and administration. Agency for Healthcare Research and Quality. Available at: http://www.ahrq.gov/research/jun05/0605RA17.htm. Accessed August 3, 2008.

The Joint Commission. Sentinel event alert, Issue 39. Available at: http://www.jointcommission.org/ SentinelEvents/Sentinel EventAlert/sea_39.htm. Accessed August 8, 2008.

378　护士要掌握所有护理仪器设备的使用

ELIZABETH A. GILBERT，ADN，BA-CS

计划阶段

急诊科护士每天都会使用很多设备，对急诊科护士及其辅助人员来说，知晓其使用方法，使这些设备发挥其全部潜能以增强护理效果是一件非常重要的事情。医疗机构有责任为设备使用者提供必要的信息和培训。护士与工作人员的职责是学习如何正确使用这些设备，当不能理解其功能时要提出疑问。

任何时候，患者的安全都高于一切。在急诊科非常常见的一种监护设备是心电监护仪，该设备可以对心律、血压、呼吸频率、血氧饱和度进行持续监测。心电监护仪还可用于监测动脉压和 ST 段。如果置入了肺动脉导管，还可以进行心排血量和中心静脉压的监测。但是，护士要避免在急诊科使用非急诊科使用的特殊设备，使用这些不常使用的特殊设备时，如果护士没有足够的知识，可能会危害患者安全。

当然，对急诊科护士而言，能够设置特定的报警参数也很重要，这可以保证护士可以暂时离开监测屏幕，去其他房间安置其他患者。心电监护仪还可以计算静脉输注药物的剂量，护士必须正确输入患者所有信息，如年龄、体重、应给予的药物等，监护仪就会计算并打印出剂量表。心电监护仪还会储存信息，需要时可显示趋势和历史记录。

监测设备的具体功能与机构所购买的特定机器有关。由于监护设备在急诊科通常会一直使用，所以能辅助护士为患者提供最佳护理。护士应尽可能多的学习这些设备所具备的所有功能。记住：通常这些设备与目前所使用的功能相比，还具有更多其他的功能。

参 考 文 献

Drew BJ, Califf RM, Funk M, et al. AHA scientific statement: Practice standards for electrocardiographic monitoring in hospital settings: An American Heart Association Scientific Statement from the Councils on Cardiovascular Nursing, Clinical Cardiology, and Cardiovascular Disease in the young: Endorsed by the International Society of Computerized Electrocardiology and the American Association of Critical-Care Nurses. *J Cardiovasc Nurs*. 2005;20(2):76–106.

379 急诊科与重症监护室是不同的

ELIZABETH A. GILBERT，ADN，BA-CS

评价阶段

急诊科正变得越来越拥挤，在为患者提供护理时面临着很多挑战。除了等待时间较长以外，好转与治愈时间较长，患者满意度低，都是急诊科护士所面临的挑战。在急诊科提供 ICU 水平的护理就更加是个挑战了。很多理由都支持应将病情严重的患者尽可能转往 ICU。

第一，在急诊科实施 ICU 水平的护理所面临的挑战之一就是护患比。急诊科标准的护患比是 1∶4，在快速护理区可能更高。同一个房间的患者其病情可能不同，对病情严重的患者进行加强监护可能需要 ICU 标准的护患比（根据患者病情不同，可能为 1∶1 或 1∶2）。如果护患比例不足，病情严重的患者可能无法得到与其病情相符合的护理照顾。

第二，护士无法预料的大量患者同时出现在急诊科。不管在什么时候，大量蜂拥而至的患者都会使护士无法对那些需要加强监护的危重症患者提供持续的护理服务。不断地重新排列护理的优先次序和不断地重新分配工作量，会使那些需要持续照顾的 ICU 患者不断地被重新安排，从而容易出现问题。

第三，为急诊科患者获得住院患者所能获取的药物和其他治疗也是一个挑战。不能获得设备，不能为住院患者提供其所应得到的护理，也会使急诊科护士分心。

第四，急诊科护士既不精通护理 ICU 患者所需的设备，也不具备护理 ICU 患者所需的核心能力。因此，护士需要与治疗团队共同合作，以确保患者得到最佳照顾。由于急诊科过度拥挤，患者的住院治疗成为急诊的标准程序之一。护士需要识别患者的健康需要，利用健康教育的机会纠正其错误观点，最终目的是降低急诊住院患者留滞急诊科的时间，特别是那些病情特殊、需要重症监护的危重症患者。

参 考 文 献

Morgan R. Turning around the turn-arounds: Improving ED throughput processes. *J Emerg Nurs.* 2007;33(6):530–536.

380　舌撕裂伤患者的止血方法

RICK MCCRAW，RN，MBA，CMTE

计划阶段

无法控制的出血性损伤患者是急诊科面临的独特挑战。幸运的是，对于绝大多数患者，急诊科的医护人员都有一系列的止血方法（包括无创的、简单的和复杂的）可供选择。常用来控制出血的方法包括从简单方法（如直接压住伤口或压在邻近伤口的动脉上）到直接烧灼或结扎出血血管等复杂的外科手段。当出血部位局限在很小的区域或无法压迫时，就会带来新的挑战。舌损伤就是其中一个范例。

舌是一个单一的大肌肉，血管丰富，而且位于口腔中。很多舌撕裂伤会很快痊愈，除了支持性措施外，通常无须治疗。但是，也有一些舌损伤需要修复治疗，这里要讨论的就是这类舌损伤，包括大于 1cm 的损伤、多层损伤和用其他方法无法控制出血的损伤。由于舌头血管分布丰富，所以出血的可能性很大。更危险的是，患者气道很快会被血液堵塞，进而导致误吸。所以，对于口腔或面部损伤的患者，首要的措施就是保持呼吸道通常。对舌撕裂伤有一些简单的止血技术，但要取得效果也很难。由于很难把舌头握住，所以，使用纱布片将舌头拉出，从上下两侧分别施加压力压住伤口直到形成血凝块能成功止血。

如果选择缝合来控制出血，必须采取恰当措施，保证患者气道一旦堵塞可立即获得通气。由于缝合过程可能会很不舒服，并使患者恐慌，因此可考虑使用镇静剂，这样患者配合良好，缝合效果较好，而且整个过程患者也会感觉舒适。

这种类型的损伤对急诊科护士来说是相当难处理的。做好准备、保持冷静（不管是患者还是护士均应冷静）是两个关键点，可以防止这类棘手事件进一步发展。在这些偶发的事件中，预测可能出现的错误，制定合适的计划，准备好所需的设备，是一名优秀急诊护理人员所应具备的素质。

参 考 文 献

Control bleeding. Available at: http://www.ic.sunysb.edu/Stu/wilee/e-zine-controlbleeding.html. Accessed July 15, 2008.

381 急诊科的感染控制至关重要

RICK MCCRAW，RN，MBA，CMTE

计划阶段

急诊科不是无菌环境，也不需要成为无菌环境。随着越来越多的耐药菌感染患者前来就诊，交叉感染对机构中的每一个人（包括患者、医务人员和探视者）来说都很危险，由于大量患者涌入急诊科，而急诊科与以往相比没有太多变化，这种危险就变得更加复杂了。根据急诊科的规模不同，有的急诊科可能每天会有几百名患者，每名患者有 2～5 名家属陪同，因此病菌的防范对预防疾病的传播至关重要，而且正成为首要任务。从感染控制的角度来看，一些策略对急诊环境安全很有帮助。

控制感染十分重要，但实际上通常最容易受到感染的是医务人员。"出入都洗手"的全国患者安全目标的制定，提高了医务人员对洗手重要性的认识，但医务人员在对患者提供医疗服务时，要达到较高的洗手标准仍相当困难。因此，医务人员可能会将刚刚治疗过的患者身上的细菌交叉传播给急诊科的其他患者。使用清洁的橡胶手套对预防感染传播有很大好处，但仅有手套是不够的，手套可能有孔隙，因此，脱去手套后认真洗手也很重要。在 21 世纪初，医院与许多高档建筑一样，都是用银的门把手。随着医院人数的增多和建筑华丽程度的缩减，银把手被其他便宜金属所代替。但大家不知道的是银金属具有抑菌作用，当不再使用银金属时，手部传播到门把手的微生物显著增加，导致更多的医院感染发生。这种情况一直持续，直到洗手成为有效阻止疾病传播的公认手段。除了医务人员，急诊科的设备也是传染的途径。被病原污染的物品经常会导致疾病的传播，如听诊器、其他护理设备（包括耳镜、血压计袖带、担架、台面和床垫等）上的微生物。当这些物品受到污染时，需按照常规的方法去除其表面的污染物，这有助于预防感染性疾病的传播。

最后，对于急诊科的外伤患者或需进行侵入性操作（如中心静脉置管）的患者来说，防止伤口感染特别重要。因此，确保在实施过程中和过程后使用无菌技术进行操作至关重要。尽管急诊科很繁忙，但衣着整齐、保持无菌很重要。

就无菌程度而言，急诊科永远不能等同于手术室，但基本的措施（如良好的清洁）可有效防止病原体在患者之间传播，以及向工作人员和家属传播。在护理工作中恰当使用手套、洗手等方法十分关键。

参 考 文 献

CMS seeks to add 9 hospital-acquired conditions to no-pay list. Availableat: http://www.ama-assn.org/amednews/2008/05/12/gvsb 0512.htm.

DeMarco P. Your life is in hospital workers' (clean) hands. *Toxic Alert*. Available at: http://www.toxicslink.org/art-view.php?id=60. Accessed on July 8, 2008.

Slavin H. Ionic silver—The powerful defense against viruses and other microbes. National Health Federation, September 2006. Available at: http://www.thenhf.com/articles_360.htm.

382 在对患者进行神经系统评估时，慎重使用镇静剂

RICK MCCRAW, RN, MBA, CMTE

实施阶段

对于因神经系统疾病导致辱骂行为的患者，由于其损伤或疾病所出现的这些症状，使医务人员很难对其进行评估。很多脑部损伤可能引起认知受损，导致患者无法完成最简单的指令。在大脑或神经系统受损时，患者可能出现昏迷、易激惹、癫痫、幻觉、妄想，或以上多个症状联合出现，造成其意识改变。

尽管管理这些患者很困难，但对于神经外科医生或神经病学家来说，需要亲自观察和评估这些患者的行为，获得第一手资料，这是必不可少的。对护理的挑战就是：要能识别患者疾病恶化的基本表现和患者行为表现之间的区别。作为急诊科护士，其护理目标不是为了控制有可能拔除静脉输液管道、将颈托摘掉或常见的不能配合治疗的患者行为，因此，永远不要为了贪图方便而常规使用镇静剂，

当患者的行为可能威胁到其自身安全时，才需要使用化学和物理的干预方法以防止损伤。例如，出现幻觉的脑卒中患者试图从床上爬下来，但他根本不能行走，就可能需要使用约束或镇静的方法了。

在这种情况下，通常采用最小的约束或药效最短的药物，只需有效控制症状即可。在控制症状所使用镇静剂中，异丙酚就是一种不错的选择，因为其半衰期很短，能根据需要滴定准确剂量以获得预期镇静效果。另外一种可供选择的药物是苯二氮䓬类。

通常一些简单的护理措施，如再次确认和一对一的监护对意识混乱但不好斗的患者，完成其精神评价已经足够。如果护士耐心一些，患者可能能早一点接受到优质全面的神经病学评估，并受益。

参 考 文 献

Galvin AA. Sedation. In: Proehl JA, *Emergency Nursing Procedures*. 4th Ed. Philadelphia: Saunders; 2009, pp. 842–846.

383　过敏史评估与墨菲定律

RICK MCCRAW，RN，MBA，CMTE

评估阶段

大多数人都熟悉墨菲定律，即"可能出错的事总会出错"。我把墨菲法则用于药物过敏史，即"如果给药之前不询问患者的过敏史，患者就会真的对药物产生过敏"。对所有曾经给过药的护士来说，确认给药安全的"5 个正确"在刚开始护校学习的时候就学过了。

——正确的患者。

——正确的药物。

——正确的给药途径。

——正确的时间。

——正确的剂量。

然而，没有包含在这"5 个正确"里，但却必须做到的就是询问患者的过敏史，特别是在首次给予某种药物或在急诊科给药时尤其要做到。在药物与药物之间及不同种类的药物之间会发生交叉反应，考虑到这一点，要做到正确询问过敏史难度就更大了。在开出给药医嘱时，通过电子资源和一览表查询交叉反应和过敏反应可以提供重要的、有用的信息。

当然，这种工具不能替代与患者的沟通与交流，必须认真询问患者及其家属药物过敏史。例如，某患者被问及过敏史时说，他曾经用过此药，出现了发痒的症状，那么就需要进一步询问更多的细节，如是否有局部皮疹（表明微小的局部反应）或荨麻疹（可能表明更严重的全身性过敏反应）。好的护理工作有点像侦探，患者可能不知道什么重要、什么不重要，可能会漏掉严重的细节。护士就需要通过询问问题，将这些信息片段综合起来，来帮助他们获得最佳的护理实践。

由于患者的病情是动态变化的，所提供的信息也有可能随之发生变化，要对其信息进行持续的更新和比较。过敏史就是其中的例子，护理人员要提高警惕，避免自以为是。由于患者自身敏感性会有所改变，之前安全使用了多次的药物也许会威胁患者的健康。护士对药物的仔细观察可能是预防患者药物反应的最后一道防线。记住：一定要评估患者的药物过敏史！

参 考 文 献

Allergic reaction: Topic overview. WebMD. Available at: http://www.webmd.com/allergies/tc/allergic-reaction-topic-overview. Accessed July 8, 2008.

Murphy's Law site. Available at: http://www.murphys-laws.com/.Accessed July 8, 2008.

The Five Rights of Medication Administration. Available at: http://www.dora.state.co.us/NURSING/news/TheFiveRights.pdf. Accessed July 8, 2008.

384 并非所有的癫痫发作都有抽搐发生

RICK MCCRAW，RN，MBA，CMTE

实施阶段

大多数急诊医务人员会将复发的癫痫发作看作自愈性疾病，治疗的重点是在癫痫发作的抽搐期保护患者的呼吸道和身体。一旦度过急性发作期，就通过诊断试验（如检测抗惊厥药物的血药水平、酒精或毒品戒断、对颅内病变或创伤进行CT检查等）探究患者发作的原因。

但有一些最终诊断为癫痫的病例，要发现其首发症状很难。非痉挛的癫痫发作状态由电癫痫活动组成，其相关行为可能是断断续续的，甚至完全缺失，但这种电癫痫活动却持续存在。由于没有躯体表现，医务人员看不到其发作的明显症状，因此，不能发现患者是否仍处于癫痫发作状态。对于这些患者来说，癫痫发作仅限于脑电水平（EEG）。遇到这种情况时，需要特别注意护理工作中的一些重要的区别点。

对不伴有抽搐的癫痫发作患者来说，评估通常从最基本的生命体征开始，保护呼吸道，确保充足的供氧、通气和循环。置鼻咽导管对有些患者保证通气就足够了，尤其是对于那些抽搐已经停止、清醒或可能发作结束的患者。对其他一些患者来说，可能需要进行气管插管。如果需进行神经肌肉麻痹，可能需要进行快速诱导，以阻止癫痫发作，保护呼吸道。短效麻痹药物有利于呼吸道的控制，但要保证没有掩盖持续癫痫发作状态。如果使用长效神经肌肉阻滞剂，需进行脑电监测，以确保患者没有发生无躯体表现的持续癫痫发作状态。注意禁忌使用琥珀酰胆碱（一种快速诱导时非常有用的药物），因为很多癫痫发作状态患者会有高钾血症和酸中毒，而琥珀酰胆碱会提高血钾水平。

对于无抽搐发作的癫痫患者，在确保呼吸道安全之后，将注意力转向寻找病因之前，要评估和控制患者的呼吸和循环状况。由于癫痫持续发作状态消耗了大量血糖，因此应进行快速葡萄糖测定，并纠正血糖水平。建立静脉通路（最好是大静脉）是给予抗惊厥药物的最好途径，因为这种方式可以使组织内快速达到药效水平。

认真地监测和进一步治疗癫痫状态在急诊科必不可少，因为如果没有充分诊断和治疗，可能会导致患者永久性脑损伤，甚至其他更严重的后果。记住：并不是所有的癫痫发作都会出现抽搐。

参 考 文 献

Huff JS. Status epilepticus. eMedicine from WebMD. Available at: http://www.emedicine.com/emerg/fulltopic/topic554.htm#sectioñ Introduction. Accessed July 8, 2008.

Kaplan PW, Fisher RS. *Initiators of Epilepsy*. 2nd Ed. Available at:http://www.ncbi.nlm.nih.gov/books/bv.fcgi?indexed=google &rid=imitepil.section.1476. Accessed July 8, 2008.

385 过敏：可表现为皮疹或荨麻疹，可为局部或全身

JENNIFER BATH，RN，BSN，FNE，SANE-A

评价阶段

过敏反应可能仅仅是轻微的皮疹，或是可能危及生命的过敏性休克。急诊科遇到的大多数过敏反应是轻微的，可以使用一些药物治疗。但是，有些过敏反应对患者来说可能是致命的。引起过敏的原因很多，如环境因素（如灰尘、花粉、昆虫和动物皮屑等）或家庭环境中的常见物品，包括食物或药物（如鸡蛋、花生等）。

皮疹是皮肤的炎症，轻者像尿布疹等炎症，重者会发生银屑病等慢性疾病。皮疹是过敏反应的常见表现，但特征有所不同。荨麻疹是在皮肤表层下的水分聚

集，是当组胺释放入血时，导致血管通透性增加，血管内液渗出所致。这些液体聚集形成一种称为风团的皮损，导致剧烈的瘙痒。荨麻疹的物理表现通常在 24 小时内消失。局部的过敏反应包括疼痛、肿胀、发红、瘙痒和荨麻疹。大多数局部过敏反应不会危及生命，但是，局部过敏反应也可能累及呼吸道。最常见的局部过敏反应是由蜜蜂之类的昆虫所引起。

全身性过敏反应被称为过敏症。过敏症是暴露于过敏原后几秒钟至几分钟即发生的快速多器官反应，如果治疗不及时可能致命。过敏症最常见的过敏原是药物，但也可能由一些其他物质引起，如蜜蜂或花生等。过敏症的其他表现包括荨麻疹、面部绯红、气短、充血、喘息、喘鸣、呼吸衰竭、低血压、虚弱、脉率不规则、胸部紧迫感和多汗。通常患者的皮肤温暖而干燥，但随着反应的进展，可能出现苍白和发凉，这是休克时心血管系统衰竭恶化的表现。过敏症患者常有濒死感、不安和恐惧。

识别局部反应和全身反应的区别很重要。局部反应通常只发生于暴露或被蜇的受累区域，全身反应则会累及全身多个系统，如皮肤、呼吸道、肺、心脏，需要快速识别和处理。治疗方法主要包括皮下注射 0.1%肾上腺素、抗组胺药物、输入等渗液体进行抗休克治疗，以及维持呼吸和循环的支持性治疗。

参 考 文 献

Allergic reaction: Topic overview. Available at: http://www.webmd.com/allergies/tc/allergic-reaction-topic-overview.Accessed July 8, 2008.

Beach S. How allergies work. Available at: http://www.health.howstuffworks.com/allergy2.html. Accessed July 8, 2008.

386 测量生命体征是分诊的一部分

JENNIFER BATH, RN, BSN, FNE, SANE-A

评价阶段

分诊在每个急诊科都发挥着重要作用。分诊是收集患者信息的过程，以判断患者处置的优先程度。与病情较轻的患者相比，危及生命或可能危及生命的患者将获得优先处理。由于急诊科过度拥堵，患者可能需要等待较长的时间才能就诊，因此，有效的分诊更加重要。无效分诊的 3 个最严重的后果是：①在急诊科等候太久的患者，由于没有进行再次评估而出现心力衰竭；②患者等得太累，以至于没有看到医生就离开急诊室，导致病情恶化；③患者被低分级（即患者伤情非常严重，却被判断为级别较低），在等候过程中出现了不良事件。以上 3 点都强调，分诊应是一个非常积极的、动态的过程。

可采取以下措施来保证有效的分诊，进而解决上述问题。首先，由于等待时间较长，应对患者在其等待过程中，每 2 小时再次评估一次，重新测量生命体征，并询问患者在等待过程中情况是否有所恶化。如果再次评估表明其情况恶化，应改变其分诊水平。其次，低分级是指患者病情的严重程度被低估，其实际危险因素和生理体征、症状等可能很严重。被低分级的患者在等待过程中发生不良后果的可能性更大。因此，确保分诊的准确性，测试急诊科护士提供分诊服务的能力非常重要。再次，了解患者没看医生就离开的原因，评价其转归，是更好地了解急诊科分诊工作情况的重要方法。最后，有助于减少分诊差错的另一个方法是确保护士按照所培训的分诊方法正确分诊。急诊护士协会（Emergency Nurses Association，ENA）要求担任分诊的护士应至少有 6 个月的急诊工作经历。分诊护士必须有良好的评估技巧，做事有条理，知道如何安排就诊优先次序，还应是一位良好的访问者，有扎实的疾病知识，并且能了解患者细微的细节，进行准确的分诊。在患者等待就诊的过程中实施规范流程（如进行常规检查、执行常规医嘱），也有助于改善患者状况。例如，对四肢伤患者实施 X 线检查，对腹部疼痛患者进行尿液分析等，能加快患者急诊就诊的速度。早期开始进行诊断性检查，会缩短患者急诊就诊的时间。

近几年来，对分诊程序的评价一直在进行，同时正在尝试制订新的分诊程序，很多医疗机构使用"五层分诊体系"。急诊护士协会和美国急诊医师学院（the American College of Emergency Physicians，ACEP）倡导标准化的分诊程序，支持使用"五层分诊体系"。最常用的严重程度分级系统——急诊护士协会的急症严重指数（emergency severity index，ESI）和加拿大分诊和严重程度量表（the Canadian triage and acuity scale，CTAS），都使用"五层分诊体系"。"五层分诊体系"根据患者的生命体征、临床表现及患者需要的急诊资源的数量来确定患者的等级，有助于对患者进行恰当的分级。目前已经发展了很多公式来协助确定患者的分诊水平，这些公式可以张贴在分诊室以供查询。在繁忙的急诊科，恰当的分诊有助于对患者提供积极的评估和治疗，对重要信息进行评估有助于确立患者恰当的就诊先后顺序，以提高治疗效果、效率和患者满意度。

参 考 文 献

Derlet R. Triage and ED overcrowding: Two cases of unexpected outcome. *West J Emerg Med*. 2002;3(1):8–9.

Funderburke P. Exploring best practice for triage. *J Emerg Nurs*. 2008;34(2):180–182.

Twedell DM. Priorities of care: Triage Models. In: Sanders Jordon K. *Emergency Nurse Core Curriculum*. Philadelphia: Lippincott Williams & Wilkins; 2006, pp. 24–27.

387 要知道虐待的表现形式

JENNIFER BATH, RN, BSN, FNE, SANE-A

评估阶段

医务人员可能会遇到遭受虐待的儿童，如果怀疑患儿遭受虐待，需将这些儿童恰当地委托给社会服务机构。当怀疑患者被虐待时，进行全面的医学史和家庭史的回顾，以及全面的检查很重要，以排除其他导致损伤或疾病的情况。

有很多疾病或传统文化因素可能产生与虐待相似的身体表现。胎斑是出生时即存在的先天性疾病，通常在 5 岁前消失，呈现蓝色、褐色或蓝黑色皮肤斑块，主要出现在背部下方和臀部。胎斑更常见于肤色较深的人种，主要是非裔美国人群，这些斑点经常被误认为是瘀伤。

成骨不全是骨骼脆弱、容易骨折的一种情况，有时甚至是无明显外因的骨折，由胶原蛋白合成缺陷所致。其症状和体征包括易淤血或呈现蓝色、灰色或紫色的巩膜，听力受损，关节松弛和脊柱弯曲。医务人员很容易将这类患儿误诊为被虐儿童。但是，要知道患有成骨不全的患儿也有可能遭受虐待，这一点也很重要。

刮痧和拔罐是东南亚传统的治疗方法，是将温油置于胸、背和肋骨处，用硬币、勺子或杯子重复刮擦该区域，直至出现瘀斑或紫斑。患者通常出现成片的擦伤，用硬币和勺子刮擦会出现线形分布的擦伤，用杯子拔罐会出现环形分布的擦伤。在对家庭问责虐待之前，必须分析患者是否接受了上述治疗。

金黄色葡萄球菌烫伤样皮肤综合征（staphylococcal scalded skin syndrome，SSS）是由金黄色葡萄球菌引起的感染，表皮出现红斑、脱皮、坏死，与烧伤和烫伤相似。但该病呈现全身表现，而大多数与虐待有关的烧伤呈现局部化。该病常累及腹股沟和生殖器，但也可见于其他位置，主要见于 1～3 个月的婴儿，但也可见于更大一些的儿童。要诊断金黄色葡萄球菌烫伤样皮肤综合征，在皮损处采样做细菌培养，可以分离出感染的金黄色葡萄球菌。

头发止血带是指将一根线或一根头发缠绕在婴儿的阴茎、手指或脚趾，线或头发远端的区域会出现肿胀和红斑，受累的手指或阴茎会出现水肿、颜色变浅和苍白。

硬化性苔藓病是一种皮肤的慢性良性炎症，主要累及会阴部和肛周区域，不会累及处女膜。由于生殖器可能出现擦伤或者出血表现，因此经常被误诊为性虐待。皮损呈现"8"字形或沙漏形，皮肤变薄，破裂处很容易出血。水痘和脓疱由于其外形特征，常被误诊为烟头烫伤。其他疾病，如特发性血小板减少性紫癜、过敏性紫癜、血友病和白血病也可能出现容易被误诊为身体虐待的擦伤。

因此，对怀疑受虐的儿童，应仔细询问患者及其家庭史，并进行全面的身体检查。保护遭受虐待的患儿很重要。但是，在指责某人是施虐者之前，一定要排除医学上的原因，否则会带来很多不良的后果。

参 考 文 献

Broduer AE, Monteleone JA. *Child Maltreatment: A Clinical Guide and Reference*. Philadelphia, PA: G. W. Publishing, Inc; 1994.

Hammer R, Moynihan B, Pagliaro E. *Forensic Nursing: A Handbook for Practice*. Boston, MA: Jones and Bartlett; 2006, p. 654.

Lynch V. *Forensic Nursing*. St. Louis, MD: Elsevier Mosby; 2005, pp. 82–84.

388 正确实施心肺复苏

JENNIFER BATH，RN，BSN，FNE，SANE-A

实施阶段

心肺复苏（CPR）是在急性心肺骤停时保持生命的重要措施。尽管医务人员已经很熟悉 CPR，也接受过培训，但 CPR 却经常被错误地实施，甚至医生和护士也会出现错误。实施 CPR 时的两个主要错误是过度通气和胸部按压不够深、不够快。在医院心搏骤停患者中进行的研究表明，48%的胸部按压不够充分。很多按压者认为产生这类错误的原因是害怕对患者造成伤害。然而不幸的是，无法提供有效按压经常导致患者死亡，因为此时需要胸部按压来代替心脏泵血。正确实施CPR，院外心搏骤停患者的生存率会翻一倍。

最近，旁观者 CPR（by stander CPR）已经修订为徒手 CPR（hands-only CPR），这主要是指那些没有经过 CPR 训练或者不能确定是否能正确实施 CPR 的人所实施的 CPR。徒手 CPR 只能在有证人时，用于成人心搏骤停者。对于婴儿或儿童心搏骤停，或无见证人的心搏骤停，或呼吸问题导致的骤停，均应使用传统 CPR 进行治疗。在急诊医务人员到来之前，及时实施徒手 CPR 可提高患者的生存率。实施徒手 CPR 对患者转归没有负性影响。

解决不能有效实施 CPR 的一个方法就是加强培训，如果不能常规使用 CPR 技术，几个月后其就会退化。至少，应对医务人员强化以下两条：一是充分但不过度的通气，二是快速有力的按压。快速有力的按压能增加患者生存的机会。将来有希望进行电脑引导下的 CPR，即当实施者按压速度过慢或过浅，或通气过快时，电脑会发出警告。

参 考 文 献

Berg R, Cave D, Page R, et al. *Hands-only CPR Simplifi es Saving Lives for Bystanders*. 2008.
Available at: http://www.american heart.org/presenter.jhtml?identifi er=3057167. Accessed July 27,
2008.
CPR: Are we doing it wrong? *The Harvard Medical School Family Health Guide*. June 2005.
Available at: http://www.health.harvard.edu/fhg/updates/update0605c.shtml. Accessed July 27,
2008.

389 急诊科建立急救小组对应对紧急情况是必要的

JENNIFER BATH, RN, BSN, FNE, SANE-A

实施阶段

任何抢救过心搏骤停患者的人都知道，那是一个高度紧张的情境。患者命悬一线，抢救小组的任务就是尽可能挽救其生命。很多医院都成立了急救小组（code team），其由一些遵循急救规范的医务人员组成。急救小组的一个优点是为小组中的每个成员都设定了其功能和职责。在急诊科通常没有设置急救小组，因为急诊科医务人员经常抢救心搏骤停患者，这已经成为其日常工作和能力的一部分。

但是，除非急诊科成员都以小组形式进行实践和演练，否则，当患者最需要他们时，他们可能不能共同行动以产生协同作用。如果有一个以上的人在做同样的工作，那么某些工作或程序会被重复，或者某些工作根本就没有人执行。例如，如果安排任务时不够清楚，那么两个人可能同时停止给药，而没有人记录抢救过程中发生的事件。记录有助于使小组更好地组织工作，并制订下一步的干预计划。所以，缺乏记录可能导致患者出现问题。

急救小组通常设定了每个成员的功能，如第一反应人员、小组领导者、除颤者、记录者、插管者、静脉输液护士、给药护士、巡回护士和维持秩序人员。根据担当每个角色的医务人员不同，每个小组中的角色功能也不同。第一反应人员是指发现患者的人，其工作是寻求帮助，评估呼吸道、呼吸和循环，开始基础生命支持。过去，护士会先寻求帮助，清退房间内人员，以保证抢救小组有足够空间开展抢救，而不是先开始 CPR 和照顾患者。通过模拟训练，护理人员在处理这类急症情况时更有信心，并能更早地开始复苏。在常规工作基础上，开展模拟训练有助于医务人员为真实的抢救事件做好准备。

第一反应人员还应确保床边备有医疗抢救车和患者的病历。小组领导者（通常是急诊科医生）要领导整个复苏过程。除颤者负责监测患者心律，大声喊出患者的心律变化，并实施电击，打印心电记录纸。记录者是记录抢救过程中所有事件和干预的人员，这是必不可少的一个角色，因为他们会记录下所有的给药次数，以提醒小组下次给药时间。小组领导有时也负责插管，但有些医院由急救小组中的麻醉师负责插管。静脉输液护士负责确保患者有至少1或2条开放静脉，并调整液体入量。给药护士可以由两名护士担任，一名护士站在急救车前准备药物，另一名负责给药。巡回护士负责告知患者家属和首诊医生患者的诊疗情况。维持秩序人员可以由非临床工作人员承担，主要任务是确保抢救区域没有无关人员和旁观者。

　　除了医务人员以外，抢救过程中确保恰当实施规范的流程也很重要。给药时，应确保大声说出药物的名称和剂量，与医生核对无误后再给药，以防止差错的发生。就像医院中的其他科室一样，当紧急事件发生时，确保每个人知道自己在小组中的角色，这在急诊科也同样重要。角色安排通常是小组领导的任务，但如果在某项工作中，领导不能胜任，那小组成员也有责任协助他确保小组成员都能履行职责，其中最重要的就是角色安排。为患者呼吁：在抢救心搏骤停患者时，一定要早期确定小组成员的角色功能，防止工作职责混淆不清。

参 考 文 献

Ehrhardt B, Glankler D. Your role in a code blue. *Nursing*. January 1996. Available at: http://findarticles.com/p/articles/mi_qa3689/is_199601/ai_n8744476.

Walker A, Shaffner D, Miller M, et al. Mock CPR "codes" expose weakness in hospital emergency response for children. John Hopkins Medical Institutions. February 2008. Available at:http://www.hopkinschildrens.org/pages/news/pressdetails.cfm?newsid=405.

390　要知道腹痛可能是异位妊娠的表现

JENNIFER BATH，RN，BSN，FNE，SANE-A

评估阶段

　　腹痛是急诊科患者最常见的主诉。由于腹腔内结构和器官多样，腹痛的原因也各有不同。对于腹痛的女性患者要特别注意，尤其是对于妊娠的妇女。妊娠的妇女出现腹痛时，最常考虑的就是异位妊娠。如果没有及时识别和治疗，异位妊娠破裂可能致命。

　　当受精卵植入子宫腔外时，就发生了异位妊娠。最常见的位置是输卵管，占异位妊娠的98%，其他2%发生于宫颈、腹部或卵巢。随着受精卵的发育，导致输卵管撕裂，并最终破裂。异位妊娠的症状和体征包括严重的突发腹腔单侧疼痛、腹部紧张、拒按、妊娠试验阳性、月经期延迟或停经、晕厥、肩痛和阴道流血。患者通常主诉排便后症状会有所好转。一旦发生破裂，患者可能出现休克症状，如低血压、心动过速、轻度头痛、眩晕、意识水平下降、皮肤湿冷、毛细血管再充盈能力下降。只有50%的患者出现典型的表现，其他50%的患者通常主诉恶心、乏力、腹部疼挛、肩痛和乳房胀痛。预示着危险的最初体征是阴道流血、单侧下腹疼痛或盆腔疼痛常是情况危急的首发症状。

发生异位妊娠的原因很多，包括输卵管有瘢痕、输卵管损伤或不光滑，有时原因是未知的。异位妊娠的危险因素包括"T"形子宫、异位妊娠史、炎症或感染（如盆腔炎症或淋病）、服用促孕药、吸烟、腹部手术史（如输卵管结扎）、35～44岁妇女等。服用避孕药也是发生异位妊娠的一个危险因素，如果服用避孕药的妇女妊娠，其患异位妊娠的可能性更大。

曾患异位妊娠的妇女仍可能会正常妊娠，但在性交后5～6周内应严密监测，以确保没有再次发生异位妊娠。异位妊娠的治疗通常是早期发现后注射甲氨蝶呤，甲氨蝶呤能使细胞增长停止，并分解已存在的细胞。通常只需注射一次，但如果首次注射后患者没有反应，可进行第二次注射。如果甲氨蝶呤对患者无效，或发生破裂，需进行外科手术。有时可能只移除异位妊娠组织，但如果情况严重，需要切除整条输卵管。如果有严重出血、休克症状或输卵管破裂，需进行急诊外科手术。

虽然尚无有效的方法预防异位妊娠，但可以通过一些方法降低危险因素，如减少性伙伴数量、使用避孕套、戒烟等。由于在所有的妊娠中，只有2%发生异位妊娠，且异位妊娠是妊娠早期与妊娠有关导致患者死亡的首位原因。因此，识别患者是否可能是异位妊娠，并尽快开始治疗非常重要。

参 考 文 献

Mayo Clinic Staff. *Ectopic Pregnancy*. 2007. Available at: http://www.mayoclinic.com/health/ectopic-pregnancy/DS00622.Accessed July 27, 2008.

391 从静脉输液管道取血：真能节省时间吗

JENNIFER BATH，RN，BSN，FNE，SANE-A AND JEANNIE SCRUGGS GARBER，DNP，RN

评价阶段

从静脉输液管道抽血很常见，但问题是，这项技术与直接静脉穿刺进行抽血相比，哪项更节省时间？根据 Ernst（2003）的报道，"静脉穿刺是医疗机构中最被低估了的操作"。确定最佳静脉通路，准确实施操作过程，被认为是很简单的一项工作。但是，医务人员必须知道"解剖、生理及错误判断对标本产生的不良后果和对患者潜在的伤害"。医务人员在确定是否使用静脉输液管道抽血时，必须权衡时间因素与可能的后果之间的利弊关系。

由静脉输液管道抽血最常见的问题是溶血。在 2003 年 Grant 的一样研究中，对急诊科的采血标准进行评价发现，其溶血情况与使用的采血技术有关，使用由静脉输液管道采血获得的标本溶血情况明显高于直接使用钢针抽血。其他与静脉输液管道抽血有关的危险包括：标本被污染、被静脉输注液体污染、空气栓塞和感染。美国临床病理学家协会（the American Society of Clinical Pathologists，ASCP）制定的关于急诊科的标准是建议标本的溶血率低于 2%，但大多数急诊科都达不到这个标准。因此，美国临床病理学家协会推荐最好是对所有患者都进行静脉穿刺。一种方法是在急诊科设立专门的抽血员，但医务人员短缺和费用问题，使大多数机构很难实施这一方案。另外就是通过培训和质量改进，降低血液标本溶血的发生率。对医务人员进行静脉穿刺操作的培训，加强采血相关制度，在实验室中监测标本，以发现哪些护士溶血发生率较高，对其进行针对性的培训。

急诊医疗服务机构从静脉输液管道处抽血，对危重症患者可节省获得实验室检查结果的时间，但由于血液是从静脉输液管道处获取的，其溶血发生率较高。采集血标本速度过快也可能引起溶血，这使得患者进入急诊室后可能需要再次抽血。因此，通过静脉输液管道抽血确实更好吗？答案是否定的。事实上，这反而会增加患者的治疗时间，获得实验室检查结果的时间延长，使得原本已过度拥挤的急诊室里的患者住院时间更长。

作为医务人员，我们希望将患者的痛苦降至最低，这就是为什么在临床实践中从静脉输液管道处抽血广泛存在的原因。但从长远来看，通过静脉穿刺采血能够缩短实验室检查时间，这对患者来说比减轻穿刺带来的疼痛还重要。

参 考 文 献

Dugan L, Leech L, et al. Factors affecting the hemolysis rates in blood samples drawn from newly placed IV sites in the ED. *J Emerg Nurs*. 2005;31(4):338.

Ernst D, Ernst C. Phlebotomy tools of the trade: Part 3: Alternative sites for drawing blood. *Home Healthc Nurs*. 2003;21(3): 156–158.

Grant M. The effect of blood drawing techniques and equipment on the hemolysis of ED laboratory blood samples. *J Emerg Nurs*. 2003;29(2):116–121.

Lowe G, Stike R, Pollack M, et al. Nursing blood specimen collection techniques and hemolysis rates in an ED: Analysis of venipuncture versus intravenous catheter collection techniques. *J Emerg Nurs*. 2008;34(1):26–32.

392　静脉给药——速度不宜过快

JENNIFER BATH, RN, BSN, FNE, SANE-A

评价阶段

大多数医疗差错都发生于静脉给药。英国的一项研究发现，49%的医疗差错与静脉给药有关，而且大多数是由给药速度过快引起的。静脉给药的差错是个严重的问题，因为一旦给予药物，就无法阻止药物进入患者的循环系统。静脉给药速度过快导致的差错可能很小，仅有很少不良反应或没有不良反应，但也可能很大。例如，给予万古霉素速度过快可导致低血压和红人综合征。每种静脉给药都有特定的输入速度，有些药物可以快些，而有些药物则需要放慢输入速度。有时药物需缓慢给药，以观察药物对患者的作用，另外一些药物如果输入速度过快，可能会导致心搏骤停。很多护士可能对给予的药物不熟悉，造成对给药的速度也不熟悉。

有很多方法来预防给药速度过快。其一是要熟悉你所在机构最常使用的药物。如果该药物你不熟悉，要利用你所有的资源查清楚。你可以询问同事，且最好打电话问药房或在药物手册上查找。永远不要给予患者你不熟悉的药物，因为这可能会导致严重的后果。另外一种保护患者安全的方法是对于高危药物，要对医务人员发出警示，包括每小时输入的最大毫克数。如果有给药记录单，在药物下方标注其注意事项及给药时间。高危药物的名单及其给药速度要张贴在治疗室。如果药物是从药房取来的，药房工作人员会在那些对输注时间有严格要求的药品上用有色标签给予警示。

稀释是另外一种预防快速给药的方法。如果药物需要在 1 分钟以上给予，可以将其稀释，使用注射泵或分段式静脉给药。如果药物有 5mg/ml 和 1mg/ml 包装，则使用 1mg/ml 的包装药物，因为其浓度较低，发生错误的空间较小。记住：如果需要你监测患者的药物反应，你应该一直待在患者床边进行监测，不能把药物挂在患者床边后就离开了。

要知道最常见的给药差错方式是静脉给药，通常是由于给药速度过快导致的。护士应熟悉自己所给予的药物及其不良反应和输入速度，这是降低静脉给药差错的关键。

参 考 文 献

Nichols PK, Agius CR. Toward safer IV medication administration: The narrow safety margins of many IV medications make this route particularly dangerous. *Am J Nurs*. 2005;105(3):25–30.

The Institute for Safe Medication Practices (online). Horsham, PA. Available at: http://www.ismp.org/

newsletters/acutecare/articles/20030515.asp. Accessed May 15, 2005.

393 罗卡定律在暴力事件受害者中的应用

JENNIFER BATH，RN，BSN，FNE，SANE-A

评估阶段

罗卡定律（Locard's principle）是指当两个物体相互接触时，一个物体会对另一个物体产生作用，且这种作用是双向的。只要接触，就会产生作用，记住这点对处理暴力犯罪很重要。当这类患者来到急诊科时，首先要处理威胁生命的紧急情况，但同时也要保留患者犯罪的证据。在很多犯罪行为（包括强奸）中，仅有的犯罪证据可能在被害者身上，并且患者自身就是犯罪的证明。

医务人员要有发现受害人身上犯罪证据的意识。有些医院有专门负责护理性侵犯受害人的护士，称为性侵犯检查护士（sexual assault nurse examiners，SANE），还有些医院有专门负责护理所有暴力犯罪受害者的护士，称为法医检查护士（forensic nurse examiners，FNE）。如果你所在的医院有这些类型的护士，一定要使他们充分发挥自己的职能。

收集证据时要注意很多关键点。证据的连续性是其中一个最重要的关键点，它可确定拥有和控制证据的人，包括正确的收集、记录、转化和储存证据，通过对这些人进行笔录来获得连续的证据。必须记录提供证据者的姓名、记录人的姓名、记录的日期和时间；每次交接记录时，必须记录交接日期，这可以防止篡改或丢失证据，目的是最大限度地还原证据。

照相是几乎所有案件都会使用的收集证据的主要方法之一。除了照相之外，还应保留伤害处的纸质记录，需记录其面积、形状、颜色、位置和伤害的形式。另外，还可以使用身体示意图。对证据的保管需遵守一般原则：将这些物品装袋，即置于一个容器或单独信封里，用胶带密封，标注上护士的姓名、日期、时间、患者姓名、医疗记录编号、内置物品，如果可能的话，标注物品来源。如果是衣物，注意不要在衣物的破口、沾污或缺损处剪切，因为这可能改变证据。如果需要剪开衣物，要尽可能距离任一破口、沾污或缺损处 6 英寸（1 英寸=2.54 厘米）以上。衣物需单独存放于纸袋中，不要使用塑料袋或反复使用的袋子，不要将衣物直接放于地板上，因为这可能改变证据。为患者脱去衣物时，将两个床单重叠置于地板上，使患者站在中央脱去衣服，将脱下来的衣服叠好，待患者脱下所有衣服后，折叠收好第一层床单。这样，即使患者做出改变，遗留在患者身上的碎片或痕迹也会被收集起来，同时，床单也作为证据被包裹起来。如果患者不能站立，一定要收起担架或急救床上铺在患者身下的床单，因为那里面也可能保存着证据。在处理子弹时要特别注意，不要损坏本身存留在子弹上的证据，最好用纱布缠绕子弹，将其置于信封或标本瓶中，每个标本瓶装一个子弹，用之前的方法密封并做好标注。一些已经安装好的证据检测试剂盒对性侵犯或强奸的受害者在进行强奸检查时极有可能用到。记住：一旦你打开了这个试剂盒的标签，就一定要随身保管好它，无论你去哪儿，都不要离身，直到将试剂盒交给警方。

很多需要收集证据的患者可能是儿童或者被遗弃的老人，对这类患者进行护理时要给予特别关注，以满足其特殊需要。如果收集特殊信息的证据，请询问当地警方或性侵犯检查护士/法医检查护士，确保你已经掌握了证据的关键点。记住：治疗患者的同时，首先要保留和收集证据，因为受害者就是犯罪的现场。

参 考 文 献

Crowley S. *Sexual Assault: The Medical-Legal Exam*. Stamford, CT: Appleton and Lange; 1999, pp. 104–113.

Hammer R, Moynihan B, Pagliaro E. *Forensic Nursing: A Handbook for Practice*. Boston, MA: Jones and Bartlett; 2006, p. 654.

394　米肖森综合征

JENNIFER BATH，RN，BSN，FNE，SANE-A AND JEANNIE SCRUGGS
GARBER，DNP，RN

评估阶段

米肖森综合征（Munchausen syndrome，MS），又称为求医癖，这是所有急诊科医务人员都需要熟知的一种疾病。我们可能会看到这类患者在 2 周内由于相同且并未消失的背痛在急诊科出现 15 次。米肖森综合征是以米肖森男爵（以其生活和旅行著作而著称）的名字命名的，是一组虚构失常疾病中最严重的一种情况。这种疾病的患者会出现生理或精神疾病的症状，以生理症状为主。该病的主要特征是有意制造生理症状。患者会因为自我想象的或幻想的疾病而来到医院就诊，关于这些症状患者可能撒谎或虚构，从而改变诊断检查结果（如将血液混入尿液中假装肾脏结石），或企图自我伤害。有些患者会不停地主诉某一相同的症状（如背痛），这些症状对其他人来说可以承受，而他们却认为这是疾病的表现。

患有这种疾病的患者有一种内在的需要，即需要被看作有病的人或受伤的人。这些患者经常虚构病史，虚构一些症状和体征，通常他们以低血糖、咯血、皮疹、脓肿、发热、血尿或癫痫前来就诊。《精神疾病诊断与统计手册》（DSM-Ⅳ）中将米肖森综合征描述为"所有器官、系统都可能被叙述有异常症状，但这些症状仅限于患者的医疗知识、狡辩和想象中"（APA，1994）。像米肖森综合征这类虚构失常的疾病，是由意识驱动的，其经过精心设计且患者深信不疑，直到诊断结果加以证实。米肖森综合征与疑病症有所区别，米肖森综合征患者知道自己是假装症状，但疑病症患者确信自己确实有病。

米肖森综合征的真实病因仍不清楚，但有一些诱发因素，如在其儿童时期由于真实的生理疾病导致多次或长时间住院、被遗弃或虐待史、医疗机构工作史、之前与医生有过非常好或创伤性的关系。

米肖森综合征最常见的症状包括：

——很严重但不相同的病史。

——开始治疗后，原本不明显的症状变得更加严重或发生改变。

——症状改善之后可预见的复发。

——对医院或医疗术语过于熟悉，对疾病的描述与教科书一致。

——有多处外科伤疤。

——有新症状或检测结果阴性的其他症状出现。

——患者独自一人或未被监护时症状消失。

——希望或迫切希望进行医学检查、手术或其他医疗过程。

——在大量的医院、诊所和医生办公室，甚至是不同城市的医疗机构中就诊过。

——患者拒绝医务人员与其家属、朋友或原来照护的医务人员见面或谈话。

——身份与自尊问题。

由于这些症状的表现不真实，因此诊断很困难。在考虑米肖森综合征诊断前，必须评估其生理和心理疾病。由于诊断很困难，在美国还没有关于米肖森综合征确实可信的数据，但通常认为其发生率很少。米肖森综合征的治疗也很困难，很多被诊断为米肖森综合征的患者拒绝接受诊断和治疗。一旦确诊，治疗方法主要为通过心理治疗法改变患者的认知和行为。目前，还没有治疗该病的药物，但可使用治疗其相关疾病（如焦虑或抑郁）的药物。所以，当你遇到一个由于相同主诉反复来急诊科就诊的患者时，他可能不是在寻求药物，而可能是患有米肖森综合征。

参 考 文 献

Cleveland Clinic Center for Consumer Health Information. Available at: www.clevelandclinic.org/healthcare-info.

Cutter D, Hsich G. (n.d.). Munchausen syndrome. Available at:http://my.clevelandclinic.org/disorders/factitious_disorders/hic_munchausen_syndrome.aspx. Accessed June 14, 2008.

Hammer R, Moynihan B, Pagliaro E. *Forensic Nursing: A Handbook for Practice*. Boston, MA: Jones and Bartlett; 2006, p. 654.

Lynch V. *Forensic Nursing*. St. Louis, MD: Elsevier-Mosby; 2006, pp. 82–84.

395 不要忽视临床报警装置的安全特性及假象

JENNIFER BATH, RN, BSN, FNE, SANE-A AND JEANNIE SCRUGGS
GARBER, DNP, RN

评价阶段

临床设备应具备安全性和报警装置，以确保患者免受伤害，因此，应对医务人员进行关于安全装置及其目的的培训，但在临床中却普遍存在对这些装置忽视的现象。目前有很多研究关注医疗设备警报装置及其有效性。2004 年，美国临床设备学院医疗技术基金会（the American College of Clinical Engineering Healthcare Technology Foundation，AHTF）进行了一项文献评价研究，分析关于临床警报系统负性事件的报道。值得注意的是：视觉和听觉报警装置常被认为是干扰临床工作的不准确报警。在对准确实用的设备安全装置的期待与所能提供的满足患者安全需要的现实技术之间，我们应如何权衡？

护士和其他医务人员为什么会忽视安全装置？根据 Hyman 和 Johnson（2008）的报道，警报有时可能是无效的：可能不被接受，可能设置错误，可能被忽视，或由于工作过于繁忙而无暇对其做出反应。护士在一种充满多种感知觉刺激的环境中工作，需要同时应用多种设备满足患者需要，对警报做出反应，并与很多专业的医务人员进行沟通。美国临床设备学院医疗技术基金会 2007 年的研究结果显示，在紧急情况下，警报太多会使人的认知和行动达到极限。Edworthy 和 Hellier（2005）也发现，错误率较高的警报导致医务人员的听觉使用过度。仪器的安全性特征和警报被忽视的其他原因包括：①有时警报可能来自环境，而与患者无关；②警报过程需全面考虑，凭个人无法解决；③过多的错误报警使医务人员脱敏，不相信其有用。图 395-1 阐释了医疗机构中警报的复杂性（Philips 和 Barnsteiner，2005）。

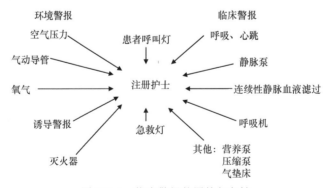

图 395-1 临床警报装置的复杂性

引自：Phillips. Crit Care Nurs Quart. 2005，28（4）：317-323

在过去 10 年中，医疗领域出现了很多先进的技术，其中很多已经广泛应用于急诊科。例如，有监测心脏、呼吸、血压及器官衰竭时进行器官支持的仪器和设备；有可用于计算和监测药物与液体量的静脉泵，一旦剂量过高，就会发出警告。与这些进步技术同样重要的是，医务人员必须会正确使用这些技术，这样它们才能发挥作用。所有的监测仪、泵和仪器都有报警装置，可让使用者知道何时出现了问题。当血压过低或药物剂量过高时，仪器会发出警报，以保护患者的安全。前提是，这些安全措施需要护士正确使用仪器，才能对患者提供恰当的护理。同时，需要根据临床判断确定恰当的报警值，保证其符合患者的实际情况。例如，给予硝酸甘油时，如果将收缩压的下限设定为低于 50mmHg，就不会产生有效的监测效果。在开始使用硝酸甘油之前，必须对患者进行监测，每次忽略安全警报前，护士必须进行二次检查。新型的给药泵内含有药物图书馆，储存着很多药物信息。泵内设定了给药的低限和高限，还可以对某些需要严密监测的药物发出警报信息。例如，对于肝素，会有观察其主要不良反应——出血的警报程序。

在很多情况下，医务人员会忽略警报或将警报关掉，在急诊科经常出现很多警报声压倒其他声音的情况，这已经不是什么大事了。而且，由于患者导线脱落或移动过度导致的错误报警很多，造成医务人员对警报不敏感，因此经常忽略警报重新投入工作。护士执行其他操作时，安全装置可协助其监护患者。必须对所有医务人员进行新设备的培训，并对其胜任能力进行考核，以确保患者从设备功能中获益。同时，要教给患者如何有效使用这些设备，以确保患者和医务人员通过使用这些已设置好的安全装置来帮助他们。

临床设备安全装置是一项有限，但对评估和干预患者很有用的工具（AHTF，2007）。在购买新设备时，需注意以下几点；评价其报警声音，即保证其声音不会与现有警报声重复，检查是否有发出错误警报的可能，以及是否有医务人员无法使用的情况，还应考虑设置安全特征的复杂情况。医务人员必须成为设备发展和评价中的成员。

Phillips 和 Barnsteiner（2005）报道，医疗机构评审联合委员会（the Joint Commission on Accreditation of Healthcare Organization，JCAHO）全国患者安全目标第 6 条中强调：通过检测报警装置、恰当设置警报值和医务人员的正确应用来增强临床报警装置的安全性。尽管这些条款不是标准的，但考虑到医院环境的复杂性，仍需审视为何无法达到这些目标。Chambrin、Ravaux、Calvelo-Aros、Jaborska、Chopin、Bonifce（Phillips 和 Barnsteiner，2005）观察了 3000 多例紧急情况下的报警事件，结果发现只有 5.7%是重要的。该研究结果进一步支持了目前关于报警装置和忽略警报的尴尬问题。护士会对每个警报都做出反应吗？研究表明，答案是否定的。护士应该对每个警报都做出反应吗？与这个问题有关的研究尚无得出确切答案，反而引出了更多的问题。如果你自己是患者，或者患者是你自己的亲属，可能你对上述两个问题的答案是肯定的。

参 考 文 献

Clinical Alarms Task Force. Impact of clinical alarms on patient safety: A report from the American College of Clinical Engineering Healthcare Technology Foundation. *J Clin Eng*. 2007;32(1):22–33.

Dulak S. Technology today: Smart IV pumps. RN Web. 2005. Available at: http://rn.modernmedicine. com/rnweb.

Edworthy J, Hellier E. Fewer but better auditory alarms will improve patient safety. *Qual Saf Healthc*. 2005;14(3): 212–215.

Hyman W, Johnson E. Fault tree analysis of clinical alarms. *J Clin Eng*. 2008;33(2):85–94.

McConnell E, Nissen J. The use of medical equipment by Australian registered nurses. *J Clin Nurs*. 1993;2(6):341–348.

Phillips J, Barnsteiner J. Clinical alarms: Improving efficiency and effectiveness. *Crit Care Nurs Quart*. 2005;28(4):317–323.

PA-PSRS Patient Safety Advisory. Smart infusion pump technology: Don't bypass the safety catches from the Pennsylvania Patient Safety Authority. 2007;4(4). Available at: http://www.psa.state. pa.us/psa/lib/psa/advisories/.

396　如何判定除颤仪的同步化

NANCY F. ALTICE, RN, MSN, CCNS, CNS-BC

实施阶段

不管是室性还是室上性心律失常，都可以采用直接瞬间电击进行复律。患者出现室性心律失常或血流动力不稳定时，可以使用标准除颤仪进行电击，即马上按下"放电"按钮或"电击"按钮进行电击。但是对于情况不那么危急的患者（即心律失常不是如此严重者），需要根据患者的心跳设定电击时间，使电击不会发生在心室除极期。在 T 波进行电击会导致心室颤动，为预防这一点，除颤仪都有设置，使其与患者的 QRS 波群同步化。只需简单地按一下同步按钮，除颤仪就会标记 QRS 波群的位置，即除颤仪将进行电击的位置。除颤设备的释放模式变得越来越复杂，但是测定同步化的时间是前提，机器会寻找心电图上的最高波，将该波标记为 R 波，审慎的护士会再次检查同步按钮是否按下，以确保机器识别了心电图上的同步化 R 波。偶尔，心电图可能由于患者的患病情况而出现异常。有些导联，最高波可能是 T 波。如果同步化程序将 T 波标记为放电位置，护士应立即查看心电图的另一导联，使用 QRS 波确定最高波的导联。进行复律之前，一定要确定同步化标记的位置。

参 考 文 献

2005 American Heart Association. Guidelines for cardiopulmonary resuscitation and emergency cardiovascular care, Part 5: Electrical therapies. *Circulation*. 2005;112:IV-34–IV-46. Available at: http://circ.ahajournals.org/cgi/content/full112/24_suppl/IV-35.

Conover MB. *Understanding Electrocardiography*. 8th Ed. St.Louis, Mo: Mosby; 2002.

397　确保监视器监测到脉搏和心律

NANCY F. ALTICE，RN，MSN，CCNS，CNS-BC

评价阶段

科学技术有时能把我们的注意力从基本的临床评估中转移出来。大量的监测仪为我们评估患者提供了方便。将注意力集中于监视器上很容易，但前提是我们所看到的这些数据提供了足够的信息。但有时，数据会提供错误的信息。在心电监护中，我们看到监护仪上的心律只是所需信息的一部分，还必须知道这些心律是否确实伴随着脉搏。由于心肌缺氧，无脉性电活动会很快恶化为致命性的心律失常。在注意到这种改变之前，通常有几分钟的复苏时间。复苏开始得越早，复苏成功的可能性越大。治疗无脉性电活动的关键是找到可治疗的基础病因。高级生命支持中将无脉性电活动的病因总结为"5H"和"5T"（表 397-1）。切记：当心电图上监测的心律异常时，一定要测量脉搏。

表 397-1　高级生命支持的 5H 和 5T

5H	5T
hypoxia　低氧血症	tension pneumothorax　张力性气胸
hypovolemia　低血容量	tamponate（cardiac）　心脏压塞
hypothermia　体温过低	thrombosis（cardiac）　心脏血栓
hypokalemia or hyperkalemia　低血钾或高血钾	thrombosis（pulmonary）　肺栓塞
hydrogen ions or acidosis　酸中毒	tablet（overdose）　用药过量

其他误导数据的来源还有经皮人工起搏。经皮起搏法通过胸壁进行电击，应考虑骨骼肌的影响。有时肌肉运动会在心电图上出现运动伪影，偶尔与 QRS 波群很像。因此，在开始任何形式的人工起搏前，一定要检查脉搏。

机械通气可改变胸廓内压力，导致经股动脉或主动脉置入动脉置管的患者出现人工波形改变，这些波形可能与真正的 BP 波高度相似，易与心脏死亡产生混淆。

对已经有所警惕的患者，很容易发现无脉性电活动。但是在繁忙的 ICU，机械通气的镇静患者在没有明显表现的情况下，可能已经有几分钟没有脉搏了。不要因为监视屏幕上有电节律就认为有脉搏，一定要评估脉搏和其他灌注（如皮肤颜色）是否充分。切记我们面对和治疗的是患者，而不是监护仪！

参 考 文 献

American Heart Association. Guidelines for cardiopulmonary resuscitation and emergency cardiovascular care, Part 5: Electrical therapies. *Circulation*. 2005;112:IV-34–IV-46. Available at: http://circ.ahajournals.org/cgi/content/full112/24_suppl/IV-35.

Pulseless electrical activity. Available at: http://www.fpnotebook.com/CV42.htm.

398 转运患者时，确保正确的患者和信息，让患者接受正确的治疗和护理

ANTHONY D. SLONIM，MD，DRPH

评价阶段

在急诊科，患者周转率很高，医务人员经常在一次值班时护理几百个患者，因此，确保患者正确的身份和行踪很重要。患者的身份标识和急诊科的位置定位器可以协助完成这些任务，但护士确保在正确的时间、针对正确的患者进行护理也非常必要。

急诊医疗服务作为接收端，随时会遇到由于机动车事故或群体事件送来的批量患者。很多患者未被确定身份，也可能有精神状态的改变，或者未携带身份证件，这都会导致患者身份混淆，增加急诊科医疗差错的可能性。因此，必须在患者一来到急诊科时就确定其身份，并加以标识，尤其是当大量患者同时转运至急诊科时。急诊科医务人员通常以"48岁急性心机梗死"或"车祸导致的肾脏伤"来辅助识别患者，但当因某次事故送来大量患者时，这种识别方法就无法使用。

在工作紧急时，迅速确定患者的信息很重要，包括经常需要进行诊断试验（如实验室或影像学检查）、偶尔需要急诊手术或收入重症监护病房。此时，急诊科护士如果不能确认患者身份，可能将患者错误地转运至其他地点，导致患者接受错误的治疗。因此，患者转运出急诊科时，必须有清晰的标识，接收科室也必须检查患者身份，以确保对患者提供正确的护理。当转入放射科或重症监护病房时，转运时确定身份是交接患者工作的第一步。如果不进行该项工作，特别是当患者不能配合时，可能导致患者身份混淆和错误治疗。

参 考 文 献

Stehr S, Simpson D. Victim identification and management following the collapse of the World Trade Center towers. Available at: http://www.colorado.edu/hazards/research/qr/qr148/qr148.html. Accessed August 3, 2008.

399 急诊科不需要提供患者所需要的全部护理，但必须制订随访计划并让患者配合实施

ANTHONY D. SLONIM, MD, DRPH

评价阶段

目前急诊科具备了很多社区的功能。当患者不能到首诊医生处就诊时，急诊科对患者24小时无间断开放。急诊科可以缓解患者关于疾病的焦虑，也可以缓解患者等待就诊时的不安情绪。当患者支付不起医疗费用时，也需要有可医之地，也需要知道他们自己能够得以救治，因此急诊科具备这些功能。急诊科护士深知这些情况，所以他们也会帮助指出美国医疗系统中的一些严重缺陷。不管怎样，这些情况真实存在，而且是急诊科日常工作的一部分。

为了充分满足患者的需要，急诊科不仅要通过分诊确认患者是否需要紧急救助，而且要对患者提供其所需的所有急救措施。另外，还有一项与护理患者同等重要却被经常忽视的职责，就是必须对患者进行随访。这种随访包括两个完全独立的部分：一是患者随访，二是诊断随访。

对于急诊科所有出院的患者，都需为其预约随访，可在其首诊医生处进行随访，也可以通过电话联系相应的专家进行随访。医院通常有可供随访的医生名单，以确保无指定医生的患者可以在社区接受到其需要的医疗服务。另外，还需要告知患者，如果他们在转诊医生就诊前或短期内情况出现了恶化，应该如何做。这对很多患者来说可能意味着重新来急诊科就诊。对于24小时或48小时内由于相同的主诉或症状再次返回急诊科的患者，急诊科医务人员应特别关注，因为这些患者需要医务人员对其进行相关的检查，以确保病情没有恶化，并能在院外接受治疗。

一旦患者从急诊科出院，急诊科对患者就诊期间所实施的诊断性检查仍负有责任，即追踪这些检查的结果，并告知患者及其照顾者。通常实验室检查结果成批进行，影像学专家也只有在早上通读影像学检查结果，在这种情况下，急诊科有义务追踪这些检查结果，并告知患者。

对很多患者来说，急诊科有重要的医疗资源，是提供拯救生命的场所。而对于出院患者，也应进行适当的随访和检查结果的追踪。

参 考 文 献

Emergency room visits: How to follow up. Revolution Health. Available at: http://www.revolutionhealth. com/conditions/fi rst-aid-safety/emergency/after-emergency/. Accessed August 8, 2008.

Kyriacou DN, Handel D, Stein AC, et al. Factors affecting outpatient follow-up compliance of emergency department patients. *J Gen Intern Med*. 2005;20(10):938–942.

400 护士应对急诊科出院的患者在用药、饮食和复诊方面提供指导

ANTHONY D. SLONIM, MD, DRPH

实施阶段

急诊科患者的护理是个复杂的话题。通常情况下，患者生活状况良好，只有当他们感觉有危机发生时，才会来到急诊科。影响患者安全的危机性干预可能有两个方面。其一，患者及其家属处于危机状态，他们可能不能清晰地思考，或者明确地表述他们存在的问题。其二，通常急诊科医务人员需要基于不充分的信息，通过特定的问题来准确理解患者的主诉，提供恰当的护理干预。这对医务人员来说并非易事。对于从急诊科出院的患者来说，要明了发生的状况及出院后服药、饮食和运动的注意事项也很困难。

药物重整对于患者理解服用何种药物，以及药物对疾病的作用来说是一个重要的过程。通常，医务人员通过回顾药物清单就能对患者的医疗问题有一个清晰的认识，而患者自己则不一定明白。问题是，患者可能不知道他们为何服用药物或该药物的适应证。患者从急诊科出院之后，医务人员应确定患者是继续服药，还是停药，并对患者进行用药指导。目前存在的问题是现在有大量新的特殊药物，因此，急诊科需经常与首诊医生协调，以确定用药方法；同时也存在另一个问题，即在没有充分了解患者基本情况及其治疗的情况下给药，这通常是由医疗记录不完整、不能提供确定的信息所致。

无论如何，紧急治疗结束后，急诊科有责任为患者提供出院后的药物治疗计划，以及患者在家中出现药物反应时如何处理的方案。而且，在出院时应对患者及其家属进行关于饮食、运动和随访的指导。患者应能明确地将指导的内容复述给护士来证明患者的理解，以保证患者出院后能接受正确的护理。

参 考 文 献

Engel KG, Heisler M, Smith DM, et al. Patient comprehension of emergency department care and instructions: Are patients aware of when they do not understand? *Ann Emerg Med*. 2008; 53(4):454–461.e15. Epub 2008 Jul 10.

Moss JE, Flower CL, Houghton LM, et al. A multidisciplinary care coordination team improves emergency department discharge planning practice. *Med J Aust*. 2002;117(8): 435–439.

H. 妇产科护理

401 护士给异位妊娠患者应用甲氨蝶呤前，必须核查实验室检查结果和药物剂量

MARY S. WARD，RN，BS，OCN

计划阶段

异位妊娠（ectopic pregnancy）是发生在子宫以外部位的妊娠，是妊娠早期最常见且死亡率最高的并发症。异位妊娠最常见的发生部位是输卵管，故有时被称为"输卵管妊娠"，患者常以腹痛伴或不伴阴道出血而就诊，患者甚至不清楚自己已经妊娠。妊娠的确诊主要依靠 β 绒毛膜促性腺激素（β-HCG）水平的测定及确定胚胎种植位置的超声检查。诊断为异位妊娠后，医生通常给患者提供两种选择：手术切除病灶及输卵管或者药物治疗。药物治疗能够保留输卵管和患者的生殖能力，适用于妊娠早期、有明确的胎心音、随访依从性好的患者。药物治疗对随访有严格的要求，如果患者不能或不愿意在 4～7 天到产科复查，那就不适合药物治疗，因为随访期间的化验结果是评价治疗效果唯一有效的方法。

目前应用最多、效果最好的药物是抗代谢药物中的一种化疗药物甲氨蝶呤。当使用单剂量的甲氨蝶呤时，有效性在94%以上。该药不良反应小，主要包括轻微恶心、呕吐、口腔溃疡、脱发、免疫抑制。甲氨蝶呤的标准剂量为 $50mg/m^2$。用药前，应明确患者目前的体重和身高，以便确定药物的准确剂量。因为甲氨蝶呤是抗肿瘤药物，其使用方法与肿瘤科相同。

在所有药品中，化疗药的用药差错危险性最高，一旦发生，后果是最严重的。这主要归因于它们特殊的使用剂量。异位妊娠所使用的甲氨蝶呤与化疗所使用的没有太大差别。对此类患者，在配制甲氨蝶呤前，应进行实验室检查和评估。实验室检查应包括全血细胞计数、β-HCG 水平及其类型。如果其中任何一项化验结果不正常，应通知医生，并重新选择治疗方案。如果患者出现免疫抑制，或出现人类免疫缺陷病毒阳性，或有肾脏、肝脏损害，应禁止使用该药。实验室检查对于确定患者的血型、监测 Rh 血清转阴的可能性及抗 D 免疫球蛋白的需求是必要的。

　　了解评估患者体表面积的方法和明确所用药物的剂量也是给药护士的责任。体表面积可通过英尺身高的平方根乘以英磅体重除以 3131，或厘米身高的平方根乘以千克体重除以 3600 来计算。

　　总体表面积乘以标准剂量（$50mg/m^2$）即为患者所使用的剂量。可通过分次肌内注射给药。掌握药物的并发症、剂量和不良反应是给药护士的责任。异位妊娠患者使用甲氨蝶呤过量、不足及发生药物毒性的后果与肿瘤患者相同。

<h2 style="text-align:center">参 考 文 献</h2>

ACEP Clinical Policies Committee and Clinical Policies Subcommittee on Early Pregnancy. American College of Emergency Physicians. Critical issues in the initial evaluation and management of patient presenting to the emergency department in early pregnancy. *Ann Emerg Med.* 2003;41:123–133.

Kelly H, Harvey D, Moll S. A cautionary tale: Fatal outcome of methotrexate therapy given for management of ectopic pregnancy. *Obstet Gynecol.* 2006;107(2):439–441.

Lipscomb GH, McCord ML, Stovall T, et al. Predictors of success of methotrexate treatment in women with tubal ectopic pregnancies. *New Engl J Med.* 1999;341(26): 1974–1978.

Miller JH, Griffin E. Methotrexate for ectopic pregnancy in the emergency department—one hospital's protocol competencies. *J Emerg Nurs.* 2003;29(3):240–244.

Polovich M, White JM, Kelleher LO. *Chemotherapy and Biotherapy Guidelines and Recommendations for Practice.* 2nd Ed. Pittsburgh, PA: Oncology Nursing Society; 2005.

Uzelac PS, Garmel SH. *Early Pregnancy Risks, Current Diagnosis and Treatment Obstetrics and Gynecology*, 10th Ed. New York, NY: Lange Medical Books/McGraw-Hill Medical Publishing Division; 2007.

402　足月产不是危机

LYNDA COOK SAWYER，RNC，BSN，MBA

评价阶段

　　分娩阵痛一般开始于正常妊娠 39 周之后。在接下来的 4～5 个小时，孕妇要完成这段时间她需要做的事情。此时，子宫收缩是轻微的、可耐受的，宫缩的强度使孕妇有要分娩的感觉。在分娩早期，孕妇已上过分娩课程，因此她们不会恐惧。通常，胎儿在清晨比较安静，随后就时不时地开始活动。

　　从分娩早期到活跃期，正常分娩的进程会逐渐加快。随着宫缩逐渐变强、持续时间延长，孕妇需要获得更多的生理支持及了解相关知识。例如，向前来家访的助产士、医院的助产士，或医院产科的医生或护士寻求帮助。无论孕妇在什么地方，或选择什么样的医院就诊，都没有必要过于惊慌。除非出现紧急情况，否则无需到急诊就诊，因为正常分娩不是急症。如果你在产科或分娩中心工作，那足月产并不是什么新鲜事。你要为孕妇及其家庭做好分娩准备。

对于正常分娩、可活动的清醒孕妇，重点关注的是可能导致急症的可变因素，如胎儿。应注意监测胎心音，告知孕妇在宫缩间歇期需要如何配合。例如，"××女士，我需要听一下胎儿的情况"。她会做出反应——也许她不会回答你，但会主动摆好体位方便你检查。护士的动作应有目的性、稳而有序，使用鼓励性言语，并且语调平稳，尊重孕妇。检查的结果无论好坏，都应告知孕妇，并告知孕妇在宫缩间期还需要对胎儿进行听诊。在此期间，孕妇免受打扰是不太可能的。

在此期间，询问如"你住别墅，还是公寓"等与分娩无关的信息会分散孕妇的注意力，还可能会阻碍分娩的进程。听到强劲、活跃的胎心音时，你需要做进一步的检查，首先要判断胎膜是否破裂，可询问孕妇是否有阴道出血。如果见红和阴道黏液分泌，没有大量阴道出血，不出胎膜是否破裂，均应对足月、进入分娩活跃期的孕妇进行阴道检查。如果有大量阴道出血，此时不要进行阴道指检。

护士应告知孕妇，会耐心地在宫缩间期对其进行宫颈检查，"××女士，我需要检查你的宫颈"，同样，她可能不回应你，但是她会摆好体位方便你检查。分娩活跃期的孕妇多数不希望在宫缩期接受检查，护士应该明白在宫缩时进行检查容易使孕妇分心和感到不舒适，甚至产生恐惧心理。

胎心音和胎位均正常的孕妇无需着急生产。在分娩之前，护士可在孕妇宫缩间歇期收集入院信息。护士温柔的操作和尊重的态度将对孕妇的分娩产生积极影响，即如果护士不将分娩看作急症，则孕妇也不会。

参 考 文 献

Korte D, Scaer RM. *A Good Birth, A Safe Birth*. 3rd Ed. Boston, MA: Harvard Common Press; 1992.

McCutcheon-Rosegg S. *Natural Childbirth the Bradley Way*. Revised Ed. New York, NY: Penguin-Plume Corporation; 1996.

403 在分娩和产房中重要的不是医务人员

LYNDA COOK SAWYER，RNC，BSN，MBA

评价阶段

分娩时，产妇喜欢美好的事物，如令人平静的气味、经验丰富的陪伴者。目前，孕妇在做产前检查和分娩过程中让丈夫陪伴已经非常普遍。实际上，产妇在分娩过程中有 3 个或以上的人陪伴也很常见。一些产妇还会让胎儿的哥哥或姐姐一起分享生产的喜悦。产妇的服务团队成员包括助产士、医生、助产师、产科护士等。

作为医院和分娩中心的医务人员，这种现象已经司空见惯。目前，医院的分娩室在变大，因为产妇希望在待产的地方分娩，同时分娩设备（碗、手套、隔离衣、设备、注射器、药品等）并没有相应的减少。待产—分娩—恢复室（labor, delivery, recovery rooms, LDRs）及待产—分娩—恢复室—产后病房（labor, delivery, recovery and postpartum rooms, LDRPs）是医院产科常见的生产模式。有些分娩中心，一对一服务也很常见。即便如此，产妇身边也会围绕很多人。当然，在孕妇分娩时，除了主要人员外，我们会让其他人员离开。但是经阴分娩的产妇，我们允许其他人员陪伴。

在 LDR 模式下孕妇分娩时，通常在场的人员有产妇及其丈夫（在场会比较好）、母亲、姐妹、产妇选择的助产师、产科护士、医生或助产士。这样就会有 7～8 个人在场。当胎头露出后，儿科护士会进入产房，这样就有 9 个人共同迎接一个新生命的到来。

在场的每个人都能看到胎儿的降生，并且帮助产妇促使胎儿娩出。我们可以在产妇半卧位时握住她的腿以帮助其用力、指导产妇、告诉她在下次宫缩来临前大声数数，胎儿每下降一点就大声鼓励产妇，大声读出胎心监护仪上的数据并向其解释，掌握产妇的静脉血流及管路情况，准备物品迎接胎儿降生，为新生儿准备暖箱等。在分娩过程中，穿着隔离衣戴手套的医生或助产士通常会坐在产妇两腿之间的凳子上。在产妇分娩过程中，每个人都各司其职。

注意，有时分娩过程中最为重要的那个人——产妇本人，可能从大多数在场的人那里得到的关注最少。其实，分娩所需的物品、产妇腿的摆放、露出的部分胎儿、监护仪、产妇平静控制呼吸和用力的能力、阴道口和会阴、婴儿暖箱对于足月分娩而言都不重要，但接受过传统产前培训课程的产妇认为这些都非常必要。虽然她们有自己的想法，但她们仍然会听从专业人员的安排。

即使是接受过专业培训的陪伴者和医务人员来到分娩现场，也未必会使大家把注意力转向产妇。对到达人员的关注和医务人员的忙碌会分散大家对产妇及为产妇提供支持的人的注意力。他们会因好奇而关注忙碌的医务人员，等待医务人员为他们安排任务。

切记在分娩过程中要多关注产妇。当产妇和房间内的每个人都关注产妇自身的需求时，产妇就会更加积极地配合胎儿产出，并选择适于用力的合适体位，从而使其在宫缩期更有效地用力，在宫缩间歇期更好地休息。家庭而非医务人员对产妇的关注可激发其母性心理，使其更好地照顾和保护婴儿。此时我们不需要忙碌分娩的事情。所有工作人员、生产过程、支持人员及分娩专业人员在产妇分娩过程中只起到辅助作用，而真正重要的是产妇本人。

参 考 文 献

Brodsky PL. *Control of Childbirth: Mothers Versus Medicine through the Ages. Jefferson*, NC: McFarland; 2008.

McCutcheon-Rosegg S. *Natural Childbirth the Bradley Way*. Revised Ed. New York, NY: Penguin-Plume; 1996.

404　会阴和阴道口是胎儿娩出的通道，会阴顺应胎儿的下降，而不需特殊人为准备

LYNDA COOK SAWYER，RNC，BSN，MBA

实施阶段

　　有缝合伤口的经阴分娩产妇，产后往往需要恢复一段时间。医疗器械提供商提供了大量器械，可以满足产妇会阴伤口愈合过程中的舒适要求，如用于会阴侧切护理的坐浴设备——坐浴椅，以及价钱较便宜、能在产妇自己房间内使用，并能在出院后带回家使用的塑料坐浴盆，另外，还有用于产妇卧床时照射会阴切开伤口和会阴部皮肤的床旁烤灯，以及可在会阴切开处用以减轻局部疼痛的冰袋。

　　会阴切开术是各医院产科普遍采取的一种常规手术方式。然而，如今有许多经阴分娩的产妇不希望在分娩过程中实施会阴切开。也许你会急切告诉产妇如果不这样做，会阴有可能会被撕破。1989 年的一项研究发现，会阴切开会使产妇发生需要修补的肛门和直肠括约肌撕裂伤的风险提高 5 倍。换句话说，为扩大阴道出口而采取的会阴切开术可能会导致更严重的撕裂伤。

　　阴道口（开口朝向阴道）和会阴（阴道口和肛门之间的皮肤）的可扩张性较好。随着压力的缓慢增加，它会慢慢扩张，以顺应胎头或胎臀的下降。一些接生人员虽然并未接受过接生技术的培训，但却能应用此生理过程帮助产妇分娩。胎先露部分在阴道口产生持续压迫的分娩体位是导致会阴撕裂伤的主要原因，导致人们错误地认为应该实施会阴切开术帮助胎儿娩出。

　　第一，应帮助产妇采取侧卧位或直立位——这种体位可促使子宫与宫颈、骨盆出口、阴道和阴道口在同一水平，从而缓解胎儿下降的压力，并促进会阴最大限度地扩张。截石位或仰卧位会导致胎先露压迫直肠，使得阴道口处于会阴的"鼓包"上方，此时阴道口周围的压力是不均衡的，从而导致会阴部、直肠、肛门的损伤。

　　第二，不要按摩阴道或保持阴道开放。以前认为这些措施可以促进阴道会阴放松和扩张。目前，我们知道这些操作会导致局部充血，而肿胀的会阴部是不能有效扩张的。

第三，当胎儿窘迫消失，分娩即会发生。为促进胎儿下降而使用器械（如手术钳或吸引器）或大声地鼓励和指导产妇，会导致产妇在会阴和阴道口未扩张前提前用力，迫使胎儿下降，这将导致会阴撕裂伤。

我们能做什么呢？用干净的湿热毛巾敷在产妇的会阴部，此时胎儿便开始着冠。你会明白湿热毛巾会对会阴部带来最好的保护。

参 考 文 献

Block J. *Pushed*. Cambridge, MA: Da Capo Press; 2007.

Enkin M, Kierse M, Chalmers I. *Effective Care in Pregnancy and Childbirth*. Oxford, England: Oxford University Press; 1989.

Korte D, Scaer RM. *A Good Birth, A Safe Birth*. 3rd Ed. Boston, MA: Harvard Common Press; 1992.

405　产妇在分娩过程中，医务人员要多说美好的事

LYNDA COOK SAWYER，RNC，BSN，MBA

实施阶段

作为护士，笔者听说过很多有关分娩的故事。各个年龄层的母亲，从 14 岁到 90 岁，都清楚记得在她们分娩的过程中别人向她们说过的话及在宫缩期她们的全神贯注和宫缩间歇期适当的放松。在疑虑和害怕中，产妇会记得并相信分娩时所听到的一切。

产妇无法想象自己在妊娠晚期身体会变成什么样子。产妇有 9 个月的时间来适应体型的不断变化，但是快速增长的腹部，沉积于臀部及大腿部位的脂肪，圆润的乳房，肿胀的面部、颈部、双手和双足，使她原来的体型或体重发生了明显的变化。在分娩过程中，产妇裸身穿着病号服，在一群刚刚认识不过一小时左右的陌生人中间，个人形象已经荡然无存。

然后，产妇会质疑自己能否成为一名好母亲。例如：我能顺利地分娩吗？我用力的时候会大便吗？我能母乳喂养吗？我的身体可以吗？分娩时我会尖叫吗？我会冲着丈夫大喊吗？我会踢医生吗……

在产科工作的医务人员对产妇的这些行为已经司空见惯。他们已经习惯了这样的身材、裸露的身体及父母的担忧。即便他们知道不能忽略每一个患者的情绪感受，但是很难做到。他们可能天天面对这样的体型、分娩过程和母亲的怀疑，但对于产妇而言并非如此。

在分娩过程中不使用药物的产妇会更加关注自身的变化。当宫缩时，产妇会全神贯注于宫缩，但在宫缩间歇期，她会觉察到身边发生的事情及别人所说的话。

她会逐渐意识到自身形象及将来能否适应母亲角色。使用药物的产妇可能尚未清醒，或者虽然清醒，但尚未恢复知觉。不管怎样，产妇会记得并相信她们在分娩过程中听到的话。因此，切记要在分娩过程中说一些美好的事情。

以下是医务人员在产妇分娩过程中所说的一些话，分娩多年后她们仍然记忆犹新：

"噢，你现在的身材是最完美的孕妇身材，看你的肚子……"

"在宫缩期你已经做了你能做的事情，我的工作就是陪在你身边而不是其他。"

"护士一直在告诉我'你做得很好'。"

"你是一个美丽的人，我能想象得到你会是一位好母亲。"

参 考 文 献

Kelleher J. *Nurturing the Family: The Guide for Postpartum Doulas*. Philadelphia, PA: Xlibris Corporation; 2002.

Simkin P. *The Birth Partner: A Complete Guide to Childbirth for Dads, Doulas, and All Other Labor Companions*. 3rd Ed. Boston, MA: Harvard Common Press; 2007.

406　育儿行为可通过观察习得

LYNDA COOK SAWYER, RNC, BSN, MBA

评价阶段

养育一个婴儿、儿童或者少年，这是一位母亲应尽的义务。抚养就是在照顾和保护孩子的过程中对他们的完全接受和无私养育。

育儿活动从更换尿布到为孩子提供基本的健康照顾。养育孩子是非常棘手的事，安抚一个过度哭闹的新生儿似乎并不容易，给不停扭动的婴儿洗澡、为蹒跚学步的孩子穿衣服、为一个青春期前的孩子提供性爱知识、安抚一个受伤的少年，都是育儿的内容。

叠衣服、打扫房间、准备饭菜都是家长要做的事情，就像他们的义务一样。家庭中有了孩子之后，生活会发生很大的变化，如学习为婴儿叠衣服、打扫学龄前儿童凌乱的房间、为孩子准备可口的饭菜，这与之前的生活完全不同，但这些都是育儿行为。

现在大多数的母亲是独生子女，或只有一个兄弟姐妹，他们把时间集中于学习或社交，而不是照顾弟弟妹妹。他们多数是高中或大学毕业，并且第一次做母亲的年龄在 30 岁以上的人数在增加。因此，具有大学学历、有工作经验的 30 岁上下的母亲，却不会为婴儿换尿布，不会喂养婴儿，不会包裹孩子，不了解孩子的声音、体温、睡眠等，这是完全可能的。

因此，在现代的分娩机构中，这些母亲学习照顾婴儿的首选方式是观察护士如何照顾婴儿。护士在避开他人的独立环境中为婴儿换尿布、安抚哭闹的婴儿将影响母亲培养照顾婴儿的能力。只通过言语宣教向母亲讲解如何照顾婴儿与让母亲自己读书学习没有太大区别。初为人母的产妇需要观察护士照顾婴儿的行为。因此，护士应鼓励产妇多观察照顾婴儿的过程，并在她愿意的情况下，给她练习的机会。此时，护士动作要慢一些，并且带有一定的目的性，轻柔地与婴儿交谈。当然，护士可以更快地包裹婴儿，并且不需要和婴儿说话，但是，请记住，孩子的母亲在观察和模仿你，你的示范将影响母亲自己照顾婴儿时的行为。因此，动作要温柔。

作为照顾产后患者的专业护士，你的任务是指导她们出院后对婴儿照顾。在住院期间，产妇通过观察护士如何折叠毛毯、包裹婴儿、抱婴儿等行为而习得的照顾婴儿的知识，远比通过言语宣教及自学的效果好得多。

参 考 文 献

Kelleher J. *Nurturing the Family: The Guide for Postpartum Doulas*. Philadelphia, PA: Xlibris Corporation; 2002.

Simkin P. *The Birth Partner: A Complete Guide to Childbirth for Dads, Doulas, and All Other Labor Companions*. 3rd Ed. Boston, MA: Harvard Common Press; 2007.

407 产妇想要用力的感觉是分娩的前兆

LYNDA COOK SAWYER, RNC, BSN, MBA

实施阶段

完全扩张的宫颈并不是指导产妇用力的指征。宫颈完全扩张仅代表子宫完成了从基底部到下段的收缩，子宫基底部收缩，而子宫整体上移，宫颈被拉伸而露出胎儿。胎膜起到了平缓扩张宫颈口的作用。如果胎膜破裂，胎先露部分将继续对宫颈产生压迫。

胎头最大的部分（眉毛和耳尖之间的部分）通过完全扩张的宫颈后将进入阴道腔。因为阴道要使整个胎儿通过，因此会通过挤压直肠而扩张。此时，产妇将自主或不自主地用力。

通常，即将分娩的产妇在做体检时，宫颈会完全扩张，但并不一定意味着这时要用力。首先应排除禁忌证，如出血、胎心音消失，如果没有上述情况，此时需要指导产妇用力。胎儿旋转通过母亲骨盆的时间大概是15~30分钟或更长。每次宫缩的持续时间可能从 1～2 分钟逐渐延长到 4～5 分钟，子宫在宫缩间歇期会完全放松，以使胎盘重新获得血液灌注。在下一次宫缩到来前，产妇可以休息片刻。

子宫和胎儿都进入到分娩过程中再用力，可显著降低分娩所需的时间。相对于没有这个过程的产妇而言，这一过程可使产妇子宫肌肉收缩的力量加倍。腹肌对子宫的压迫并不能使胎儿娩出，胎儿娩出的主要动力是子宫基底部肌肉的收缩。直肠受压所产生的强大推力，决定产妇的用力程度并使其下腹部和直肠的肌肉收缩。此外，产妇会放松会阴部的肌肉，以利于胎儿的娩出。收缩会阴部肌肉时，使下腹部和直肠肌肉共同作用并不是一件容易的事。

目前，一些分娩中心对 90% 的产妇应用硬膜外麻醉。产妇开始用力的指征是宫口开全，通常会频繁地检查，以判断是否达到分娩的要求。由于骨盆失去感觉，产妇常不能准确告知医务人员她是否感觉到了压迫。如果在宫口开全时就开始用力，会使子宫和直肠肌肉参与到分娩过程的时间延后 30～60 分钟，这容易使产妇在体力和心理上产生疲劳。子宫完全参与到分娩时，子宫和产妇的用力会发挥最大的作用。胎儿的大小、胎先露的部位、产妇骨盆结构的可变性等因素决定第三产程时间的长短，充分利用肌肉组织的作用会促进此过程。

要知道，如果产妇开始分娩，没有使用硬膜外麻醉，胎心音未发生改变，宫缩开始显著加速，应考虑该产妇已处于过渡阶段的末期，且宫颈已经完全扩张，必要时可进行检查。此时可鼓励产妇多休息，如果产妇或其家属情绪紧张，应向其解释这个生理过程。胎先露完成了分娩机转，沿宫颈下降、阴道穹窿扩张，产妇会十分肯定地告诉你她现在有一种强烈要用力的感觉。

如果产妇选择硬膜外麻醉，会发生同样的过程。她的宫缩将会加速，胎心音保持稳定，当胎先露通过宫颈，阴道腔扩张以容纳胎儿，产妇会明确地告诉你，她感觉到了某种压迫感。这与之前所讲授的分娩过程的区别在于，以前医务人员不等待这种压迫感的出现，而是通过指诊检查，便告诉产妇开始用力。现在要等待产妇告诉你她有压迫感，才会让其用力。

经验丰富的医务人员将会告诉你，在采取硬膜外麻醉的分娩过程中，要用力的感觉并不是医生制造的新现象，而是一个正常的生理过程，只不过硬膜外麻醉使这一生理过程消失罢了。

参 考 文 献

Roberts JE. The "push" for evidence: Management of the second stage. *J Midwifery Wom Health*. 2002;47(1):2–15.

Simpson KR, James DC. Effects of immediate versus delayed pushing during second-stage labor on fetal well-being; a randomized clinical trial. *Nurs Res*. 2005;54(3):149–157.

408　注射甲羟孕酮制剂宜采取"Z"字形肌内注射法

CATHERINE A. CHILDRESS，RN，MSN

实施阶段

注射甲羟孕酮（depo-provera）时，应采取"Z"字形深部肌内注射的方法。Potter 和 Perry（2005）将"Z"字形注射法描述为：①注射前更换一个新的针头；②注射前使待注射部位皮肤及皮下组织朝同一方向侧移，绷紧并固定局部皮肤；③注射药物后停留 10 秒。更换针头的目的是保持注射前针头外没有残留药液；推移皮肤是为了使注射后进针通道呈"Z"字形以避免药液外渗；注射后停留 10 秒再拔针是为了促进药物的吸收。注射后避免按揉注射部位，因为按揉会加速药物的吸收，并降低药效维持的时间。

"Z"字形注射常选用的注射部位是臀外侧肌，因为其位置较深，且避开了主要的神经及血管。除臀外侧肌外，其他部位的肌内注射常会出现注射部位的纤维化、神经损伤、脓肿、组织坏疽、肌肉收缩的不良反应。对臀外侧肌进行定位时，将手掌放在患者股骨大转子上，拇指朝向患者腹股沟方向，示指向髂前上棘方向移动，与中指之间形成"V"字形，在"V"字形的中间区域注射即可。

肌内注射可能引起疼痛。注射甲羟孕酮所引起的疼痛可能影响到患者对药物的使用。Fletcher 进行了一项随机对照试验，目的是观察在注射甲羟孕酮时，捏起注射部位皮肤能否减轻疼痛。研究共纳入 78 例患者，注射部位为臀部，试验组 39 例在注射前及注射时捏起皮肤，对照组 39 例为常规肌内注射方法，然后评估两组患者的疼痛情况。实验组有 6 例患者报告了严重疼痛，对照组为 15 例。结果显示，捏起皮肤进行肌内注射显著降低了肌内注射所引起的疼痛。Fletcher 指出有类似的研究证实，此种注射方法可减轻注射时的疼痛。

护士为患者注射甲羟孕酮时应选择"Z"字形注射的方法，并选择臀外侧肌为注射部位。注射时捏起皮肤，注射后避免按揉。根据患者的体重和脂肪组织的情况，可选择 21～23 号针头，进针深度为针头的 1/2。

参 考 文 献

Family planning. In: Murray SS, McKinney ES, eds. *Foundations of Maternal-Newborn Nursing*. 4th Ed. St. Louis, MO: Saunders; 2006, pp. 832–855.

Fletcher H. Painless Depo-medroxyprogesterone acetate (DMPA) injection using the "pinch technique." *J Obstet Gynecol*. 2004;24(5):562–563.

Hunter J. Intramuscular injection technique. Nurs Stand. 2008;22(24):35–40.

Medication administration. In: Potter PA, Perry AG, eds. *Fundamentals of Nursing*. 6th Ed. St. Louis: Mosby; 2005, pp. 822–909.

409　护士应鼓励产妇在第二产程时张口呼吸

CATHERINE A. CHILDRESS，RN，MSN

实施阶段

在美国，第二产程中常用的方法是指导产妇采取紧闭声门用力的 Valsalva 动作（紧闭声门用力法）。该动作通常会使胸腔内的压力增加、血压降低，从而导致胎盘的血液供应减少。紧闭声门用力会导致胎盘血液供应减少，引起胎儿缺氧，而胎儿缺氧会导致分娩时出现胎儿窘迫，可以通过胎儿监护仪监测到这种情况。严重的胎儿窘迫会导致新生儿并发症及采取剖宫产手术。

Simpson 和 James（2005）进行了一项随机对照研究，将 45 例符合标准的产妇随机分为对照组和试验组。指导对照组产妇在宫缩期间紧闭声门用力 3～4 次，试验组产妇在宫口扩张至 10cm 后采取左侧卧位，直至她们感觉到需要用力。护士鼓励试验组产妇不要屏住呼吸来抑制宫缩。结果显示，对照组胎儿血氧饱和度出现显著降低，两组间变异减速有显著差别。这项研究提示，与传统方法相比，采取硬膜外麻醉的初产妇采取开放声门用力对胎儿更加有利，该研究结果与以往的研究结果一致。

分娩时，产妇应该依靠自身的力量用力。宫缩时产妇不应屏住呼吸。宫缩开始 4～6 秒后开始呼吸，允许产妇用力时发出声音。这种方法将避免 Valsalva 动作，对胎儿有利。在第二产程，护士应始终关注变异减速的情况。严重的变异减速伴随胎心音变化，应及时通知医生。如果允许，鼓励产妇采取左侧卧位。

参 考 文 献

Murray SS, McKinney ES. Nursing care during labor and birth and intrapartum fetal surveillance. In: *Foundations of Maternal-Newborn Nursing*. 4th Ed. St. Louis, MO: Saunders; 2006, pp. 266–334.

Simpson KR, James DC. Effects of immediate versus delayed pushing during second-stage labor on fetal well-being. *Nurs Res*. 2005;54(3):149–157.

410　宫缩间歇期要评估产妇的血压

CATHERINE A. CHILDRESS，RN，MSN

评价阶段

临产期的产妇宫缩频率及强度不断增加、持续时间不断延长。宫缩会使胎盘的血供下降，这部分血液会进入产妇的血液循环系统，使其血压升高。母体血压的升高会减少胎盘的血流，可能导致胎儿缺氧和窘迫。

另外，还应考虑其他可能导致产妇血压升高的因素。例如：产妇开始分娩及被推进产房时的焦虑情绪会使血压轻度增高；不断加强的宫缩所带来的疼痛会引起交感神经系统释放儿茶酚胺，这些物质将激活 α 受体，引起血管收缩，进而使产妇的血压升高。

为了预防血压升高，可采取以下措施：在住院及分娩过程中，护士应减轻产妇的焦虑情绪；可使用药物或非药物的方法减轻产妇在分娩过程中的不适；教会产妇放松和呼吸技巧；在宫缩间歇期测量产妇的血压。

参 考 文 献

Murray SS, McKinney ES. Nursing care during labor and birth. In: *Foundations of Maternal-Newborn Nursing*. 4th Ed. St. Louis, MO: Saunders; 2006, pp. 266–305.

411 评估产妇侧卧位时的血压

CATHERINE A. CHILDRESS，RN，MSN

评价阶段

采取仰卧位的产妇因为子宫压迫的作用，血压会出现下降，尤其是在第一产程和第二产程。扩大的子宫妨碍腹部以下血液的回流，使得回心血量减少。如果产妇持续采取仰卧位，胎盘的血液供应也会减少，这可能会导致胎儿缺氧和窘迫。侧卧位可减少腹部以下血流回流的阻力，促使血液回流到心脏。

在分娩过程中，还要考虑其他可能导致血压降低的因素。这些因素可能是由妊娠本身造成的，也可能是一些偶然的因素。例如，严重呕吐可导致脱水，重者可导致低血压。类似的，妊娠导致的贫血或心肌病可能会对产妇的血压产生不利影响。另外，妊娠期的感染或创伤也是导致非妊娠患者低血压的一个重要因素。

护士应认真评估产妇侧卧位时的血压。告知产妇尽量避免长时间采取仰卧位。如果有其他的因素影响产妇的血压，应及时纠正，如纠正其贫血情况，尽早治疗恶心和呕吐。

参 考 文 献

Murray SS, McKinney ES. Physiologic adaptations to pregnancy. In: *Foundations of Maternal-Newborn Nursing*. 4th Ed. St. Louis, MO: Saunders; 2006, pp. 109-149.

412 维生素不应与含咖啡因或者牛奶的饮料同服

CATHERINE A. CHILDRESS，RN，MSN

实施阶段

妊娠时产妇对营养的需求增加，多数饮食不能满足产妇对一些维生素（如维生素 B₆、维生素 D、维生素 E、叶酸、铁、钙、锌和镁）和矿物质的需求。护士在孕妇的妊娠期饮食指导中起着重要的作用。产科医生会为孕妇开处方，以满足孕妇对维生素的需求。食物的种类会影响维生素和矿物质的吸收（表 412-1）。

表 412-1　食物种类对矿物质吸收的影响

矿物质	吸收降低	吸收增加
铁	钙	维生素 C
	牛奶中的磷	肉
	茶中的鞣酸	鱼
	咖啡	家禽
钙		维生素 D

可以得出：产前维生素应与食物同食；脂溶性维生素需要摄入一定的脂肪，以促进其吸收；护士应评估一天中孕妇摄取维生素的最佳时间，教会孕妇最好用水或橘子汁送服产前维生素，但注意不能过量，以免维生素超出胎儿的需要。

参 考 文 献

AAP & ACOG. Specialized counseling. In: *Guidelines for Perinatal Care*. 6th Ed. Washington, DC: ACOG; 2007, pp. 89–93.

Murray SS, McKinney ES. Nutrition for childbearing. In: *Foundations of Maternal-Newborn Nursing*. 4th Ed. St. Louis, MO: Saunders; 2006, pp. 173–201.

413 肩部放松和盆骨倾斜锻炼可以减轻孕妇背痛

CATHERINE A. CHILDRESS，RN，MSN

实施阶段

在孕晚期，扩张的子宫会造成脊柱过度前凸，这将限制背部肌肉和韧带的活动，从而引起背痛。背痛会影响孕妇的日常生活，并使血压升高。妊娠期高血压会降低胎盘的血液供应，可能导致胎儿缺氧和宫内发育迟缓。

Morkved 等（2007）进行了一项随机临床试验，评估为期 12 周的训练对预防或治疗孕妇腰、骨盆部位疼痛的效果。将 301 名孕 20 周、第一次妊娠的健康孕妇随机分为干预组和对照组。

干预组每天进行骨盆底肌肉锻炼、有氧运动、浅拉伸运动、呼吸和放松锻炼。对照组每天常规运动。在孕 36 周，干预组孕妇的腰骨盆部疼痛发生率（44%）显著低于对照组（56%），并且干预组孕妇的功能状态得分高于对照组。该研究结果与以往两项针对肌肉锻炼的研究结果类似。

首先，护士应评估孕妇的日常锻炼情况、不宜采取的锻炼项目。其次，护士应教会孕妇如何放松肩部和大腿，从而避免背痛。肩部锻炼包括旋肩运动；盘腿坐或者骨盆倾斜练习会使大腿放松。孕妇应避免进行仰卧位活动，因为这可能会影响母体和胎盘的血液循环。

参 考 文 献

Morkved S, Salvesen K, Schei B, et al. Does group training during pregnancy prevent lumbopelvic pain? A randomized clinical trial. *Acta Obstetrica et Gynecol*. 2007;86(3):276–282.

Murray SS, McKinney ES. Physiologic adaptations to pregnancy and complications of pregnancy. In: *Foundations of Maternal-Newborn Nursing*. 4th Ed. St. Louis, MO: Saunders; 2006, pp. 640–643.

414 宫缩乏力时，应一手放在耻骨联合上缘，另一手按摩子宫

CATHERINE A. CHILDRESS, RN, MSN

实施阶段

子宫在产后收缩以促使其恢复到产前状态，并控制出血。如果产后子宫收缩不良并出现松弛，产妇可能会发生产后大出血。产后大出血是导致产妇死亡的首要因素，而 80% 的产后大出血是由宫缩乏力所致。因此，应识别存在产后宫缩乏力危险的产妇，及早监测有无产后大出血的发生。产后宫缩乏力的危险因素包括产程过长、引产、急产、产后出血史、子宫过度扩张、剖宫产、胎膜炎症、尿潴留等。

对松弛的子宫进行按摩可促进肌肉收缩。按摩子宫时，将一手置于耻骨联合上缘，以防损伤，另一手按摩子宫。

产妇回到病房后，护士应评估产妇是否存在宫缩乏力的危险因素。定期评估宫底，及早发现宫缩乏力的早期症状。如果子宫收缩不良，护士应进行宫底按摩，

并向产妇讲解子宫收缩的作用、产后正常的出血量及按摩子宫的方法。

参 考 文 献

American College of Obstetrics and Gynecology. ACOG Practice Bulletin: Clinical management guidelines for obstetriciansgynecologists Number 76, October 2006: Postpartum hemorrhage. *Obstet Gynecol*. 2006;108(4):1039–1047.

Murray SS, McKinney ES. Physiologic adaptations to pregnancy. In: *Foundations of Maternal-Newborn Nursing*. 4th Ed. St. Louis, MO: Saunders; 2006a, pp. 109–149.

Murray SS, McKinney ES. Complications of pregnancy. In: *Foundations of Maternal-Newborn Nursing*. 4th Ed. St. Louis, MO: Saunders; 2006b, pp. 640–643.

415 产后宫缩乏力，可按压子宫下段排除凝血块

CATHERINE A. CHILDRESS，RN，MSN

实施阶段

对于宫缩乏力的产妇，在产后出血期间必须按摩子宫，以防进一步出血。大出血是导致产妇死亡的首要因素，宫缩乏力是早期产后出血的最常见因素之一。对于宫缩乏力的产妇，需要一手抵住子宫下段，另一手按揉子宫。一旦宫缩，必须清除凝血块，可以一手抵住耻骨联合上缘，另一手按压，以促使凝血块排出。放在耻骨联合上缘的手要对子宫下段用力，防止子宫脱出。

对产妇进行按摩，并挤压出松弛子宫内的凝血块，护士应注意评估患者的整体情况，关注患者的气道、呼吸和循环，并备好发生失血性休克急救所需的等渗液体或浓缩红细胞。此外，子宫对刺激无反应可能是因为使用了子宫收缩剂。在这种情况下，产妇会因为陌生的环境和正在发生的出血而变得恐惧。护士应采取措施减轻产妇的恐惧，确保血流动力学稳定，并设法去除引起宫缩乏力的原因。

参 考 文 献

American College of Obstetrics and Gynecology. ACOG Practice Bulletin: Clinical management guidelines for obstetriciansgynecologists Number 76, October 2006. Postpartum hemorrhage. *Obstet Gynecol*. 2006;108(4):1039–1047.

Cashion K. Nursing care of the postpartum woman. In: Lowdermilk DL, Perry SE, eds. *Maternity and Women's Health Care*. 8th Ed. Philadelphia, PA: Mosby; 2004;173–183.

Murray SS, McKinney ES. Physiologic adaptations to pregnancy. In: *Foundations of Maternal-Newborn Nursing*. 4th Ed. St. Louis, MO: Saunders; 2006, pp. 109–149.

416 为新生儿注射维生素 K 和乙肝疫苗

CATHERINE A. CHILDRESS，RN，MSN

实施阶段

新生儿缺乏维生素 K，会导致凝血不足和出血性疾病的危险性增加。维生素 K 对于激活很多凝血因子十分重要，如凝血因子Ⅱ、Ⅶ、Ⅸ和Ⅹ。新生儿肠道功能较弱，这就意味着他们不能自己合成维生素 K。因此，美国儿科学会建议在新生儿出生后即刻注射 0.5～1mg 的维生素 K，以避免维生素 K 缺乏所致的并发症。

美国儿科学会还建议在新生儿出院前注射初始剂量的乙肝疫苗。如果母亲是乙肝病毒表面抗原阳性，还应为新生儿注射乙肝免疫球蛋白，以避免新生儿发生急性肝炎。

维生素 K 和乙肝疫苗可通过肌内注射给予，通常注射部位选择股外侧肌。注射时，一定要固定住婴儿的腿部，并捏起注射部位的肌肉，垂直进针，注射药物前必须抽回血，进针后缓慢推注药液，拔出针头后按压注射部位皮肤。

护士应记住注射维生素 K 的部位，并在另一侧注射乙肝疫苗，以便区分注射药物引起的不良反应。

参 考 文 献

AAP & ACOG. Transitional care and preventive care. In: *Guidelines for Perinatal Care*. 6th Ed. Washington, DC: ACOG; 2007, pp. 219–222.

Murray SS, McKinney ES. Normal Newborn: Process of adaptation and care of the normal newborn. In: *Foundations of Maternal-Newborn Nursing*. 4th Ed. St. Louis, MO: Saunders; 2006, pp. 450–467, pp. 508–535.

417 为新生儿吸引时，应先吸引鼻腔，再吸引口腔

CATHERINE A. CHILDRESS，RN，MSN

实施阶段

经阴道分娩时，由于对新生儿胸廓的挤压，可以帮助排出胸腔的一部分液体，但是出生后若干小时，胎肺中仍会有残留液体，新生儿可通过气道排出部分液体。由于新生儿贲门括约肌松弛，胃内液体会反流入气道内，这些反流液和气道分泌物会一起堵塞新生儿的呼吸道。

新生儿护理的目标之一是保持呼吸道畅通。偶尔需对新生儿进行气道吸引，吸引时，通常使用球形注射器，将新生儿的头部应偏向一侧。应先吸引新生儿的口腔，以免新生儿在哭闹和吸气时吸入黏液或液体。吸完口腔后，如果需要，还应吸引鼻腔。护士应知道吸引可能会导致水肿和呼吸困难。

护士应仔细观察新生儿有无呼吸道受损的表现。此外气道吸引应及时，且要告知新生儿父母如何使用吸引器。

参 考 文 献

Murray SS, McKinney ES. Normal newborn: Process of adaptation and care of the normal newborn. In: *Foundations of Maternal-Newborn Nursing*. 4th Ed. St. Louis, MO: Saunders; 2006, pp. 450–467.

418　吸引助产时，吸引器脱落两次后需行剖宫产

CATHERINE A. CHILDRESS，RN，MSN

评价阶段

吸引助产是经阴道分娩时帮助胎头下降和旋转的一种技术。其应用指征包括因产妇疲劳和无效收缩引起第二产程的延长、胎心音变异、胎儿下降和旋转情况不佳或者胎盘部分剥离。

近 15 年，胎头吸引助产的比例已经超过了产钳助产。McQuivey（2004）指出，在医生能正确使用吸引器的情况下，胎头吸引助产对胎儿和母亲是安全的，可以降低母亲和婴儿受伤的危险性。但是，胎头吸引压力过大会引起吸引器头端与胎头分离或脱落，这会导致吸引助产产生很多严重的并发症。为了降低损伤，吸引次数不应超过 4～5 次，脱落次数不超过 2～3 次。

如果护士使用胎头吸引助产，吸引力不能超过吸引指示器的绿线。在吸引 4～5 次或脱落 2～3 次之后，护士应及时告诉医生和产妇需行剖宫产，并做好手术准备。

参 考 文 献

McQuivey RW. Vacuum-assisted delivery: A review. *J Matern-Fetal Neonat Med*. 2004;16:171–179.

Murray SS, McKinney ES. Nursing care during obstetric procedures. In: *Foundations of Maternal-Newborn Nursing*. 4th Ed. St. Louis, MO: Saunders; 2006, pp. 364–388.

O'Grady JP, Pope CS, Patel SS. Vacuum extraction in modern obstetric practice: A review and critique. *Gen Obstet*. 2000;12:475–480.

419 冷冻母乳需用流动水或放置冰箱内解冻

CATHERINE A. CHILDRESS，RN，MSN

实施阶段

多年来母乳喂养的优点已经被人们所熟知，如增强婴幼儿的免疫力、易吸收、不易引起过敏、提高婴幼儿智力。除此之外，母乳喂养还有一些其他好处，如增进母子感情，改善婴儿下颌功能及控制能力。一些母亲不能母乳喂养，或婴儿因为疾病而不能采取母乳喂养。对于这些母亲，可以吸出母乳，并将其冷冻保存进而喂养。

母乳可冷冻保存 2～3 周。再次使用时，应用流动水快速解冻，但不要将其置于热水中解冻，也不能使用微波炉解冻。微波或高温会破坏乳汁内的营养成分，如溶菌酶、IgA 和脂肪酶。冷冻的母乳也可以在冰箱内冷藏一晚或放在盛有温水的碗内 30 分钟进行解冻。

护士应教会母乳喂养的母亲使用温开水快速解冻母乳，但不能用热水或微波炉。另外也可将装有冷冻母乳的密封奶瓶在盛有温水的碗内放置 30 分钟。

参 考 文 献

AAP & ACOG. Neonatal nutrition. In: *Guidelines for Perinatal Care*. 6th Ed. Washington, DC: ACOG; 2007, p. 245.

Neilson J. Return to work: Practical management of breastfeeding. *Clin Obstet Gynecol*. 2004;7(3):724–733.

420 注意观察产后患者会阴部持久或逐渐增强的疼痛

CATHERINE A. CHILDRESS，RN，MSN

评估阶段

如果产妇产后出现难治性疼痛，尤其是疼痛强度不断增加时，一定要评估疼痛发生的原因。疼痛是产后的正常现象，不恰当的疼痛管理会导致疼痛持续不能缓解。评估患者时，首先要将疼痛作为一种可控制的症状，然后，查找引起疼痛的原因。

有严重产道撕裂伤的产妇，其疼痛表现与严重会阴部损伤相似，但用常规的疼痛控制方法很难起效。对于疼痛持续不缓解的患者来说，还应考虑血肿形成的可能性。当血液流入疏松结缔组织后，正常组织下就会形成血肿。产后血肿常见于外阴、阴道、腹膜后，正常分娩或使用产钳助产、胎头吸引助产均可发生产后血肿，产妇会出现深部严重不能缓解的疼痛及会阴区域压迫感。

产后疼痛可使用镇痛药来控制，通常使用麻醉性镇痛药。小血肿可以使用冰袋冷敷，促使血肿吸收。大血肿需要切开取出并结扎血管。护士应严密监测患者的疼痛程度和导致撕裂伤及产后血肿出现的危险因素。

参 考 文 献

Murray SS, McKinney ES. Postpartum maternal complications. In: *Foundations of Maternal-Newborn Nursing*. 4th Ed. St. Louis, MO: Saunders; 2006, p. 737.

421   查看病史并评估产后出血的危险因素便于及早发现宫缩乏力

CATHERINE A. CHILDRESS，RN，MSN

评估阶段

子宫肌肉在产后进行收缩，以促使其恢复到产前状态，并控制出血。如果产后子宫收缩不良并出现松弛，产妇可能会发生产后出血。严重产后出血是导致产妇死亡的主要因素。80%的产后出血是由宫缩乏力所致。

对于有产后宫缩乏力危险因素的产妇，应尽早给予严密监测，以早期发现并发症。产后出血的一个重要危险因素是有产后出血史和有产后出血的诱因。

因此，应经常评估宫底的情况，以识别宫缩乏力的早期症状。同时，应向产妇讲解产后子宫收缩的目的、产后正常的出血量和按摩子宫的方法。

参 考 文 献

American College of Obstetrics and Gynecology. ACOG Practice bulletin: Clinical management guidelines for obstetriciansgynecologists number 76, October 2006: Postpartum hemorrhage. *Obstet Gynecol*. 2006;108(4):1039–1047.

MacMullen NJ, Dulski LA, Meagher B. Red alert perinatal hemorrhage. *Matern Child Nurs*. 2005;30(1):46–51.

Murray SS, McKinney ES. Complications of pregnancy. In: *Foundations of Maternal-Newborn Nursing*. 4th Ed. St. Louis, MO: Saunders; 2006, pp. 640–643.

Murray SS, McKinney ES. Physiologic adaptations to pregnancy. In: *Foundations of Maternal-Newborn Nursing*. 4th Ed. St. Louis, MO: Saunders; 2006, pp. 109–149.

422 护士应采用皮下注射法为产妇接种麻疹、腮腺炎和风疹疫苗

CATHERINE A. CHILDRESS, RN, MSN

实施阶段

美国儿科学会（the American Academy of Pediatrics，AAP）和美国妇产科医师学会（American College of Obstetricians and Gynecologists，ACOG）建议向风疹易感产妇注射风疹疫苗。传染病委员会（the Committee of Infectious Diseases）建议采用皮下注射的方法为产妇注射风疹疫苗。

皮下注射的常用部位是上臂外侧、腹部及大腿前侧。注射时，可采用 45°进针，进针深度为 5/8，或者采用垂直进针，进针深度为 1/2。对于肥胖者，需要使用长针头（通常是皮褶厚度的 1/2 才能够达到脂肪组织），并捏起皮肤。对于普通体型或身材娇小者，可垂直进针，进针深度为 5/8。

美国儿科学会和美国妇产科医师学会建议检测产妇的风疹免疫状态。护士应查看产妇的孕期风疹免疫力记录。如果对风疹易感，应对其接种风疹疫苗。接种疫苗时，应评估产妇的体型，选择合适的注射部位，确定合适的进针深度和角度。

参 考 文 献

AAP & ACOG. Perinatal infections. In: *Guidelines for Perinatal Care*. 6th Ed. Washington, DC: ACOG; 2007, p. 324.

Pickering LK, ed. *Red Book: 2006 Report of the Committee on Infectious Diseases*. 27th Ed. Elk Grove, IL: American Academy of Pediatrics; 2006.

Potter PA, Perry AG. Medication administration. In: *Fundamentals of Nursing*. 6th Ed. St. Louis, MO: Mosby; 2005, pp. 822–902.

423 产后病房不是重症监护病房

LYNDA COOK SAWYER, RNC, BSN, MBA

评价阶段

产后病房的患者主要是刚分娩完的产妇。在分娩后的一段时间内，产妇需要适应她的新角色，不仅要照顾好自己，而且要照顾好新生儿。根据分娩方式和分

娩过程，产妇可能需要不同程度地帮助来完成日常起居和护理，如上下床、沐浴、如厕、移动静脉输液杆、锁定自控镇痛泵和抗生素输液泵及警报设置等。

医务人员应观察产妇的生命体征，按揉子宫基底部，检查会阴切开伤口，控制患者的疼痛，解答患者的疑问，并保证患者活动时的安全。此外，还应向产妇讲解出院后的注意事项。如果将新生儿的照顾和产妇的照顾结合在一起，那么产后病房的护士就是在向儿科和产科的患者进行专业指导。指导新母亲清理房间内的垃圾，重新整理成堆的礼物、气球、植物和花草，以便腾出空间。另外，护士甚至需要向产妇提供访视交通方面的指导和帮助。

以上可以看出产科护士的任务是非常繁忙的。妇女保健、产科和新生儿护士协会（Association of Women's Health，Obstetric and Neonatal Nurses，AWHONN）、美国妇产科医师学会及美国儿科学会一致建议：一名护士最多可以护理 6 位产妇或 4 对健康的母子。对于进入分娩活跃期的产妇，护患比应达到 1∶2，对于高危产妇、第二产程的产妇及剖宫产产妇，护患比应为 1∶1。

如果产后病房不按照上述推荐意见配备护理人员，护士会因护理不同的产妇而变得更加忙碌。最终，患者得到了专业的照顾，而护士却疲惫不堪；产后出血、产后癫痫发作、疼痛管理或新生儿窒息的复苏等诸多问题需要护士相互协助来完成，这些工作几乎花去了护士所有的工作时间，更不要说低比率的护患比了。

将危险性很高的产后患者收入普通产后病房是非常危险的。医院病房的划分是根据患者的身体情况和患者所需要的护理级别来确定的。重症监护病房有专业的监护设备和技术人员，护患比为 1∶（1～2），手术室是 1∶1，术后恢复区为 1∶（1～2），内、外科病房的护患比取决于各医院管理者的决策，为 1∶3、1∶6 或 1∶8。产房及产后病房应按照国家标准或各个州的标准进行人力资源配置。

护士应学会识别产后患者何时需要高水平护理。当产妇需要心脏或呼吸监护时，应将其转至具备监护技能和人力配备足够的病房。如果产妇因分娩出现严重出血或弥散性血管内凝血，需要静脉支持和血流动力学监测时，应每小时监测其产后生命体征。病房人力配置为 1∶（4～6）时，对于及时发现产妇的病情变化是不够的。当产妇有并发症，如糖尿病急症、神经紊乱、感染性疾病、创伤等需要一些高级别的治疗时，应将其转至能满足患者需要的病房进行救治。

护士可能会认为她是产后患者。但是她目前最紧急的是生命体征不平稳，其次才是产后。产后病房不是重症监护室，专业的产后护士对每个患者而言并不意味着一切。产后病房收治患者多、床位周转快、护患比相对较低，大幅度的人员波动等会给繁忙的护理人员带来更多压力。不管是不是产后患者，这种环境都不适于护理危重症患者。

参 考 文 献

AAP & ACOG. Specialized counseling. In: *Guidelines for Perinatal Care*. 6th Ed. Washington, DC:

ACOG; 2007, pp. 89–93.

Simpson KR, Creehan PR. *AWHONN's Perinatal Nursing*. 3rd Ed. Philadelphia, PA: Lippincott Williams & Wilkins; 2007.

424 孕妇 23 周后开始分泌乳汁

LYNDA COOK SAWYER，RNC，BSN，MBA

实施阶段

活产婴儿（孕周大于 23 周）出生后，产妇即开始分泌乳汁。初乳在孕 20 周后开始通过乳管分泌，这是正常的乳腺分泌活动，是通过胚胎和胎盘的激素向身体发出妊娠信号后发生的。

在妊娠的前 12 周期间，乳腺的血液和淋巴系统在绒毛膜促性腺激素的作用下扩展、分支。随着血液循环的增加及雌激素和孕酮的分泌，乳腺腺叶内输乳管的延长，乳腺细胞的增生，孕妇会感到乳房压痛，乳头和乳晕的敏感性增加，乳晕的色泽加深。

当胎盘完全形成，胚胎分泌的生长激素经母体系统开始循环，母体的催乳素抑制激素被抑制，促使孕妇的垂体释放催乳素。出现催乳素后，乳腺小叶内的泌乳细胞被激活，在妊娠的 16～20 周即开始分泌初乳。

为什么乳汁在妊娠中期不再继续分泌？因为足够的乳汁分泌要求具备以下 3 个步骤：①催乳素的循环和受体——激活泌乳细胞分泌足够的乳汁；②催产素的循环和受体——促使泌乳细胞周围的肌纤维收缩分泌乳汁；③正常的乳汁排泄通道——推动"排出、分泌"循环的进行。每一个步骤都是乳汁分泌所必需的，但其正常运转依赖于胎盘功能。

胎盘分泌的胎盘催乳激素促进母体产生催乳素。胎盘催乳激素与乳腺腺叶的催乳素受体结合，有效地阻止了母体自身分泌催乳素。当催乳素消失后，泌乳细胞被抑制，因此身体就不再分泌大量乳汁了。

充分泌乳开始于胎盘娩出后，产妇血液循环中的催乳素水平会持续较高。不论产妇年龄大小如何，孕酮水平的升高和胎儿、胎盘娩出后胎盘催乳素的消失都激活了乳腺的乳汁分泌。护士应鼓励产妇规律哺乳来促进母子感情交流。母乳对婴儿来说是最好的。

参 考 文 献

Morhbacher N, Stock J. *The Breastfeeding Answer Book*. 3rd revised Ed. Chicago, IL: La Leche League nternational; 2003.

Riordan J. *Breastfeeding and Human Lactation.* Sudbury, MA: Jones & Bartlett; 2004.

425 高危产妇分娩前，护士应先了解自然分娩过程

LYNDA COOK SAWYER, RNC, BSN, MBA

计划阶段

女性的生理结构决定了其可以经阴道分娩。成年女性的骨盆形状、青春期以后分泌的激素、子宫肌力、下腹部肌肉和骨骼及会阴部共同为胎儿提供了合适的娩出通道。如果你不熟悉各个部分如何参与到新生儿娩出这一过程，那么你就不能为产妇提供恰当的围生期教育。你会认为只有当医生、硬膜外麻醉、静脉输液、产科医院、针、剪刀、会阴切开、胎儿监护仪、护士呼叫系统等通通到位之后，胎儿才能娩出，并且你会认为婴儿是"被产出"，而不是"自然娩出"。

最糟糕的是，你会将你的这种想法灌输给孕妇的家属或在你那实习的护士。因此你应通过下列方式主动学习自然分娩的知识：找一位指导自然分娩的老师，并通过成为其助手来学习分娩的知识；阅读练习手册、分娩教育用书和有关分娩的故事等方面的书籍；尽可能多地见证自然分娩过程，如现场观看，观看录像及网络、电视上的视频片段等。

参 考 文 献

Kelleher J. *Nurturing the Family: The Guide for Postpartum Doulas.* Philadelphia, PA: Xlibris Corporation; 2002.

Simkin P. *The Birth Partner: A Complete Guide to Childbirth for Dads, Doulas, and All Other Labor Companions.* 3rd Ed. Boston, MA: Harvard Common Press; 2007.

426 分娩前参加培训班，并阅读相关书籍

LYNDA COOK SAWYER, RNC, BSN, MBA

评估阶段

前来就诊的产妇有着不同的生活方式和教育背景。不同心情和生理状况的产妇及其家属前来向你寻求帮助，你应满足他们在精神和生理方面的需求。例如，一位女性患者前来就诊，她一手抱着枕头，一手挽着一位男士的胳膊，很明显，这是一位孕妇。她在产科分诊区门口停下来，靠在身边的男士身上，开始喘息。

这时，陪同她的男士在她耳边轻声鼓励，不一会儿，她停止了急促的喘息，站直身体，进入了分诊的房间。这是你和这一对就诊者的初次接触，你的经验告诉你，可能刚才她发生了一次宫缩。

此时，虽然你对这位孕妇的情况一无所知，但是你可以填写一些医疗记录——她的名字、孕周、产科医生、妊娠次数、以往分娩的情况、她与身边那位男士的关系、男士的名字、羊膜是否完好、有无阴道出血、胎儿的活动情况、是否为单胎、开始宫缩的时间、建立档案的医院、用药史、过敏史等。此时你可以从孕妇那里直接获得很多资料，将其与其他临床资料包括胎心率、胎儿体位、宫缩频率、持续时间及强度、分娩指征、宫颈扩张程度等相结合，有助于为产妇制定安全的医疗护理计划。

孕妇对分娩有不同的感受，她会通过以往的了解想象将要发生的分娩。孕妇的感受对于医疗护理团队来说非常重要，因为这将决定孕妇对分娩方式的选择。例如，她平躺着，在宫缩期间平静地深呼吸，她的支持者在宫缩期靠近她的身体，并轻声鼓励她，这可能意味着他们准备进行布拉德利分娩法（也称"丈夫执教生产法"）。如果是这样，任何人都不能去打扰他们。支持者可以是她的兄弟、父亲、爱人或亲密的异性朋友。此外，她需要接受无药分娩的培训，多数孕妇会因为影响活动而拒绝静脉用药。在进行宫颈检查时，宫口开至 8cm、9cm 或完全打开是正常的。另外，整个过程可以让她心爱的人陪同。当宫缩尚未引起疼痛、宫颈扩张可容纳一指时，说明分娩还处于早期阶段。她可能选择硬膜外麻醉以节省时间，也可能选择住院，并愿意选择通过输液的方式来控制疼痛。

护士需了解分娩过程中需要准备的各个环节。在刚开始工作时，要自始至终地参与到你能接触到的各种分娩方法中；阅读各种手册，并查阅相关的书籍；与导师建立良好的关系；与网络或黄皮书上的分娩教育者联系，询问是否可以参加他的培训课程，从而为你今后的工作积累经验。多数情况下，他们会免费欢迎你的加入，但有时有些导师会要求缴纳一些费用，相信你不会为此而后悔。你不必买下所有的书籍，因为图书馆和导师会借书给你。如果你希望拥有一些好书，可以通过网上折扣地址购买。

实际上，你的患者期望并相信你所做的准备比他们充足。你会被他们当作专家看待。这是他们而不是你在生孩子，所以你需要做的就是接待他们，并用专业的知识和技能及爱心来照顾他们。

参 考 文 献

Korte D, Scaer RM. *A Good Birth, A Safe Birth*. 3rd Ed. Boston, MA: Harvard Common Press; 1992.

Simpson KR, Creehan P. *AWHONN's Perinatal Nursing*. Philadelphia, PA: Lippincott Williams & Wilkins; 2007.

427　剖宫产术后使用腹带效果更好

LYNDA COOK SAWYER，RNC，BSN，MBA

实施阶段

无论是提前安排好的剖宫产还是意外剖宫产，都会给产妇带来意想不到的疼痛。很多人认为剖宫产就像经阴道分娩一样，是婴儿产出的另一种简单途径，这是一种完全错误的认识。产妇不能像她事先计划的那样来照顾婴儿、活动身体，这常使产妇感到意外，并且感情变得麻木。你不能归咎于她，但是你可以提供一些建议和身体支持，使她能够在身体恢复后照顾新生儿。

护士必须清楚记录手术过程，如是否通过皮肤和子宫的低位横切口、是否为紧急剖宫产、是经皮横切还是经皮和子宫的横切。腹部肌肉纵横分布于腹部，层数较多，这些肌肉共同作用，在身体骨骼运动时为腹部脏器提供保护，如果它们的功能缺失，会发生意想不到的后果。例如，由仰卧位变为侧卧位，谁会想到是由肠道表面肌肉控制的呢？或者由卧位变为坐位。这些动作都是腹部肌肉在起作用。那由坐位变为站立呢？弯腰、抬胳膊呢？在抬举时，虽然是二头肌和三头肌在做功，但腹部和背部肌肉却为你提供平衡支持。

如果产妇腹部肌肉失去了这些功能，自理能力就会受限，照顾新生儿也将非常困难。新生儿导致产妇出现这种情况而不能成为一位好母亲，因此产妇会感到失望，并且害怕照顾新生儿。

当你了解到这些生理方面的受限后，你可以为产妇提供腹带。虽然腹带看上去像刑具，但它并不是，合理放置后所减轻的疼痛相当于将疼痛延缓了 8～12 小时。产妇卧位时，将腹带穿过其后背并包裹腹部。粘贴带可保证腹带的稳固性，但不要太紧，贴身即可。如果产妇感觉伤口疼痛，提示腹带对骨骼系统所提供的稳固性还不够。腹带使产妇能够更自然地坐着、站着，抬举胳膊时保持平衡。

虽然剖宫产对孕妇来说是一种可供选择的分娩方式，但是孕妇希望能够自主地照顾婴儿。了解了这些，护士应教会孕妇一些减轻疼痛的方法，并给予生理支持，以帮助她成为一位好母亲。

参 考 文 献

Connolly M, Sullivan D. *The Essential C-Section Guide: Pain Control, Healing at Home, Getting Your Body Back, and Everything Else You Need to Know about a Cesarean Birth.* New York, NY: Broadway; 2004.

Kelleher J. *Nurturing the Family: The Guide for Postpartum Doulas.* Philadelphia, PA: Xlibris Corporation; 2002.

428　教会母亲们如何观察新生儿

LYNDA COOK SAWYER, RNC, BSN, MBA

评估阶段

新生儿一出生就有许多反射，通常都是维持生命所必需的。例如，转头，即当刺激婴儿的颈部时婴儿面部会自然转向受刺激侧，这种反射能帮助婴儿寻找食物。吸吮也是一种反射。当将一个东西送到婴儿的嘴里时，婴儿会用他的嘴唇和舌头形成一个密闭的空间，并向嘴里的这个东西施加压力形成负压（类似于使用吸管）。当使用奶瓶时，这种反射会促进奶瓶内的液体通过奶嘴流向婴儿口腔内。使用安抚奶嘴时，婴儿同样会存在吸吮反射。

新生儿还有一些与喂养无关的自然反射，如呼吸，是维持生命的一种自主反射。而当将物体放置在婴儿手掌中时发生的抓握反射或足部呈球形都是婴儿为了寻求保护而出现的反射。巴宾斯基反射——用物体轻轻划过婴儿足底，婴儿足趾呈扇形分开——这是中枢神经系统健康的一种表现。

例如，当婴儿平静睡眠时出现的喘息声提示婴儿需要喂养。婴儿体内缺乏葡萄糖时即开始从睡眠状态中苏醒，并通过气味寻找食物源。婴儿另外一个需要喂养的表现是咂嘴唇，这种声音足以唤醒一个或更多的成人。新生儿活动时的协调能力较差，但是用吸吮手指来表示需要喂养却是显而易见的。

新生儿的表情也能反映他们的需求。紧皱眉头表明他非常想睡觉。如果父母发现了他的表情，可以减少周围环境的嘈杂，或将婴儿放在一个安静的地方睡觉。较轻的行为及日常生活活动一般不影响新生儿的睡眠周期，但是突然的声音或活动，如大声责惩其哥哥或姐姐、摔碎盘子、高声尖锐地说话，可能会影响到新生儿的睡眠周期。

新生儿通过特有的途径表达疼痛的感觉——尖声哭叫、非睡眠时间内胳膊和腿脚出现长时间蜷缩。对有这些表现的新生儿，不管这种疼痛是来自包皮环切，还是不合适的饮食，都需要采取措施缓解疼痛。号啕大哭、不能入睡、想吸吮（不是因饥饿）等都是新生儿感觉不舒适时的表现。不管这种不舒适是什么原因所致，这些线索都提示成人应该发现新生儿不舒适的原因，并采取措施予以解决。

新生儿在母体内要孕育足够的时间（37～42 周），出生后才能自主呼吸、寻求保护、为了成长而寻找食物，但是要能够独立行走、跑跳、用言语表达他们的需要或饥饿时寻找食物，还需要更长的时间。出生时，新生儿会通过独特的、各种各样的方式表达他们的需要。如果他的父母、祖父母能够正确理解，那么他们就能够有效地参与到婴儿的成长和照顾中来。

参 考 文 献

La Leche League International. *The Womanly Art of Breastfeeding*. New York, NY: The Penguin Group; 2004.

Sears W. *The Baby Book: Everything You Need to Know about Your Baby from Birth to Age Two*. Boston, MA: Little, Brown and Company; 2003.

429 使用催产素可能会带来危险

TERESA A. SLONIM，RN

评估与评价阶段

催产素（oxytocin）是垂体后叶分泌的一种激素，它能够刺激乳汁分泌，并在分娩时促进胎儿娩出。缩宫素是一种合成激素，通常用于引产、加强宫缩、控制产后子宫出血。在围生期，缩宫素是一种非常有用的药物，但是像其他药物一样，它也有使用禁忌证和不良反应。在围生期，护士应该了解怎样正确评估这些不良反应。

因为胎儿和孕妇是一体的，所以不良反应常关系到两者。每一次宫缩，胎儿承受的压力都会增加。宫缩可能导致胎儿缺氧和发绀。因此，当孕妇使用缩宫素时，要用胎心监护仪监测胎心音，以早期监测胎儿并发症或药物导致的情况恶化。

母体方面常出现的不良反应包括宫缩加强时疼痛增加。这种疼痛对母体来说是一种重要的症状表现，能促使产妇通过自然方式分娩。缩宫素的不良反应还表现在强直收缩，即宫缩比正常情况下更加持久、强烈。强烈的宫缩可能导致胎盘供血不足、剥离或破裂。但是，胎儿承受不了这样的宫缩。

最后，应用缩宫素可以帮助胎儿娩出。但是，药物的临床效果是不能预测的。使用缩宫素后，产程可能会比想象得进展要快，医务人员和孕妇都要做好随时分娩的准备，确保房间和设备处于备用状态，同时，医务人员要监测胎盘供血、撕裂、胎儿下降等并发症。

参 考 文 献

http://www.childbirth.org/articles/pit.html. Accessed on April 15, 2009.

http://pregnancy.about.com/od/induction/a/risksinduction. htm. Accessed on April 15, 2009.

http://pregnancy.about.com/od/induction/a/pitocindiffers. htm. Accessed on April 15, 2009.

430 患重度先兆子痫的产妇应考虑是否发生了 HELLP 综合征

TERESA A. SLONIM, RN

评估阶段

先兆子痫（preeclampsia）是妊娠 20 周后出现的一种特发表现，以高血压、蛋白尿为临床表现。根据血压情况、蛋白尿的程度，临床表现如视力改变、头痛、反射改变及实验室检查结果等，可将先兆子痫分为中度和重度。重度先兆子痫的诊断和治疗是非常重要的，因为它对产妇和婴儿都会产生影响。

HELLP 综合征（hemolysis，elevated liver function，low platelet count，HELLP sydrome）是重度先兆子痫的一种变异表现，即溶血、肝功能异常增高及血小板降低，在重度先兆子痫中的发生率为 2%～10%。HELLP 综合征增加分娩的危险性，可导致胎盘剥离、肾衰竭、肝衰竭、产妇或胎儿死亡，其中产妇的死亡率约为 25%。

诊断 HELLP 综合征需要进行大量的实验室检查，包括血小板计数＜100×10^9/L、转氨酶增高、外周血涂片出现红细胞碎片的溶血。凝血酶原时间和部分凝血活酶时间通常是正常的。

因为 HELLP 综合征的诊断要依靠实验室检查和高度怀疑该病的指征，因此，当患者出现重度先兆子痫和血压明显增高时，护士应高度警惕并做一些检查，包括血细胞计数和肝功能检查。护士需重新评估患者，并建议医生开一些必要的检查单，以确保能够及时采取适当的措施。

参 考 文 献

Poole JH. Hypertensive disorders in pregnancy. In: Lowdermilk DL, Perry SE, eds. *Maternity and Women's Health Care*. 8th Ed. Philadelphia, PA: Mosby; 2004, pp. 229–237.

Stone J. HELLP syndrome: Hemolysis, elevated liver enzymes, and low platelets. *JAMA*. 1998;280:559–562.

431 流产后要注射 Rh 免疫球蛋白

TERESA A. SLONIM, RN

实施阶段

Rh 免疫球蛋白（immune globulin，IG）常用于产后，对于预防 Rh 阴性女性在产出血型为 Rh 阳性的胎儿或进行产科侵入性手术时发生同种免疫非常重要。Rh 免疫球蛋白有助于溶解 Rh 阳性血细胞和预防免疫抗体反应的发生。

　　Rh 免疫球蛋白通常在产后 72 小时内通过肌内注射给药，主要作为妊娠 28 周的检查或 Rh 阳性血有可能进入母体环境时的预防用药，包括羊膜腔穿刺术、绒毛膜取样及流产。给药时应采用标准剂量。如果需要调整剂量，需要用酸洗脱试验（Kleihauer-Betke test，KBT）识别母体内所含的胎儿血量。

　　应用 Rh 免疫球蛋白后，护士需要进行几项重要的安全核查。首先需要核查并记录一些重要的数字。其次，Rh 免疫球蛋白属于血液制品，需要患者知情同意，并进行配血。最后，需要查对产品的有效期。

　　Rh 免疫球蛋白是保护母体免受胎儿 Rh 阳性血液进入母体后产生免疫反应的重要抗体。这是产后的一种常见治疗方式，对流产后产妇同样适用。

参 考 文 献

Cashion K. Nursing care of the post-partum woman. In: Lowdermilk DL, Perry SE, eds. *Maternity and Women's Health Care*. 8th Ed. Philadelphia, PA: Mosby; 2004, pp. 427–437.

432　及时发现并治疗羊水栓塞

TERESA A. SLONIM，RN

评价与实施

　　羊水栓塞（amniotic fluid embolism）是一种罕见的分娩并发症，即胎儿的微小物质进入母体后可能导致肺动脉栓塞。这些物质可以是胎粪、组织细胞、毛发等，进入母体后会导致呼吸困难、循环衰竭和凝血，死亡率高。

　　羊水栓塞的危险因素包括多产、急产、胎盘剥离、巨大儿、胎粪进入子宫。患者开始出现焦虑不安、疲劳、心动过速伴有呼吸急促时，可发展为呼吸衰竭和休克。这些物质会激活母体的凝血系统，并导致出血。

　　护理该类患者时，主要采取支持性护理措施，并做好急救准备。护士应保证静脉通路的通畅，并给予吸氧、补液治疗，采取休克卧位以保证血液回流。同时，准备输血，并将患者转至重症监护病房。如果发生在产科病房，需要做好紧急转运的准备。

　　羊水栓塞是一种发生于围生期的重要并发症，其致死率高。护士应能够识别、治疗这种疾病，并向产妇及其家属提供支持。

参 考 文 献

Martin R, Leaton M. Amniotic fl uid embolism. *Am J Nurs*. 2001;101:43–44.

Piotrowski KA. Labor and birth complications. In: Lowdermilk DL, Perry SE, eds. *Maternity and Women's Health Care*. 8th Ed. Philadelphia, PA: Mosby; 2004, pp. 227–289.

433 对早产产妇和胎儿提供专业护理和支持

TERESA A. SLONIM, RN

评价阶段

人类正常妊娠的时间为37～40周。如果分娩提前进行，尤其是当胎儿尚未达到合适孕周而缺乏生存能力时，护士需要向产妇和胎儿提供恰当的护理。早产会使产妇及其家属焦虑不安。护士可采取恰当的干预方法，改善早产儿母亲的预后。同时，护士应明确导致早产的原因，并采取措施终止宫缩。

护理早产患者时，实际上是在护理两个患者，需要同时关注产妇和胎儿。许多产妇前来住院就诊，是因为他们自觉有宫缩，并且活动受限。此时，需要对胎儿进行监护，及早发现危险情况。除此之外，还可以在这个紧张的时刻，对产妇进行一些干预，如为产妇提供情感支持，解释操作的目的和意义。直接而友好的交谈对于减轻产妇的恐惧、解答产妇的疑问非常重要。同时，保证产妇的舒适，并监测生命体征的变化也很重要。通常，可以使用药物阻止产妇的子宫收缩。

阻止产前子宫收缩的药物有很多，包括硫酸镁、特布他林、利托君。延缓分娩是为了使胎儿肺部成熟或成长发育。镁是放松子宫肌肉、终止产前子宫收缩的常用药物，通常通过静脉注射给药，需要监测尿量、反射、呼吸及血清水平，以确保安全性。如果发生了不良反应，可使用钙制剂进行解救。特布他林是一种交感神经受体激动剂，可以使平滑肌松弛，可通过皮下注射或口服给药，主要的不良反应包括脉率、血压及呼吸频率增加。产前应用利托君的指征包括要保留活胎、宫内感染或出血消失、宫口扩张＜6cm。

护士要向早产产妇提供心理及生理一体化的支持，并持续监护母体及胎儿情况，尤其是应用抑制分娩的药物后。

参 考 文 献

Piotrowski KA. Labor and birth complications. In: Lowdermilk DL, Perry SE, eds. *Maternity and Women's Health Care*. 8th Ed. Philadelphia, PA: Mosby; 2004, pp. 277–289.

Wichter P. Treatment of preterm labor. *J Perinatal Neonatal Nurs*. 2002;16:25–46.

434 导致胎儿先天畸形的危险因素

TERESA A. SLONIM, RN

计划阶段

准父母们最关注的一点就是孩子的健康问题。先天畸形的孩子消耗了他们大量的精力和感情，他们不知道孩子的健康状况何时能改善。一些先天畸形与基因变异有关，并且随着母亲孕龄的增加，这种可能性越大。但是，一些畸形并不是由基因变异引起，可能发生在胎儿发育期。护士应了解可能引起先天畸形的原因，并对妊娠期或第一次妊娠的夫妻提供建议和咨询。需要记住最重要的一点就是，许多先天畸形往往同时发生，但由于检查和资料的不全面，开始可能不存在畸形，日后会发生畸形。因此，护士必须注意这种情况的发生。

明显的身体畸形在产房就可以发现，它会影响婴儿各个脏器系统及外表。虽然产前检查可使准父母们提前知道胎儿畸形，但是仍有一些畸形在产前检查时不能被发现。从轻度的畸形如蹼趾、多指，到严重的畸形如唇腭裂、神经管缺失、腹壁缺损，护士应安抚、指导准父母们，并为其制订计划。由于父母担心孩子不能拥有美好的未来，因此他们会感到失落和悲伤。护士可以发挥他们的作用，如帮助父母面对现实，在危急时刻鼓励父母并为其提供支持，帮助父母为新生儿制订计划。

不仅外表畸形会对孩子造成很大的影响，而且身体内部的畸形虽然看不见，却可能更加严重。例如，先天心脏畸形是常见的一种畸形，胎儿可在娩出时突发发绀和休克，或出现产后喂养困难、发育停滞、呼吸困难。虽然婴儿外表上看起来正常，但护士无法得知婴儿体内的情况，因此需要通过一些检查以确定诊断。护士应帮助父母们度过不确定感期，并帮助他们面对可能失去孩子这一现实。通常，这些家庭以后还要经历很多事情，包括四处求医、手术、用药等。根据损伤情况，许多孩子可以好转，并恢复正常的生活。如果产房护士或育儿室护士不能预测畸形儿的预后，就不要对不了解的事情提供指导。

产科护士需要了解一些常见的先天畸形及其危险性，对患儿父母提供支持策略，以及在围生期一旦发现畸形向父母提供咨询和指导。

参 考 文 献

Chandler M, Smith A. Prenatal screening and women's perception of infant disability: A Sophie's choice for every mother. *Nurs Inq*. 1998;5:71–76.

Information and resources for the CHD community. Available at: http://www.congenitalheartdefects. com/. Accessed August 16, 2008.

Riper MV. Genetics. In: Lowdermilk DL, Perry SE, eds. *Maternity and Women's Health Care.* 8th Ed. Philadelphia, PA: Mosby; 2004, pp. 15–21.

435 教会女性乳房自检的方法就是在挽救生命

TERESA A. SLONIM, RN

实施阶段

2004 年，有 18.7 万的女性检出患有乳腺癌，位于死因第 5 位。为患者提供有效护理的最佳时机是在刚诊断时。乳腺癌的早期诊断对于提高患者的存活率有重要意义。乳腺自检是早期发现乳腺疾病的有效方法之一。

护士应该教会青春期的女性乳腺自检的方法，以便她们早期检查，并养成每月自查的习惯。关注乳腺的女性可以比医务人员更早发现自己乳腺的细微变化。

应当在月经之后，每月进行一次乳房自检。可在洗澡时进行自检，也可在镜子前或床上自检。站在镜前观察双侧乳房在外观是否对称、有无液体溢出、有无局限性隆起、乳头表面是否光滑。自检的内容还应包括乳腺触诊。可用涂有香皂的手对乳腺及腋下进行环形触摸，触摸时用指腹。用手指轻轻挤压乳头，检查有无分泌物溢出。自检时要确保女性能够检查到乳腺的所有区域。一旦怀疑有问题，应及时就医。

并不是所有的包块都很严重，护士应对检查结果有问题的女性提供帮助。经医务人员检查后，根据患者的年龄、包块的性质，可选择不同的诊断方法。可用超声检查评估包块，并确定是否有膜包裹。乳腺 X 线检查也有助于诊断乳腺疾病，40 岁以上的女性应将其作为常规检查，每 1～3 年照射一次。

乳房自检并不能使乳腺癌患者的死亡率得到改善，必须结合医务人员所进行的临床乳腺检查和针对性的诊断检查，改善乳腺癌的预后。因此，女性关注自己的身体、及时发现可疑变化，并进行进一步检查尤为必要。

参 考 文 献

Breast cancer: Statistics. Available at: http://www.cdc.gov/cancer/breast/statistics/. Accessed August 16, 2008.

Mammography guidelines and recommendations and rationale for screening for breast cancer. Available at: http://yenoh93.medceu.com/index/courses/MammographyGuidelines.htm. Accessed August 16, 2008.

436 为接受窥器检查的女性提供恰当的护理措施

TERESA A. SLONIM, RN

实施阶段

窥器是检查女性生殖系统及进行巴氏涂片检查，以确诊宫颈癌的一种常用工具。但是，很多医务人员在患者进行盆腔窥器检查时并不能为其提供恰当的护理，这使原本就不舒适的检查过程变得更加难受。

在进行检查前有很多重要的准备步骤。第一，应保证被检查者舒适，嘱其检查前排空膀胱，保持房间内温湿度适宜，给予适当的遮蔽，以保护患者的隐私和尊严，帮助其放松。第二，准备好检查用物，以免用物不全而造成检查中断或延迟检查开始的时间。第三，适当加温及润滑窥器。经阴道口进入时应缓慢，以免引起皮肤损伤。鼓励被检查者用嘴缓慢呼吸，深呼吸可帮助窥器进入。窥器放好后，可打开窥器的叶片，检查宫颈并采集标本。在打开和固定叶片时，皮肤和组织可能会被牵拉，因此需要对被检查者提供适当的护理。完成检查和标本的采集后，移除窥器时同样需要细心的护理。移除时可以不固定叶片，但叶片会突然关闭，用来确保宫颈未进入叶片边缘。所以应小心撤出，避免皮肤、毛发、组织受到损伤。

窥器检查是一项重要的健康体检项目。但是，进行窥器检查时，被检查者会感到不舒适。因此，检查者应技术熟练，以保证被检查者的安全，避免技术原因造成不舒适。

参 考 文 献

Guide to a comfortable speculum exam. Project prepare: An innovative approach to breast and pelvic education. Available at: http://www.projectprepare.org/speculum.html. Accessed August 16, 2008.

Zdanuk JL. Assessment and health promotion. In: Lowdermilk DL, Perry SE, eds. *Maternity and Women's Health Care*. 8th Ed. Philadelphia, PA: Mosby; 2004, pp. 25–39.

437 了解家庭暴力的征兆和症状

TERESA A. SLONIM, RN

评估与评价阶段

从事妇女保健工作的护士在满足妇女需要中起了重要的作用。传统的女性健康评估内容重点是内外科情况、用药及过敏史、家庭和社会史、月经及生育史。身体检查包括皮肤、心脏、肺和腹部检查，还有一些特殊检查，如乳腺和盆腔检查。在前来就诊的女性中，约有 15% 的人遭受家庭暴力，护士应注意识别家庭暴力的迹象，评估其严重性，以确保受害者的安全，并为其提供随访。家庭暴力有短期和长期的不良后果，护士不仅要拯救生命，还要改善受害者的生活质量，并对处于危机中的家庭提供支持。

对妇女的评估内容还应包括可能会遭受的潜在虐待。如果就诊者出现焦虑，所述情况前后不一致，则应重新评估。护士应高度怀疑和识别所收集的证据和特征的准确性，以确定是否存在家庭暴力。一旦确定有家庭暴力发生，首先要保护受害者的安全，帮助其摆脱施暴者，通知警察，并帮助受害者寻找暂时的住所。护士应评估虐待的持续时间、性质、类型及后果，以便通过恰当的诊断检查发现潜在的身体伤害，为精神损伤的患者提供咨询服务。另外，了解家庭其他成员的情况，包括儿童，这对保护他们的安全非常必要。其次，评估受害者和家庭未来的安全情况，以确保妇女回家后不会再遭受家庭暴力。

对家庭暴力受害者的护理涉及多学科团队，包括护士、医生、社工、执法者、咨询者等。最重要的是确定受害者目前和未来的安全。需要对身体和精神损伤的患者提供长期的咨询服务，并给予支持和鼓励。

参 考 文 献

Domestic violence assessment and intervention provided by the family violence prevention fund. National Association of Social Workers. Available at: http://www.socialworkers.org/pressroom/events/domestic_violence/assessment.asp. Accessed August 16, 2008.

Domestic violence homicide risk assessment. Women's Justice Center. 2004. Available at: http://www.justicewomen.com/dv_risk_assess.pdf. Accessed August 16, 2008.

Evaluating domestic violence programs. Available at: http://www.ahrq.gov/research/domesticviol/. Accessed August 16, 2008.

438　子宫内膜异位症与急腹症的鉴别诊断

TERESA A. SLONIM, RN

评估阶段

子宫内膜异位症（endometriosis）是指子宫内膜组织种植于子宫以外部位，常见部位为腹部或盆腔。患者可能没有临床表现，或感觉到腹部或盆腔疼痛，出现消化系统症状如恶心、呕吐、腹泻。疼痛通常具有周期性，发生在月经期，此时子宫内膜因体内激素水平而处于活跃期，并可能导致出血型态的改变。根据子宫内膜异位的部位，疼痛可因性生活、锻炼及其他日常活动而发生变化。

多数子宫内膜异位症患者没有临床表现，有些患者表现为难治性腹痛，类似其他腹部急症，如阑尾炎、卵巢扭转、憩室炎、胆囊炎、肾结石。因此，鉴别诊断非常重要，尤其对于没有明确的子宫内膜异位症病史的妇女。护士必须准确评估疼痛的部位、性质、是否呈放射样、疼痛的缓解方式等。如果与月经期同时发生可帮助诊断。有时需要进行一些实验室和诊断性检查，尤其是症状正在发作且就诊于急诊时。对于确诊的子宫内膜异位症，应提供支持性护理，很多患者通过使用非甾体类消炎药及休息可缓解。如果病情严重，可给予激素治疗或进行手术。子宫内膜异位症可引起粘连，因此，排除急腹症的可能性非常重要，不仅因为子宫内膜异位症的疼痛性质与急腹症类似，还因为子宫内膜异位所致的粘连可引起腹腔病理改变，进而导致急腹症的发生。

对于怀疑或已经诊断为子宫内膜异位症的患者，可通过评估病史、体检等判断是否发生急腹症，因此护士的评估非常重要。

参 考 文 献

Fogel CI. Reproductive system concerns. In: Lowdermilk DL, Perry SE, eds. *Maternity and Women's Health Care*. 8th Ed. Philadelphia, PA: Mosby; 2004, pp. 47–57.

Nakad T, Isaacson K. Endometriosis. In: Carlson K, ed. *Primary Care of Women*. 2nd Ed. St. Louis, MO: Mosby; 2002.

439 检查胎盘有助于发现胎儿的异常情况

TERESA A. SLONIM，RN

评估阶段

胎盘在母体妊娠期起到维持胎儿生命的作用。分娩后对胎盘进行检查，有助于发现胎儿的异常情况。

脐带有几种异常附着于胎盘的方式，每种异常附着都会影响母体与胎儿之间的血液交换。帆状附着是指脐带插入了羊毛膜，由于这些血管容易断裂，因此会引起胎儿失血及出血。在胎盘屏障中，边缘的胎盘组织会不正常地扩张，这可能会导致围生期出血。

胎盘自身的形状和特征可以提供重要的信息。如果孕育的是双胞胎或三胞胎，胎盘可提供孕卵发育状态方面的信息。羊毛膜炎症是羊水的感染，这类婴儿可能出现围生期困难、产出时羊水已被污染且气味发臭的表现。出现羊毛膜炎时，胎盘亦可能受到影响，并被污染。结节性羊膜以胎盘被结节覆盖为主要特征，在这种情况下，婴儿会出现肾发育不全和 Potters 综合征。此外，胎盘栓塞会导致胎儿缺氧及缺乏营养，阻碍胎儿宫内发育。

胎盘是围生期检查的重要内容之一。产房和育婴室护士应该熟悉胎盘的不同形态及其对胎儿的影响。

参 考 文 献

Balsan MJ, Holzman IR. Neonataology. In: Zitelli BJ, Davis HW, eds. *Atlas of Pediatric Physical Diagnosis*. St. Louis, MO: Mosby; 1993, pp. 2.1–2.19.

440 遇到阻碍时也应促进母婴联结

TERESA A. SLONIM, RN

实施阶段

通常，医务人员忙于完成工作任务和查找文件，这是护理实践的重要部分，但是切记产房或新生儿室护士的另外一个角色是增进母子间的联结。因此，护士应知晓母婴联结会出现的问题，并采取措施，以促使母婴联结的形成。

母婴联结（maternal-infant bonding，MIB）应在产前和分娩时培养。对于少女、未婚或经济上依赖他人的母亲来说，母婴联结有一定的危险性。对于这些可能是意外妊娠的母亲，需要做出流产、寄养或一个人抚养孩子的决定。她们可能会犹豫，或担心自己不能成为一位好母亲。这些母亲的社会支持系统也许不太稳固，因为孩子的父亲可能不在场或未参与到分娩过程中，或者即使父亲在场，母亲也可能会认为这完全是因为他的负罪感，而不是他对自己或婴儿有责任感。

分娩后，这些问题会更加突出，尤其是当母亲或婴儿在分娩过程中出现问题时。如果母亲和胎儿不健康，其他的问题可能会出现。母亲会感到失落、情绪紊乱，并失去控制，可能还会出现母乳喂养困难。在这种情况下，尤其是缺乏支持网络时，母亲因缺乏关注会感到孤单和被孤立。如果这种情况持续下去，婴儿会受到伤害。

产房和育婴室的护士有责任鼓励并帮助母婴之间建立良好的关系。应鼓励母进行母乳喂养，并给予示范指导；适时对母亲好的表现给予表扬，并在其出现困难时给予指导；护士应评估母亲的能力、支持系统、与孩子父亲的关系及她的社会支持网络，及早识别影响母婴联结的危险因素，并提供适当的咨询服务、社会支持及随访。不能建立良好的母婴关系时，母亲遭受伤害的危险性升高。最重要的是，让她知道自己并不孤单。如果母亲遭受伤害，应和她进行有效的沟通交流，并提供社会服务指南，寻求儿科医生的帮助。同时，应将你所关注的问题与团队成员进行充分交流，以便产妇能得到恰当的出院后随访。

母婴联结是产后一个重要的过程，但是有很多因素会影响这一过程。护士应识别影响母婴联结形成的危险因素，促进母亲与婴儿之间关系的发展，确保产后随访的顺利进行。

参 考 文 献

Olsson J. The newborn. In: Kliegman RM, Jenseon HB, Behrman RE, et al., eds. *Nelson Textbook of Pediatrics*. 18th Ed. Philadelphia, PA: Saunders; 2007, pp. 41–43.

441 如何向第一次妇科检查的青春期女性及其母亲提供指导

TERESA A. SLONIM, RN

实施阶段

在女性的一生中，产科检查通常是一种难忘的、不舒适的经历。护士应持真诚、开放和直接的态度为第一次做妇科检查的青春期女性提供重要支持。

为青春期女性进行妇科检查时，融洽的氛围对她们来说很重要。友好的面孔、舒适的环境、可以提问并获得医务人员真诚的回答，是医务人员向她们所能提供的最好支持。不管就诊的原因是因为阴道出血或分泌物异常，还是进行常规身体检查，她们都需要一名富有爱心的专业人员为她们提供护理服务。

技术熟练的护士可以利用这段时间评估几项重要的产科健康情况，如是否有频繁的性生活、对性传播疾病是否了解、她的母亲或祖母是否有生育方面的问题。这些问题可以通过采用适合于该年龄段的开放式方法进行询问。在青少年期，女性的身体会发生很大的变化，她会关注自己的乳房、阴道分泌物或者青春期发育。护士应询问她的交友情况及与他们的关系。如果你能使谈话舒适地进行，她会更加开放地与你交谈，并主动询问一些她所关心的问题。

进行检查时，应请父母回避，因此，护士就显得尤为重要。护士要向少女解释操作的过程、介绍操作所用的器具，并尊重他们的隐私。检查期间医务人员与青春期女性清晰的交谈是非常重要的。

检查时要有女性陪伴者在场。让患者脱掉衣服，并给予适当的遮挡；协助其取截石位，握住她的手并鼓励她，告诉她表现很好，并让她看着你的脸；向她解释操作的过程，鼓励她深呼吸，尤其当放入窥镜时；做完检查后，扶她起来，并协助她穿好衣服。向她解释检查的结果，询问她是否有关于检查结果或其他妇科健康方面的问题。这通常是一个提供有关避孕、预防性传播疾病、妇科保健知识，包括预防人类乳头瘤病毒指导的好时机。

参 考 文 献

Hewitt GD. The young woman's initial gynecological visit. The female patient. Available at: http://www.femalepatient.com/html/arc/sig/adoles/articles/031_09_025.asp. Accessed August 24, 2008.

Sanfi lippo JS. Gynecologic problems of childhood: History and physical examination. In: Kliegman RM, Jenseon HB, Behrman RE, et al., eds. *Nelson Textbook of Pediatrics*. 18th Ed. Philadelphia, PA: Saunders; 2007, pp. 2273–2290.

442 孕妇急性创伤的处理

TERESA A. SLONIM，RN

实施阶段

妊娠在女性的一生当中是一个非常重要的时期。在此期间，孕妇要做好当母亲的准备，并在妊娠期间建立新的自我角色。当急性创伤发生后，医务人员应了解孕妇身体上发生的变化，并识别如何控制产妇和胎儿的状况。对急性创伤产妇提供治疗时，需要多学科团队的合作，包括创伤外科医生、急诊科医务人员、新生儿科的医生、产科医务人员、母婴用药专家。对于孕妇来说，识别损伤的机制非常重要。腹部钝性损伤根据其严重程度可能会直接影响到胎儿；侵入性创伤侵入子宫会对胎儿造成直接伤害。对创伤孕妇采取的急救措施通常不会因其妊娠而有太大改变，但是在紧急情况下，应采取创伤孕妇需要的特殊处置措施。

关注创伤孕妇的气道、呼吸和循环是至关重要的。尤其当评估循环时，医务人员应使孕妇处于侧卧位，以保证远端肢体的血液回流，增加心脏的灌注。如果怀疑存在神经损伤，应使用恰当的方法并将患者平抬至脊柱板上，以确保静脉回流。对每位创伤产妇评估胎心音时，需要产科人员在场。当创伤产妇到达后，应同时考虑孕妇和胎儿的需求。

护士应了解有关妊娠和创伤的重要知识。第一，对于任何一个处于育龄期的年轻女性创伤患者，都应考虑妊娠的可能。例如：在有些情况下，患者是12～14岁的青少年或40岁左右的妇女，护士应询问患者最后一次月经的时间，识别患者是否妊娠，并了解其需求。如果患者意识不清，不记得末次月经的时间，需要做妊娠试验。第二，妊娠期的血容量和心排血量增加，创伤孕妇心动过速、低血压等休克的表现会出现得相对较晚，在疾病治疗过程中可能不是可靠的指标。第三，妊娠子宫在妊娠 12 周内位于盆腔内，超过这个时间，胎儿在腹部创伤中受伤的概率增加。妊娠进入中晚期后，随着胎儿的生长，占据宫腔的空间越来越大，母体受到创伤后胎儿更易受到影响。随着子宫的生长，腹腔内脏器的位置也随之改变，其功能也将受到影响，在创伤中也更易受损伤。

记住孕妇腹部创伤所需要的治疗与其他创伤相同，但同时还应考虑妊娠所带来的一些特殊改变。

参 考 文 献

Trauma in women. In: *Advanced Trauma Life Support Student Course Manual*. 7th Ed. Chicago, IL: American College of Surgeons, Committee on Trauma Illinois; 2005, pp. 275–282.

443　产房护士需具备护理呼吸窘迫新生儿的专业知识和技能

TERESA A. SLONIM, RN

评估、计划与实施

产房新生儿的护理通常较为简单。大多数的产妇年轻健康，她们和伴侣共同分享人生中最为喜悦的时刻。然而，事情并不总是如愿，一些新生儿出生后生命迹象微弱，除了需要正常新生儿的护理之外，还需要复苏。产房护士需要掌握如何对新生儿进行有效的复苏。

在产房内，医务人员、父母、家属及等待孩子降生的其他人，听到婴儿的啼哭声之后会感到非常喜悦。此时，梦想、悲痛、恐惧共同袭来。一些父母可能还不清楚婴儿的性别，在男孩和女孩的名字之间纠结。父母担心他们的孩子先天畸形，焦急等候的祖父母们希望听到母子平安的消息。但是如果新生儿没有哭声，父亲、母亲、产房工作人员会意识到婴儿可能有问题，护士需要立即为下一步的治疗护理做好准备。

在分娩前，护士需要确保产房内的设备和人员到位。应将加温器打开，并调至合适的温度，准备好干毛巾、吸引装置、吸氧装置及合适的面罩、插管用物、复苏药物、分娩设备等。最重要的是，产房的医务人员应掌握新生儿复苏的技术。

在产房对新生儿护理的第一步是进行快速的初步评估，尤其是气道、呼吸和循环。进行评估时，要对新生儿进行保暖、擦干和给予适当的刺激，通常将其放在加温床上，以维持其体温。一般新生儿处于仰卧位，头低于躯干，可以在肩膀下垫成卷的毛巾，以抬高头部并开放气道，吸净气道内的分泌物。

快速评估新生儿的呼吸能力。一般情况下，要观察新生儿的呼吸频率是否在正常范围内（40～60 次/分），是否出现发绀或变红，呼吸的深度和模式是否适应子宫外的环境。上述方面的异常变化可能暗示着新生儿很难适应子宫外的环境，可能有先天性心脏病或暂时的呼吸问题。此时，护士需要先进行紧急处理，然后再考虑其发生的可能原因。无效呼吸往往需要使用简易呼吸器辅助通气，必要时可能还要进行气管插管。新生儿的心率依赖于血氧情况，因此护士可以监测新生儿的心率，并根据心率的情况调整通气。如果新生儿心率＜100 次/分，需要使用简易呼吸器并给氧。

检查完呼吸系统后，要对新生儿的循环系统进行检查。新生儿的心率可以通过触摸脐带残端而感知。在产房，当新生儿的心率＜60 次/分时，需要进行胸外按压和持续通气及吸氧。如果使用了这些方法后，心率仍＜60 次/分，则需要使用药物，尤其是肾上腺素。APGAR 评分应在新生儿出生后 1～5 分钟进行，但是不能因为评分而延误复苏。

在产房，有时需要复苏帮助新生儿适应子宫外的环境。当这种情况发生时，护士需要做好准备，并知道何时及如何去干预。

参 考 文 献

Neonatal resuscitation. In: *American Heart Association and American Academy: Pediatrics PALS Provider Manual.* Washington, DC: American Heart Association Press; 2002, pp. 337–358.

444　如何给有心脏病危险因素的孕妇提供指导

TERESA A. SLONIM，RN

实施阶段

妊娠对于女性来说是一个应激性时段，不仅在精神上，还包括身体上。孕妇全身各系统都处于应激状态，心血管系统会出现广泛性的变化，包括血容量、红细胞体积、心率和心排血量增加，血管阻力降低，以及在胎儿分娩时出现的巨大变化。如果孕妇的心脏结构正常、功能良好，孕妇就能适应这些变化。如果孕妇有心脏器质性病变，包括瓣膜疾病、心肌疾病，妊娠期出现严重心脏问题的危险性可能会增加。

对于有妊娠期心脏病的女性，可根据纽约心脏病协会（New York Heart Association，NYHA）制定的心功能分级评定其心脏功能。该分级根据日常生活对心功能的影响分为 1～4 级，1 级表示心功能正常或无症状，而 4 级则表示在休息时症状也很严重。

使用一些新的、现代的医疗手段，可以帮助有心脏病的孕妇顺利分娩出健康的婴儿。当孕妇或婴儿遭受到的危险增加时，妊娠的危险性也将增加。这些危险因素包括肺动脉高压、复杂紫绀型先天性心脏病、主动脉狭窄、马方综合征合并主动脉夹层动脉瘤、心室功能差等。

妊娠合并心脏病可能会导致胎儿成长、发育及体重方面出现问题。除此之外，妊娠合并心脏病的孕妇所分娩的婴儿患先天性心脏病的可能性更大。护士在心脏病患者妊娠前、妊娠期间及产后向其提供咨询是至关重要的。护士还应确保母亲们得到了适当的身体支持，并了解自己的身体状况、用药及改善全身健康状况的方法。在整个围生期，护士必须保证在妊娠全程及产后细心照护产妇并提供支持。

参 考 文 献

Genovese SK. Antepartal hemorrhagic disorders. In: Lowdermilk DL, Perry SE, eds. *Maternity and Women's Health Care*. 8th Ed. Philadlephia, PA: Mosby; 2004, pp. 237–245.

445 孕晚期出血的处理

TERESA A. SLONIM, RN

评估与实施

孕晚期阴道出血是准父母们害怕面临的一个问题，这会使他们对未出生孩子所寄托的希望和梦想破灭。产科护士应掌握孕晚期出血的原因、时间和处理方法，以确保胎儿、母体及家庭的安全。

对于孕晚期因阴道出血而就诊的孕妇，护士需要快速评估其病史，以识别潜在的病因。应评估孕妇的生命体征、血流动力学情况，并通过胎心监护仪监测胎儿情况。在确定出血类型的同时，应开放静脉通路，以确保血容量，同时也要检查血型、交叉配血实验结果、凝血状况。

前置胎盘是指胎盘附着于宫颈边缘或覆盖宫颈开口，它会导致阴道无痛性出血。孕母及胎儿不会出现明显的症状，也许子宫松弛，但这不代表问题不严重。此时需要进行超声检查，以确认胎盘的位置。如果胎盘植入的位置正常，则需要进行窥镜检查，以进一步寻找导致出血的原因。

胎盘剥离是导致孕晚期出血的另一原因，并会导致严重的后果造成胎盘在产前与子宫壁剥离。根据子宫的情况、剥离的程度、孕母及胎儿的情况，胎盘剥离可分为轻度、中度和重度。此时可能有明显的出血，可能也会出现隐匿性出血。

其他常见症状包括疼痛、压痛、血流动力学不稳定。

对于妊娠期出现的这种严重情况，一旦确诊应选择时机结束妊娠。应依据孕龄、胎儿的情况、孕母的情况、失血量及分娩指征制订恰当的治疗和护理计划。如果决定保胎，应定期评估孕妇及胎儿的情况，并准备好急救措施。

参 考 文 献

Genovese SK. Antepartal hemorrhagic disorders. In: Lowdermilk DL, Perry SE, eds. *Maternity and Women's Health Care*. 8th Ed. Philadelphia, PA: Mosby; 2004, pp. 237–245.

446 如何采集新生儿实验室检查标本

TERESA A. SLONIM, RN

实施阶段

有时需要对新生儿进行诊断性检查，包括实验室检查和放射性检查。从新生儿身上获取实验室检查标本比较困难，而且一旦留取不当，会直接影响新生儿的诊断与治疗决策。

新生儿血标本的获取部位通常在足跟。这个部位取血相对简单，但是取血时需要增加新生儿足跟的温度，以促进血液循环，保证能获取足够的血标本。采血时，要固定好新生儿足跟，对采血部位进行消毒，然后穿刺。采血部位在足跟中部或外侧。足跟采血最严重的并发症之一是坏死性软骨炎，常发生于采血针触及骨质时。足跟采血常用于评估血细胞比容、血糖、毛细血管血气、胆红素水平及电解质。足跟采血可检查出很多问题。但是，足跟血很容易发生溶血，因此，如血钾等一些实验室检查结果可能会出现假性升高。

当采取静脉血时，可选取上臂、双手及双足。在进行静脉采血时，穿刺点不能高于静脉输液的位置。除此之外，还应加强穿刺技术的练习，因为穿刺不当可能导致动脉损伤、神经损伤及组织破坏。

常规尿标本可通过在新生儿会阴部留置袋子获取。尿标本的留取方法取决于检查的目的。如果留取尿标本的目的是做细菌培养，则应通过留置尿管的方式来留取无菌尿标本。对于新生儿，通过留取脑脊液标本来确定有无感染也是一项常规检查。消毒取标本部位后，从腰椎间隙进针。正常新生儿的脑脊液是清亮、无色的，出现感染后可能会出现颜色不透亮。取完标本后，应对标本进行标注，并保证标本检测正确进行。

一些父母可能会选择为男性婴儿进行包皮环切术。这种手术的风险非常低，可能出现的并发症是出血。易出血体质的患者在开始进行包皮环切术时即出现出血。另外，婴儿会感觉到疼痛。目前有很多方法能够减轻操作给婴儿带来的不适和疼痛，护士应熟练掌握，并建议医生应用这些方法来确保婴儿的安全。

护士在护理新生儿时会用到护理程序，因此他们应知晓存在的问题和常见处理措施，以便为弱小的新生儿提供最优质的护理。

参 考 文 献

Alden KR. Nursing care of the newborn. In: Lowdermilk DL, Perry SE, eds. *Maternity and Women's Health Care*. 8th Ed. Philadelphia, PA: Mosby; 2004.

447 如何评估新生儿

TERESA A. SLONIM, RN

评估与评价阶段

对新生儿进行评估是产房及新生儿室护士的一项基本工作。由于这里大部分是正常的新生儿，因此大多数时候是对正常新生儿的评估。护士应具备以下能力，包括正常新生儿的评估、先天性疾病的识别及早产儿的检查。

对正常新生儿的评估包括气道、呼吸及循环情况，正常新生儿通常自然地适应子宫外的环境。然后，对新生儿进行从头到脚的评估，包括胎龄、身长、体重、人体测量学检查、发育、反射等。护士要认识到足月儿检查报告与实际发育情况的相符程度。除此之外，还需评估一些细节，如胎记或与分娩相关的一些身体问题，如头颅血肿。还有一些正常但是非常重要的检查，如新生儿的皮肤。如果护士有疑问，应当咨询其他同事，因为孩子的父母会发现并且想知道这些问题。

新生儿评估也是发现新生儿先天性缺陷的重要时机。评估过很多正常新生儿后，有助于识别出异常新生儿。可以从观察新生儿的面部开始，这可能会明确新生儿是否有遗传性综合征。有些新生儿可能会有明显的身体缺陷，如唇腭裂。护士有责任对新生儿进行评估，并发现其潜在的先天性缺陷。新生儿的头、眼睛、耳朵、鼻子、嘴巴及心肺杂音和循环情况都是评估的关键所在。腹部及盆腔检查也很重要，要检查新生儿的肛门及外阴。最后，检查新生儿的肢体，确定新生儿手指、足趾的数目。

对早产儿的评估更加复杂。这些孩子的生命体征会出现变化，包括气道、呼吸和循环，他们存在潜在先天不足的危险性更高。导致早产的原因不明确，先天不足可能是其中的一个原因，需要及早排除。早产儿的气味、皮肤的颜色及脐带残端的情况都会为早产提供线索，并且提示应当为早产儿采取措施。

新生儿评估是确保患者安全的重要措施。对于通常护理正常新生儿的护士来说，在评估新生儿时要保持高度警觉，不要遗漏任何细小的心脏杂音。对于重症监护病房的护士来说，因为经常接触早产患儿，在评估时更应全面、细致，不要因过度关注呼吸、气道和循环的问题而不能发现新生儿明显的先天畸形。

参 考 文 献

Alden KR. Nursing care of the newborn. In: Lowdermilk DL, Perry SE, eds. *Maternity and Women's Health Care*. 8th Ed. Philadelphia, PA: Mosby; 2004.

448 APGAR 评分是评估新生儿状况的客观依据

TERESA A. SLONIM，RN

评估与评价阶段

经验丰富的护士可以快速识别有问题的患者。这种护理直觉可以帮助护士快速评估患者的状况，并对患者做出处理。大多数时候，尽管他们的直觉是正确的，但由于与之合作的医务人员的技术和专业性差别很大，因此当患者看起来有问题时，并不一定能及时得到专业性的照护。所以，需要一种机制来确保护士能够向团队中的其他成员提供专业化的、客观的、直接的信息，以便于他们能更好地合作，为患者提供更好的照护。

APGAR 评分由 DrApgar 创造，在产房及产科病房被广泛使用。所有使用者熟知它的内容，并了解不同得分对于新生儿的意义。由于简单、可靠、便于交流，这种方法已得到大家的一致认可。

APGAR 评分包括心率、呼吸、肌张力、反射、皮肤颜色这 5 个方面。每个方面的得分范围为 0～10 分，总分最高为 10 分。0～3 分表示严重窒息，4～6 分表示轻度窒息，7～10 分为正常新生儿。应在新生儿出生后 1 分钟及 5 分钟进行评估。然后根据这两次的评分情况，确定是否需要继续评分。在产房或产科病房工作的护士知道什么时候新生儿有问题，APGAR 评分是一种可靠、客观的方式，便于他们与其他人员交流，共同为新生儿制订治疗措施。

参 考 文 献

Alden KR. Nursing care of the newborn. In: Lowdermilk DL, Perry SE, eds. *Maternity and Women's Health Care*. 8th Ed. Philadelphia, PA: Mosby; 2004.

Casey B, McIntire D, Leveno K. The continuing value of the APGAR score for the assessment of newborn infants. *N Engl J Med*. 2001;344(7):467–471.

449 妊娠是导致继发性闭经的常见原因

TERESA A. SLONIM, RN

评估与评价阶段

闭经（amenorrhea）分为原发性闭经和继发性闭经。原发性闭经是指16岁尚未行经。继发性闭经是指月经已来潮，但3个月及以上时间无月经发生。原发性闭经比较少见，可能与体内激素水平有关，或者需要查实身体结构是否出现了问题。导致继发性闭经的原因有很多，但是需要排除的首要因素是妊娠。

大多数女性的月经周期是很规律的，但有些人的月经周期很不规律。因此，对于这些女性来说，30天或60天没有月经是正常现象。当女性前来检查时，需要做妊娠试验，以排除妊娠因素。一旦排除妊娠因素，医务人员可以继续寻找其他导致闭经的因素。

环境因素是导致继发性闭经的主要原因之一。压力、疲劳、过度锻炼、饮食不足、饮食失调等都可能导致继发性闭经。

激素分泌紊乱是导致继发性闭经的另一重要因素，其中最常见的是甲状腺激素分泌异常。甲状腺功能减退可引起一系列的表现，如闭经、疲劳、皮肤改变、体重增加及体温变化。甲状腺功能减退可通过检测血液的促甲状腺激素水平来确定。另外，高催乳素血症及垂体功能失调也可导致月经不调，而闭经是其中的一种类型。

最后，药物也可能导致继发性闭经。其中，许多治疗精神疾病的药物可引起体内激素水平的变化，进而导致闭经。因此，用药史是医务人员评估女性继发性闭经的重要方面。

闭经是在一定条件下发生于女性的一种病症。女性可通过询问病史来查找导致闭经的原因，但是应将妊娠试验作为首要的检测项目。

参 考 文 献

Amenorrhea. Wrong diagnosis.com. Available at: http://www.wrongdiagnosis.com/p/pregnancy/book-diseases-2a.htm.Accessed August 20, 2008.

450 疲劳的背后另有隐情

TERESA A. SLONIM, RN

评估与评价阶段

现代女性非常忙碌，她们不仅要工作、照顾爱人及子女、参加社交活动，而且要做家务劳动、购物及照顾年老的父母。如果她同时是一名护士，则还要面临倒班及周末工作的情况，这些都是女性产生疲劳的原因。

女性往往当身体出现问题后才开始关注自身健康。但她们仍需要处理日常生活事务、照顾家庭并工作，自身健康问题也就此出现。在这种情况下，即使她们像往常一样休息，但依然感觉很疲劳。护士应注意询问女性疲劳开始出现的时间，因为疲劳可能预示着女性脏器功能出现了问题。

有很多情感和生理因素可以导致女性出现疲劳，往往伴随了女性忙碌的生活方式。从情感方面来看，护士应当了解女性的各种社会关系。例如，她们和配偶的关系如何？她们父母的身体状况怎样？她们有没有经济方面的问题？等等。情感因素会导致女性情绪的改变，并可引起身体不适，如疲劳。多数女性会采用自己的方式来应对和适应这些情感问题。但是，有些情感问题可能会导致她们产生严重的甚至需要治疗的情绪紊乱，如抑郁。疲劳是抑郁的表现之一，除此之外还包括体重改变、孤独、对事物失去兴趣，这些表现均能够帮助护士寻找女性患病的线索。此外，女性会对家人或朋友的去世感到悲恸万分。这些特殊的表现可能有助于护士了解女性的病情。

从生理方面而言，有很多因素可以导致疲劳。女性因营养不良或月经过多所导致的贫血或血容量降低是产生疲劳的原因之一。甲状腺功能减退也可导致疲劳，同时可能伴随体温耐受性改变、体重变化、皮肤及毛发改变等体征。

各种感染也可引起疲劳，如肝炎、EB 病毒感染、肺炎。风湿性疾病也是导致疲劳的原因之一，但风湿性疾病通常会伴随其他症状。另外，正常妊娠时女性身体会发生许多变化，同样可引起疲劳。

疲劳缺乏特异性，但是它是判断女性有无临床问题的重要表现之一。当今社会的女性较以往更加忙碌，及时发现女性的身体问题是护士的重要工作内容之一。护士通过询问病史、观察并记录患者的症状和体征，从而协助医生做出诊断。

参 考 文 献

Fatigue. Wrong diagnosis.com. Available at: http://www.wrongdiagnosis.com/sym/fatigue.htm. Accessed August 20, 2008.

451　如何帮助患者度过更年期

TERESA A. SLONIM, RN

评估与评价阶段

绝经（menopause）是指卵巢功能衰退引起的闭经或月经停止超过 1 年及以上。

绝经期女性会出现绝经期综合征，包括体温变化、潮热盗汗、情绪波动、抑郁、阴道壁萎缩等。伴随着绝经，女性还会出现很多生理变化。上述表现及生理变化可通过雌激素治疗得到改善。激素治疗主要用于缓解症状，很多女性的症状通过激素治疗得到了改善，但目前尚缺乏临床医学实验对这一治疗方法的有力证明。

雌激素治疗不仅可控制女性潮热、盗汗及体温变化，还可用于治疗因年龄而导致的骨质疏松症。但是，在应用雌激素治疗前，需考虑到雌激素的危险性，应用雌激素的女性患乳腺癌、子宫内膜癌及心血管疾病如血栓性疾病的危险性增加。一些研究表明，激素治疗能降低患者患结肠癌、胆囊疾病的风险，并能改善患者的认知功能。

总之，目前尚缺乏使用雌激素治疗绝经期综合征的可靠证据。将雌激素短期用于无禁忌证的女性，可帮助其改善绝经期综合征的症状，但是长期应用时其不良反应增加，有研究表明，总体上应用雌激素的利大于弊。对于有激素治疗禁忌证的女性，医务人员可尝试应用豆制品、羟色胺再摄取抑制剂等措施。女性可以通过合理锻炼、适量营养和适当休息的方式度过绝经期。

参 考 文 献

Manson JE, Bassuk SS. The menopause transition and postmenopausal hormone therapy. In: Kasper DL, Braunwald E, Fauci AS, et al., eds. *Harrison's Textbook of Medicine*. 16th Ed. New York, NY: McGraw Hill; 2005.

I. 儿科护理

452 对患儿给氧时要进行氧气湿化

VANESSA L. FREVILLE, RN, BSN, CPN

实施阶段

婴幼儿常因各种呼吸道问题需要吸氧。目前，有许多无创的输氧装置可以选择，如鼻导管、面罩和氧气帐。但使用何种输氧装置则取决于患儿缺氧的程度和对输氧装置的耐受程度。

对于那些只需要低浓度氧气的患儿来说，使用吹氧或鼻导管是较为合适的给氧方式。但是婴儿和低龄儿童合作性差，鼻导管容易发生移位，此时可使用胶带或透明敷料将导管固定在患儿面颊处。如果患儿需要高浓度氧气吸入，则可使用氧气面罩。最重要的是要确保患儿不出现氧疗并发症。

患儿长期吸氧的常见并发症之一是鼻黏膜和呼吸道黏膜的干燥，而鼻黏膜和呼吸道黏膜一旦受到刺激，则容易发生出血。因此，要尽可能地保持患儿呼吸道的湿化。湿化有多种方式，如使用湿化瓶、在湿润的帐中输氧、使用呼吸机的湿化装置。湿化对保持患儿肺部环境非常重要，由于患儿不容易咳出干燥而黏稠的分泌物，因此不利于护士吸引分泌物。尽管湿化对患儿的舒适和呼吸道有利，但它引起的并发症也不容忽视。由于湿化瓶中容易滋生细菌，因此可能会导致患儿感染。另外，氧气管道，特别是呼吸机管道，常常会在医务人员没有定期冲洗输氧装置的情况下滋生大量细菌。

氧疗革命性地改善了患儿的呼吸状况，而湿化是这种治疗措施非常重要的一个环节。

参 考 文 献

Bailey P, Torrey SB, Wiley JF. Oxygen delivery systems for infants and children. 2008. Available at: http://www.uptodate.com/patients/content/topic.do?topicKey=ped_res/8392. Accessed August 2, 2008.

Dieckmann RA, Fiser DH, Selbst SM, eds. *Illustrated Textbook of Pediatric Emergency & Critical Care Procedures*. St. Louis, MO: Mosby; 1997.

453 使用专用口服药注射器口服给药

VANESSA L. FREVILLE, RN, BSN, CPN

实施阶段

给药错误是一种常见的可预防的患者损伤，发生率约为 5%。给药错误包括剂量错误、患者错误和给药途径错误。实施"5 个正确"（5 Rights）原则是预防给药错误的标准方法，即在给药前确保 5 个项目是正确的，即正确的患者、正确的药物、正确的剂量、正确的时间和正确的给药途径。

在给药错误中，18% 以上为给药途径错误。将患儿的口服药抽进 Luer-Lok 注射器将导致严重的给药错误，即医务人员把口服给药误当成静脉给药。为了降低这种潜在的错误风险，目前特别研发了服用口服药的专用口腔注射器。这种口腔注射器不能与静脉用的注射器附加装置相连接，以避免发生给药错误。这种预防给药错误的方法称为"强制功能"，即利用厂家设计的限制来减少发生给药错误的可能性。

然而，需要引起重视的是，尽管使用琥珀色的口腔注射器可以避免给药途径错误，但也会带来另一种潜在的给药风险，原因在于注射器的外表颜色较深，出现了患儿在服用透明、无色的药物时医务人员无法检查药物澄明度的情况。有时，医院药房会将空置的注射器贴上药物标签而直接发放到病房。因此有必要设计可以帮助医务人员检查药物颜色的透明注射器。

参 考 文 献

Boyce T. Oral syringe in acute care hospital: Audit and policy introduction. *Int J Pharm Pract*. 1999;11:R79.

ISMP Medication Safety Alert. *WHO Pharm Newslett*. 1999;4(11).

Kaushal R, Bates DW, Landrigan C, et al. Medication errors and adverse drug events in pediatric inpatients. *J Am Med Assoc*. 2001;285:2114–2120.

454 为患儿更换尿布时佩戴手套

VANESSA L. FREVILLE, RN, BSN, CPN

实施阶段

婴儿常常由于各种原因而住院，如呼吸道感染、呕吐、腹泻或外科手术。不论是何种原因，护理婴幼儿时都离不开更换尿布。常规更换尿布时，在患儿没有胃肠道症状的情况下护士常常忽视戴手套。疾病预防与控制中心（CDC）也没有强制规定更换尿布时必须戴手套。但在标准预防中则提到，除常规洗手外，医务人员在有可能接触到血液、体液、分泌物、排泄物或有可能被上述液体污染的时候，都需要戴手套。

对于因腹泻或怀疑胃肠道感染而住院的婴幼儿，医务人员应采取正确的隔离预防措施，其中包括戴手套。但是，当患儿没有胃肠道症状时，为预防医务人员与其他患儿发生交叉感染，是否每次更换尿布时都需要戴手套，目前仍然存在争议。CDC声明：为住院患儿更换尿布时，戴手套可以减少暂住菌的传播，如巨细胞病毒、难辨梭状芽孢杆菌、弗氏枸橼酸杆菌等。因此，医务人员在为新生儿常规更换尿布时，执行标准预防中提出的手卫生和戴手套等措施，对预防交叉感染非常重要。

参 考 文 献

Committee on Infectious Diseases and Committee on Hospital Care. The revised CDC guidelines for isolation precautions in hospitals: Implications for pediatrics. *Pediatrics*. 1998;101:e13.

Recommendations for care of children in special circumstances. In: Pickering LK, ed. *Red Book: 2006 Report of the Committee on Infectious Diseases*. 27th Ed. Elk Grove, IL: American Academy of Pediatrics; 2006, p. 154.

455 监测患儿脉搏血氧饱和度时，要结合整体情况

VANESSA L. FREVILLE，RN，BSN，CPN

评估阶段

儿童入院或到急诊就诊时，经常需要监测生命体征，包括体温、脉搏、呼吸和血压。脉搏血氧饱和度作为第 5 项生命体征，其监测也越来越普遍。脉搏血氧饱和度是一种无创的、可以精确反映血氧饱和度的指标。它能精确地测量出正常的血氧饱和度并可以反映低血氧饱和度的状态，从而反映患儿的心肺功能。但医务人员需认识到，使用脉搏血氧饱和度监测来反映患儿血氧饱和度的利与弊仍缺乏足够的证据，还需要进行大样本的研究。

在儿科 ICU 和急诊，患儿常常合并多种疾病，这会影响脉搏血氧饱和度的准确性。例如，黄疸、灌注不良、色素沉着和活动等都会影响脉搏血氧饱和度的精确性，数值偏高或偏低。尽管脉搏血氧饱和度是一个有价值的指标，但不能将其作为判断患儿心肺功能的唯一指标，还需要结合其他指标来判断患儿的情况。例如，当患儿循环不足时，可能会因检测不到脉搏而无法显示血氧饱和度。在这种

情况下，患儿的呼吸并不是主要问题，由于体液不足而产生的静息性心动过速和休克才是患儿的主要问题。因此，医务人员需要根据多种指标来判断脉搏血氧饱和度的精确性，从而指导患儿的治疗，以获得满意的效果。

参 考 文 献

Mower WR, Sachs C, Nicklin EL, et al. Pulse oximetry as a fifth pediatric vital sign. *Pediatrics*. 1997;99(5):681–686.

Salyer JW. Neonatal and pediatric pulse oximetry. *Resp Care*. 2003;48(4):386–398.

456 做好管路标识，避免治疗途径错误

VANESSA L. FREVILLE, RN, BSN, CPN

评价阶段

ICU 医务人员常常通过多种管路为婴幼儿输入药物或实施各种护理措施。这些管路在大小和颜色上都很相似，因此，有必要在管路的远端做好标识，以免从错误的管路给药。另外，使用有彩色的标识有助于管路的识别。医务人员每班之间都要进行严格交接，在交班本或给药单上详细注明经过何种管路给药。

由于管路错误而导致的给药错误常常发生于住院患儿，随着药物种类的增多，这种现象越来越普遍。需要输注到患儿肠道的药物可以经胃或小肠输入，但究竟采用何种方式，则取决于药物吸收的效果。因此，即使是通过肠道途径输入药物，也是非常复杂的。TPN 和脂肪乳是两种容易混淆的药物，两者都可以通过中心静脉给药，但它们的输注时间和速度是截然不同的。如果护士错误地将 TPN 在 6 小时内泵入，则会导致患儿出现严重的电解质紊乱和高血糖。

患儿带有许多管路，有些管路用于液体引流，如引流脓液，有些却用于输注营养和抗生素。正确地使用各种管路，对保证患儿的合理治疗非常重要。因此，医务人员必须对各种管路进行标识。

参 考 文 献

Kaushal R, Bates DW, Landrigan C, et al. Medication errors and adverse drug events in pediatric inpatients. *J Am Med Assoc*. 2001;285:2114–2120.

Paparella S. Inadvertent attachment of a blood pressure device to a needleless IV "Y-site": Surprising, fatal connections. *J Emerg Nurs*. 2005;31(2):180–182.

The Institue of Healthcare Improvement. Reduce adverse drug events (ADEs) involving intravenous medications: Label all distal ports and tubing on all lines. Available at: www.ihi.org.

457　监测接受清醒镇静患儿的通气情况

VANESSA L. FREVILLE, RN, BSN, CPN

评价阶段

　　医务人员常常为急慢性病的患儿进行一些疼痛性的操作，为了达到准确的结果和良好的效果，通常需要使用镇痛剂。住院患儿和门诊患儿常常需要进行 MRI 或 CT 等检查，在检查过程中，需要患儿在较长的时间内保持安静。但是，患儿由于年龄偏小、紧张或焦虑等原因，常常不能在检查期间保持安静，或不能遵从医生的要求。因此，在这种情况下，医生通过清醒镇静治疗，给患儿使用镇静剂或镇痛剂，让患儿在检查期间保持安静。

　　对于患儿来说，有很多药物可用于清醒镇静，但其中有些药物会导致呼吸抑制，甚至窒息。患儿在接受清醒镇静期间，医务人员常规会进行脉搏血氧饱和度监测和心电监护。此外，医务人员可使用二氧化碳描记术监测患儿呼出的二氧化碳，以了解患儿的通气情况。与血氧饱和度监测有所不同，医生可以通过患儿呼气末的二氧化碳监测或二氧化碳描记术较早地发现患儿通气不足或窒息的征兆。使用这种附加的监测技术，既保证了镇静效果，又避免了镇静剂过量。

参 考 文 献

Levine DA, Platt SL. Novel monitoring techniques for use with procedural sedation. *Curr Opin Pediatr.* 2005;17(3):351–354.

McQuillen KK, Steele DW. Capnography during sedation/ analgesia in the pediatric emergency department. *Pediatr Emerg Care.* 2000;16(6):401–404.

458　在为患儿静脉穿刺和静脉置管时使用 EMLA 来减轻疼痛

VANESSA L. FREVILLE, RN, BSN, CPN

实施阶段

　　医务人员常常需要通过一些有创性操作为急慢性病患儿进行诊断或治疗。如通过静脉采血化验，为诊断和治疗提供必要的实验室资料。不论对成人还是儿童，静脉穿刺都会引起他们的疼痛和不适。另外，儿童常常由于疼痛和不适而惧怕医院和医生。医务人员减轻患儿在治疗期间的疼痛和不适对患儿及其父母都非常重要。因此，减轻疼痛已成为医务人员关注的重点，医务人员应该努力采取适当的措施来缓解操作为患儿带来的疼痛和焦虑。

目前对于患儿是否像成人一样感受到疼痛一直存在争议。减轻疼痛和焦虑的非药物方法包括转移注意力、想象和允许父母陪伴等。此外，医务人员也可以使用药物镇痛。常用的镇痛药物包括 EMAL（5%复方利多卡因麻醉乳膏），这是一种含有 2%～5%利多卡因的表皮麻醉乳膏。但它的缺点是必须在操作前 60 分钟使用，才能达到止痛的效果，因此，EMAL 并不适用于急诊患儿。

减轻患儿在治疗操作期间的疼痛和焦虑至关重要。操作前 1 小时使用 EMLA 乳膏，可以取得良好的表皮镇痛效果，从而减轻患儿在静脉穿刺和置管期间的疼痛。

参 考 文 献

Dieckmann RA, Fiser DH, Selbst SM, eds. *Illustrated Textbook of Pediatric Emergency & Critical Care Procedures*. St. Louis, MO: Mosby; 1997.

Santiago A, Abad P, Fernandez C, et al. Premedication with EMLA cream for ambulatory surgery in children. *Ambul Surg*. 2000;8(3):157.

Zempsky WT, Cravero JP. Relief of pain and anxiety in pediatric patients in emergency medical systems. *Pediatrics*. 2004;114(5): 1348–1356.

459 糖尿病酮症酸中毒患儿禁忌使用碳酸氢钠和大剂量胰岛素

VANESSA L. FREVILLE, RN, BSN, CPN

实施阶段

小儿糖尿病多为 1 型糖尿病，是小儿第二大类常见疾病。糖尿病酮症酸中毒（diabetic ketoacidosis，DKA）是糖尿病最严重的并发症，可以导致患儿死亡。约 30%新发的 1 型糖尿病患儿都是以糖尿病酮症酸中毒为首发症状。儿童或青少年糖尿病患者也可能由于合并其他疾病、呕吐、腹泻、感染、应激或胰岛素不足而发生糖尿病酮症酸中毒。

糖尿病酮症酸中毒是一种由于胰岛素分泌不足而导致的以高血糖、酮症和酸中毒为主要表现的代谢紊乱综合征。治疗糖尿病酮症酸中毒的关键是需要了解导致酸碱平衡和水电解质紊乱的病理生理学机制。糖尿病酮症酸中毒最严重的并发症是脑水肿，有 60%～90%的糖尿病酮症酸中毒患儿因脑水肿死亡。一旦发生脑水肿，20%～25%的患儿会死亡。治疗糖尿病酮症酸中毒的措施包括补充液体、纠正水电解质紊乱、使用小剂量胰岛素缓慢静脉滴注，预防发生脑水肿。

患儿发生严重糖尿病酮症酸中毒时，其血液 pH<7，碳酸氢盐<5mEq/L。这种酸碱失衡可以通过使用胰岛素和补充液体来纠正，但一般不对患儿使用碳酸氢钠和大剂量胰岛素。原因是碳酸氢钠通过血-脑屏障的速度慢于二氧化碳，因此可能会加重大脑酸中毒，进而导致脑水肿。另外，研究显示，在所有糖尿病酮症酸中毒的治疗措施中，仅有输注碳酸氢钠这一种治疗方式可以增加患儿脑水肿的风险。大剂量胰岛素可以导致患儿血糖水平大幅度下降，从而导致血浆渗透压下降，进而诱发脑水肿。

预防糖尿病酮症酸中毒是避免并发症的根本方法。然而，虽然对患儿进行了糖尿病教育和适当的治疗，但糖尿病酮症酸中毒的发生仍不可避免，进而会威胁到患儿的生命。针对糖尿病酮症酸中毒进行适当的管理和治疗，可以避免脑水肿等并发症的发生，从而可以降低患儿的死亡率。

参 考 文 献

Silverstein J, Klingensmith G, Copeland K, et al. Care of children and adolescents with type 1 diabetes: A statement of the American Diabetes Association. *Diabetes Care*. 2005;28(1):186–212.

Wolfsdorf J, Glaser N, Sperling MA. Diabetic ketoacidosis in infants, children, and adolescents: A consensus statement from the American Diabetes Association. *Diabetes Care*. 2006; 29(5):1150–1159.

Yaffe S, Aranda JV. *Neonatal and Pediatric Pharmacology: Therapeutic Principles in Practice*. 3rd Ed. Philadelphia, PA: Lippincott Williams & Wilkins; 2005.

460　对呼吸道合胞病毒阳性患儿采取呼吸道隔离措施，直至病毒结果阴性

VANESSA L. FREVILLE, RN, BSN, CPN

计划阶段

每当接触患者时，医务人员都应采取标准预防措施。而在某些情况下，医务人员需要采取更加严格的预防措施。当怀疑患儿存在院内感染的症状和体征（如腹泻和呼吸道感染）时，就要采取"基于传播途径的隔离预防措施"。传播途径包括直接接触、飞沫传播和空气传播，要根据传播途径和致病菌，在不同的时期采取相应的预防措施。

常见的导致患儿住院的病毒为轮状病毒和呼吸道合胞病毒（respiratory

syncytial virus，RSV)。在进行诊断和等待实验室检查结果的过程中，医务人员通常都会采取标准预防措施。值得注意的是，对于那些感染了此类高度传染性病毒的患儿，医务人员除采取标准预防措施外，还应对传播途径实施隔离预防措施，直到细菌培养结果呈阴性。Alcasid（2004）等研究显示，目前很多被怀疑为RSV感染的患儿并没有进行适当的隔离，从而增加了院内感染和暴露的风险。由于在疾病早期只采取了标准预防措施，而没有进行相应的隔离，因此医务人员有可能感染该病毒，并将其传播至其他患者。

疾病预防与控制中心申明，在确诊之前，如果没有采取隔离措施，将有可能导致院内感染的暴发。因此，疾病预防与控制中心推荐采取常用的隔离措施，包括接触隔离、飞沫隔离和空气隔离。对高度怀疑RSV感染的患儿，进行"基于传播途径的隔离预防"，这样可以减少交叉感染的风险，从而大大减少院内感染。

参 考 文 献

Alcasid G, Garcia-Houchins S, Peev M, et al. Failure to institute appropriate isolation precautions for suspected respiratory syncytial virus (RSV) infection: Frequency and identification of risk factors. *Am J Infect Control*. 2004;32(3):e1.

461 新生儿体检时注意保暖

VANESSA L. FREVILLE, RN, BSN, CPN

实施阶段

新生儿和婴儿常在儿童保健和急诊室等医疗场所就诊。医生在为他们体检时，常常需要掀开新生儿或婴儿的衣服，以便进行全面的皮肤和体格检查。但患儿皮肤一旦长时间暴露在外，特别是在寒冷的环境中，他们的体温会很快下降，从而加重患儿的病情。医务人员需要谨记的是婴幼儿，特别是新生儿，由于他们体表面积大、皮下脂肪少，导致绝热不良等原因致使体温调节功能不完善。另外，他们没有自行更换体位或调整衣服的能力，只能依赖于成人和医务人员在检查过程中为他们保暖。

对出生两周的足月儿和新生儿来说，理想的皮肤温度分别为36℃和36.5℃。新生儿体温下降会导致耗氧量和代谢率改变，进而加重患儿的病情。在为患儿进行体格检查时，可采用多种保温措施，如维持温暖的室温、尽快包裹患儿或为患儿穿好衣服，必要时使用加温器等。在为患儿进行检查或复苏时，确保患儿体温维持在正常范围内，也是护理的重要目标之一。

参 考 文 献

Bissinger, RL. Neonatal resuscitation. *Emedicine*. Available at: www.webmd. Accessed August 26, 2008.

Dieckmann RA, Fiser DH, Selbst SM, eds. *Illustrated Textbook of Pediatric Emergency & Critical Care Procedures*. St. Louis, MO: Mosby; 1997.

462 留置导尿时，特别要关注未行包皮切除术的患儿

VANESSA L. FREVILLE, RN, BSN, CPN

实施阶段

为了准确记录尿量，有时需要为患儿留置导尿，即在无菌环境下将一根尿管插到膀胱，之后注入一定量的生理盐水，以固定尿管。留置尿管会给患儿带来一些不适，但一般不会引起严重的并发症。留置导尿常见的并发症包括尿道损伤、漏尿和感染。

对于未实施过包皮切除术的患儿来说，留置尿管的一个特有并发症是包皮嵌顿（paraphimosis）。包皮嵌顿常见于回拉包皮行阴茎检查、清洗阴茎或导尿时，当检查或操作结束后，包皮仍处于上翻状态，进而形成嵌顿。预防包皮嵌顿的主要方法是轻柔小心地牵扯包皮。留置尿管后发生包皮嵌顿并非罕见。在为未行包皮切除术的男性导尿之前，医务人员应使用无菌设备翻扯包皮，以便暴露阴茎头，但如果在几小时内包皮仍未复位，就有可能形成包皮嵌顿。

在大多数情况下，包皮会自行复位，但如果包皮仍处于上翻状态，就很可能形成包皮嵌顿。静脉充血和水肿会妨碍包皮复位，严重的话，会引起阴茎缺血和坏死。

包皮嵌顿通常是无意造成的，因此，医务人员经过培训后掌握正确地预防包皮嵌顿的护理方法非常重要。

参 考 文 献

Dieckmann RA, Fiser DH, Selbst SM, eds. *Illustrated Textbook of Pediatric Emergency & Critical Care Procedures*. St. Louis, MO: Mosby; 1997.

Donohoe JM, Kim H, Brown JA. Paraphimosis. 2006. Available at: www.emedicine.com.

463 导尿时使用利多卡因凝胶

VANESSA L. FREVILLE, RN, BSN, CPN

实施阶段

医务人员为了准确记录患儿尿量，采集无菌尿标本进行化验和解除尿潴留，则需要为患儿插入导尿管。不管是间歇导尿还是留置导尿，医务人员都需要使用无菌设备将导尿管插入患儿的尿道。但导尿的并发症包括疼痛、不适、感染、尿道损伤、精神损伤和排尿困难。

在插管过程中，可能仅仅会引起身体上的不适，但对于儿童来说，可能还会导致心理上的焦虑。如果插管前准备充分，插管时操作熟练，则可以减轻患儿及其父母的焦虑。因此，了解儿童的生理发育和行为，以及选择大小合适的导尿管非常重要。另外，尿道局部麻醉可以减轻插管过程中的不适。插管前，使用 2%利多卡因凝胶润滑尿道口，可以减轻患儿插管过程中的不适。更重要的是，对男性患儿来说，在插管前 3~5 分钟使用 2%利多卡因凝胶润滑尿道口，不但可以达到止痛的效果，而且可以放松尿道，从而有利于插管。

虽然导尿会引起患儿身体和心理上的不适，但是医务人员扎实的知识和熟练的插管技术，配合使用合适的导尿管和 2%利多卡因凝胶，能够显著减轻患儿的不适和焦虑。

参 考 文 献

Gray ML. Atraumatic urethral catheterization of children. *Pediatr Nurs*. 1996;22(4):306–310.

Robeson WLM, Leung AKC, Thomason MA. Catheterization of the bladder in infants and children. *Clin Pediatr*. 2006;45: 795–800.

464 给留置胃管患儿进行操作前，首先确定胃管位置

VANESSA L. FREVILLE, RN, BSN, CPN

评估阶段

医务人员往往由于诊断和治疗的原因为患儿留置胃管，如洗胃、胃肠减压或鼻饲。大多数情况下，医务人员通过患儿鼻孔将胃管插入到胃内，并在固定胃管前确认胃管所在的位置。胃管固定妥善后，不仅可以通过抽吸和化验胃液帮助医生做出诊断，而且可以排出患儿因使用简易呼吸器而导致的胃内积气。另外，可

以通过胃管输入造影剂进行影像学检查，或输注肠内营养、水和其他口服液。

然而，医务人员在插胃管的过程中，可能会误入患儿气管或损伤患儿口咽黏膜。若出现以下情况，则禁忌插胃管：缺乏保护性呼吸道反射、食管狭窄、近期吸入碱性物质、穿透性的颈椎损伤、面部骨折或筛板损伤。

医务人员可以使用以下几种方法确认胃管位置。最常用的方法是抽吸胃内容物。如果医务人员不确定所抽吸的液体是否为胃液，可以采用化验抽吸液体的 pH 的方法，胃液的 pH 通常<5。另一种方法是经胃管注入空气，将听诊器置于患儿胃部听"气过水声"。如果仍不能确定，应采用腹部拍片的方法来确认胃管的位置。胃管位置确认后，应该妥善固定胃管，测量并记录胃管从鼻孔到胃管尖端的距离，以方便下一班的医务人员进行查对。胃管固定之后，需要经常查看胃管有没有随着咳嗽、呕吐或活动移位或脱出。

确定胃管位置时，单纯抽吸胃内容物并不能确定胃管在胃内，因为当胃管移位的时候，同样可以从肺或胸腔内抽出液体。另外，"气过水声"也不能完全证明胃管在胃内，因为"气过水声"也可能是气体经喉到腹部上方导致的。唯一可以确认胃管位置的方法是影像学检查。但是，影像学检查比较昂贵，而且增加了患儿放射线暴露的风险。因此，仍需要采用常规方法确定胃管位置，即抽吸胃液和听"气过水声"。若上述方法仍无法确定胃管位置，应通过影像学检查的方法进一步确认。

参 考 文 献

American Association of Critical-Care Nurses. Practice alert: Verification of feeding tube placement. 2005. Available at: www.aacn.org.

Dieckmann RA, Fiser DH, Selbst SM, eds. *Illustrated Textbook of Pediatric Emergency & Critical Care Procedures*. St. Louis, MO: Mosby; 1997.

465　给患儿应用化疗药物前，必须双人核对

VANESSA L. FREVILLE, RN, BSN, CPN

计划阶段

年龄 20 岁以下的男孩和女孩癌症患病率分别为 1/300 和 1/333。从 20 世纪 70 年代开始，某些儿科癌症的患病率逐年增加，但近年来癌症的患病率比较稳定。治疗患儿癌症时常采用化疗的方法，化疗包括 3 个阶段：诱导期、巩固期和维持期。治疗患儿癌症的化疗药物多种多样，但所有的化疗药物使用时都需要进行严密监测，以尽早发现并预防出现药物中毒症状及化疗并发症。

虽然化疗药物使用有严格的操作标准和指南，但仍要切记在注射前确保药物剂量的准确性。Rinke 等报道，化疗药物用药剂量差错发生率高达 85%，其中，15.6% 的患儿由于化疗用药剂量差错需要额外的监护或治疗干预。48% 的差错发生在给药过程中，30% 的差错发生在药物配制阶段，最常见的给药差错都与剂量错误有关。

减少患儿化疗用药差错的方法是由两名药剂师或两名有执照的化疗护士或一名护士与一名药剂师对医嘱上化疗药物的用药剂量进行双人核对。另外，在化疗药物用药前，仍需两名有执照的化疗护士或一名护士与一名药剂师对药物的剂量进行双人核对，以确保注射器或输液袋内药物剂量与治疗单相符。从开医嘱到用药的每个环节均需要进行双人核对，这样可以显著降低化疗药物用药差错发生率。

参 考 文 献

Hay WW, Levin MJ, Sondheimer JM, et al., eds. *Current Diagnosis & Treatment in Pediatrics*. 18th Ed. New York, NY: McGraw-Hill; 2007.

National childhood cancer foundation and children's oncology group. Available at: www.curesearch.org.

Rinke ML, Shoe AD, Morlock L, et al. Characteristics of pediatric chemotherapy medication errors in a national error reporting database. *Cancer*. 2007;110(1):186–195.

466 保护免疫功能低下的癌症患儿，避免测量肛温

VANESSA L. FREVILLE, RN, BSN, CPN

计划阶段

在美国，约有 1.19 万名儿童和青少年患有癌症。护士有义务保护患儿不再受到进一步的伤害。癌症治疗的并发症包括由化疗药物导致的中性粒细胞减少、贫血、血小板减少等。骨髓移植后出现的最严重的并发症是中性粒细胞减少。贫血是指红细胞数量减少，常由化疗引起的骨髓抑制、放疗和失血过多等原因导致。血小板减少是指血小板计数 $<10\times10^9/L$，其也是化疗的不良反应之一。

化疗后患儿常出现发热和中性粒细胞减少，同时会合并贫血和血小板减少。此外，化疗导致患儿免疫抑制，这使得他们容易并发各种感染。因此，患儿的实验室检查结果及医生对患儿的合理治疗非常重要。粒细胞严重减少的患儿白细胞计数 $<0.5\times10^9/L$，这会导致患儿丧失抵抗力进而危及生命。对粒细胞减少的发热患儿来说全面的评估和精心的护理至关重要。医务人员应避免采取可能加重患儿

病情的治疗措施，如测量直肠温度、灌肠、使用栓剂等，以免损伤直肠黏膜。在护理粒细胞减少的发热患儿时，护士需要对患儿进行全面的评估及采取恰当、安全的治疗和护理措施。

参 考 文 献

Baggott CR, Kelly KP, Fochtman D, et al. *Nursing Care of Children and Adolescents with Cancer.* 3rd Ed. Philadelphia, PA: WB Saunders; 2002.

Bryant R. Managing side effects of childhood cancer treatment. *J Ped Nurs.* 2003;18(2):113–125.

National Cancer Institute. 2005. Available at: www.cancer.gov.

467 将心电图监测导联放置在患儿心前区的正确位置

LEA E. LINEBERRY, RNIII, BSN, CCRN, CPN

评估阶段

许多急症患儿需要进行床边心电监测。心电监测可以显示患儿心脏电活动的图像。相比之下，12 导联心电图更能精确地反映心脏电活动。每一个导联通过电极片安置在体表的相应位置，反映心脏不同的电活动。为了获得高质量的心电图结果，必须正确安置电极片。

研究显示，电极片位置错误可导致心电图振幅、波形的改变及 QRS 轴偏移，特别是将胸导联误用于肢导联时。Jowett（2005）等报道，电极片位置错误导致正常心电图的人中有 36% 出现了异常结果。

负责床边心电监测（3～6 导联）和 12 导联心电图的医务人员，如注册护士（RN）、执业护士（LPN）和心电图技术人员均需要通过皮肤准备和电极放置能力的考核。其他的考核内容包括心电图的定义、识别，心电图波形意义和指标。医务人员正确放置电极的能力与技巧决定了心电图结果的可靠程度。皮肤准备也是影响数据准确性的因素之一。皮肤准备的目的是使电极片更好地与皮肤接触，目前常使用的是黏胶电极片。每日更换电极片可以使其保持良好的导电性及黏性，以减少心电图数据的误差。

如果患儿心前区的电极片位置错误，很有可能会出现错误的心电图数值，患儿可能被误诊为心肌缺血。如果肢体导联电极反置，就会出现各种心电图数值的改变。另外，如果患儿的心脏为右位心，护士应在护理记录中记录，并与相关工作人员沟通，以便电极片安置正确。

总之，多导联心电图有助于判断患儿心电活动是否正常。正确安置电极片可以减少心电图解释错误，在床边进行心电监测和多导联心电监护时，必须确保电极片安置正确。

参 考 文 献

Jowett NI, Turner AM, Cole A, et al. Modified electrode placement must be recorded when performing 12-lead electrocardiograms. *Postgrad Med J.* 2005;81:122–125.

National Guideline Clearinghouse. Recommendations for the standardization and interpretation of the electrocardiogram. 2008. Available at: http://www.guideline.gov. Retrieved, June 28, 2008.

468　确保每位患儿床旁备有急救治疗单

LEA E. LINEBERRY，RNⅢ，BSN，CCRN，CPN

计划阶段

患儿患病后进入医院的急诊室、住院部或重症监护室进行治疗。由于患儿在身高和体重方面差异性很大，因此需要医务人员给予特别关注。对所有医务人员来说为患儿复苏都是一个挑战。在进行患儿急救护理时，必须遵循一定的标准和原则。其中的一个标准就是准确测量患儿的体重，并登记在入院记录上。另外，患儿床边必须备有急救治疗单。

即使是经验丰富的儿科医务人员，为患儿复苏也是一个巨大的挑战。当他们面对一名"生命垂危"的患儿时，随之产生的恐惧，像滚雪球一般越来越大，从而导致医务人员在复苏过程中手足无措和混乱。复苏过程中常出现药物剂量错误的情况，而计算过程中小数点错误和数值错误及表述错误约占药物剂量错误原因的 2/3。在进行急救时，给药错误的危险性会更高，原因是并不是每一位患儿床边都备有利于急救的信息。有些医院采用彩色编码系统来表示患儿不同的身高和体重；有些则在床边悬挂急救治疗单，医务人员在急救患儿时可以提供其身高和体重数值，从而计算出药物剂量。

完备患儿相关信息是预防复苏药物剂量错误的关键。护士在这方面承担着重要责任，护士应确保患儿床边的抢救器材大小合适，且处于备用状态。入院时应将登记患儿姓名的急救治疗单悬挂在患儿床边，以供紧急状况时参考使用。

急救时，医务人员要考虑患儿的身高和体重。体重以千克表示，所有的药物剂量都根据体重进行计算，并记录在急救治疗单上。所有的用药剂量，包括标准复苏的药物、镇静剂、解痉剂、肌松剂和血管活性剂都一一记录在急救治疗单上。这种备用的急救治疗单可以避免急救时用药的剂量错误，若在这种可控的环境下进行抢救，最终可以减少差错的发生。

参 考 文 献

Curley MA, Moloney-Harmon PA. *Critical Care Nursing of Infants and Children*. Philadelphia, PA: Saunders; 2001.

Lesar TS. Errors in the use of medication dosage equations. *Arch Pediat Adolesc Med*. 1998;152(4):340–344.

469　不要混淆计量单位如千克和磅

LEA E. LINEBERRY, RNIII, BSN, CCRN, CPN

实施阶段

儿科患者包括婴儿、儿童和青少年。患儿用药与成人差别很大。患儿与成人诸多方面不同，如身高、体重和家庭因素。儿童并不是"缩小版成人"，医务人员必须根据他们的实际年龄和生长发育情况进行诊断和护理。

一名合格的护士是患儿最好的代言人之一。注册护士在实践中可以不断提高自己的判断能力、专业知识和技能，从而为患儿提供优质护理服务。临床专家是指那些"有能力整合多系统疾病、理解疾病的发生和发展及人类对重大疾病的反应"的医务人员。一名能力合格的儿科护士知道怎样为患儿提供安全、高质量的护理措施。了解患儿与年龄相匹配的能力对提供优质儿科护理服务非常重要。

在患儿住院期间，护士需要跟踪记录患儿生长发育的数据。这些数据为医生评价患儿输注液体和营养支持提供了参考依据。体重是计算药物剂量的依据之一。大多数儿科护理单元都使用公制的度量标准。在患儿入院时，应测量患儿的体重，体重一般以千克（kg）表示。千克和磅的换算公式是 1 千克=2.2 磅。对于一名业务熟练的儿科护士来说，了解千克和磅的差别有助于避免给药差错。

既然护士根据患儿体重计算药物剂量，那么，如果混淆了千克和磅的概念，将会对患儿身体健康造成危害。如果患儿入院时为 5 磅，而护士当作 5kg，这就有可能在给药时给患儿多出 1 倍的药量。相反，如果患儿为 5kg，护士当作 5 磅，就会给患儿的药量偏少。

儿科医护人员之间必须加强沟通，以确保所有人员都能获得准确的患儿信息，必须选用正确的单位准确记录患儿的体重。

参 考 文 献

Curley MA, Moloney-Harmon PA. *Critical Care Nursing of Infants and Children*. Philadelphia, PA: Saunders; 2001.

Money-Harmon PA, Czerwinski SJ. *Nursing care of the Pediatric Trauma Patient*. St. Louis, MO:

Saunders; 2003.

470 不要混淆计量单位如微克与毫克

LEA E. LINEBERRY, RNIII, BSN, CCRN, CPN

评价阶段

在医疗、护理和药学领域常规使用公制度量标准。如果公制度量单位的英文简写出现错误，就有可能导致医疗差错。微克的英文简写（μg）有可能误写成毫克（mg），因此，医疗机构联合评审委员会（JCAHO）否定了上述英文简写符号。但目前仍有很多医务人员使用这种英文简写，从而导致各种转录错误。

2003 年，JCAHO 在全国医疗安全目标中提出的一个安全目标就是"各医疗机构须规范英文简写、英文首字母缩写和各种符号"，并列出了一些已不能再应用的英文简写、英文首字母缩写和符号。自此，这些英文简写、英文首字母缩写和符号不再适用于临床。而医疗书写方面的缺陷仍可导致许多视觉上的错误。例如，处方为硬膜外吗啡 2μg/ml，而在标签录入的时候，混淆成 2mg/ml，护士最终配制成了 250ml 液体中加入 500mg 吗啡的溶液。这样就导致了高于医嘱剂量 1000 倍的药物输入患者体内。

虽然 JCAHO 不认可这些英文简写，但是由这两个英文简写错误导致的医疗差错仍时有发生，因为在医疗领域，大家仍频繁地使用这两个英文简写。另外，由于小数点错误，微克与毫克之间也常常发生转换错误。其中，最常见的错误是将小数点向左或向右移动 3 个 0。因此，护士在校期间就需要接受这方面的培训，以避免发生数学计算上的错误。此外，人员编制不足、疲劳、饥饿等人为原因也会影响护士的判断力。

由于微克与毫克之间的转换错误依然存在。因此，推荐使用专业系统来确认微克与毫克的转换。目前，许多含儿科的医疗机构已使用了这种确认系统，成人医疗机构同样可以使用这种系统以减少由于微克与毫克转换错误导致的医疗差错。

参 考 文 献

JCAHO revises list of approved abbreviations. Retrieved, from US Pharmacist Web. 2003. Available at: http://www. uspharmacist.com/index.asp?show=article&page=8_1180. htm. Accessed June 28, 2008.

The Joint Commission. National Patient Safety Goals. The Joint Commission Web. 2003. Available at:http://www.jointcomission. org/PatientSafety/National PatientSafetyGoals/03. Accessed June 6, 2008.

471　错误解读儿科实验室检查结果的后果

LEA E. LINEBERRY, RNIII, BSN, CCRN, CPN

评价阶段

住院患儿通常都要进行实验室检查。责任护士会最终拿到患儿的化验报告。责任护士准确解释这些化验结果后，应及时向医生报告。有些实验室化验结果简单而易于理解，但有些则需要医生对结果进行解读。因此，责任护士应及时向医生报告异常的化验结果，以免延误患儿的治疗。

由于医生常常通过实验室检查结果及其他检查结果共同明确患者存在的问题。因此，责任护士必须将所有的化验结果及时报告给医生。医生有责任对这些检查结果给予及时处理，但前提是责任护士必须予以上报。实验室工作人员的职责之一是及时报告危急值，责任护士不仅需要知晓这些危急值的意义，还应具备采取下一步护理措施的能力。

患儿疾病的诊断不仅依赖于实验室检查结果，还需要进行与实验室化验有关的基础筛查、选择性监测、特异性检测和规律随访筛查。有些患儿入院后，每日都需进行实验室化验。例如，肿瘤患儿需要持续观察某种细胞的计数。如果责任护士不能明确哪项实验室检查结果对患儿重要，就有可能延误治疗或诊断错误。当患儿与责任护士之间形成了良好的护患关系时，责任护士的责任心就会加强。这种责任心要求责任护士应严格按照护理标准来护理患儿，并且为患儿提供全面的责任制护理。内容包括了解实验室检查结果、明确危急值的意义，并及时与医生沟通等。

由于对实验室检查结果的错误解读会导致患儿治疗延误或治疗错误。因此，有必要对患儿的危急值进行界定，而不是照搬成人危急值的标准。实验室检查结果对医生诊断病情非常重要。责任护士应能够明确实验室数据的意义，并及时向医生汇报危急值。

参 考 文 献

Defining critical lab value to improve patient safety. Medical News Today website. 2007. Available at: http://www. medicalnewstoday.com. Accessed July 1, 2008.

Logan P. *Principles of Practice for the Acute Care Nurse Practitioner*. Stamford, CT: Appleton & Lange; 1998.

472 儿科药物剂量单位错误和计算错误

LEA E. LINEBERRY, RNIII, BSN, CCRN, CPN

实施阶段

计算错误是一种常见的问题，尤其是在儿科较为突出。由于患儿身高、体重和年龄范围不同，因此增加了计算错误的可能性。剂量错误是产生药物不良反应的常见原因。不管是小数点错误还是计算错误，在患儿中都普遍存在。这些错误可能导致药物剂量过小或过大。

在急诊，患儿通常需要强有效的药物来挽救生命。这些药物都是根据体重计算的，而且一般通过静脉进行滴注。在众多必须通过计算和准确配制的急救药物中，多巴胺和肾上腺素只是其中的两种代表性药物。简单的计算错误或小数点移位都可能导致药物剂量过大或过小。

复杂的剂量处方和计算方法也是导致错误的原因。使用核对系统可以减少这种潜在的药物剂量错误。急救时，双人核对血管活性药物及其他药物的剂量是一种简单易行，且节约成本的方法。

常见的药物剂量错误是小数点错误导致的。2003 年 JCAHO 患者安全目标中指出，如果药物的剂量小于 1，小数点前面必须加 0。如果剂量为整数，则不需要在后面加 0 及小数点。因为在电脑录入时，很可能会漏掉后面的小数点，而导致剂量增加 10 倍。需要明确的是，整数后面没有 0，只有小数点前面有 0。

剂量计算错误和小数点错误普遍发生，有可能会威胁患者尤其是患儿的生命安全。为了避免这些错误，必须实行双人核对。护士在计算剂量和输注药物时，要特别注意并防止干扰。在对护士进行能力考核时，有必要定期评估护士的数学计算能力。

参 考 文 献

Curley MA, Moloney-Harmon PA. *Critical Care Nursing of Infants and Children*. Philadelphia, PA: Saunders; 2001.

Lesar TS. Errors in the use of medication dosage equations. *Arch Pediat Adolesc Med.* 1998;152(4):340–344.

473 为患儿测量血压时，确保正确的袖带尺寸和测量位置

LEA E. LINEBERRY, RNIII, BSN, CCRN, CPN

评价阶段

血压不但可以反映患儿的心脏功能，还可以提示某种疾病的发生或反映治疗的效果，因此，为患儿准确测量血压非常重要。主动脉狭窄和肾脏疾病可以通过高血压进行识别，并且通过计算平均动脉压可以明确患儿对治疗的反应。

护士可以通过听诊或使用自动的无创血压计来测量血压。尽管护士在校时学习过测量血压的技巧，但是随着时间的推移，这种技巧会逐渐退化，进而有可能导致血压测量不准。错误的血压数值会导致不当的诊治，因此，必须定期考核护士特别是儿科护士是否具有正确测量血压的技巧。

为患儿测量血压时，通常首选右上臂，原因是如果患儿存在主动脉狭窄的情况，测量左臂的血压可能会导致血压偏低。如果怀疑患儿为高血压，护士则应该测量患儿四肢血压。大腿收缩压较上臂收缩压高 10mmHg 以上。护士应选择无动脉导管、脉搏血氧饱和度监测或静脉管道的上臂进行血压测量。

选择尺寸合适的袖带非常重要。袖带的宽度应低于上臂周径的 40%，袖带的长度应该覆盖 80%的上臂周径。如果护士不能确定袖带的大小，则应选择尺寸较大的袖带。血压计的充气囊应该置于被压迫动脉的正上方。如果袖带位置不当，则可能得到错误的血压值。

要准确测量血压，就需要尺寸合适的袖带及正确地放置袖带。儿科护士应该能够非常熟练而准确地测量血压。定期考核儿科护士床边监测血压的能力，有助于提升他们的护理技能。

参 考 文 献

Curley MA, Moloney-Harmon PA. *Critical Care Nursing of Infants and Children*. Philadelphia, PA: Saunders; 2001.

Schell KA. Evidence-based practice: noninvasive blood pressure measurement in children. bNet: Business Network website. 2006. Available at: http://findarticles.com/ p/articles/mi_m0FSZ/is_3_32/ai_n17213853/pg_8. Accessed July 1, 2008.

474 语言沟通障碍是影响患儿安全的危险因素

LEA E. LINEBERRY, RNIII, BSN, CCRN, CPN

评估阶段

对于成人和儿童来说，住院是一件非常困难的事情。然而，对于住院患儿的父母来说，他们所承受的压力会更大。在此"非常"时期，护士通过语言和行动支持患儿父母具有不可替代的作用，这也是建立和谐护患关系的基础。如果护士和患儿父母在语言沟通上存在障碍，就会对父母及其家庭造成重大影响，同时可能会严重影响患儿病情康复进程和出院计划。

护士在执业之初就应懂得与患儿的沟通有助于获得患儿对治疗方案的理解与合作。目前，护士面对的患儿具有不同的文化背景，他们都拥有自身独特的健康信念、价值观和行为。尽管美国是一个文化多元化的国家，但其医疗系统仍按照最主流的文化发展。虽然文化差异与语言障碍一直存在，但还是有越来越多的移民依旧努力保持自己原本的文化，因此，多元文化得以不断发展。

语言沟通障碍是影响护士提供与患儿文化相适应护理的因素之一。护士具备患儿能够理解的语言能力并非是护士提供高质量护理的必要条件。尊重患儿及了解可以帮助住院患儿的资源才是最重要的。

为了知晓文化差异性，护士必须明确自己的信念和价值观。不能因语言差异而影响患儿的住院和出院。护士必须终身学习，为多种文化差异的患者提供护理的技巧。有许多机构都可以提供翻译。患儿的责任护士需了解这种翻译服务，尤其是患儿准备出院的时候，非常有必要提供翻译服务。因为必须为患儿及其家庭提供恰当的、正确的出院指导。翻译可以减少出院指导的错误。许多患儿的父母都可以说一些英语，但他们有可能错误地理解一些非常重要的信息。

由于住院患儿拥有不同的文化背景，因此护士与患儿可能会存在语言沟通障碍。为了能达到充分的沟通，护士必须了解哪些资源可以利用，来帮助患者住院和出院。

参 考 文 献

Curley MA, Moloney-Harmon PA. *Critical Care Nursing of Infants and Children*. Philadelphia, PA: Saunders; 2001.

Leonard BJ. Quality nursing care celebrates diversity. The Online Journal of Issues in Nursing Website. Available at: http://www. nursingworld.org/ MainMenuCategories/ANAMarketplace/ ANAPeriodicals/OJIN/TableofContents/Volume62001/Number2May31/NursingCareDivers. Accessed July 2, 2008.

475 青少年入院评估内容包含性生活史

LEA E. LINEBERRY, RNIII, BSN, CCRN, CPN

评估阶段

儿科患者包括处于青少年期的患者，即 12～18 岁（或 21 岁）。许多青少年很独立也很成熟，这超乎人们的一般想象。社会促使了儿童早熟，有时医院也会将一部分儿童收住到成人病房，或者将一些年轻成人收住到儿科病房。患儿入院时，记录患者的病史和性生活史非常重要。

对青少年而言，住院常常让他们感到措手不及并且压力极大。处在转变期的青少年，他们必须面对身体疾病或损伤所带来的威胁。医院的环境、噪声、设施和制度都会加剧这些不适。由于青少年在住院时常常丧失了表达需要、忧虑和期望的能力，因此，青少年往往试图摆脱医院环境而重获自由。当青少年适应医院的能力受到挑战时，他们常常以拒绝所有护理措施的方式，以试图保持对新环境的某种控制能力。

患儿入院记录常常包括既往史、身高、体重、现病史和生命体征。通常，患儿病史的信息主要来源于其父母。大多数青少年患病时，父母则成为他们的代言人。但是，这样一来，孩子就没有机会向医务人员提供他们的性生活史。

因此，护士应该鼓励青少年表达他们心中的疑问和担心。护士通过给予青少年正性的支持、尊重和提供私密的环境，从而获得他们的信任。他们会在父母不在场的情况下向护士诉说自己的性生活史。只有在建立信任的前提下，护士才有可能获得青少年比较详细的性生活史信息。

如果父母是患儿唯一的病史提供者，或采集病史时父母一直在场，在这种情况下，护士很可能采集不到青少年性生活史的重要信息，或得到错误的信息。鼓励青少年在父母不在场的时候诉说自己的性生活史非常重要。

参 考 文 献

Curley MA, Moloney-Harmon PA. *Critical Care Nursing of Infants and Children*. Philadelphia, PA: Saunders; 2001.

Kinney MR, Dunbar SB, Brooks-Brunn JA, et al. *AACN Clinical Reference for Critical Care Nursing*. St. Louis, MO: Mosby; 1996.

476 儿科危重症护理：护士必须具备心电图识别知识和技巧

LEA E. LINEBERRY, RNIII, BSN, CCRN, CPN

评估阶段

儿科危重症护士需具备判断病情、评判性思维、任务管理能力和精湛的护理技术。重症监护室有各种医疗设备，护士需要具备操作这些设备和解释这些技术参数的能力。床边心电监护仪是一种常用的抢救仪器，护士要正确识别心电图信息，并及时向医生报告心电图异常改变时的状况。

随着医疗技术的进步，一些先进的治疗方法、心脏电复律、射频消融术等极大地改善了儿童和成人的心脏节律紊乱。虽然准确地判断心电紊乱是医生的责任，但床边护士必须能够识别致命性的心律失常。每年的护士能力认证考核对护士保持识别心电紊乱的知识和技巧非常重要。危重症护士一定要具备识别心电紊乱和致命性心律失常的能力，决不能缺乏学习的动力。这种知识和技能对患儿的生死至关重要。

美国心脏委员会设有儿科高级生命支持培训课程。该课程包含儿科典型的心律异常的类型，以及护士处理这些心律异常的措施。虽然参加了这些课程，但这并不意味着护士已具备识别床边心电图的知识和技巧。如果患儿出现了异常心律，护士必须能够判断出是何种类型的心律失常。

了解基本的心电节律知识及识别致命性的心律失常，是儿科危重症护士必备的基本知识和技能。护士通过分析心电图，可以找到引起心脏异常节律的原因。详细的既往史也有助于发现早期症状和了解诱因，以预防心脏猝死的发生。

参 考 文 献

Curley MA, Moloney-Harmon PA. *Critical Care Nursing of Infants and Children*. Philadelphia, PA: Saunders; 2001.

Types of arrthymias in children. American Heart Association Website. 2008. Available at: http://www.americanheart.org/presenter.jhtml?identifier=7. Retrieved July 5, 2008.

477 不要忽视马方综合征的征兆

JEANNIE SCRUGGS GARBER，DNP，RN

实施阶段

马方综合征（Marfan syndrome）是一种结缔组织病，常常合并心血管、眼睛、皮肤和骨骼系统的损害。马方综合征最严重的后果是影响主动脉，疾病使主动脉血管壁上的结缔组织越来越松散，最终导致主动脉变大、出现裂缝或破裂，这些往往致命。患者及其家人通常在疾病进展到需要进行心血管外科手术的时候，才得知患有此疾病。

诊断马方综合征并不容易，但患者会出现许多常见的症状和体征。马方综合征患者身高明显高出常人，四肢、手脚细长不匀。他们的关节非常灵活，有时候可以看到畸形的胸腔壁。根据梅奥诊所医生的建议，下列症状或体征可以作为诊断马方综合征的标准。

——主动脉壁夹层影响到升主动脉。

——眼睛晶状体脱位。

——硬脑膜上层，黏膜包裹脊髓。

——至少有 4 种骨骼问题：胸部畸形，长而瘦的手臂、大腿，扁平足和脊柱侧弯等。

——有家族史：父母、孩子或兄弟姐妹患有马方综合征。

——存在可以引起马方综合征的异常基因。

超声心动图有助于诊断马方综合征引起的心血管异常。Maron 及其同事报道，马方综合征的临床表现不断演化，并非所有患者都具有明显的特征，因此，出现了与这种疾病相一致的，但严重性不符的多种多样的复杂的畸形（但很难评估其严重性），许多有助于诊断这种疾病的体格检查结果是非常细微的，或也见于普通人群。

目前对马方综合征尚无根治方法。患者每年都要定期接受体格检查和眼睛检查，定期进行超声心电图检查，以监测心脏和血管的改变。

马方综合征是一种复杂的疾病，需要早期诊断和细心管理。确诊较早和保持最佳健康状态的患者同样可以生活得丰富多彩。

参 考 文 献

Maron B, Moller J, Seidman C, et al. Impact of laboratory molecular diagnosis on contemporary diagnostic criteria for genetically transmitted cardiovascular diseases: Hypertrophic cardiomyopathy, long-QT syndrome, and marfan syndrome: A statement for healthcare professionals from the councils on clinical cardiology, cardiovascular disease in the young, and basic science. American Heart Association. *Circulation*. 1998;98:1460–1471.

Mayo Clinic. Marfan's syndrome. 2006. Available at: http://www. mayoclinic. com/print/marfan-syndrome/DS00540/ DSECTION=all&METHOD=print. Accessed June 16, 2008.

Medicine.net (n.d.). Marfan Syndrome. Medicine.net. Available at: http://www. medicinenet. com/ marfan_syndrome/page3.htm#8whattreatment. Accessed June 16, 2008.

478 在 PICU 外提倡患儿仰卧睡觉

SHEILA LAMBERT, RN, MSN, CCRN

实施阶段

1992 年，美国儿科学会（AAP）公布了第一份减少婴儿猝死综合征（sudden infant death syndrome，SIDS）的政策性声明。这份声明建议所有健康的婴儿都应取仰卧位，以减少 SIDS 的风险。这为后来"仰卧睡觉"活动奠定了基础，"仰卧睡觉"是根据美国儿科学会的建议，即健康婴儿取仰卧位睡觉姿势而命名。将婴儿置于仰卧位，可以减少 SIDS 的风险，也称为"摇篮死亡"（crib death）。之所以称为"摇篮死亡"，是因为婴儿常常猝死在婴儿床或摇篮里。从 1992 年开始，越来越多的婴儿采取仰卧位睡觉，SIDS 下降了 50% 以上。实际上，在"仰卧睡觉"活动开始之前，美国每年都有 5000 多例婴儿死于 SIDS，但是现在，每年因 SIDS 死亡的婴儿已经减少到 3000 例以下。

SIDS 是 1 个月龄以上婴儿的首要死因，但病因不明。大多数 SIDS 见于 2～4 个月龄的婴儿。大多数 SIDS 发生于寒冷的月份，非洲裔美国婴儿 SIDS 的死亡率是白人婴儿的 2 倍，美洲印第安婴儿 SIDS 的死亡率是白人婴儿的 3 倍。另外，当婴儿俯卧的时候，下列 5 种因素可能增加 SIDS 的危险：使用天然纤维床垫、用襁褓包裹、疾病、烟草污染和卧室使用暖气。

收住到儿科重症监护室（PICU）的婴儿常常由于多种原因取俯卧或侧卧位，如体位引流、保持舒适或术后伤口护理。而婴儿父母认为 PICU 工作人员是专家，回家后仍会模仿他们的护理方法。研究报道，专业人员的建议会影响父母护理婴儿的行为。因此，医务人员要了解婴儿安全睡眠环境的重要性和那些可控制的 SIDS 的危险因素，才能为患儿父母提供正确的指导。

出院时，护士必须向患儿父母说明在婴儿睡眠时应将其置于仰卧位。家人需要知晓的是，由于医疗方面的原因，婴儿在 PICU 取俯卧位或侧卧位，但回家后，婴儿必须取仰卧位。这是因为在患儿入住 PICU 或其他更高级的护理单元时，医务人员能够通过中心和床边监护设备对患儿进行监护，而回家后则没有这些监护设备。另外，一旦病情允许，PICU 护士将婴儿的体位改为仰卧位。

参 考 文 献

Back To Sleep. KeepKidsHealthy.com. Available at: http://www.keepkidshealthy.com/welcome/safety/back_to_sleep.html#What.

Ponsonby A, Dwyer T, Gibbons L, et al. Factors potentiating the risk of sudden infant death syndrome associate with the prone position. *N Engl J Med*. 1993;329(6):377–382.

SIDS: "Back to Sleep" Campaign. NIH. Available at: http://www.nichd.nih.gov/sids/sids.cfm.

479 创造以家庭为中心的护理环境

SHEILA LAMBERT, RN, MSN, CCRN

计划阶段

儿科护士在为患儿制订护理计划时，如果不能将患儿家庭与患儿联系在一起，那么护理计划制订将非常困难。传统的护理常常在床边实施，家人以旁观者的身份置身于护理过程之外。而以家庭为中心的护理者认识到，家人在患儿各年龄阶段的康复过程中起着非常重要的作用，情感、社会和对其生长发育的支持是整个健康照护的一部分，不但可以促进患儿个人和家庭的身心健康，而且有利于提升患儿的自尊和归属感。

以家庭为中心的护理不仅能获得更好的护理效果，而且还可以更合理地分配资源，以提高患儿及其家人的满意度。医务人员应理解家庭是患儿力量和支持的来源，这是实现以家庭为中心的护理的基础。那些依赖于医务人员照护的患儿，同样需要家人的照护，因此，以家庭为中心的护理对患儿非常有效。

以家庭为中心的护理不仅在实施护理方法方面与常规不同，而且在对待患儿及其家人的方法上也存在差异。在以家庭为中心的护理中，患儿被看作"家庭的孩子"，而不是"我们的患者"。每个患儿对"家庭"的定义可能不一样，但家庭的单位必须由患儿及其家人共同认定。

在以家庭为中心的护理中，要求家庭参与到住院患儿的决策中，从单纯告诉他们怎么做转换到将他们纳入到整个护理团队当中，以促进照护质量、缩短康复的时间为目的。简单地说，服务今天的患儿意味着服务今天的家庭。

以家庭为中心的护理有许多优点，可显著提高患儿、家庭和医护人员的满意度。以家庭为中心的护理可以营造一种支持性的工作环境，从而有利于护士的招募和留职，也可以通过减少患儿住院日而节约医疗花费，还可以增强医疗机构在医疗市场上的竞争力。将家庭纳入到医疗决策的过程中，减少了医疗差错的发生。患儿的安全是家庭、医务人员和医疗机构关心的焦点。家庭的关键作用是提醒医务人员有可能忽略患儿的地方，并理解医务人员的工作，患儿因此能得到合理的治疗。

许多措施有利于营造以家庭为中心的护理氛围。医生查房时，家人不仅可以了解到最新的有关患儿的信息，还可以和医务人员一起协商患儿的医疗计划和出院日期。护士查房是另一种与患儿家人沟通的方式，护士可以将患儿家人纳入到护理操作过程中。护士查房时，应该向患儿和家人介绍自己，并与患儿打招呼，进一步确认患儿当天的护理目标和出院计划。每一小时的护理查房也非常有效，护士借此机会可以与患儿家人探讨患儿的护理措施。以家庭为中心的护理不提倡家人对患儿进行短期探视。家属不是短期探访者，而是整个医护团队中非常重要的一员。医院应该取消探视时间的限制，如果可能，应该鼓励家人24小时陪伴患儿，并为患儿家人提供睡眠、沐浴、如厕等相关设施。还应该为患儿及家人准备好饮食，因为就餐时间是一个非常重要的家庭时间。这么做的目的是尽可能地满足家属基本生活所需，从而鼓励家人多陪伴患儿。

另外一种有利于以家庭为中心的护理方法是家长咨询委员会。家长咨询委员会由家庭和医务人员组成，其共同的目标是提高儿科护理的质量。家庭能为患儿的照护提供第一手信息，是改善儿科护理的最好资源。这个委员会通常每个月集中开会一次，讨论委员会的工作程序，为儿科护理提供有见地的建议。

以家庭为中心的护理可以改善患儿的护理质量，并且能够提高在整个疾病康复过程中患儿、家人及在一起团结协作的医务人员的满意度。

参 考 文 献

American Academy of Pediatrics Committee on Hospital Care. Family-centered care and the pediatrician's role. *Pediatrics*. 2003;112:691–696.

Johnson BH. Family-centered care: Four decades of progress. *Fam Syst Health: J Collab Fam Healthc*. 2000;18(2):137–157. Available at: www.familycenteredcare.org.

480 警惕患儿出现止血带综合征

JEANNIE SCRUGGS GARBER, DNP, RN

评价阶段

止血带综合征（hair tourniquet syndrome）是指头发或线绳缠绕住婴儿或儿童的肢体，进而导致其肢体血液循环减少和不舒适。止血带综合征最突出的症状是患儿出现不可控制的嚎啕大哭，除此之外无其他症状，因此，大部分情况下患儿会被误诊为胃肠道不适。止血带综合征不易诊断，原因在于医务人员不易发现头发或线绳，尤其当头发或线绳嵌到患儿皮肤中时。止血带综合征常发生于患儿的手指、脚趾和生殖器等部位。

Strahlman 的研究发现，止血带综合征多见于 4 个月大的婴儿且最常见的受累部位是脚趾。主要是因为患儿母亲在产后这段时间内脱发较为严重，脱落的头发无意缠绕住了患儿的脚趾而导致患儿出现止血带综合征。排在第二位的易受累肢体是手指，原因多为线绳缠绕。生殖器是第三个易受累的器官，止血带综合征会造成患儿生殖器绞窄。如果出现了这种症状，意味着患儿可能遭到了虐待。医务人员有义务对患儿父母进行健康宣教，以避免止血带综合征对患儿造成的伤害。

Strahlman 建议新生儿父母应该做到以下几点：

——母亲应了解在产后几个月内头发会脱落。

——长头发的母亲应提高警惕，避免出现头发缠绕患儿肢体的情况。

——父母应经常查看孩子的肢体以防出现止血带综合征。

——父母应检查衣服上是否有松散的线头或头发。

——父母一旦发现患儿出现止血带综合征，应立即就诊。

医务人员必须对此情况进行关注，以降低止血带综合征的漏诊率。治疗止血带综合征的方法包括使用剪刀、头发溶解剂或外科手术方法移除头发或线绳，并在术后对患儿应用抗生素以预防感染。

对新生儿父母进行健康宣教及对医务人员进行有关止血带综合征的预防、诊断和治疗知识的教育以尽量减少患儿紧急情况的发生。当婴儿不明原因地持续嚎啕大哭，而医务人员又无其他诊断时，应考虑止血带综合征的可能性。

参 考 文 献

Hair tourniquets. Available at: http://pedclerk.bsd.uchicago. edu/hairTourniquet.html. Accessed August 4, 2008.

Strahlman R. Toe tourniquet syndrome in association with maternal hair loss. *Pediatrics.* 2003;111(3):685–687.

481 芬太尼是麻醉辅助用药，注射过快会导致患儿出现胸腹壁肌强直

SAM HARVEY AND SHEILA LAMBERT, RN, MSN, CCRN

计划阶段

芬太尼（fentanyl），商品名为 Sublimaze，属于阿片受体激动剂，为麻醉性镇

痛药，其镇痛效力约为吗啡的 80 倍，可经静脉或经皮使用。目前有许多芬太尼类似物，如舒芬太尼（sufentanil），是一种药效更强的衍生物；阿芬太尼（alfentanil），是一种速效的镇痛药。芬太尼在术中、术后和慢性疼痛的管理中发挥着重要的作用。实际上，芬太尼常常是患儿康复阶段早期镇痛药的首选。

尽管芬太尼镇痛非常有效，但如果静脉注射过快，会导致患儿出现胸腹壁肌强直，从而引起严重的呼吸衰竭。各个年龄段的患儿都有可能发生这种不良反应，但以新生儿最为常见。一旦发生这种不良反应，医生必须马上确诊，并及时给予治疗，以保证患儿的安全。因此，在输注芬太尼时，必须有经过气道管理培训的医务人员在场，并备有可以拮抗芬太尼的药物，如神经肌肉阻滞剂。患儿有时会因躯干太过僵硬，以致在使用简易呼吸器和面罩通气时都达不到良好的效果。另外，躯干强直常在术后恢复室内发生。因此，在患儿滴注芬太尼的整个过程中，应该严密监测有无不良反应。有些患儿在使用芬太尼透皮贴剂时会出现呼吸抑制，但这种情况较少见。

由于芬太尼的镇痛效果良好，因此芬太尼在 ICU 应用普遍，以静脉注射为主要途径。在 ICU，发生胸腹壁肌强直可危及患儿生命，医生需要立即予以诊治。为患儿注射芬太尼的医生应熟练掌握气道管理、麻醉拮抗剂及神经肌肉阻滞剂的使用。

芬太尼的半衰期较长，为 2～3 小时，25%～50%的患儿的药物浓度会出现双相衰减曲线。说明在注射芬太尼 45～60 分钟后，会出现药物浓度的二次高峰。但具体机制尚不清楚。有可能是因为药物首先通过胃消化吸收，之后小肠释放药物，与此同时，小肠又重吸收了药物，也就是说，患儿分两次吸收了药物。

如果患儿注射芬太尼后出现胸腹壁肌强直，其首要症状是通气困难，这是由胸壁肌强直或声带僵硬所致。这时如果使用气囊-活瓣-面罩通气术是极其困难的。胸腹壁肌强直与癫痫大发作类似，此时患儿所有的肢体都处于僵直状态。

尽管大剂量的芬太尼与患儿发生胸腹壁肌强直密切相关，但是小剂量芬太尼也会造成患儿胸壁肌强直。因此，不管药物剂量大小如何，在输注时应格外谨慎并随时观察有无不良反应。造成患儿躯干强直的准确原因不详，有可能是药物间的相互作用引起。芬太尼与安定（benzyldiazepines）或其他药物一起应用时常出现躯干强直，但单独应用芬太尼时也出现躯干强直。重要的是，与芬太尼一起合用的药物常常加重患儿的呼吸抑制。有研究报道称，为患儿注射 100μg 的芬太尼之后，患儿随即出现了呼吸抑制。研究显示，芬太尼可能造成患儿声带僵硬，从而导致其上呼吸道阻塞。纳洛酮（naxalone）和其他神经肌肉阻滞剂可以有效地缓解躯干强直，但这些药物本身的不良反应也不容忽视。纳洛酮可以特异性地增加脑组织中多巴胺的浓度，其半衰期短于芬太尼，因此，即使应用纳洛酮成功地松弛肌肉之后，也需要再观察患儿数小时，以免再次发生躯干强直。应用非去极化肌松剂时也需要非常小心，因为该药物起效较慢，而作用时间又长于芬太尼。

尽管静脉过快注射芬太尼的不良反应非常危险，但与芬太尼成功注射的例子相比，发生躯干强直严重不良反应的患儿仍是非常少见的。因此，最重要的是在应用芬太尼时，不但要注意芬太尼的剂量，还需要控制注射的速度。大多数呼吸抑制都是由注射芬太尼过快引起的，因此，应该缓慢注射芬太尼。

作为临床一线护士，应该知晓芬太尼会造成躯干强直，并应掌握相应的治疗方法。对使用芬太尼的患儿进行密切监测非常重要。当患儿出现通气不足时，立即报告呼吸治疗师。另外，确保床边备有合适的面罩和简易呼吸器，并根据患儿体重备好急救药物单、抢救车和急救呼吸机。

参 考 文 献

Ackerman WE, Phero JC, Theodore GT. Ineffective ventilation during conscious sedation due to chest wall rigidity and intravenous midazolam and fentanyl. *Anesth Progr*. 1990;37:46–48.

Product Information: SUBLIMAZE(R) Injection, Fentanyl Citrate Injection. Decatur, IL: Taylor Pharmaceuticals; 2005.

482 当父母反复含糊地诉说孩子有不适症状时，要警惕代理性孟乔森综合征

JENNIFER BATH, RN, BSN, FNE, SANE-A AND JEANNIE SCRUGGS GARBER, DNP, RN

评估阶段

代理性孟乔森综合征（Munchausen's by proxy，MSP）是自为病的另一种形式，即照顾者在被照顾者身上编造、制造疾病症状的行为。这与孟乔森综合征相似，即成人故意编造制造疾病，但这种伪装的疾病不会伤害他们自己，而是伤害他们所照顾的子女。MSP 最常见于婴儿的母亲，她们总是反复诉说婴儿有哪些不适。这些患者愿意看到她们的子女经受痛苦的操作治疗，甚至是外科手术，目的就是为了满足她们自身的需求，即在医务人员眼中树立"英勇""悲壮"的母亲形象。

MSP 患者有以下特点：

——通常是父亲或母亲，最常见于母亲；也见于老年人的成年子女。

——可能是医务工作者。

——对医务人员非常友好且合作良好。

——对子女或特定的患者非常关心（甚至关心过度）。

——可能患有孟乔森综合征（照顾者会反复出现他自己伪造的身体和心理上

的不适）。

——当生活处于平静期时，时常表现得非常开心。

MSP 患者对子女的表现有以下特点：

——孩子常常由于一些奇怪的症状而多次住院。

——母亲向医务人员诉说孩子的病情恶化，但医务人员未发现任何异常情况。

——孩子的主诉和症状与诊断试验结果不符。

——家庭中可能有不止一个子女患有非正常疾病或死亡。

——在医院里孩子的病情有所好转，但回家后又会反复。

——拿去化验的血标本可能与孩子本身的血标本不符。

——孩子的血液、粪便或尿液中可能有化学成分。

母亲杜撰孩子病症常用的方法包括使孩子窒息、惊厥，喂孩子吃催吐药或轻泻剂以制造孩子中毒症状等。

MSP 确切的病因并不清楚。据估计，每年报道的 250 万儿童虐待案例中，约有 1000 例是由 MSP 所致。MSP 常见于女性，由于医生首先要排除患者疾病方面的原因，因此诊断 MSP 比较困难。一旦排除了疾病方面的原因，就应该详细调查孩子、母亲和家族史。

治疗 MSP 非常困难。治疗方法包括将受害者转移，不与照顾者接触。其他方法包括心理行为治疗。这些患者常常谎话连篇，难以区分他们说的是真话还是假话。尤其对怀疑 MSP 的患者而言，医生详细询问病史非常重要，因为病史往往是诊断的唯一依据。

参 考 文 献

Cleveland clinic center for consumer health information. Available at: http://my. clevelandclinic. org/disorders/factitious_disorders/hic_munchausen_syndrome_by_proxy.aspx. Accessed August 8, 2008.

Hammer R, Moynihan B, Pagliaro E. *Forensic Nursing: A Handbook for Practice*. Boston, MA: Jones and Bartlett; 2006, p. 654.

Lynch V. *Forensic Nursing*. St. Louis, MO: Elsevier Mosby; 2006, pp. 82–84.

483　转运团队必须确保转运途中患儿的安全

ANTHONY D. SLONIM，MD，DRPH

计划阶段

患儿常常需要由一个医疗机构转诊到另一个机构进行治疗。在转诊时，需要一个专业的转运团队为患儿及其家属提供专业指导。转运团队会根据转诊医务人员提供的信息做出相应的准备。但是，由于患儿病情变化较快，当转运团队到达时，患儿的病情可能与最初的情况有所不同。为了更好地应对这种应急情况，转运团队需做好更深层次的抢救准备。例如，当医务人员诊断患儿出现呼吸困难时，转运团队应该做好抢救呼吸衰竭和气管插管的准备。

为了能够更好地进行转运，转运团队需要人力和技术上的支持。团队成员需要具备丰富的儿科重症监护经验，懂得如何进行气道（As）、呼吸（Bs）和循环（Cs）复苏和创伤的管理，以及控制现场的能力。但有些转运团队采取检伤分类的方式，根据患儿病情的严重程度指派不同等级的转运团队。但如果团队成员存在接受的培训不一致、水平参差不齐的情况，就难以开展工作。一个低水平的转运团队表现为团队成员能力和设备都不足以应对患儿的病情。为了避免出现这种情况，必须备用一个高水平的团队。另外，这些团队还需要定期培训与考核，以确保团队能够正常开展工作。

对于设备的配置，应该结合患儿的身高和体重配备相应的设施。转运团队有必要配备包括新生儿和成人在内的全套抢救设施。另外，应该在转运车上配备物品清单，便于团队成员进行查对，以确保所有的设备和药品都处于备用状态。

转运危急重症患儿和受伤患儿非常重要，需要合适的人员、设备和物品。确保指派的转运团队准备充分是患儿转运成功的关键。

参 考 文 献

What is a Pediatric/Neonatal Critical Care Transport Team? American Academy of Pediatrics. Available at: http://www.aap.org/sections/pem/PediatricTransportTeam_final.pdf. Accessed August 3, 2008.

Woodward GA, Insoft RM, Pearson-Shaver AL, et al. The state of pediatric inter-facility transport: Consensus of the second national pediatric and neonatal interfacility transport medicine leadership conference. *Pediatric Emerg Care*. 2002;18:38–43.

484　建立静脉通路的利弊

ANTHONY D. SLONIM, MD, DRPH

评价与实施阶段

在医院，建立静脉通路是最常见的护理操作之一。在儿科，护士常常在患儿床边花费很长时间为其建立一条静脉通路。尽管这是一个常规操作，但关于护理患儿静脉通路方面仍存在许多问题。

建立静脉通路最重要的问题是穿刺困难。代偿功能失调的患儿往往需要通过静脉通路补充液体和药物，但如果未及时建立静脉通路，患儿的情况会进一步恶化。护士往往认为只差一点就可以找到静脉，但随着时间的推移，患儿的病情越来越重，这时建立静脉通路就更加困难。此时应快速寻找大静脉或中心静脉（如颈外静脉）进行穿刺，或是请 ICU 或急诊的护士帮忙穿刺。这并不意味着护士的穿刺水平不佳，有些患儿的静脉确实很难穿刺，当我们"不顺手"时，就算是遇到患儿最大的静脉血管，也不一定能穿刺成功。如果多次尝试大静脉或中心静脉穿刺都不成功，不要忘记还可以使用骨髓途径进行复苏。

护士一旦为患儿成功建立静脉通路，管路一般保留到不需要为止。通常成年患者需要定期更换周围静脉和中心静脉导管，但对患儿来说，定期更换导管增加了建立静脉通路的风险和困难。因此，这些管路保留的时间都较长。护士应该清楚留置静脉导管的危险，包括浅表和深部感染、血栓、机械性阻塞（形成导管鞘）、渗出、导管进入空气或其他物质，对于心脏有缺陷的患儿来说，更容易发生以上危险。由于导管会影响血液回流，因此，患儿留置 PICC 导管的手臂可能会肿胀。单纯肿胀并不意味着一定要拔管，但如果患儿手臂肿胀发红，并出现发热和寒战等全身感染症状，则应该考虑拔管，并使用抗生素治疗。

静脉通路对住院患儿的治疗非常重要，但它也会带来一些问题，因此，临床一线护士需要重视静脉导管的维护。

参 考 文 献

Emergency vascular access in children. American College of Surgeons Committee on Trauma. Available at: http://www. facs.org/trauma/publications/vasaccess.pdf. Accessed August 3, 2008.

Schultz TR, Durning S, Niewinski M, et al. Multidisciplinary approach to vascular access in children. *J Spec Pediatr Nurs*. 2006;11(4):254–256.

485 气管切开患儿气切套管脱管的处理

ANTHONY D. SLONIM, MD, DRPH

评价与实施阶段

许多患儿生命的抢救和维持均依赖于医疗技术。气管切开常用于需要长期机械通气的患儿。这类患儿常见于两种情况：一是由于患儿自身神经肌肉功能减退，无法维持正常的呼吸；二是患儿患有先天性喉部畸形。许多患儿在气管切开术后即进入小儿重症监护室进行监护，直至第一次更换气切套管后移出监护室。有时也会在儿科病房见到此类患儿。常见于两种情形：一是气管切开患儿回病房进行复查；二是患儿病情急剧恶化需要紧急气管切开。

儿科护士应该熟悉气管切开患儿的护理措施。需要特别注意的是：患儿气管切开处需要进行氧气湿化，以保持患儿呼吸道分泌物的湿润，监测患儿的血氧饱和度，并在床旁备好吸痰设备。另外，床边还需要备置大小号各一根的气管插管导管。如果在术后恢复室发生了气切套管脱管的情况，ICU 护理专家和护士将共同探讨应对方案及如何"保持"缝线位置等问题。他们提出要暴露患儿气管切口部位，以防在重新置管时再次进行气管切开。

对于气管切开已有窦道形成的患儿，护士需要做同样的准备，由于窦道已经成形，当气切套管移位或脱出时，护士比较容易更换或重置气切套管。对于带气囊气切套管的患儿来说，他们可以在较长时间内进食或说话。如果发生了气切套管脱出后不能重新置入的情况，可以通过口咽气道或鼻咽气道插管来维持患儿呼吸。

气管切开是一种急救方法，但是如果管理不当，或没有考虑其安全性的话，就会引起严重的后果。

参 考 文 献

Abraham SS. Babies with tracheostomies: The challenge of providing specialized clinical care. American Speech-Language- Hearing Association. Available at: http://www.asha.org/about/publications/leader-online/archives/2003/q1/030318.htm. Accessed August 3, 2008. http://patient-education. tv/trach_video.php. Accessed August 3, 2008.

Tran C. Considerations of pediatric tracheostomy. Baylor College of Medicine. Available at: http://www.bcm.edu/ oto/grand/01202005.htm. Accessed August 3, 2008.

486　确保正确测量患儿的生命体征

ANTHONY D. SLONIM, MD，DRPH

评估与评价阶段

对于住院患者来说，生命体征的测量是一项基本的监测方法。多数情况下，测量生命体征已经成为助理护士或技术员的工作。生命体征可以常规且重复地进行测量，它是识别患者发生紧急情况最重要的监测手段。对住院患儿来说，生命体征测量尤为重要。

生命体征通常包括体温、脉搏、呼吸和血压。虽然成人和儿童体温的标准相差不大，但在脉搏、呼吸和血压方面，成人和儿童的标准相差甚远，甚至不同年龄段的儿童之间也各不相同。因此，护士应该知晓各个年龄段患儿生命体征的正常值，从而能够评估患儿的身体状况是否正常。

新生儿脉搏为 140～160 次/分，随着年龄的增长，脉搏逐渐减慢。到 14～16 岁时，脉搏和成人差不多。儿童通过加快心率的方式来代偿血管内血容量的不足。因此，患儿在静息状态下的心动过速可以反映患儿存在血容量不足的问题。实际给予治疗措施后，患儿因低血容量或脱水导致的心动过速会逐渐减慢。

呼吸也是一项重要的生命体征。儿童要维持一定的分钟通气量，它等于呼吸频率乘以潮气量。当潮气量减少时，如肺不张、肺炎或其他病理状态时，为了维持分钟通气量，患儿的呼吸次数就会加快。虽然发现呼吸急促对患儿来说很重要，但呼吸却是最容易被忽视的生命体征。测量儿童的呼吸频率时，必须计数 1 分钟，而不能数 15 秒再乘以 4。儿童呼吸频率呈现周期性，精确测量呼吸频率对了解他们的生理状况非常重要。

血压也是一项重要的生命体征。但对于儿童来说，心率比血压更能有效地反映血容量。当儿童出现了低血压，可能是由于较长的失代偿期所致，且不易逆转。这与成人发生低血压的机制恰好相反。而且，儿童的血压值与血压测量的方法密切相关。袖带的大小也会影响血压值的准确性，如果袖带太松，测得血压值会偏高；如果测量时儿童因激动或疼痛而哭闹，血压值也会偏高。

记录和监测生命体征非常重要。医生通过生命体征数值来判断患儿是否出现了异常情况，但是应该正确地测量生命体征，同时，需要与年龄相匹配的生命体征正常范围进行对照以判断患儿是否需要进行治疗。

参 考 文 献

King C, Henretig FM, eds. *Textbook of Pediatric Emergency Procedures*. 2nd Ed. Philadelphia, PA: Lippincott Williams & Wilkins; 2008, p. 26. Available at: http://books.google.com/books?id=qfcKjyZ6 xP4C&pg=PA23&lpg=PA23&dq=pediatric+vital+sign+measurement&source=web&ots=yrWvi-Rf7uy&sig=wpH8RWRfUhjr G7tm_pjYnJHeLCg&hl=en&sa=X&oi=book_result&resnum= 1&ct =result#PPA26,M1. Accessed August 3, 2008.

487 验证性偏差：面对客观实际，理性实施护理措施

ANTHONY D. SLONIM, MD, DRPH

评估、评价与实施阶段

护理患儿是医务人员拥有的重要特权之一，但并非所有人都认同。一名经常护理成人的医务人员曾多次说过："我永远不会去护理一个生病的孩子，因为这会

使我心碎。"虽然有时在护理患儿的过程中感到难过，但其中仍有有益的方面。不仅仅是因为儿童身体的代偿性非常大，而且与成人相比，儿童更容易从各种危急重症中康复，甚至痊愈。

尽管如此，在护理患儿时仍需要考虑各种细节。如果护士没有观察到患儿生命体征的改变、各种仪器的报警或任何可疑状况，就有可能剥夺患儿最后存活的机会。面对濒临死亡的患儿，医务人员往往都不能接受。他们将花大量时间去证实他们的判断，或请另一位医务人员帮他们证实，并再三分析以证明他们判断的合理性，因为他们不愿意相信患儿死亡的事实。

作为医务人员，在护理患儿时常常会依赖其他医疗团队成员的支持。实际上，我们也已经建立了咨询系统，当照顾者需要治疗方面的专业建议时，他们都可以进行寻求咨询。然而，在紧急情况下，例如，医务人员发现患儿心率减慢或无脉，此时医务人员需要尽快评估病情，并采取急救措施。当测不出患儿的血压，且患儿一动不动、浑身冰凉时，如果此时再去找寻另一个血压计，或要求另一名医务人员来评估患儿病情，同样是不可能改变患儿结果的，这个时候医务人员应该相信自己，立即开始采取基础心肺复苏措施，并寻求进一步的帮助。

另一个验证性偏差的例子是患有常见病的儿童出现了不常见的临床表现。大多数心搏骤停的患儿是由于呼吸功能不全所致。然而，原发性心功能不全也经常会导致心搏骤停。医务人员应该了解常见疾病会出现一些不常见的表现，并知道应该如何处理。

在紧急情况下，医务人员总感觉时间过得飞快。许多回忆起来好像只有几分钟的场景，实际上治疗时间都在 1 个小时以上。有些护理措施，如评估呼吸道、静脉通路都是耗费时间的，当医务人员全身心地投入到抢救过程时，他们体内的时钟就不准确了。因此，为患儿插管或建立静脉通道的实际时间会远远长于他们所认为的时间。在这种情况下，医务人员应该考虑到时间因素，可以选择一些其他的办法，以便实施合适的治疗措施。

医务人员是患儿或濒临死亡患儿生命的最后一道防线。我们应该相信自己的评估技能，将评估结果与实际相结合，并采取果断的措施。对自己的判断缺乏自信或没有能力做出决定将不可能得到乐观的结果。

参 考 文 献

Confirmation bias. *The Skeptic's Dictionary*. Available at: http://www.skepdic.com/confirmbias.html. Accessed August 3, 2008.

Croskerry P. The importance of cognitive errors in diagnosis and strategies to minimize them. *Acad Med*. 2003;78:775–780.

Pines JM. Profiles in patient safety: Confirmation bias in emergency medicine. *Acad Emerg Med*. 2006;13:90–94.

Redelmeier DA. Improving patient care. The cognitive psychology of missed diagnoses. *Ann Intern*

Med. 2005;142:115–120.

488 掌握为体重超重患儿给药的剂量计算方法

ANTHONY D. SLONIM，MD，DRPH

评价阶段

在美国，越来越多的人发生肥胖，儿童肥胖也越发普遍。导致肥胖的原因有许多，其中包括体力活动不足和能量摄入过多。由于肥胖的成人患高血压、糖尿病、心血管疾病的危险性非常高，因此这是我们关注的重点。

由于儿科医务人员可以通过预见性指导的方式改善肥胖儿童长期的健康状况，因此儿科医务人员应该了解儿童肥胖的流行趋势。另外，由于儿童用药剂量根据其体重计算，且肥胖影响了多种药物的代谢，所以，医务人员对于肥胖患儿用药剂量方面仍存在分歧。

儿童用药与成人用药最大区别在于儿童用药需要根据体重进行计算。有时医务人员根据儿童体重计算出来的药物剂量甚至超过了成人用量。因此，医务人员切记要根据儿童的理想体重而非实际体重来计算药物剂量。如果儿童每日用药剂量超过了成人，这种情况下就使用成人用量。虽然不同年龄段的儿童之间、儿童与成人之间药物代谢情况不同，但使用成人用药剂量会减少由于大剂量而导致的药物中毒反应。在临床上可以测定患儿的血药浓度以确保药物能够达到治疗效果。

参 考 文 献

Calculations and Dosing Tools. Compendium of Pharmaceuticals and Specialties (CPS). 2008. Available at: http://www.pharmacists.ca/content/hcp/resource_centre/drug_therapeutic_info/pdf/CalcAndDosing_EN_26Feb08.pdf. Accessed August 8, 2008.

Dietz WH, Robinson TN. Clinical practice: Overweight children and adolescents. *N Engl J Med.* 2005;352:2100–2109.

489 胃肠炎和腹泻可以导致患儿发生低血容量休克

ANTHONY D. SLONIM，MD，DRPH

评估阶段

休克是循环衰竭的最终结果，当血液循环不能向细胞提供血液、氧气和营养物质，或当细胞不能利用这些物质时，就会发生休克。低血容量休克（hypovolemic shock）是最常见的一种休克类型，是由脱水、出血和血浆流失等原因引起的有效血容量减少的休克，常见于各年龄阶段的小儿。

小儿脱水现象非常普遍，可能是由于液体摄入不足或排出过多，造成液体负平衡所致。对于大多数患儿来说，口服补液盐非常有效，可以降低患儿住院的概率。少数患儿则需要住院，通过静脉输液补充血容量的方法进行治疗。

根据患儿脱水的程度，可分为轻度脱水、中度脱水和重度脱水。轻度脱水（＜5%）临床表现为口干、黏膜和皮肤干燥、心率轻微加快、尿少。中度脱水（＜10%）临床表现为倦怠、皮肤弹性差、心率快、呼吸急促，但血压正常。重度脱水可出现明显的血容量不足和末梢循环不良的体征，并伴有神志的改变、尿量减少和呼吸功能不全。

导致小儿脱水的原因有很多。若小儿生病时液体摄入不足，就会导致脱水。此时肾脏会通过浓缩尿液的方式保持小儿体内水分平衡，直至发生失代偿。液体丢失过多也是小儿脱水的主要原因。胃肠炎患儿常常由于呕吐和腹泻丢失大量水分，而不能保持液体平衡。如果未补足水分，这些患儿特别是婴幼儿会马上进入代偿阶段。如果低血容量患儿在代偿期时出现了末梢循环灌注不良的表现，可以通过静脉输注生理盐水（20ml/kg）来补充血容量，并改善器官灌注。重复采用该治疗措施，可以改善小儿脱水状况。

患儿一般能够代偿由于胃肠炎引起的低血容量性休克。静脉输注生理盐水对改善器官灌注和患儿的病情非常重要。护士应了解小儿会在较短时间内发生脱水这一情况。另外，早期识别和治疗脱水可以改善患儿的状况。

参 考 文 献

Carcillo JA, Piva JP, Thomas NJ, et al. Shock and shock syndromes. In: Slonim AD, Pollack MM, eds. *Pediatric Critical Care Medicine*. Philadelphia, PA: Lippincott, Williams & Wilkins; 2006.

Hypovolemic shock. Available at: http://www.peppsite.com/ docs/26540_CH04_83.pdf. Accessed August 4, 2008.

490 当肾功能不全或脱水的患儿服用地高辛时，要监测地高辛的浓度

ANTHONY D. SLONIM, MD, DRPH

评估、计划和实施阶段

地高辛是治疗先天性或获得性心脏病患儿出现心功能不全或心力衰竭时的重要药物。由于地高辛的不良反应较少，因此多数患儿都能够耐受。成人服用

地高辛时，需要定期监测地高辛的浓度，以确定是否达到了治疗的窗口期。一般情况下并不需要监测患儿体内地高辛的浓度。但在某些情况下，则需要监测药物浓度。

地高辛通过肾脏进行代谢，如果患儿在服用地高辛时存在脱水或肾功能不全的情况，此时就应该监测地高辛的浓度，以防药物中毒。即使地高辛的浓度很高，但并不意味着患儿会中毒。由于地高辛同样可以在身体的其他组织中扩散，因此，患儿体内地高辛的浓度一般不会太高。应用地高辛的关键在于需要确定高浓度的地高辛是否导致患儿产生中毒症状。心动过缓是地高辛最常见的不良反应，护士可以通过测量脉搏进行确认，并对患儿进行心电监护，或根据病情需要将患儿送到重症监护室进行治疗。

地高辛中毒一般不需要特殊治疗。如果患儿存在肾功能不全或脱水的情况，就应该采取纠正脱水等对症措施。如果患儿出现了与地高辛相关的血流动力学紊乱，可以使用解毒剂进行治疗。但解毒剂剂量的计算方法非常复杂，需要进行一系列的推算。尽管如此，若患儿出现了明显的中毒症状，应采用该方法对患儿进行治疗。

地高辛在患儿中应用较为普遍，护士应该了解地高辛安全的血药浓度。

参 考 文 献

Hougen TJ. Digitalis use in children: An uncertain future. *Progr Pediatr Cardiol*. 2000;12(1):37–43.

Husby P, Farstad M, Brock-Utne JG, et al. Immediate control of life-threatening digoxin intoxication in a child by use of digoxin-specific antibody fragments (Fab). *Paediatr Anaesth*. 2003;13(6):541–549.

Tuncok Y, Hazan E, Oto O, Guven H, et al. Relationship between high serum digoxin levels and toxicity. *Int J Clin Pharmacol Ther*. 1997;35(9):366–368.

491　缺铁性贫血并不是儿童贫血的唯一原因

ANTHONY D. SLONIM, MD, DRPH

评估与评价阶段

贫血（anemia）是指红细胞内血红蛋白的浓度下降。血红蛋白是红细胞内主要的蛋白质，主要负责将氧气输送到全身组织。机体内的大部分氧气是通过这种"氧合"的方式运送到组织，只有少部分氧气通过溶解在血液中进行转运。当患儿体内血液丢失、红细胞生成不足或破坏过多时，就会导致贫血。临床上根据红细胞的大小对贫血进行分类，红细胞的大小以平均红细胞体积（MCV）表示。MCV

的正常范围为 80～100fl，如果患儿贫血是由急性失血或红细胞分解（溶血）所致，那么患儿的 MCV 可能是正常的。小细胞性贫血患儿的 MCV 常小于 80fl，通常是由缺铁性贫血、铅中毒、牛奶进食过多、地中海贫血和其他慢性疾病所致。大细胞性贫血（MCV＞100fl）是由于叶酸或维生素 B_{12} 缺乏或甲状腺功能减退所致。

许多贫血的儿童初期并没有症状。但随着贫血程度的进一步加重，贫血的症状和体征就会逐渐显现，从最初的结膜和口腔黏膜的苍白，到之后的身体疲倦、呼吸急促和明显的心力衰竭。

贫血应按照病因对症治疗。急性失血的患儿需要输入红细胞，以恢复其运送氧气的能力。缺乏铁、叶酸或维生素 B_{12} 的患儿需要通过饮食来补充铁、叶酸或维生素 B_{12}，同时还要进一步寻找潜在的病因。有些贫血患儿可以通过诊断性化验找寻病因，如检测甲状腺功能或血清蛋白电泳等。但儿童贫血最常见的原因是缺铁，对于健康儿童来说，经验性补充铁剂是非常必要的。如果补充铁剂后贫血症状仍不缓解，那么就应该考虑其他的原因。

参 考 文 献

Iron Deficiency Anemia in Infants and Children: How to Prevent It. FamilyDoctor.org. Available at: http://familydoctor.org/online/famdocen/home/children/parents/kidshealthy/nutrition/751.html. Accessed August 8, 2008.

Irwin JJ, Kirchner JT. Anemia in children. American Family Physician. Available at: http://www.aafp.org/afp/20011015/1379.html. Accessed August 8, 2008.

492 预见性指导是确保急性损伤患儿不重复住院的关键

ANTHONY D. SLONIM, MD, DRPH

实施阶段

预见性指导是儿科护理实践的一个基本组成部分，护士可以在患儿急诊就诊或住院时进行预见性指导。护士的主要职责是在了解儿童所处的生长发育阶段后，帮助家庭预先理解孩子目前及即将来临的成长过程中可能会遇到的健康相关问题或容易受到的伤害。例如，当婴儿能够在地上爬时，父母应该使用专为婴儿设计的楼梯安全门，并使用带床栏的婴儿床，以防婴儿发生意外伤害；当学龄前期儿童学习骑自行车时，父母应先对他们使用自行车头盔及道路安全进行教育，以增强他们在学龄阶段的独立性。

儿童意外伤害的预防策略包括一级预防、二级预防和三级预防。一级预防是实施预见性指导，内容包括自行车行车安全、药物滥用预防和扳机锁预防枪伤等知识宣教。二级预防是儿童发生意外伤害后，急救医疗服务进行救治，以确保有特定的儿科创伤中心及相应的专家为受伤的儿童提供服务等。三级预防内容包括减少创伤对儿童造成的影响及减轻康复期间创伤可能造成的残疾。

儿童常常受到伤害，虽然没有办法杜绝儿童期不受伤害，但儿科医务人员有义务教育父母和儿童怎样预防意外伤害，以及确保儿童受伤后，能够接受到高质量的医疗护理服务。

参 考 文 献

Hsu A, Slonim AD. Preventing pediatric trauma: The role of the critical care professional. *Crit Conn.* 2006;1–3.

493　全面评估创伤后患儿的体征

ANTHONY D. SLONIM, MD, DRPH

计划阶段

创伤是 14 岁以下儿童死亡和残疾的主要原因。对儿童来说，钝挫伤的概率远远高于穿透伤，这常常与车祸和跌倒有关。儿童受伤后常使家庭处于混乱状态，这也是家庭不和谐、离婚和经济危机的首要因素。儿科医务人员应该认识到他们面对的患儿不仅是躺在病床上的孩子，而且是整个家庭。

陪伴儿科创伤患者实属不易。受到多处创伤的患儿常常在身体各处都有损伤，包括头部、喉咙、腹部、骨盆和四肢。评估急性创伤患儿时，必须采取系统的评估方法，应从最基本的评估开始，包括评估患儿的气道、呼吸和循环情况。但对于多发创伤的患儿，除基本评估外，还需要再次评估身体其他部位的损伤情况，因为这些有可能导致患儿残疾。医务人员可以通过 X 线片、诊断测试和头颅、腹部 CT 扫描等方法对患儿进行检查。

在处置创伤患儿时,医务人员关注的重点通常是维持患儿生命,然而,有3%～25%的损伤往往被医务人员所忽略，从而造成严重的后果。在救治末期，尽管医务人员通常会发现曾被他们所忽略的骨折和肢体损伤，但是患儿尚存在其他未被医务人员发现的损伤，如重要器官的功能不全或创伤。减少被忽略损伤的最好方法是医务人员应从头到脚对患儿进行全面检查，不管患儿损伤的部位在哪，都要按照顺序进行全面检查。独立的检查者越多，越有可能发现被忽略的损伤。

延迟诊断在儿科创伤中非常普遍。尤其对那些受伤严重、恢复期时间较长的患儿来说，儿科医务人员应该高度警惕在一级检查和二级检查中是否还有一些尚被忽略的损伤。

参 考 文 献

Beaty JS, Chendrasekhar A, Hopkins J, et al. Missed injuries in pediatric trauma patients. *J Appl Res*. Available at: http://www.jarcet.com/articles/Vol3Iss1/CHENDRASEKHAR.htm. Accessed August 8, 2008.

Peery CL, Chendrasekhar A, Paradise NF, et al. Missed injuries in pediatric trauma. *Am Surg*. 1999;65(11):1067–1069.

494　有哮鸣音的患儿可能患有哮喘或其他疾病

ANTHONY D. SLONIM，MD，DRPH

评估与评价阶段

哮鸣音（wheezing）是一种由于气道阻塞而导致的口哨样的呼吸杂音。这在患儿中非常常见，可能是由儿童气道的直径相对较小所致。有哮鸣音的患儿常合并其他疾病。此时护士应该非常谨慎，以确保患儿能够得到正确的治疗，如果治疗后患儿的病情没有明显的改善，那么就要考虑患儿是否患有其他疾病。

细支气管炎是一种非常常见的下呼吸道疾病，常见于 2 岁以下的儿童。患儿常由冬季感染病毒所致。其中，最常见的病毒是呼吸道合胞病毒。对于早产儿或患有先天性心脏疾病的儿童来说，细支气管炎是一种严重的疾病。细支气管炎患者表现为呼吸抑制、哮鸣音和血氧饱和度不足。患儿急性期常需要住院，以接受氧疗和其他辅助治疗。通常对于健康儿童来说，细支气管炎是自限性的，但有时候，细支气管炎也会造成严重的后果甚至危及生命。

哮喘是一种气道阻塞性疾病，一般是由炎症引起，以此慢性疾病的急性发作为特征。有许多因素可以诱发哮喘发作，如宠物的毛发、吸烟和污染等。哮喘患儿会出现呼吸抑制、哮鸣音和缺氧症状，可以用 β 受体激动剂和激素来治疗。若患儿哮喘长期发作，则应该根据患儿病情的严重程度，也可以采用吸入性 β 受体激动剂和激素的方法进行治疗。

异物也可以导致儿童出现临床问题。儿童常常因误吸了一些小的物体，而导致出现哮鸣音，医务人员可通过 X 线检查发现。但是对于幼儿来说，因为幼儿不一定能够提供准确的病史，所以医务人员一定要考虑到幼儿异物吸入的可能。

胃食管反流症（GERD）也是一种儿科常见的疾病。胃食管反流症通常表现为呕吐、烧心感或疼痛，但在亚急性期患儿不会出现明显的哮鸣音。一旦患儿出现哮鸣音，则应引起医务人员的重视。

多种原因可以导致患儿发生充血性心力衰竭。患儿可能由于传导问题（节律异常）、心肌问题（心肌炎）或瓣膜问题（二尖瓣反流）等原因导致充血性心力衰竭。充血性心力衰竭患儿的临床表现与呼吸道疾病类似，两者都可以出现呼吸抑制、哮鸣音和缺氧的症状。充血性心力衰竭患儿还会出现灌注不足的表现，如发绀、毛细血管再充盈延迟，严重时会出现休克。

对于儿童来说，哮鸣音是一种重要的临床症状，哮鸣音可以表现为从较轻微到非常严重等不同程度。重要的是，虽然哮鸣音仅仅是患儿的一种体征，但医务人员需要通过持续评估来保证临床判断的正确性。

参 考 文 献

Wheezing. Available at: http://www.wrongdiagnosis.com/s/sleep_apnea/book-diseases-3b.htm. Accessed August 8,2008.

495　婴儿床护栏是患儿安全的基本保障

ANTHONY D. SLONIM，MD，DRPH

实施阶段

跌倒，对住院患者来说是一个严重的问题。在住院期间，医务人员非常强调的是预防跌倒和跌倒损伤，患者在住院期间理论上不应发生跌倒。住院患者跌倒的原因有多种，包括身体虚弱、药物的影响、疾病导致的步态不稳、地板太滑等。虽然患儿跌倒的概率远远小于成人，但患儿住院期间同样要采取跌倒预防措施，如使用保护性设备和床栏。

为患儿提供安全的住院环境非常重要。儿科使用的护理设备与成人有很多不同，但护理设备的安全性是医务人员需要一直考虑的重点。婴儿一般睡婴儿床，医院的婴儿床一般都高于地板，以方便医务人员照顾患儿，但这增加了婴儿意外坠床的危险性。医务人员在完成护理操作后，在他们需要背对婴儿床或他们不能照看到婴儿时，就必须拉起床栏。保证儿童睡在大小合适的婴儿床上同样非常重要。年龄稍大或是体型稍高的患儿可能会爬到床栏的上方。因此，医务人员需要评估患儿的攀爬能力，或者为婴儿床安装一个顶棚，以保护患儿的安全。

医务人员应该确保患儿护理设备的安全性。将安全的护理措施与安全的护理设备相结合，对保证患儿安全至关重要。

参 考 文 献

Razmus I, Wilson D, Smith R, et al. Falls in hospitalized children. *Pediatr Nurs*. 2006;32(6):568–572.

496　引起结膜炎的原因多种多样

SAM HARVEY AND ANTHONY D. SLONIM，MD，DRPH

评估阶段

结膜炎（conjunctivitis）俗称"红眼病"，是世界范围内常见的一种疾病，同样常见于儿童。结膜炎的症状包括眼睛瘙痒、异物感、烧灼感和眼睛发红。结膜炎按照最主要的病因分为 4 种类型：细菌性、病毒性、过敏性和毒性。

确定结膜炎的致病菌对合理治疗结膜炎非常重要。细菌性结膜炎可以分为急性和慢性两种类型。最常见的致病菌包括肺炎链球菌、流感嗜血杆菌和金黄色葡萄球菌。细菌性结膜炎常常表现为患儿眼睛明显发红、烧灼感和分泌物多。分泌物一般在早晨较多，由于分泌物黏住眼睛，以致眼睛难以睁开。衣原体是细菌性结膜炎最严重的致病菌之一，患儿衣原体感染后会出现沙眼。沙眼是可治疗性失明的首要病因，除了畏光症状与细菌性结膜炎不同外，其他症状与细菌性结膜炎相似。

病毒性结膜炎常发生于学校及其他公共场所，具有高度传染性，患儿通常由腺病毒和单纯疱疹病毒感染所致，其中腺病毒具有很强的传染性。病毒性结膜炎的多数症状与细菌性结膜炎类似，但也有一些不同的症状，如眼睑水肿和充血。病毒性结膜炎的病程一般较细菌性结膜炎长，大约为 2 周。流行性角膜结膜炎呈现季节性，常在密切接触的人群之间扩散，如家人、同学和医务人员之间。多数流行性角膜结膜炎的暴发流行是由游泳池消毒不合格所致。

过敏性结膜炎常表现为过敏性鼻炎的症状，而这种过敏反应仅发生于鼻部。其特有的症状包括眼睛奇痒难忍、流泪和严重畏光。由于患儿眼睛分泌物一般为黏液性，因此患儿经常会揉擦眼睛，这多见于儿童和青少年。

中毒性结膜炎症状与过敏性结膜炎相似，但相对较轻。原因可能是患儿接触了某种药物、游泳池中的氯、工厂排放的有毒气体、烟雾、气溶胶、酸和碱等物质。

参 考 文 献

Smeltzer S, Bare B, Hinkle J, et al. *Textbook of Medical-Surgical Nursing*. Philadelphia, PA: Lippincott Williams & Wilkins; 2008.

Viola RS. Conjunctivitis. In: Rakel R, Bope ET, eds. *Conn's Current Therapy*. 56th Ed. Philadelphia, PA: W. B. Saunders; 2004.

497 急性哮喘加重会危及患儿生命

SAM HARVEY AND ANTHONY D. SLONIM，MD，DRPH

评估阶段

哮喘是由于气道炎症而导致的阻塞性肺部疾病。哮喘的病理生理包括黏膜的应激反应、黏膜水肿和分泌物过多。哮喘在人群中普遍发生，在 2002 年，约有 190 万患儿因哮喘发作到急诊科就诊。幸运的是，哮喘是为数不多的容易预防和治疗的阻塞性肺疾病之一。尽管哮喘可发生于患儿的任何年龄阶段，但在儿童阶段最为常见。由于哮喘的疾病特点是急性发作，之后很快缓解。因此，许多哮喘患儿认为这种疾病仅会对其日常生活造成影响（图 497-1）。实际上，所有哮喘症状都会使有效呼吸的气道变窄。

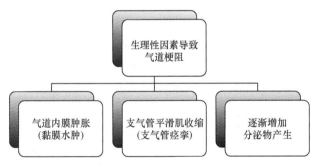

图 497-1 哮喘发作时的生理变化

接触过敏原是患儿哮喘发作的主要诱因。过敏原包括灰尘和花粉，长期接触过多的过敏原更易引发哮喘。大多数哮喘患儿接触特定的过敏原后会发生急性哮喘，并出现咳嗽、呼吸困难和喘鸣等症状。患儿哮喘一般于早晨或晚上发作，有时候劳累过度也可以引发哮喘。患儿哮喘一般由过敏原引起，因此，避免接触过敏原对预防患儿哮喘急性发作非常重要。如果医务人员能够了解过敏原，并能将其撤离患儿所在的环境，这样就可以避免哮喘严重的症状。

治疗哮喘一般采取循序渐进的方法，患儿吸入 β 受体激动剂和抗胆碱能药后能够快速缓解哮喘急性发作症状。而对于症状顽固的哮喘患儿，可以使用长效控制哮喘的药物。肾上腺皮质激素类药物是治疗哮喘最有效的抗炎药物，而白三烯拮抗剂是一种新型抗哮喘药物。这些药物都通过吸入的方式给药，作用时间都长于其他药物。因此，这些药物可以预防哮喘在短期内再次发作。

大多数哮喘患儿都能够进行适当的自我管理。最大呼吸流量计可以测量患儿在尽力呼气时呼出的最大气流量。如果测出的最大气流量不足，则提示患儿此时需要治疗。如果哮喘管理得当，除了偶尔的急性发作外，哮喘不会对患儿的生活造成很大的影响。

参 考 文 献

Centers for Disease Control and Prevention. *Fast Stats Sheet: Asthma*. Atlanta, GA: National Center for Health Statistics; 2004.

Smeltzer S, Bare B, Hinkle J, et al. *Textbook of Medical-Surgical Nursing*. Philadelphia, PA: Lippincott Williams & Wilkins; 2008.

498　关注住院患儿安全，警惕中毒危险

ANTHONY D. SLONIM，MD，DRPH

评估阶段

美国每年有超过 100 万的儿童发生中毒事件，这对儿科医务人员来说，是一个巨大的挑战。儿童常常由于误服化学物品和药物而送入急诊科就诊。年长的患儿可能会向父母表现出"自杀"倾向而故意进食这些毒物。治疗患儿中毒的关键取决于医务人员是否能够尽快识别服用毒物的种类和服毒时间。治疗的方法包括最初的保持呼吸道通畅，维持呼吸和循环稳定，随后进行毒物排出治疗、观察器官功能代偿情况和有无功能衰竭，并在患儿服毒后予以心理支持。通常医务人员要对患儿进行心电监护和实验室检查。此时，医务人员可以指导患儿父母及家人预防患儿意外中毒的方法，如将化学药品上锁后保存在安全的地方。

医院同样是儿童容易获得并服用药物和化学物品的地方。医务人员应该意识到他们每天护理患儿所使用的药物、医疗设备和化学物品都可能对住院患儿带来危险。护士应该了解住院患儿的生长发育水平，并了解他们喜欢恶作剧的特点，特别是那些病情开始好转和即将出院的患儿。从药物安全方面考虑的话，医务人员确保所有的药房、橱柜、抽屉上锁非常重要。除此之外，护士还应该认识到，院内其他可能导致患儿受伤的隐患。预防这些隐患的方法是确保所有的清洁车都上锁、未使用的拖把桶处于空置状态、电源插座都加保护盖、将所有的危险设备

都存放在儿童接触不到的地方。

对于好奇的儿童来说医院是个危险的地方。护士要识别和减轻这些潜在的危险，以免患儿在住院期间受到伤害和中毒。

参 考 文 献

Broderick M. Pediatric poisoning! RNWeb. Available at: http://rn.modernmedicine. com/rnweb/ article/articleDetail. jsp?id=119738. Accessed August 8, 2008.

Bryant S, Singer J. Management of toxic exposure in children. *Emerg Med Clin North Am.* 2003;21(1):101.

499　关注使用床上加热器患儿的体温

ANTHONY D. SLONIM, MD, DRPH

评价阶段

维持正常的体温对婴儿和幼儿来说非常重要。低体温会引起患儿一系列的不良后果，尤其对婴儿产生更严重的后果。临床上采用多种方法为婴儿保暖，包括包裹婴儿和使用床上加热器。如果在儿科使用这种加温设备的话，一定要确保患儿安全，以免加热过度对患儿造成损伤或烧伤。

床上加热器带有一个体温感应器，一般放在婴儿身上，以监测加热器散发的气体温度。除了确保体温感应器正常工作外，医务人员还需要经常对婴儿进行监测和评估。加热过度后患儿的体征包括发热、心率快、烦躁，甚至脱水。护士要持续监测设备，并查看患儿有无不良反应。当体温感应器工作异常或加热器自动关闭时，将造成婴儿低体温。当医务人员测量婴儿体温时可以发现婴儿体温低下，此外，也可以通过婴儿心率和呼吸减慢等体征发现低体温。

除加热不够或加热过度外，婴儿也可能被加热器烧伤。为了保温，婴儿的皮肤一般裸露在外，因此容易被烧伤。不幸的是，那些促进皮疹愈合的医用乳膏和软膏此时变成了暖气的导体，加速了患儿组织的破坏。由于加热过度造成婴儿严重烧伤的事例并不少见，特别是使用了外用药的患儿更为常见。

使用加热设备护理患儿时，应注意观察设备和患儿的情况。确保婴儿在住院期间不被加热设备烧伤是非常重要的。

参 考 文 献

Batistich SP, Clark MX. Burn following use of the Suntouch warmer. *Anaesthesia.* 2006; 61(11):1124–1125.

Hammer SG. Second degree burn from a toe warmer. *Wisconsin Med J.* 1999;98(7):4.

500 护理时，注重核对患儿信息的正确性非常重要

ANTHONY D. SLONIM，MD，DRPH

评估阶段

患者身份识别对实施准确的护理措施至关重要。儿童不能像成人那样证明自己的身份。因此，使用客观的确认方法并同时使用两种身份识别方式对护理患儿非常重要，特别是当父母不在场时。如果病房内有多名患儿，如为患儿集中进行体检和免疫接种时，即使父母在场，也需要采用两种客观的身份识别方法。

为患儿实施的多数护理措施都是个体化的，如给药、输血、外科手术等，这些操作都是针对每个独立患儿的。确保将治疗药物应用到正确的患儿身上是最基本的要求，但在做某些护理操作时，我们常常忽略患儿的身份识别。

即使有些护理操作只是护理常规的一部分，身份识别也同样重要。例如，在儿科病房为住院患儿分发食物是一项基本的护理内容，如果医务人员将育儿室冰箱中的母乳喂养给错误的婴儿，这对医务人员和家庭来说是一个非常重要的不良事件。除此之外，还有一些其他较常见的饮食问题。特别是儿童，对某种食物过敏，如果将过敏的食物发放给儿童，可能会造成其发生不良反应。儿童不可能确定自己对该食物是否过敏，就算他们知道，他们也会进食这些食物，因为他们不能理解或无法将食物与某种疾病联系起来。

医务人员在为患儿做任何事情的时候，都应该进行身份识别，以确保我们实施的是个体化的护理。错误地识别患儿将会导致严重后果。

参 考 文 献

Drenckpohl D, Bowers L, Cooper H. Use of the six sigma methodology to reduce incidence of breast milk administration errors in the NICU. *Neonat Netw.* 2007;26(3):161–166.

The Institute for Safe Medication Practices. Preventing accidental IV infusion of breast milk in neonates. Available at: http://www.ismp.org/newsletters/acutecare/articles/20060615. asp. Accessed August 8, 2008.

Vanitha V, Narasimhan KL. Intravenous breast milk administration—a rare accident. *Ind Pediatr.* 2006;43(9):827.

中英文名词对照

I

pediatric nursing	儿科护理

J

Joint Commission on Accreditation of Healthcare Organization's（JCAHO）	医疗机构评审联合委员会
labeling medications	药物标签
look alike sound alike medications	外观相似和名称相似的药物
standards	标准、规格
wrong-site surgeries	实施部位错误的手术

L

β-Lactam antibiotics	β-内酰胺类抗生素
Latex allergies	乳胶过敏
Leukemia	白血病
Look-alike sound-alike drug names	外观相似和名称相似的药物
Low cardiac output syndrome	低排血量综合征
Lymph nodes（LN）	淋巴结

M

Malignant hyperthermia（MH）	恶性高热
Marfan syndrome	马方综合征
Maternal-infant bonding	母婴联结
Measles，mumps，and rubella（MMR）vaccine	麻风腮三联疫苗
Medial nursing	医疗护理
behavioral and psychiatric	行为与精神的
alcohol abuse	酒精滥用
alcoholism assessment	酒精中毒评估
bipolar disorder	双相情感障碍
borderline personality disorder	边缘性人格障碍
CIWA protocol	临床戒断评估方案
confused patients	意识混乱的患者
dementia	痴呆
depressed patients	抑郁症患者
electroconvulsant therapy（ECT）	电惊厥治疗
fear and anxiety	恐惧与焦虑
postpartum depression	产后抑郁症
psychiatric problems	精神问题
schizophrenia	精神分裂症
violent behavior	暴力行为
conscious sedation	清醒镇静
fentanyl	芬太尼
midazolam	咪达唑仑
critical care	重症护理
acute respiratory distress syndrome（ARDS）	急性呼吸窘迫综合征
arterial lines	动脉输血导管
cardiovascular and pulmonary systems	心肺系统
chronic obstructive lung disease	慢性阻塞性肺疾病
critically ill patients，intrahospital transfers	危重患者，院内转运
dampened waveforms	阻尼波形
disseminated intravascular coagulation（DIC）	弥散性血管内凝血

pulse oximetry	脉搏血氧饱和度
respiratory syncytial virus（RSV）infection	呼吸道合胞体病毒感染
sample labeling	样本标签
SIDS	婴儿猝死综合征
back to sleep method	（使婴儿）恢复睡眠的方法
tachycardia and tachypnea	心动过速和呼吸急促
thermoregulation	体温调节
tracheostomy management	气管造口术管理
uncircumcised penis catheterization	未做包皮环切术患者的导尿术
units misinterpretation	科室之间的误解
kilograms and pounds	千克和磅
microgram and milligram	微克和毫克
venipuncture and venous cannulation	静脉穿刺和静脉插管术
vital signs assessment	生命体征评估
wheezing	哮鸣音
asthma	哮喘
bronchiolitis	支气管炎
CHF	慢性心力衰竭
GER	胃食管反流症
xylocaine jelly and urinary catheterization	利多卡因凝胶和导尿术
Pediatric patient	儿科患者
pediculus humanus capitis，Head lice	头虱
Performance-enhancing drugs	兴奋剂
Perineal pain	会阴神经痛
Peripherally inserted central catheters（PICC）lines	经外周静脉置入中心静脉导管
central lines	中心静脉导管
complications	并发症
dressing procedure	换药过程
Personal protective equipment（PPE）	个人防护设备
Phentermine	苯丁胺
PICC lines（peripherally inserted central catheter lines）	经外周静脉置入中心静脉导管
Pitocin	催产素
Pneumonia	肺炎
Pneumothorax	气胸
Policies and procedures（P and P）	政策和程序
Postanesthesia care unit（PACU）	麻醉术后监护室
Postpartum patient	产后患者
perineal pain	会阴神经痛
uterine atony	宫缩乏力
Potters syndrome	肾发育不全综合征
PRBCs（Packed red blood cells）	红细胞压积
Preeclampsia	先兆子痫
Pressure ulcers	压疮
Professional development	专业发展、职业发展
Professional nursin	专科护理
Protamine	（鱼）精蛋白
Prothrombin time（PT）	凝血酶原时间
Protocols	协议

T

U

V

W